科学出版社“十四五”普通高等教育本科规划教材

供临床、基础、预防、口腔、影像、麻醉、检验等专业使用

医学细胞生物学

第4版

主　编　李　莉

副主编　张新旺　邢永华　成细华　宋少娟

编　委　（按姓氏汉语拼音排序）

成细华	湖南中医药大学	崔小华	山西医科大学
景晓红	西安医学院	李　莉	山西医科大学
刘　岚	西南医科大学	罗　兰	昆明医科大学
师如意	山西医科大学	宋少娟	长治医学院
邢永华	青海大学	徐本锦	山西医药学院
徐　晋	哈尔滨医科大学	杨霄旭	湖南中医药大学
殷丽天	山西医科大学	张　娟	山西医科大学
张　君	石河子大学	张新旺	山西医科大学
郑晓东	哈尔滨医科大学（大庆）		

科学出版社

北京

内容简介

本书为全国高等医药院校本科各专业通用教材。全书系统介绍了医学细胞生物学的基本理论，共16章，内容包括绪论、细胞生物学常用的研究技术和方法、细胞概述与分子基础、细胞膜与细胞表面、细胞外基质、物质的跨膜运输、细胞的内膜系统、线粒体、细胞骨架、核糖体、细胞核与遗传信息储存、细胞信号转导、细胞增殖与细胞周期、细胞分化、细胞衰老与死亡、细胞工程。精心编排的200余幅插图，有助于读者加深对细胞生物学的理解。

本书邀请国内多所院校本学科资深教学一线教师参编，为作者们结合多年教学科研实践，参考国内外细胞生物学教科书，总结前三版的经验所编写。文字描述深入浅出，注重知识的实用性和先进性。内容含量基本与教学时数一致，宜教宜学，适于医学高等院校及综合性院校作为教材或教学参考用书，同时也是自学者的良师益友。

图书在版编目（CIP）数据

医学细胞生物学 / 李莉主编. -- 4版. -- 北京 : 科学出版社, 2025. 7. -- (科学出版社“十四五”普通高等教育本科规划教材). -- ISBN 978-7-03-080431-0

Ⅰ. R329.2

中国国家版本馆CIP数据核字第2024463LY2号

责任编辑：王　颖/责任校对：宁辉彩

责任印制：张　伟/封面设计：陈　敬

科学出版社 出版

北京东黄城根北街16号

邮政编码：100717

http://www.sciencep.com

三河市宏图印务有限公司印刷

科学出版社发行　各地新华书店经销

*

2001年8月第　一　版　开本：787×1092　1/16

2025年7月第　四　版　印张：16 3/4

2025年7月第二十七次印刷　字数：484 000

定价：65.00元

（如有印装质量问题，我社负责调换）

前　言

在人类对生命奥秘的探索历程中，医学细胞生物学占据着举足轻重的地位，其研究内容涉及细胞的结构、功能、代谢、增殖、分化、衰老和死亡等诸多方面。通过对病变细胞的形态、结构、功能进行深入分析，医学细胞生物学为疾病的诊断提供了有力的科学依据；在疾病治疗领域，医学细胞生物学不仅为药物治疗提供了精确的靶点，还为基因治疗、细胞治疗及药物研发提供了重要的实验基础和理论支撑，是高等医学院校不可或缺的基础课程。

本教材为《医学细胞生物学》第4版，第1～3版由山西医科大学杨建一教授主编，在编写过程中，杨建一教授倾囊相授、言传身教，使得医学细胞生物学教材得以薪火相传。时光荏苒，岁月如梭，随着医学领域的飞速发展，细胞生物学作为医学的基石，也在不断更新和进步。为了更好地适应医学发展新趋势，更准确地传递细胞生物学的最新知识，在科学出版社的大力支持下，我们决定对本教材进行全新修订。在修订过程中，编委对前3版的内容进行了全面的梳理和更新，融入了最新的科研成果和学术观点，既注重基础知识的介绍，又尽量涵盖前沿的研究成果。

本教材共16章，新增了“细胞工程”内容，希望本教材为学习者提供一个系统、深入的医学细胞生物学知识体系，帮助读者更好地理解和掌握细胞生物学的基本原理和方法。本教材的特色：首先，适应本科生的知识水平，确保内容易懂、易教、易学；其次，通过增加案例和知识拓展，帮助学生增强理论与实践相结合的能力，拓宽知识面和视野；同时，本书还特别强调了课程思政的重要性，力求在传授专业知识的同时，引导学生树立正确的世界观、人生观和价值观，培养德智体美劳全面发展的社会主义建设者和接班人。

在本教材的修订过程中，我们参阅了大量国内外优秀著作和教材，在此向这些著作和教材的原著者表示诚挚的谢意。同时，杨建一教授在本书修订过程中给予了宝贵的指导，我们对此表示深深的敬意和感谢。最后衷心感谢参与本教材编写的各位编委，是你们的无私奉献和精益求精，使本教材的编写得以顺利完成。

科学出版社对本教材的出版给予了大力支持，为提高本教材的出版质量付出了艰辛劳动，在此表示衷心感谢。

尽管在编写过程中我们倾尽全力，力求完美，但受限于专业知识和能力，本教材中难免存在不足，诚挚地希望读者在使用过程中提出宝贵意见，以便在再版时修正。

编　者

2024年8月

目　录

第1章 绪 论

自然界所有的生物都是由细胞构成的，一些生命体以单细胞形式存在，植物和动物包括人体是由多细胞构成的，细胞是生物体形态结构和功能活动的基本单位。要了解生物体生命活动的规律，必须从细胞入手。细胞的发现，距今已有300多年的历史，细胞生物学以细胞为研究对象，从显微水平、亚显微水平和分子水平研究细胞的各种生命活动，是当代生命科学中发展迅速和活跃的学科。细胞生物学的研究成果不断应用到医学实践中，是人们认识疾病、治疗疾病的重要基础学科。

第一节 细胞生物学概述

细胞（cell）是生物体形态结构和功能活动的基本单位。细胞学（cytology）形成于19世纪下半叶，主要研究细胞的生命现象，研究方法主要是光学显微镜下的形态描述，研究的范围主要包括细胞的形态结构和功能、分裂和分化、遗传和变异及衰老和病变等。

现代细胞学的研究，已远远超出光学显微镜下可见的形态结构，也不再限于对细胞生理功能变化的简单描述。20世纪50年代以来，随着分子生物学的发展及生物学科中的新理论、新方法、新技术的涌现，DNA双螺旋结构的发现，细胞的超微结构、遗传密码和基因表达的分子基础等的揭示，使细胞学跃居到现代生物学中的重要核心学科地位，诞生了细胞生物学（cell biology）。

细胞生物学把细胞看作是生物体最基本的生命单位，以形态与功能相结合、整体与动态相结合的观点，把细胞的显微水平、亚显微水平和分子水平三个层次有机地结合起来，探讨细胞的基本生命活动规律。细胞的形态与结构、细胞的兴奋与运动、细胞的增殖与分化、细胞的遗传与变异、细胞的衰老与死亡、细胞的起源与进化、细胞的信息传递等是细胞生物学研究的主要内容。细胞识别、细胞免疫、细胞社会学与细胞工程是细胞生物学的新领域。细胞生物学已经不再是孤立地研究单个细胞、细胞器或生物大分子，需要用动态和系统的观点，探索细胞的变化发展过程、细胞与细胞之间的相互关系、细胞与环境之间的相互关系。

概括地讲，细胞生物学是应用现代物理、化学技术和分子生物学技术新成就，研究细胞生命活动的学科。它研究细胞各种组分的结构、功能及其相互关系，研究细胞总体的和动态的功能活动以及研究这些相互关系和功能活动的分子基础。随着学科研究的深入发展，细胞生物学已经形成了许多分支学科，主要包括以下几个方面。

细胞形态学（cytomorphology）：研究细胞的形态结构及其在生命过程中的变化。

细胞化学（cytochemistry）：研究细胞结构成分的定位、分布及其生理功能。采用切片或分离细胞组分，对单个细胞或细胞各部分进行定性和定量化学分析。

细胞生理学（cytophysiology）：研究细胞的生命活动过程，包括细胞摄取营养、生长、发育、分裂等功能活动，细胞对周围环境的反应，细胞的兴奋性、收缩性，分泌细胞的活动，以及能量传递、生物电等。

细胞遗传学（cytogenetics）：研究细胞内染色体的数目与结构异常、染色体行为、染色体与细胞器的关系，从而探讨遗传现象、阐明遗传与变异的机制等，其核心是染色体和基因。

细胞社会学（cytosociology）：研究细胞整体和细胞群中细胞间的社会行为，包括细胞识别、细胞通信、细胞连接、细胞间的相互作用，对细胞生长、分化等活动的调控，细胞外环境中可溶性和不可溶性分子对细胞的影响。

分子细胞生物学（molecular cell biology）：从分子层面分析细胞与细胞中各种结构如核酸和

蛋白质等大分子的结构组成、功能及相互作用。尤其从遗传信息流向的角度探讨细胞内遗传物质的表达调控。

另外，还有细胞生态学（cytoecology）、细胞工程学（cytoengineering）、细胞动力学（cytodynamics）、细胞病理学（cytopathology）、细胞生物化学（cell biochemistry）、神经细胞生物学（neural cell biology）、癌细胞生物学（cancer cell biology）、膜生物学（membrane biology）、染色体生物学、微生物细胞学和原生动物细胞学等分支，众多的分支学科在极大程度上丰富了细胞生物学的内容，促进了细胞生物学的发展。

细胞生物学既是生命科学的基础学科，也是现代生命科学的前沿学科之一。当前应用广泛的生物技术包括细胞工程、遗传工程、蛋白质工程、发酵工程及发育工程等，是以细胞生物学为基础进行的。利用细胞工程生产的胰岛素、生长素、干扰素、红细胞生成素等，产生了巨大的经济效益和社会效益。利用细胞融合或细胞杂交技术可以生产单克隆抗体或细胞因子，用于多种疾病的早期诊断和治疗。细胞增殖及其调控的研究推动了对肿瘤细胞基因调控机制的阐明，为揭示恶性肿瘤发生机制及控制肿瘤细胞生长提供了理论基础和治疗靶点。细胞生物学研究成果不断应用于医学及其他生命科学，促进了其他学科的发展，在生命科学领域发挥着越来越重要的作用。

第二节　细胞生物学的形成与发展

科学的发展、技术和实验手段的进步推动了细胞生物学的形成与发展。根据其发展过程，大体可分为以下几个阶段。

一、细胞的发现和细胞学说的创立

1665 年，英国物理学家胡克（Hook）用自己制作的显微镜观察栎树皮切片，发现其中有许多蜂窝状的小孔隙，由此将这些小孔隙命名为“cell”，实际上 Hook 当时观察到的是死亡的植物细胞的细胞壁，并非真正意义上的细胞。此后，生物学家用“cell”一词描述了生物体的基本结构单位——细胞。Hook 在 1665 年绘制的软木显微图像是细胞学史上第一个细胞模式图（图 1-1）。

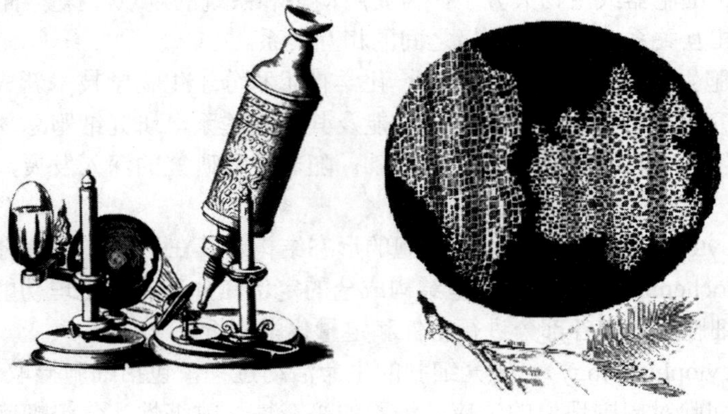

图 1-1　Hook 自制的显微镜和显微镜下的栎树细胞壁

真正观察到大量活细胞的是荷兰科学家列文虎克（Leeuwenhoek），他在 1667 年用自制的高倍放大镜观察到池塘水中的原生动物纤毛虫、细菌、鲑鱼血液的红细胞及细胞核等活细胞。因此，细胞生物学的基础建立于 17 世纪，并且 Hook 和 Leeuwenhoek 两位科学家为此做出了重要的贡献。

直到 19 世纪 30 年代，随着分辨率提高到 1 μm 以内的显微镜诞生，人们对细胞有了更深入的认识。经过许多科学家的不断探索，细胞核、核仁、细胞原生质等被揭示，积累了大量的细胞学数据。德国植物学家施莱登（Schleiden）（1838年）和动物学家施万（Schwann）（1839年）总结了前人的工作，综合了植物和动物组织中细胞的结构，提出“细胞学说”（cell theory）：一切生物从单细胞到高等动、植物都是由细胞组成的；细胞是生物体形态结构和功能活动的基本单位。这一学说阐明了生物界的统一性和共同起源。恩格斯（Engels）曾对细胞学说给予了高度评价，并把细胞学说、进化论和能量守恒定律并列为19世纪自然科学的三大发现，他指出：“首先是三大发现，使我们对自然过程相互联系的认识大踏步地前进了。”由于发现了细胞，人们知道了有机体生长、发育、变异的共同规律，所以，细胞学说的建立在生物学发展史上占有非常重要的地位。

1855年，德国细胞病理学家菲尔绍（Virchow）提出“细胞来源于细胞”，并把细胞理论应用到了病理学，证明了病理过程发生在细胞和组织中，支持和丰富了细胞学说。细胞学说的三个基本要点：①一切生物从单细胞到高等动、植物都是由细胞组成的；②细胞是生物体结构和功能的基本单位；③细胞来源于已存在的细胞。由于细胞学说的建立，形成了每个细胞都是由其他细胞分裂而来的概念，开辟了生物科学的新时期，促使细胞学发展成为一门学科。

二、细胞学的形成

细胞学说的创立把生物学家的注意力引导到了细胞内部结构观察上，推动了对细胞的研究。19世纪下半叶是细胞研究的繁荣时期，许多重要的细胞器及细胞活动现象被逐一发现。这一时期主要是对显微镜下细胞形态的描述。

19世纪中叶以后，莫尔（Mohl）用原生质概括细胞中的所有内含物。1861年，舒尔策（Schultze）认为动物细胞内的“肉样质”和植物细胞内的原生质为同一种物质。从此，细胞被看作是由细胞膜包围的一团原生质。细胞核周围的原生质称为细胞质（cytoplasm），细胞核内的原生质称为核质（karyoplasm）。1883年博韦里（Boveri）和贝内登（Beneden）在细胞质中发现中心体，奥尔特曼（Altman）（1894年）和本达（Benda）（1897年）发现并命名了线粒体，1898年高尔基（Golgi）发现了高尔基器。

1841年雷马克（Remark）发现鸡胚血细胞的直接分裂，即无丝分裂，弗莱明（Fleming）于1882年在动物细胞首先精确地描述了细胞的有丝分裂过程，把细胞分裂命名为有丝分裂（mitosis）；施特拉斯布格尔（Strasburger）根据植物细胞染色体的变化行为把有丝分裂分为前期、中期、晚期、末期，并证实有丝分裂的实质是核内丝状物（染色体）的形成及其向两个子细胞的平均分配。Beneden（1883年）和Strasburger（1886年）分别在动物和植物细胞中发现减数分裂现象，通过减数分裂可以保持各物种染色体数目的稳定。至此，人们已发现了细胞分裂的主要方式。

1875年德国解剖学家和胚胎学家赫特维希（Hertwig）发现卵的受精和受精后两个亲本细胞核融合现象。1888年瓦尔代尔（Waldeyer）把分裂期细胞核内的染色小体命名为染色体（chromosome）。

19世纪的最后25年至20世纪30年代以前，被认为是细胞学发展的经典时期。至此，人们对细胞结构的复杂性有了较为深入的了解。

三、细胞生物学的兴起与发展

20世纪中叶，电子显微镜与超薄切片技术相结合及物理、化学、数学等技术方法应用到生物学、医学等各学科领域，观察到了细胞超微结构，开创了细胞学发展的新时期。1933年，德国科学家鲁斯卡（Ruska）在Siemens公司设计制造出第一台电子显微镜。电子显微镜的放大倍数比光学显微镜要高得多，可达几十万倍。20世纪50年代，人们利用电子显微镜观察了细胞内各种超微结构，内质网、叶绿体、高尔基复合体、核膜、溶酶体、线粒体、核糖体和单位膜等相继被进行了观察研究。在电子显微镜下观察到的各种细胞器结构比在光学显微镜下看到的复杂得多。

人们了解到细胞具有不同水平的结构：细胞整体结构、超微结构及分子结构，细胞中的一切功能和物理变化均是在分子结构和超分子结构水平的变化。1944 年艾弗里（Avery）等在微生物的转化实验中证明了 DNA 是遗传物质，1948 年博伊文（Boivin）等测定生殖细胞与各种体细胞中 DNA 含量，提出了 DNA 含量恒定理论。1953 年，沃森（Watson）和克里克（Crick）用 X 射线衍射法发现了 DNA 双螺旋结构，从分子水平上揭示了 DNA 结构与功能的关系，这是一个划时代的伟大成就，奠定了分子生物学的基础。

1956 年科恩伯格（Kornberg）从大肠埃希菌提取液中获得了 DNA 聚合酶，并以该菌的 DNA 单链片段为引物（primer），在离体条件下成功合成了 DNA 片段的互补链（complementary strand）。1953 年梅塞尔森（Meselson）和斯特尔（Stahl）等用放射性同位素与梯度离心法分析了 DNA 的复制过程，证明 DNA 的复制是半保留复制。1958 年，Crick 创立了遗传信息流向的中心法则（central dogma），其核心是 DNA 可以自我复制，DNA 上的遗传信息可以通过转录传递给 RNA，然后 RNA 上的遗传信息通过翻译传递给蛋白质，从而完成遗传信息的流动和表达。中心法则是近代生物科学中最重要的基本理论。进入 20 世纪 60 年代，尼伦伯格（Nirenberg）和马特伊（Matthaei）通过对核糖核酸的研究，确定了氨基酸的“密码”。同时，雅各布（Jacob）和莫诺（Monod）提出了操纵子学说（operon theory）。

细胞学的研究渗入了生物学的新成就、新概念和新技术。1965 年德·罗贝蒂斯（De Robetis）将其编著的《普通细胞学》第 4 版更名为《细胞生物学》，这是第一本以细胞生物学为标题的教科书，人们将其作为细胞生物学兴起的标志。细胞生物学由细胞学发展而来，但不同于细胞学，细胞生物学从整体水平、超微水平和分子水平对细胞进行分析，把细胞的生命活动现象与分子水平联系起来，并且涉及许多科学领域，如遗传学、生物化学、生理学和发育生物学等。

生命具有自我复制、自我装配和自我调控的基本特征，这些现象反映在细胞的各级水平上，特别是分子水平上。20 世纪后半叶，从分子水平揭示细胞生命活动的机制，取得了许多成就，从而形成一门独立学科——分子生物学。20 世纪 70 年代随着 DNA 限制性内切酶等工具酶的发现、DNA 重组技术的问世、基因克隆和 DNA 核苷酸序列的测定、80 年代中期聚合酶链反应（polymerase chain reaction，PCR）技术的发展，使 DNA 片段可以在实验室条件下扩增。1990 年，人类基因组计划（human genome project，HGP）开始实施。1997 年 Dolly 羊的出生为细胞核基因组调节、分化、衰老等生物学难题的研究开阔了视野。2001 年，人类基因组全序列测序基本完成，现已进入功能基因组学和蛋白质组学的后基因组时代。21 世纪初，RNA 干扰（RNA interference，RNAi）、基因编辑（gene editing）等技术在研究基因功能、基因敲除、药物筛选、制订基因治疗策略等方面显示出了独特的优势和广泛的应用前景。

分子生物学以核酸和蛋白质为研究对象，细胞生物学以细胞为研究对象，细胞生物学与分子生物学有着内在的、不可分割的关系，两者之间相互渗透、相得益彰。细胞生物学进一步发展为分子细胞生物学，分子细胞生物学的兴起是细胞生物学研究重点转移的反映，是现代细胞生物学的基本特征，已成为生物学科中最有生气与活力的分支，是 21 世纪生物学的又一次革命。

21 世纪无疑是生命科学的世纪，在我国基础科学发展规划中，把细胞生物学、分子生物学、神经生物学与生态学并列为生命科学的四大基础学科，反映了现代生命科学的发展趋势。“每一个生物科学问题的关键必须在细胞中寻找”，细胞生物学作为一门综合的新兴基础理论学科，在医学科学中占有重要地位。

第三节　细胞生物学在医学中的地位

医学是一门研究人类疾病发生、发展、转归的规律，并对疾病进行诊断、治疗和预防的学科。医学细胞生物学主要以人体细胞为研究对象，从细胞整体水平、亚显微水平和分子水平研究生命活动基本规律，是现代医学的基础和支柱学科，其研究成果与医学理论和实践紧密相关。

一、细胞生物学理论是解决医学问题的基础理论

细胞是生物体结构和功能的基本单位，细胞结构和功能异常是疾病发生的基础，要正确认识、预防和治疗疾病，必然离不开细胞生物学的基础理论。如膜结构是生物体的基本结构之一，细胞通过其质膜选择性地从外界吸收营养，接收信息，并将某些代谢产物排出。激素、神经递质及某些药物等，首先与细胞表面的受体蛋白结合，才能把信息传到细胞内部，从而调节细胞的新陈代谢以适应外部环境。已经证明，多种内脏器官和组织细胞病变涉及膜的异常，称为膜疾病。膜受体理论证明，膜受体数量增减和结构上的缺陷及特异性结合能力的改变，会引起膜受体病。家族性高胆固醇血症患者，其肝细胞膜上低密度脂蛋白（low density lipoprotein，LDL）受体基因缺陷，从而引起先天性受体缺陷，使得 LDL 在血液中累积而患病。膜抗原的研究，促进了免疫机制、免疫性疾病及器官移植等临床医学的发展。缺血性心脏病和脑血管病是由动脉内皮细胞的变化而引起的动脉粥样硬化所致，对动脉内皮细胞的结构和功能变化的探索也是细胞生物学的研究内容。

二、细胞生物学研究为疾病诊断和治疗提供了新策略

由于细胞结构和功能的异常是疾病发生的基础，在疾病发生的早期，甚至疾病发生之前，细胞内的生化代谢或分子改变已经开始发生，因此，检测细胞代谢或细胞内分子水平变化是疾病早期诊断的重要手段。

（一）细胞信号转导研究为疾病诊断和治疗提供了靶点

通过对细胞内信号转导通路的研究，人们认识到细胞信号转导通路的失调是导致癌细胞无限增殖的机制之一。蛋白酪氨酸激酶是一类具有酪氨酸激酶活性的蛋白质，在细胞信号转导通路中占据了十分重要的地位，调节细胞生长、分化和死亡等一系列生理生化过程。蛋白酪氨酸激酶功能异常与肿瘤的发生、发展关系密切，超过 50% 的原癌基因和癌基因产物都是酪氨酸激酶，它们的异常表达通常导致细胞增殖调节发生紊乱，致使肿瘤发生。1960 年，研究者在慢性髓细胞性白血病（chronic myelogenous leukemia，CML）患者外周血中发现了费城染色体。在随后 30 年间，染色体畸变分析和转化重组病毒技术的发明及应用使研究人员得以在分子生物学水平确定 t（9;22）染色体易位的分子机制，该易位造成了位于 9 号染色体的 *ABL1* 基因和位于 22 号染色体的 *BCR* 基因断裂，形成 *BCR-ABL1* 融合基因，BCR-ABL 作为一种构成性激活的酪氨酸激酶，直接导致骨髓中的粒细胞不受控制地增殖，造成 CML 发生。基于对 CML 发生的分子机制的深刻认识，研究者成功研发了 ABL 酪氨酸激酶抑制剂——伊马替尼，极大延长了 CML 患者的生存期，甚至使多数患者能够长期存活。

从 19 世纪末 CML 经验性的治疗到酪氨酸激酶抑制剂特定靶向药物的治疗，人类走过了半个多世纪的时间。基于近年来在基因组学、分子和细胞生物学及生物信息学等学科取得的重大进展，越来越多的酪氨酸激酶被认为是很有希望的抗肿瘤药物靶点。目前靶向抑制肿瘤新生血管生成、靶向 PI3K-AKT-mTOR 信号通路、靶向细胞周期蛋白、组蛋白去乙酰酶抑制剂、靶向泛素-蛋白酶体通路、靶向 DNA 损伤修复系统、靶向肿瘤基质细胞（微环境）、靶向肿瘤干细胞、靶向肿瘤代谢、针对端粒末端转移酶的靶向治疗及 miRNA 等药物均已进行研究，多个分子靶向药物在肿瘤治疗中取得了良好的疗效，为肿瘤治疗提供了乐观的前景。

（二）干细胞研究与再生医学

干细胞（stem cell）是人体内能自我更新，并能分化成不同类型细胞的未分化或低分化细胞，

包括胚胎干细胞和组织特异性干细胞。人体受到创伤后，组织干细胞通过发挥再生能力，对组织进行不同程度的修复。皮肤、毛发、造血系统、消化道、肝，甚至神经元都可以再生。利用干细胞的这一特性可治疗一些疾病，如通过造血干细胞移植治疗恶性血液病取得了良好的效果。干细胞在一定条件下可分化为特定的细胞类型，这为细胞和组织的更新提供了可能，从而用于包括帕金森病、阿尔茨海默病、脊髓损伤、脑卒中、烧伤、心脏病、糖尿病、骨关节炎和类风湿关节炎等更多疾病的治疗。再生医学是利用患者自身或健康供体的干细胞，替换、修复或再生受损的细胞、组织或器官。以药物和手术治疗为基本支柱的经典医学治疗手段已不能满足临床医学的巨大需求，依托干细胞的修复与再生能力的再生医学，有望解决人类面临的重大医学难题，如创伤、疾病、遗传和衰老导致的组织、器官缺损、衰竭或功能障碍等，引发继药物和手术之后的新一轮医学革命。

20 世纪 70 年代，有学者提出了肿瘤干细胞假说，认为肿瘤组织中存在少量具有干细胞特性的肿瘤干细胞，具有无限增殖潜能，在肿瘤形成和生长中起着决定性作用。1997 年，博内特（Bonnet）与迪克（Dick）首次在白血病患者血液中鉴定出肿瘤干细胞，这是在肿瘤干细胞研究领域的一大突破。随后在脑瘤、前列腺癌、肺癌、胰腺癌、鼻咽癌等肿瘤中均发现了肿瘤干细胞，奠定了肿瘤干细胞理论的研究基础。肿瘤干细胞常处于静止状态，只有在增殖时快速分裂，因此肿瘤治疗的焦点是杀伤肿瘤干细胞，传统的治疗方法无法阻止肿瘤的复发和转移，如何有效识别并清除肿瘤干细胞，是抗肿瘤研究领域的热点之一。

（三）细胞分化与医学

细胞分化异常与肿瘤关系密切，肿瘤细胞与其来源组织相比，主要表现为低分化、高增殖和高侵袭的特征。癌细胞是机体内一类非正常增殖的细胞，其脱离了细胞增殖的接触抑制，无限制地分裂、恶性生长。研究表明，肿瘤细胞是机体细胞增殖和分化调控紊乱的产物，此外，细胞内的原癌基因通过点突变、基因扩增、染色体重排等转化为癌基因，促进细胞增殖；同时，基因缺失或点突变导致抑癌基因功能丧失也是导致正常细胞发生恶变的重要原因。肿瘤细胞大多处于低分化或未分化状态，基于这一特点，采用诱导分化疗法治疗恶性肿瘤取得了很大的进展。在分化诱导剂的作用下，去分化的肿瘤细胞可被诱导重新向正常细胞分化，甚至转变为正常细胞。20 世纪 80 年代，王振义教授通过反复研究，证实了全反式维甲酸对早幼粒细胞具有诱导分化的效果，并利用全反式维甲酸治疗临床急性早幼粒细胞白血病获得了成功，这是中国学者在肿瘤治疗方面做出的巨大贡献，使癌症诱导分化治疗成为现实。

细胞生物学在现代医学中有着广泛的应用，为疾病的诊断、预防和治疗提供了重要的理论基础和实验手段。目前通过对细胞信号转导通路的研究，已经开发出针对癌症、糖尿病、高血压等疾病的靶向药物；通过对干细胞、细胞分化及细胞凋亡的研究，可以为组织工程、再生医学和肿瘤治疗提供新的策略。

三、细胞生物学主要研究成果应用于医学实践

细胞生物学理论与实验研究可直接或间接应用于医学领域，为医学研究带来革命性的变化，展现出巨大的应用前景。

（一）细胞融合技术应用于医学实践

细胞融合不仅可用于基础研究，在医学实践中也具有重要的应用价值。利用化学诱导或病毒诱导方法，将骨髓瘤细胞与经抗原免疫后的纯系 B 淋巴细胞融合，成为杂交瘤细胞，这种细胞既具有在体外无限增殖的特性，又具有合成和分泌特异性抗体的特点。利用培养或小鼠腹腔接种单克隆细胞的方法，即能得到高浓度、仅针对某一特定抗原表位的单克隆抗体。单克隆抗体以其特异性强、纯度高、均一性好等优点，广泛应用于以下医学领域。

1. 检验医学诊断试剂 单克隆抗体广泛应用于免疫组化、流式细胞仪检测、酶联免疫吸附试验和放射免疫分析等技术。单克隆抗体的应用，也大大促进了临床上病原微生物抗原、抗体的检测；免疫细胞及其亚群的检测；激素测定；细胞因子测定等商品化试剂盒的开发。

2. 蛋白质提纯 单克隆抗体是亲和层析中的重要配体。将单克隆抗体吸附在一个惰性的固相基质上，并制备成层析柱。当样品流经层析柱时，待分离的抗原可与固相的单克隆抗体发生特异性结合，然后将层析柱充分洗脱，并通过改变洗脱液的离子强度或pH将抗原与抗体解离，收集洗脱液可得到纯化的抗原。

3. 肿瘤的导向治疗和放射免疫显像技术 将针对某一肿瘤抗原的单克隆抗体与化疗药物或放疗物质连接，利用单克隆抗体的导向作用，将药物或放疗物质携带至靶器官，直接杀伤靶细胞，称为肿瘤导向治疗。另外，将放射性标记物与单克隆抗体连接，注入患者体内可进行放射免疫显像，协助肿瘤的诊断。

（二）基因工程技术应用于医学实践及医学研究

基因工程（genetic engineering）是在分子水平上对基因进行操作的复杂技术，是将外源基因通过体外重组后导入受体细胞内，使这个基因能在受体细胞内复制、转录、翻译表达的操作。基因工程在20世纪取得了很大的进展，主要体现在转基因动、植物和克隆技术。转基因动、植物由于植入了新的基因，使得动、植物具有了原先没有的全新的性状，如抗虫西红柿、生长迅速的鲫鱼等。1997年克隆羊“Dolly”的诞生使得“克隆”成为人们注目的焦点。尽管有着伦理和社会方面的忧虑，但生物技术的巨大进步使人类对未来的想象有了更广阔的空间。

1. 基因治疗 基因治疗（gene therapy）是指将外源基因导入靶细胞，以治疗缺陷和异常基因引起的疾病，包括体细胞基因治疗和生殖细胞基因治疗。1990年11月，美国科学家布利兹（Blease）和卡尔弗（Culver）等成功进行了世界首例腺苷脱氨酶（adenosine deaminase，ADA）缺乏症患者的基因治疗，并获得初步成功，此外，对血友病B、家族性高胆固醇血症等的基因治疗，已经证明了其有效性和安全性。但对大多数还处在实验治疗阶段的遗传病及肿瘤的基因治疗，其有效性和安全性仍有待充分证明，必须充分考虑到基因治疗可能给人群带来的不确定损害因素。尽管基因治疗还存在诸多有待解决的技术难题，以及一些法律或伦理等方面的问题，但总的趋势是令人鼓舞的，人们对其治愈重大疾病寄予厚望，基因治疗的出现将推动医学的革命性变化。

2. 基因工程药物 利用基因工程，将相应药物成分的基因导入微生物细胞内，产生相应的药物，不但能解决产量问题，还能大大降低生产成本。例如，治疗糖尿病的基因工程胰岛素；具有抗病毒、抑制肿瘤细胞增生、调节人体免疫功能作用的基因工程干扰素；其他如白细胞介素、乙肝疫苗等通过基因工程实现工业化生产，均已广泛应用于临床，在预防疾病和临床治疗方面发挥了重大的作用。

（三）细胞生物学研究与转化医学

细胞作为疾病诊疗的靶点和载体，通过对细胞增殖、分化机制的研究，并将研究成果转化成真正的治疗手段，提高治疗的精确性，减少药物的毒副作用，是细胞生物学研究的方向。目前，以CRISPR/Cas9系统为引领的基因编辑技术已在多种模式生物中广泛应用，为更高效的基因定点修饰技术提供了全新的平台，也为定点治疗基因缺陷引起的疾病指出了新方向。细胞或经过修饰的细胞（如干细胞）移植或细胞治疗在现代疾病治疗学上具有广阔的应用前景，被移植的细胞和一定的生物材料（或高科技材料）相结合也是现代医学组织工程学的基础。医学细胞生物学作为转化医学的基石，在基础研究与临床医疗之间建立了更直接的联系，强调从实验室到床旁的连接，缩短了基础与临床之间的距离。

总之，细胞生物学的新发现与医学研究密切结合所展示的前景十分诱人。学科的相互沟通、相互渗透，高技术与新仪器的使用大大加快了从基础研究过渡到实际应用的进程。掌握细胞生物学基本理论、基本知识和基本技能，才能深入探索医学科学中的许多疑难问题，并促进医学重大课题研究，为人类的健康事业做出更大的贡献。

本章小结

细胞是生物体形态结构和功能活动的基本单位，有了细胞才有完整的生命活动。细胞生物学将细胞视为最基本的生命单位，以形态与功能、整体与动态相结合的观点，把细胞的显微水平、亚显微水平和分子水平三个层次有机地结合起来，探讨细胞的形态与结构、兴奋与运动、增殖与分化、遗传与变异、衰老与死亡、起源与进化、信息传递等细胞的基本生命活动规律。

细胞学与细胞生物学发展已有300多年的历史，主要经历了三个阶段：细胞的发现与细胞学说的创立形成；以显微水平为主的细胞学研究；在亚显微水平、分子水平上的细胞生物学研究，每一阶段都有承前启后的作用。细胞生物学具有众多的分支学科，并与其他医学学科相互联系、相互渗透，起着先导和纽带作用。细胞生物学是现代医学的基础和支柱学科，其研究成果与医学理论和实践紧密相关。细胞生物学理论是解决医学问题的基础理论，细胞生物学研究为疾病诊断和治疗提供了新策略，细胞融合技术及基因工程技术等主要研究成果应用于医学实践，取得了良好的经济效益与社会效益。

掌握细胞生物学基本理论、基本知识和基本技能，才能更好地学习其他专业基础及临床课程，并为深入探索医学科学中的疑难问题、开展医学重大课题研究打下坚实的基础。

复习思考题

1. 简述细胞学说的三个基本要点，你是怎样认识细胞学说重要意义的？
2. 细胞生物学与医学有哪些方面的密切关系？
3. 简述细胞生物学学科的形成过程及未来的发展趋势。

（李　莉）

第2章　细胞生物学常用的研究技术和方法

光学显微镜技术的应用使人们观察到了细胞的显微结构，电子显微镜技术的应用使人们观察到了细胞的超微结构，超速离心技术与放射性核素示踪技术的应用，使人们对细胞的成分与代谢过程可以进行更精确的定性定量分析，为生化细胞学、分子细胞学奠定了基础。显然，细胞生物学所取得的突飞猛进的发展，是与不断创新的研究技术与工具分不开的。许多细胞生物学的重要进展及新发现都是引入了新技术的结果。为了深入理解和学习细胞生物学理论及其取得的丰硕成果，有必要对细胞生物学研究中的基本研究技术和方法进行了解和掌握。

第一节　细胞形态结构观察

观察与研究细胞形态结构的主要仪器是光学显微镜和电子显微镜，是研究细胞显微结构和超微结构的主要工具。

一、细胞显微结构观察

细胞显微结构观察主要依靠光学显微镜（light microscope），其主要组成部分有：①光学放大系统，主要由目镜与物镜两组玻璃透镜组成；②照明系统，包括光源、反光镜和聚光镜，有时另加各种滤光片，以限制光的波长范围；③机械与支架系统，主要保证光学系统的准确配置和灵活调控。在各类显微镜中，上述系统各有不同。如暗视野显微镜和荧光显微镜主要改变照明系统；相差显微镜主要改变光学放大系统；倒置显微镜则主要改变支架系统。下面介绍几种目前常用的光学显微镜。

1. 普通光学显微镜（normal microscope） 是目前最常用的显微镜，其结构简单，观察方便，非常有利于对细胞整体水平的观察。显微镜最重要的性能指标是分辨率（resolution），是指能区分被检物体上两个质点间的最小距离。显微镜的分辨率越小，表明其分辨能力越高。普通光学显微镜的最大分辨率是 0.2μm，有效放大倍数从几十倍到上千倍，主要用于观察单细胞生物、体外培养细胞和组织切片，并且通常要使用经过有机染料染色或细胞化学染色等处理的样品。

2. 暗视野显微镜（dark-field microscope） 是利用被检物所反射或衍射的光线来观察标本的。适用于观察细菌、原生动物或提纯的细胞器等颗粒性被检物。可观察小到 0.1～0.2μm 的细菌，但不能观察细胞内部的精细结构。暗视野照明可通过中央遮光或暗视野聚光两种方法形成暗视野，而被检物则为明亮的像。

3. 荧光显微镜（fluorescence microscope） 荧光显微镜的光源多采用高压汞灯发射的强光，经激发滤光片过滤，形成一定波长的激发光，如紫外光、蓝紫光等，激发标本内天然的或结合的荧光物质，发射出不同颜色的荧光。荧光再通过物镜和目镜的放大及阻断滤光片的作用，使特异的荧光通过，即可观察到荧光现象（图 2-1）。荧光显微镜是对细胞中的大分子物质（如蛋白质、核酸、糖类、脂类等）和离子等组分进行定性定位研究的有力工具。荧光显微镜的样品制备技术包括免疫荧光标记技术和荧光素直接标记技术。如荧光染料 DAPI（4′, 6-二脒基-2-苯基吲哚），可特异地与细胞中的 DNA 结合，从而显示细胞核或染色体在细胞中的定位。

4. 相差显微镜（phase contrast microscope） 是利用光线通过不同的物质所形成的反差来观察标本的，其原理是在物镜后装有一块“相位板”，偏转的光线分别通过相位板的不同区域，由于相位板上部分区域涂有吸光物质，又使得两组光线之间增添新的光程差，从而对样品密度不同造

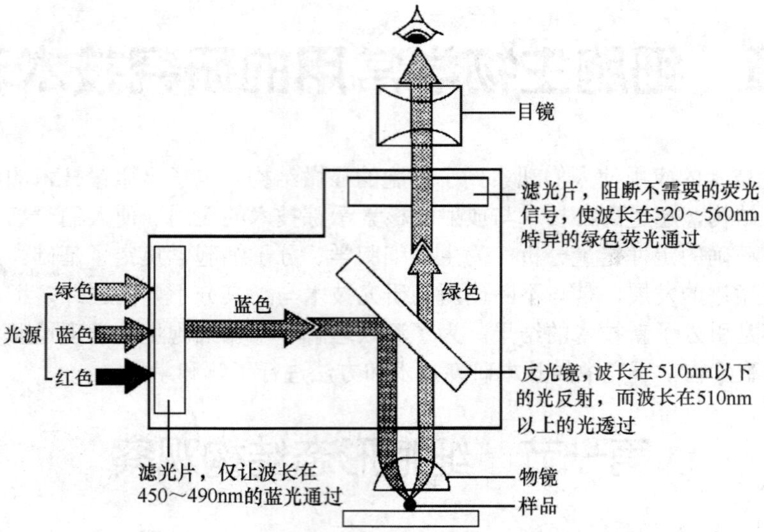

图 2-1 荧光显微镜的光学系统

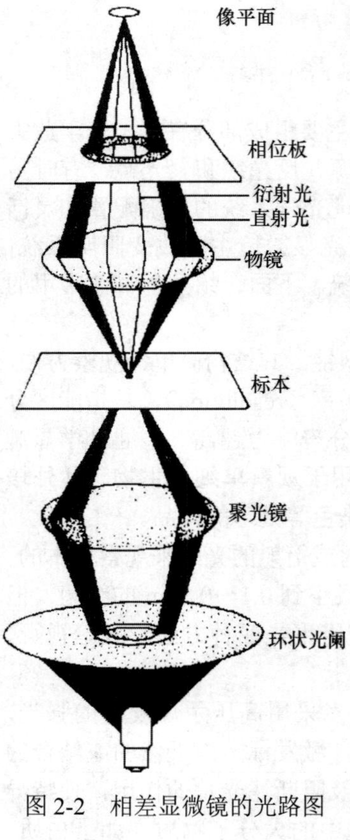

图 2-2 相差显微镜的光路图

成的相位差起“夸张”作用。最后这两组光线经过透镜又汇聚成一束，发生互相叠加或抵消的干涉现象，表现出肉眼明显可见的明暗区别（图 2-2）。观察活细胞的微细结构和变化一般要使用相差显微镜。1935 年，荷兰物理学家 Zernike 制备出世界上第一台相差显微镜，并因此项发明获得 1953 年诺贝尔物理学奖。

5. 倒置显微镜（inverted microscope） 是一种把照明系统置于载物台的上面，把物镜置于载物台下面的显微镜。一般的相差显微镜均为倒置。倒置显微镜利用科勒照明（Kohler illumination）原理，光源经隔热玻璃、光源聚光镜、滤光片后成像于孔径光阑，再经长工作距离或超长工作距离聚光镜成像于标本处。这种显微镜主要适用于观察用培养皿或培养瓶培养的细胞和组织等。

6. 激光扫描共聚焦显微镜（laser scanning confocal microscope, LSCM） 是 20 世纪 80 年代发展起来的一种新型显微镜，其在荧光显微镜成像的基础上安装了激光扫描装置，以单色激光作为光源，使样品被激发出荧光，利用计算机进行图像处理，从而得到细胞或组织内部微细结构的荧光图像（图 2-3）。传统的荧光显微镜使用的是场光源，标本上每一点的图像都会受到邻近点的衍射光或散射光的干扰，激光扫描共聚焦显微镜利用激光扫描束经照明针孔形成点光源对标本内焦平面上的每一点扫描，标本上的被照射点在检测器的检测针孔处成像，由检测器逐点收集，并在计算机监视器屏幕上形成荧光图像。照明针孔和检测针孔相对于物镜焦平面是共轭的，焦平面上的点同时聚焦于照明针孔和检测针孔，焦平面以外的点不会在检测针孔处成像，这样得到的共聚焦图像是标本清晰的光学切面图，克服了普通荧光显微镜图像模糊的缺点。此外，通过改变观察的焦平面，可获得不同光学切面上的细胞图像，再经图像叠加可重构样品的三维结构。因此，激光扫描共聚焦显微镜在研究亚细胞结构或细胞内组分的定位和动态变化方面得到了极其广泛的应用。

7. 超分辨显微镜（super-resolution microscope） 是指打破光学显微镜的分辨率极限，即分辨率超越阿贝衍射极限的显微光学成像技术。它利用荧光基团的物理或化学特性，使相邻衍射限度内的分子处于不同的“开”或“关”的状态，以使彼此区分开来，通常指的是基于远场光学显微镜的超分辨成像技术，主要包括两种实现途径：一种是基于特殊强度分布照明光场的超分辨成像方法，如受激发射损耗显微术（stimulated emission depletion microscopy，STED）显微成像；另一种是基于单分子成像和定位的方法，如光激活定位显微成像（photo activation localization microscopic imaging，PALM）。

超分辨显微成像技术将分辨率极限推向纳米尺度，从而使细胞结构的成像达到以前只有电子显微镜才能实现的细节水平。同时，它保留了光学显微镜在样品保存、成像灵活性和目标特异性等方面的优势，允许提取空间分布的定量信息，通常也可以提取亚细胞区室中蛋白质或其他大分子的绝对数量。超分辨显微成像还可以揭示三维结构细节，为生物大分子复杂相互作用的建模提供直接的数据信息。

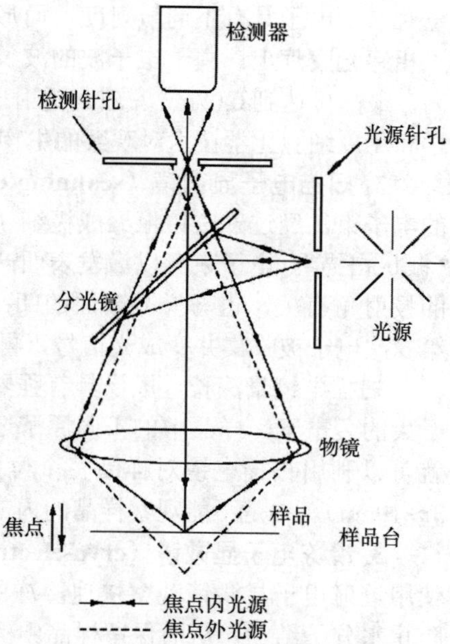

图 2-3 激光扫描共聚焦显微镜原理图

二、细胞超微结构观察

目前一般用于超微结构研究的工具有电子显微镜、X 射线衍射仪等。以电子显微镜（electron microscope）技术为代表的新一代研究技术手段，曾把细胞学推进到细胞生物学的新阶段。电镜技术不仅帮助人们发现了许多新的细胞结构，如内质网、核糖体、双层核膜和核孔复合体、溶酶体、细胞骨架系统等，而且对一些已知的细胞器，也通过电子显微镜才弄清了它们的超微结构。现代电子显微镜的分辨率已达到可以观察金属原子的水平（图 2-4）。

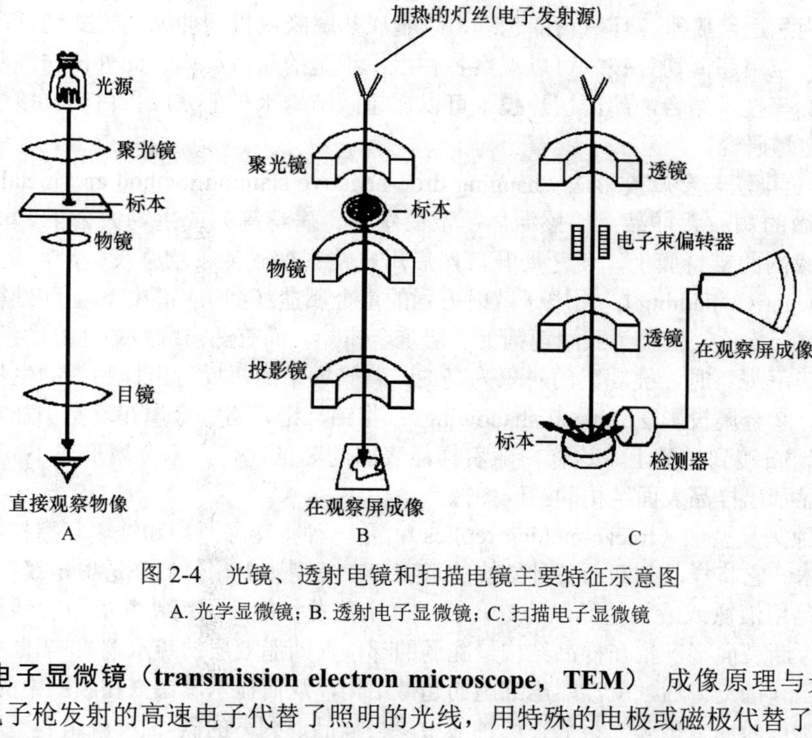

图 2-4 光镜、透射电镜和扫描电镜主要特征示意图

A. 光学显微镜；B. 透射电子显微镜；C. 扫描电子显微镜

1. 透射电子显微镜（transmission electron microscope，TEM） 成像原理与光学显微镜不同，它是用电子枪发射的高速电子代替了照明的光线，用特殊的电极或磁极代替了光学显微镜的聚光镜、目镜和物镜的作用，达到聚焦和放大的目的。当电子束透射样品时，由于样品各不同部

位对入射电子具有不同散射度，而形成不同电子密度的放大图像，最后显示在荧光屏上或记录在照相感光胶片上。由于电子波的波长远比光波的波长短，所以电镜的分辨率比光学显微镜显著提高，最高可达到0.08nm左右。透射电镜主要用于观察和研究细胞内部细微结构，也能结合细胞化学和免疫细胞化学技术对观察的生物分子做定性和定位研究。

2. 扫描电子显微镜（scanning electron microscope，SEM） 扫描电子显微镜的电子枪发射的电子束，经过磁透镜汇聚成极细（约5nm）的电子探针，由扫描线圈控制，在样品的表面进行“栅状扫描”。电子束可以激发表面产生第二次电子，第二次电子产生的多少与电子束在标本表面的投射角有关，也与样品表面的凹凸形态有关。与此同时，也在观察的荧光屏上进行同步扫描。第二次电子被收集并变成光信号，再经放大，样品发放电子多的地方，荧光屏上相应的点就亮。

扫描电镜景深长，成像具有强烈的立体感，适宜观察复杂精细的三维形态结构。此外，在电子束的轰击下，样品中的不同原子还会发出具有特定波长的X射线，若收集X射线的不同信号，就可以利用扫描电镜对样品各个位区的元素进行分析。扫描电镜的缺点一是分辨率较低（一般3～10nm），二是不能观察样品的内部结构。因此，扫描电镜多用于细胞整体或组织的观察。

3. 冷冻电子显微镜（cryo-electron microscope，cryo-EM） 简称冷冻电镜，是一种在低温下使用透射电子显微镜观察快速冷冻的含水生物样品的成像技术。样品中的水冷冻后处于玻璃态，防止水分子结晶，从而保留样品中的高分辨力结构信息，然后将样品置于低温样品台（液氮温度或液氦温度），并通过低剂量曝光模式成像，减少对样品的辐照损伤，可以观察样品中蛋白质的复杂构象、结构和修饰形式。冷冻电镜是解析生物大分子结构的重要方法，其技术的持续进展已将该领域推进到真正的原子分辨率水平，并且细胞环境下的原位结构分析正在稳步发展。

4. 电镜样品的制备 用于电镜观察的生物样品需经过特殊制备，方法主要有超薄切片法、悬滴-负染法与金属投影法、冷冻蚀刻复型法和电镜放射自显影术等。现分别将其样品制备程序与要点叙述如下。

（1）超薄切片法（ultrathin section）：由于电子穿透组织的能力低，供电镜观察用的切片要求极薄（一般厚度为40～50nm），称为超薄切片。取出的组织样品一般用戊二醛和四氧化锇固定液固定，乙醇或丙酮逐级脱水，环氧树脂包埋，以金属热膨胀或机械伸缩的方式切片，最后用重金属盐进行染色。应用超薄切片技术可以观察各种组织细胞的超微结构。此外，与细胞化学、免疫化学和原位杂交等技术结合，超薄切片技术可以在超微结构水平上完成蛋白质、核酸等组分的定性、定位和半定量研究。

（2）悬滴-负染法与金属投影法（hanging drop-negative staining method and metal shadowing）：适用于研究细微的颗粒状样品（如核糖体、蛋白颗粒、病毒等）或生物大分子。将适当浓缩的样品悬液滴到载网的支持膜上，使之展开，然后用电镜观察。为了增强反差，可采用以下方法。①负染色法（negative staining）：用电子散射力强的重金属盐（如磷钨酸钠、醋酸铀等）对铺展在载网上的样品进行染色，使整个载网都铺上一层重金属盐，而有凸出颗粒的地方则没有染料沉积。染色后，在电镜下观察时，被观察的对象为亮的，背景为暗的，反衬出样品中的生物大分子及其复合物的形态。②金属投影法（metal shadowing）：将铂、钯、铬等金属在真空中加热蒸发，蒸发出的微粒倾斜地喷镀到样品上。这样，随着样品表面的高低起伏，重金属形成不同厚度的薄膜，像投影一样，显示出样品表面结构的三维图像。

（3）冷冻蚀刻复型法（freeze-etching replica）：是一种将冷冻断裂和蚀刻复型相结合的透射电镜样品制备技术。它将样品割断面各种结构的形貌印在复型膜上，然后在透射电镜下观察复型膜。其方法是将样品用液氮或液氦超低温冷冻，置于真空蒸发仪中，利用特殊的断裂装置将冷冻后的样品骤然断开，断裂面多产生在样品结构最脆弱的部位（即脂双层的疏水端）。当断裂面的冰经过一段时间的升华（蚀刻）后，就浮雕出细胞的超微结构，从而显示出镶嵌在膜脂中的蛋白质颗粒。再喷镀铂与碳制作断面复型膜，最后在腐蚀液中除去样品，剩下的碳-铂膜就是复型膜，打捞在铜网上，就可在电镜下观察。这一技术用于研究生物膜的镶嵌结构和核膜孔的三维结构。

(4) 电镜放射自显影术（electron microscopic autoradiography）：用放射性核素（常用 ^{3}H）标记的化合物，通过不同途径掺入到待观察样品中。在由此样品切成的超薄切片上，覆盖一层卤化银单晶体厚度的核子感光乳胶。经过一定时间曝光，有放射性核素掺入的地方会使乳胶感光而产生银粒。这样，在电镜下就可以直接观察银粒与样品结构互相重合的情况，从而断定标记化合物掺入到样品中的部位和数量。

知识拓展

原子力显微镜

原子力显微镜（atomic force microscope，AFM）是一种新型扫描探针显微镜，它通过分析探针针尖与样品之间的原子间作用力来获取所观察表面的微观信息，从而实现 3D 成像。传统的原子力显微镜主要由三个子系统组成：悬臂探针、纳米定位系统和控制器。一个带有尖端、传感器和制动器的柔性微悬臂探针用于与样品相互作用；纳米定位系统调节探针尖端与样品表面之间的相对位置；控制系统是保证良好成像性能和避免损坏脆弱生物样品的关键。

原子力显微镜工作的基本模式：悬臂探针尖端和被监测的样品表面轻轻地接触，针尖的原子和样品表面的原子之间产生微弱的排斥力，使得对力的变化非常敏感的悬臂的游离端发生弯曲，经过光学透镜准直和聚焦后投射在悬臂背面的一束激光及其监测器将这种微弱的曲度变化转换为电流的变化。通过移动样品平台使探针在被检测材料的表面逐点做快速扫描时，样品表面的微细结构特征的三维坐标数据就被转换为图像信息并准确地呈现在屏幕上。

原子力显微镜可在气体、固体和液体环境中工作，这使其成为生物医学研究的理想成像技术。目前主要用于活细胞表面、生物大分子空间伸展及其结晶体表面的观测。此外，它可以对单个分子进行“分子手术”，通过检测操作后引起的生物化学反应来研究生物大分子和大分子复合物的功能。

第二节　细胞组分分析

在研究细胞和亚细胞结构形态学的基础上，结合细胞化学测定、生化和物理学方法分析细胞组分，是研究细胞生物学中结构和功能关系的重要手段。

一、细胞内细胞器的分离和提纯技术

细胞内细胞器的分离和提纯一般用差速离心法（differential centrifugation）。用不同的转速将细胞匀浆中的细胞核、线粒体、溶酶体、微粒体等分级离心，随着离心力（g）的逐级增加，不同的细胞组分依次沉淀在离心管的底部（图 2-5）。这种分离方法简便，但只能作为粗分离，不能得到很纯的细胞器与组分，因为高压后细胞破碎的膜与颗粒结构常混合在一起。

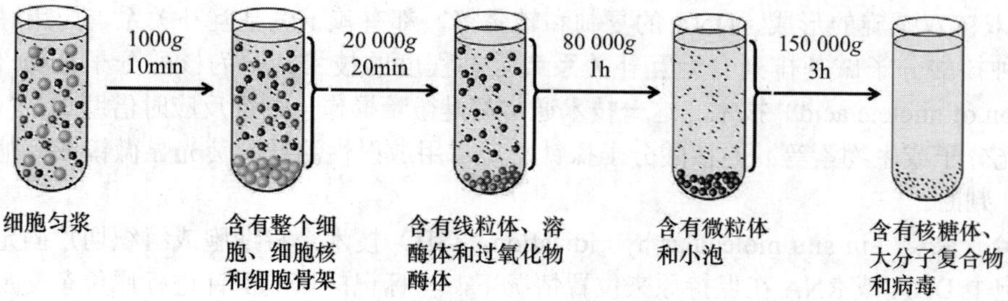

图 2-5　差速离心法分离细胞匀浆中的各种组分

为了得到很纯的细胞器与组分，经常将差速离心分离的沉淀物再进行密度梯度离心（density

gradient centrifugation），这种离心方法通常是用浓度很大的蔗糖溶液或氯化铯密度梯度溶液作介质。把介质先从离心管底到管口制成几级不同浓度的区带，当不同大小、形状与密度的细胞器加入管面，由于它们的沉降系数不同，在超速离心力的作用下，就会以不同的速度向管下移动，集中到不同区带（这种区带可以用浮力密度表示），可以从不同的区带里分别收集纯度很高的细胞器与组分。

二、细胞内物质含量的测定技术

显微分光光度术（microspectrophotometry）是根据细胞内某些物质对光谱吸收的原理，测定这些物质（如核酸与蛋白质等重要生物分子）在细胞内或细胞某一部分结构内化学成分的含量，同时可进行定位、定性和定量的方法。因此，它是目前细胞化学定量研究的一种重要手段。细胞内的分子成分无论是在自然状态或经过化学反应染色以后均能吸收光谱的某一特定波段，它们吸收的波长大部分为230～700nm，有很多细胞内的重要物质在自然状态下对可见光不能吸收，如果这些物质经过特异的染色反应后，就可吸收可见光特定波段。如DNA经福尔根（Feulgen）染色反应后，就可以吸收波长为546nm的可见波段。这一技术既可以定位，也可以测出一个细胞内某种成分的含量，其精确性是一般分光光度法所无法比拟的。

三、细胞内特异蛋白的分析技术

免疫荧光技术（immunofluorescence technique）是将免疫学方法与荧光染色法相结合，应用于研究细胞内特异蛋白的定位与定性的技术。当用一种波长的光（如紫外光）照射某种物质时，这种物质会在极短的时间内发出较强照射波长的光（可见光），这种光称为荧光（fluorescence）。细胞内少数物质具有自发荧光，但大多数需外加荧光素，以形成发荧光的络合物，进行特异性的显示，即荧光探针（fluorescence probe）技术。如将荧光素标记在已知的抗体分子上，再用这种荧光抗体溶液浸染标本，使其与相应的蛋白抗原特异性结合，在荧光显微镜下进行定位研究，监测活细胞中某些蛋白质的浓度和变化。这一技术为细胞中的多种激素、酶、受体及膜抗原的检测提供了特异、灵敏而又直观的方法。

四、细胞内核酸的分析技术

细胞化学技术（cytochemistry）是在保持细胞结构的基础上，利用某些化学物质可与细胞内某些成分发生化学反应，而在局部范围形成有色沉淀物的原理，以对细胞的成分进行定性、定位和定量研究的技术。如Feulgen染色法，即是特异性显示DNA的细胞化学法。

细胞内特异核酸的分析通常采用核酸分子杂交技术。核酸（DNA和RNA）分子由许多单核苷酸分子组成，不同核酸的特性则由单核苷酸分子中碱基的排列顺序决定。根据模板学说，DNA分子双链双螺旋的形成、DNA的复制和转录等，都有赖于碱基互补关系。应用碱基互补原理检查两种核酸分子碱基排列有无互补关系或互补程度的技术，称为核酸分子杂交（molecular hybridization of nucleic acid）技术。这一技术通常都是微量操作，进行反应时借助标记（放射性同位素、荧光分子或生物素等）的核酸分子探针，最后用放射性测量、荧光显微镜或其他检测手段进行识别、判断。

原位分子杂交（in situ molecular hybridization，ISH）技术是将细胞或组织切片固定于载玻片上，使细胞中DNA或RNA在保持原来位置情况下，与标记的核酸探针进行原位杂交反应，通过放射自显影检测或显微镜观察信号的强弱以判断含量，可以对所用材料中被杂交的DNA分子进行定位、定量分析或观察基因表达（mRNA）的水平。因此，原位分子杂交技术不仅可以在组织和细胞内检测核酸分子表达量的变化，还可以显示特定基因表达时间和空间的变化。

五、流式细胞术

流式细胞术（flow cytometry，FCM）的基本原理是用氩离子激光发出的激光束为激发光通过调节液压，迫使悬浮细胞排成单列，按重力方向流动，当细胞通过激光束检测区时，细胞被激光束照射而向各个方向发出散射光，若经荧光染色的细胞，就会发出一定强度的荧光，仪器的检测系统就可逐个对细胞的散射光和荧光强度进行测定，并将测得的光信号转变成电信号，由电子控制台放大和显示（图 2-6）。它还可形成含单个细胞带正电荷或负电荷的小液滴，通过高压板极的电场作用，实现对活细胞的精确分选和收集。

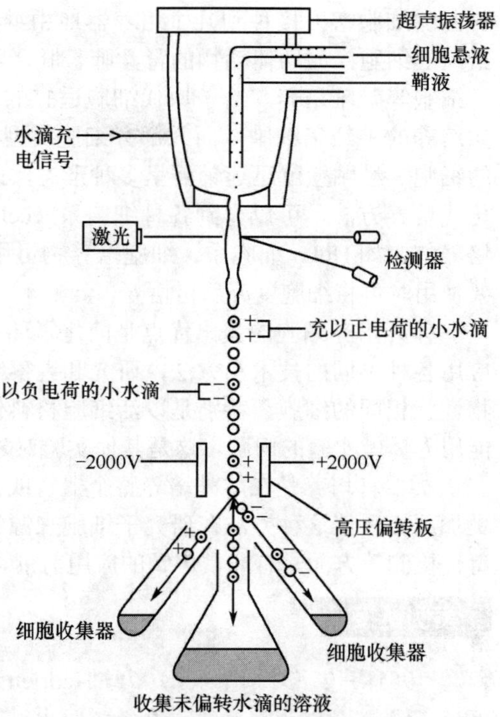

图 2-6　流式细胞仪细胞分选原理示意图

流式细胞术是一种对悬液中的单细胞、微生物或细胞器等通过检测标记的荧光信号，实现高速、逐一的细胞定量分析和分选的技术。它通过快速测定荧光、光散射、光吸收等来定量测定细胞体积、细胞周期、DNA 含量、RNA 含量、蛋白质含量、酶活性、细胞膜受体、表面抗原和染色体等许多重要参数，可以每秒 2 万个以上的速度对细胞进行分选，纯度可达 90%～99%，广泛用于细胞动力学、体细胞学、免疫学、肿瘤的诊断和治疗等领域。

六、放射自显影术

放射自显影术（autoradiography）是利用放射性核素（^{3}H、^{14}C、^{32}P、^{125}I 等）来标记生物分子，并引入细胞或机体中，当放射性核素衰变时会放出射线，射线通过感光乳胶时，能被乳胶中的溴化银吸收而形成潜影。再经显影、定影作用，把潜影部分的溴化银还原为黑色金属颗粒，从而可借感光乳胶上银粒的所在部分和灰度，来判断样品中的射线物质分布位置或强度，或通过银粒颗粒计数。此技术能揭示细胞分子水平的动态变化，使之成为显微镜下可见的形态，并可用以做定位和定量分析。

第三节　细胞培养与细胞融合

细胞培养、细胞融合和细胞显微操作均是实验操作技术，在细胞工程领域中具有非常重要的应用价值。细胞培养即细胞的体外培养，包括单个细胞的培养。简而言之，就是在无菌条件下，把动物或植物的细胞从有机体分离出来，置于培养皿中，在适合的环境中，给予营养物质，使细胞能继续生存和生长的一种方法，其优点是能直接观察活细胞的形态及生长活动，从而了解各类细胞在一定生理状态下所需的各种条件及其反应。

一、体外细胞培养技术

体外培养（in vitro culture）的细胞可分为原代细胞（primary culture cell）和传代细胞（passage cell）。直接从体内取出的组织或细胞进行首次培养为原代培养（primary culture）。当原代细胞生长增殖达到一定的密度时，细胞的生长会受到抑制，此时需要将一个培养器皿中的细胞稀释并按一定的细胞密度接种到几个培养器皿中继续培养，称为传代培养（secondary culture）。动物很多组织的细胞，如幼体动物的肾、肺、肝、卵巢、精巢、肌肉、肿瘤等组织的细胞较易培养，而神经细胞等较难培养。给予原代细胞适宜的培养液与无菌培养环境，少部分细胞类型会悬浮生长，如培养的神经干细胞，而大部分细胞类型则很快会贴壁（adherence），如成纤维细胞，原来圆形的细胞一经贴壁就迅速铺展呈多种形态，此后细胞就开始有丝分裂，进入对数生长期。通过各种传代培养方法，可以得到各种细胞系（cell line）、细胞株（cell strain）和克隆（clone）等细胞的培养物，如 HeLa 细胞系。细胞培养物可用添加保护剂的培养液，冻存在液氮中长期保存，待需要使用时可将细胞复苏后再培养。

体外培养细胞的突出优点是简化了环境因素，排除了体内试验时一些复杂因素的影响，便于应用各种不同的技术和方法，研究和观察细胞的结构、功能、遗传行为的改变；同时提供大量生物性状相同的细胞，特别是以活细胞材料作为研究对象，不仅耗费少，比较经济，而且解决了不能用人体做实验的问题。这是其他实验对象或方法不能比拟的。

类器官培养是在体外培养整个器官或器官的一部分，类器官培养比培养单一类型的细胞要求更加严格，但这种方法在研究干细胞来源的胚胎器官的发育、器官移植、构建疾病模型、药效和毒性检测等方面具有非常广阔的应用前景。

案例链接

HeLa 细胞的建系

1951 年 2 月 1 日，一位名叫 Henrietta Lacks 的 30 岁妇女来到马里兰州巴尔的摩的约翰·霍普金斯医院，因为她在两次月经之间出现了出血症状。她的最后一次月经是在 1951 年 1 月 4 日。检查发现她的子宫颈有瘤样病变，组织病理检查诊断为“表皮样癌，宫颈，脊髓细胞型”。虽然经过积极治疗，但未能阻止癌症的扩散和病情恶化，Henrietta Lacks 于 1951 年 10 月 4 日去世。

Henrietta Lacks 住院期间，时任约翰·霍普金斯医院组织培养实验室主任的 Gey 博士和同事对其宫颈活检组织进行了组织培养。实验室研究者 Mary Kubicek 将活检标本中获得的细胞使用滚轮管技术进行培养；与以往标本的结果相反，这些细胞生长强劲，成为第一个在组织培养中永生的人类癌细胞系。这株细胞以 Henrietta Lacks 的头两个字母命名为“HeLa”。1952 年，Gey 及其同事发表了 HeLa 细胞的数据，它可以在含有鸡血浆、牛胚胎提取物和人胎盘脐带血清的培养基中生长，是目前宫颈癌研究的重要工具细胞。

二、细胞融合技术

细胞融合（cell fusion）又称细胞杂交（cell hybridization），即细胞彼此接触时，两个或两个以上的细胞并合形成一个细胞的过程。在自然情况下体内或体外培养的细胞发生融合的现象，称为自然融合（natural fusion），如受精过程。而在体外用人工方法促使相同或不同的细胞间发生融合，称为人工诱导融合（artificial induced fusion）。常用的细胞诱导因子有生物助融剂（如灭活的仙台病毒，图 2-7）、化学助融剂（如聚乙二醇，PEG）和物理的电脉冲融合技术等。

可以进行细胞融合的细胞种类范围很广，从种内、种间、属间、科间，一直到动、植物两界之间的细胞融合都已获得成功。目前，细胞融合技术不仅是研究核质关系、基因定位、体细胞的遗传和发育等生物学基础理论的重要手段，而且在生产实践上还有重要的应用价值，为单克隆抗体制备、生物新品种培养、性状改良和疾病治疗等领域的研究开拓了新途径。

三、细胞显微操作技术

显微操作技术（micromanipulative technique）是在高倍复式显微镜下，用显微操作器对细胞或早期胚胎进行解剖和微量注射的一种技术。目前生产的显微操作装置的设计越来越精密，利用这种微动装置，可进行细胞核移植、显微注射、嵌合体技术、胚胎移植、显微切割等手术。此技术在研究核质相互关系、基因表达、细胞内微区的作用及制作转基因动物等方面都有其广泛的应用价值。

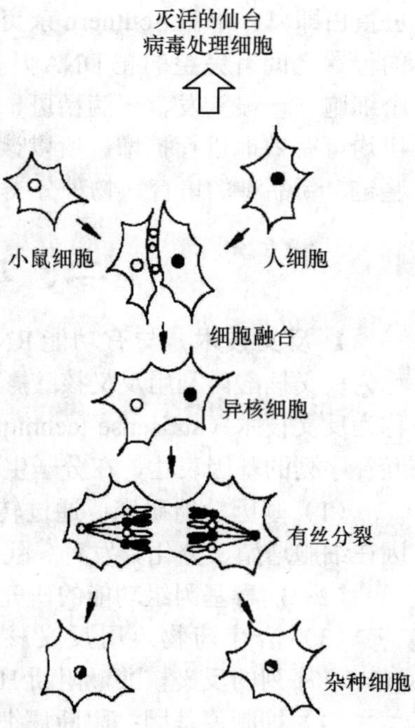

图 2-7　细胞融合示意图

四、干细胞技术

干细胞（stem cell）是指在个体发育过程中，具有长期自我更新，并且能分化产生某种（或多种）特殊细胞的生物学特性的原始细胞，主要存在于人体的脐带、骨髓、胎盘、脐带血、脂肪等组织中。它们是个体生长发育、组织器官结构和功能的动态平衡，以及损伤后的再生修复等生命现象发生的细胞学基础。在一定的诱导培养条件下，干细胞可以分化成多种功能细胞，并且可以培育成骨骼、肌肉、神经及肝、肾等多种组织和器官。

干细胞技术，又称再生医学技术，是指通过对干细胞进行分离、体外培养、定向诱导甚至基因修饰等处理过程，在体外繁育出全新的、正常的甚至更年轻的细胞、组织或器官，并最终通过细胞、组织或器官的移植实现对临床疾病的治疗。目前，科学家已经能够在体外以干细胞为种子培养为人类的几乎各种组织和器官的细胞，来代替病变或衰老组织器官的细胞，根除病源。干细胞技术作为生物技术领域最具有发展前景和后劲的前沿技术，将可能导致一场医学和生物学革命，给无数疑难病症治疗带来了新的希望。

诱导多能干细胞（induced pluripotent stem cell，iPSC）是动物体细胞经过诱导因子处理后转化而成的干细胞。iPSC 具有和胚胎干细胞类似的发育多潜能性，可以发育成组织和器官，同时规避了胚胎干细胞研究面临的伦理和法律障碍，在医疗领域具有非常广阔的前景，已成为实施再生医学和细胞治疗的重要细胞来源。

第四节　分子生物学技术

目前对细胞的研究已从细胞整体和亚细胞的超微结构水平深入到分子水平。在揭示细胞基因定位、基因表达、基因调控等细胞的遗传机制，以及实现基因转移、改变细胞的基因组分等方面，分子生物学展示了其独特的技术领域。

一、聚合酶链反应

聚合酶链反应（polymerase chain reaction，PCR），又称无细胞克隆法（no cell cloning method），是 20 世纪 80 年代中期发展起来的一种快速特定的 DNA 片段体外扩增法，在模拟体内条件下应用 DNA 聚合酶反应有目的地扩增某一特异性 DNA 片段。扩增样品经过一个周期的变性—复性—延伸三步反应就可以产生倍增的 DNA，反复 n 个周期后，理论上就能扩增为 2^n 倍，一般经过 30～40 个周期就能扩增 100 万倍以上。将扩增产物进行电泳，经溴化乙锭（EB）染色，在紫外线灯照射下肉眼能见到扩增特异区段的 DNA 带。

PCR 技术得到越来越广泛的应用，除了它的快速、简便、准确、可靠、经济、特异性强等优点外，还由于它能扩增混迹于大量 DNA 中的极微量的靶 DNA 或 RNA 分子，在 10^5～10^6 细胞中有一个靶序列就能扩增出来。而且 PCR 技术对靶 DNA 的纯度要求不高，只需简单地破坏细胞、去蛋白即可，不像 Southern 杂交中对 DNA 的高纯度要求。即使靶 DNA 有所降解，只要引物所处的位置之间有完整的靶 DNA 片段，就无碍于 PCR 特异性扩增。因此，PCR 模板 DNA 可来自一个细胞、一根头发、一滴精斑、血斑、经固定液固定过或石蜡包埋标本，甚至两千多年前的木乃伊均可有效地进行扩增。所以该技术除用于遗传病的诊断外，还被广泛应用于病原体检测、司法鉴定、新品种的培育、物种分类及其他分子生物学研究。

二、反义技术与 RNA 干扰技术

1. 反义技术 与有功能 RNA（主要是 mRNA）互补结合，并干扰其功能的 RNA 或 DNA，称为反义核酸。利用反义核酸影响相对应 mRNA 的转录、翻译，从而改变细胞生物学功能的技术称为反义技术（antisense technique）。反义核酸包括反义 RNA 和反义 DNA，两者均能阻断与其有互补序列的基因表达，在分子生物学和细胞生物学中广泛应用。

（1）基因功能研究：通过转入反义 RNA 或反义 DNA，可以观察和分析与其有互补序列的基因在细胞增殖、分化、发育、代谢等过程中的作用和功能。

（2）病毒基因组功能的研究。

（3）治疗药物：用反义核酸（RNA 或 DNA）治疗病毒性疾病，如艾滋病，用针对 HIV mRNA 序列的反义核酸，阻断 HIV 蛋白的合成；用反义核酸还可杀伤寄生虫等。

（4）抑制癌基因：阻断癌细胞的增殖或抑制促进癌细胞侵袭转移的基因表达，从而抑制癌细胞的侵袭转移。

2. RNA 干扰技术 由双链 RNA（double-stranded RNA，dsRNA）介导的序列特异的转录后基因沉默机制称为 RNA 干扰（RNA interference，RNAi）。应用 RNA 干扰的原理，研究基因的功能与特异地使基因沉默的方法称为 RNAi 技术。与反义 RNA 技术相比较，RNAi 技术有着特别的优势，有更大的特异性、高效性和放大性，基本上对任何 mRNA 序列都有着非常高的成功率。每个细胞仅需少量小干扰 RNA（small interfering RNA，siRNA）就可产生 RNAi 效应，并可达到缺失突变体（deletion mutant）表型的程度（图 2-8）。

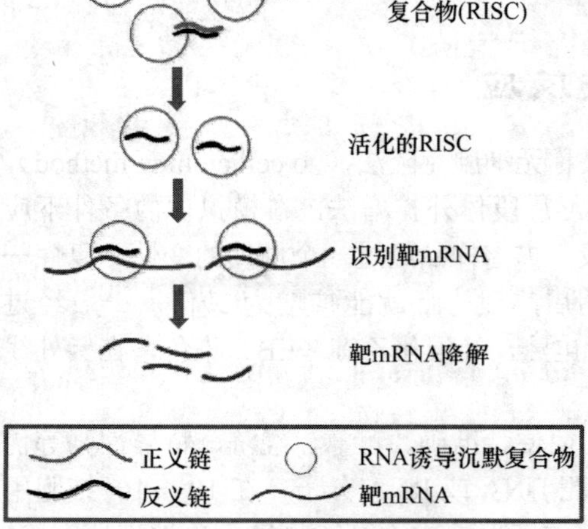

图 2-8 RNA 干扰技术原理示意图

从 RNAi 的发现至今，一直是生命科学研究中的热点。RNA 干扰技术在分子生物学和细胞生物学中应用广泛。

（1）基因功能的研究：由于 RNAi 能高效特异地阻断基因的表达，因而成为研究基因功能的强有力工具，已有若干实验室运用 RNAi 技术对模式生物进行大规模的基因组筛选。他们主要是针对胚胎发育、细胞分裂、性腺发育等生物学过程，筛选影响和参与其中的关键性基因。

（2）基因敲除：RNAi 已发展成为一种高效的遗传学实验技术，用于特异性地降低或关闭某些基因的表达，产生基因功能缺失型或基因敲除型表型。

（3）基因治疗的新策略：RNAi 已成为当今高效特异，而又简便易行的基因治疗工具。RNAi 在那些基因表达异常增高引起的疾病（如恶性肿瘤、病毒感染）中的作用优于之前抑制基因表达常采用的反义技术和核酸等方法。人们早就在探索利用 siRNA 来治疗肿瘤、AIDS 和免疫缺陷等重大疾病。

（4）药物筛选：RNAi 可作为鉴定药物靶位及药

物筛选的工具，在药物开发中大有作为。RNAi 极大地缩短了从鉴定靶基因到认识其功能的时间，促进了药物发现过程中对已知靶基因功能的高通量分析。

虽然 RNAi 技术已在基因功能研究、基因敲除、基因治疗及药物筛选（drug screening）等领域显示了非常广阔的应用前景，但要保证该技术取得成功，仍然有必要对 RNAi 技术进行不断完善。一些科学家预言，一旦 dsRNA 干扰技术能用于临床治疗艾滋病、肝炎和恶性肿瘤等，这将是病毒性、寄生病原性、突变基因和癌基因表达等所引起的疾病在基因治疗方面的一场新的革命。

三、CRISPR/Cas9 基因编辑技术

成簇规律间隔短回文重复（clustered regulatory interspaced short palindromic repeat，CRISPR）是指一种成簇的有规律间隔的短回文重复序列，于 1987 年首次在大肠埃希菌的 DNA 序列中被发现。Cas 是 CRISPR 相关蛋白。目前已发现多种 Cas 蛋白。在所有的已知 Cas 蛋白中，研究最多的是属于外源 DNA 定向切割系统的蛋白质（后来发现，在某些情况下也包括 RNA），其中包括核酸酶 Cas9。

CRISPR/Cas 系统的作用机制：CRISPR 序列可转录生成两种非编码 RNA 分子——pre-crRNA 和 tracrRNA，pre-crRNA 通过互补序列与 tracrRNA 配对形成异二聚体，再与 Cas 蛋白结合并在 Cas 蛋白的帮助下加工成成熟的 crRNA，也称为向导 RNA（gRNA）。gRNA 通过互补序列识别和结合外源 DNA，并将 Cas 蛋白引导到 DNA 的特异位点，利用其核酸酶活性将 DNA 分子切断（图 2-9）。因此，CRISPR/Cas 系统也被称为“基因剪刀”。CRISPR/Cas 系统于 20～21 世纪之交在原核生物中被发现，被认为是细菌或古细菌在抵抗来自质粒或噬菌体的外来 DNA 的过程中进化出的“获得性免疫系统”，其原始生物学功能是保护原核生物免受病毒等的侵害。

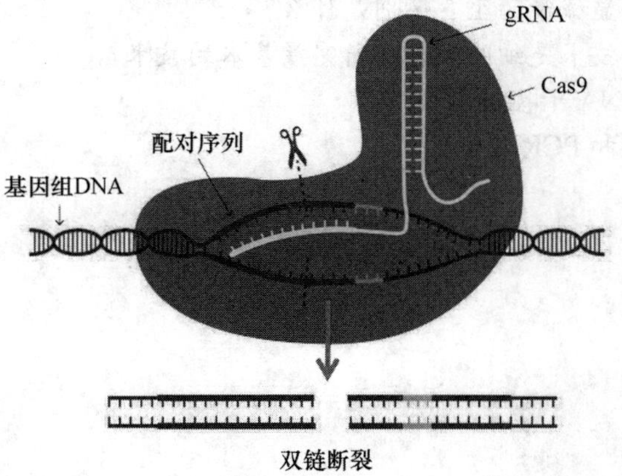

图 2-9　CRISPR/Cas9 系统示意图

基因编辑（gene editing）技术是指对基因组中指定的 DNA 靶序列进行修饰，以实现 DNA 片段敲除、插入或其他序列改变的操作方法。CRISPR/Cas 系统发现之后，迅速导致了基因组操作领域的一场革命。CRISPR/Cas 系统可分为三类：Ⅰ型、Ⅱ型和Ⅲ型。Ⅰ型和Ⅲ型相对复杂，而化脓性链球菌 SF370 的Ⅱ型 CRISPR/Cas 系统非常简单，其发挥功能仅需要核酸酶 Cas9 参与，可以独立靶向和切割 DNA。因此，Ⅱ型 CRISPR/Cas9 系统经过改进和不断完善，已成为基因编辑的有力工具。与以往的基因编辑技术相比，CRISPR/Cas9 系统由于具有更高的构建效率，在基因功能研究、基因治疗、基因改良等方面实现了巨大的应用价值，因为它不仅使人们能够在科学实验中操纵模式生物的基因组，改变重要作物和动物的特征，而且还具有在医学上引入革命性变化的潜力，特别是在治疗遗传疾病方面。目前，CRISPR/Cas9 及相关技术已成功用于治疗多种疾病的临床研究，包括阿尔茨海默病、高胆固醇血症、血管性水肿、急性髓细胞性白血病、雄激素性脱发

等，未来在传染病治疗、分型、诊断及疫苗开发方面也将具有广阔的应用前景。

本章小结

细胞生物学的发展与其他学科一样，在很大程度上依赖于研究技术的进步与仪器设备的改进。一种新技术或新方法的创立与应用，常常会给学科开辟一个新的领域，或给某一学科带来革命性的变化。细胞生物学的研究方法众多，原理和操作步骤各不相同。

普通复式光学显微镜、暗视野显微镜、荧光显微镜、相差显微镜、倒置显微镜、激光扫描共聚焦显微镜等光学显微镜和透射电子显微镜与扫描电子显微镜分别是研究细胞的显微和亚显微结构的主要仪器。细胞化学免疫荧光技术、显微分光光度测定技术、细胞原位分子杂交技术、流式细胞术和放射自显影术等细胞化学测定、生化和物理学方法分析细胞组分技术，是研究细胞生物学中结构和功能关系的重要手段。细胞培养、细胞融合、细胞显微操作和干细胞技术在细胞工程领域中具有非常重要的应用价值。聚合酶链反应技术、反义技术和RNA干扰技术、CRISPR/Cas9技术等在揭示细胞基因定位、基因表达、基因调控等细胞的遗传机制及实现基因转移、基因突变及基因沉默等方面展示了其独特的应用前景。

本章仅从细胞形态结构观察、细胞组分的分析、细胞培养、细胞融合和细胞分子生物学技术等方面，对一些常用技术的原理和应用范围做一扼要的介绍，以期能对细胞生物学研究方法有一个基本的了解。在实际工作中，可根据工作需要，有选择地掌握某些特定的方法，以达到自己预期的目的。

复习思考题

1. 列举三种常见的显微镜技术，说明相关的原理与应用特点。
2. 电子显微镜与光学显微镜的主要区别是什么？
3. 为什么说细胞培养技术是细胞生物学研究最基本的技术？
4. 何谓反义技术和RNA干扰技术？
5. 何谓原位分子杂交和PCR技术？

（张　娟）

第 3 章　细胞概述与分子基础

在有机自然界中，从简单的单细胞生物到复杂的多细胞动、植物，其生命现象是通过每一个细胞的功能活动来实现的。细胞是构成生物有机体的基本单位，每一个细胞都具有独立的自控代谢体系和遗传的全能性，是有机体生理活动和生长发育的基础，没有细胞就没有完整的生命。多细胞生物在系统演化过程中分化形成了数量众多、形态和功能各异的不同类型细胞，这是生命呈现出多样性的基础。而不同类型的细胞在结构体系、化学组成及功能活动上有着多种惊人的共性特征，反映了地球上不同生命间的内在联系。因而，对细胞的认识是理解一切生命活动的基础。

第一节　细胞的概念和基本特征

一、细胞是生命的基本单位

细胞是由脂类和蛋白质为主体的生物膜包裹的原生质（protoplasm）团，是生命的基本单位。除病毒外，所有生物有机体均由细胞构成。有机体的生长、发育、增殖、分化、遗传、代谢、应激、运动、衰老和死亡等所有生命活动都以细胞为单位进行。细胞是生命基本单位的内涵可从以下几个方面理解：细胞是生物有机体形态结构的基本单位；细胞是生物有机体生理功能的基本单位；细胞是生物有机体生长发育的基础；细胞是生物有机体繁殖的基本单位，单细胞生物的繁殖通过细胞一分为二的分裂方式来实现，多细胞生物则通过合子或受精卵持续的分裂与分化发育为个体。从有机体分离而来的单个细胞在适当的培养环境中就可以呈现出生长、应激甚至增殖等独立的生命活动，然而从细胞中分离出的任何结构，即使是含有遗传信息、结构完好的细胞核或线粒体都不能表现出任何生命特征；非细胞形态的生命体如病毒只能在感染的细胞内才能实现复制，这些事实均说明没有细胞就没有完整的生命。

二、细胞的共性特征

自然界中构成生物有机体的细胞数量巨大、种类繁多，不同类型的细胞形态结构和功能差异很大，但所有细胞又都有着惊人的共性特征。

1. 相似的化学组成　所有细胞均由以 C、H、O、N、P、S 等为主体的 50 余种化学元素组成，由这些元素形成的水和无机盐构成细胞相似的内环境，而形成的蛋白质、核酸、脂类和糖类是细胞结构和功能的基本元件。

2. 脂质-蛋白质为主体的细胞膜　所有类型的细胞都具有完整闭合的细胞膜，其结构主体均为结合有蛋白质的磷脂双分子层。细胞膜将包裹在内的原生质与周围环境相隔离，使细胞形成相对稳定的内环境，同时也使细胞能选择性地与周围环境进行物质交换和信息交流，这是细胞演化形成更复杂内部结构的前提。

3. 相同的遗传装置　几乎所有细胞都有两种核酸——DNA 和 RNA，细胞以 DNA 储存遗传信息，通过转录形成 RNA 来传递遗传信息并指导蛋白质的合成。核糖体是绝大多数细胞均具有的用于翻译 RNA 的遗传信息并进行蛋白质合成的分子机器。

4. 能量流通形式主要为 ATP　细胞中进行的生物氧化过程所释放的能量主要以化学能的形式储存在 ATP 中，而细胞完成各种生命活动所需的能量又主要由 ATP 直接提供。ATP 是细胞进行能量转换的主要分子，被称为细胞的“能量货币”。

5. 以一分为二的分裂方式增殖　所有细胞均以一分为二的分裂方式进行增殖，遗传物质在分裂前复制加倍，在分裂时均匀地分配到 2 个子代细胞，这是有机体繁殖和生长发育的基础。

细胞所拥有的这些共性特征反映了地球上不同生命体间的内在联系，是生命有着共同起源的有力证据。

第二节　原核细胞与真核细胞

构成不同生命体的细胞，其形态大小和生命活动纷繁多样。20 世纪 60 年代，生物学家里斯（Ris）根据细胞的进化地位及在进化中形成的主要结构差异，将细胞划分为原核细胞（prokaryotic cell）与真核细胞（eukaryotic cell）两类。

一、原核细胞

原核细胞体积较小，直径一般为一到数微米，结构简单，胞内没有特定分化形成的膜性细胞器或其他复杂结构，70S（S 为沉降系数）的核糖体是唯一的细胞器（organelle）。原核细胞的遗传物质大多是一个没有恒定结合蛋白的环状 DNA 分子，编码较少的遗传信息；通常集中分布，形成一个没有膜包被的低电子密度区，称为拟核（nucleoid）。大多数原核细胞在细胞膜外还具有坚韧的细胞壁（cell wall）结构。每一个原核细胞都是一个独立的生命体，称为原核生物（prokaryote），地球上已知的原核生物包括支原体、衣原体、立克次体、细菌、放线菌和蓝藻等。

1. 支原体（mycoplasma）　是目前已知的最小、结构最简单的细胞，其直径仅为 0.1～0.3μm，介于细菌与病毒之间，可以通过滤菌器。支原体有典型的细胞膜，但无细胞壁，因而其形状呈高度多形性；一个环状双链 DNA 分子散布在细胞质中，不形成核区，含有很少的遗传信息，仅能编码合成数百种蛋白质（图 3-1）。支原体与临床疾病关系密切，至今已发现 30 多种致病性支原体，可引起人类肺炎、脑炎和尿道炎等。

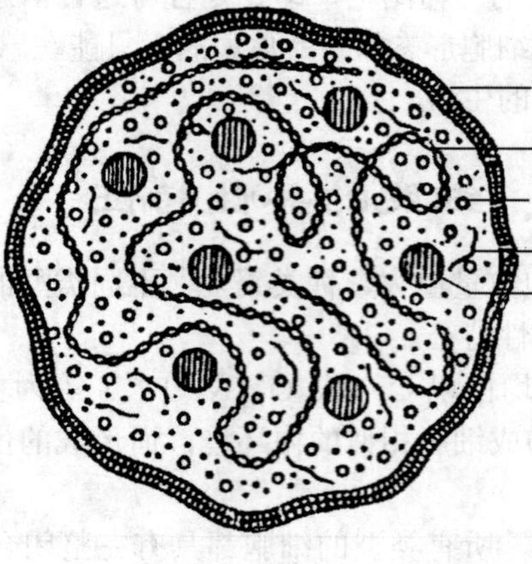

图 3-1　支原体结构模式图

2. 细菌（bacteria）　是原核细胞的典型代表，在自然界中广泛分布，常见的有球菌、杆菌和螺旋菌，许多细菌可致人类疾病。细菌直径通常为 1～10μm。在细胞膜外有一层厚度 10～25nm 的细胞壁，主要成分为肽聚糖，具有塑造细菌形态、保护细胞的功能。细胞膜紧贴细胞壁内侧，局部常内陷形成复杂的褶皱结构，称为间体（mesosome），与 DNA 的复制和细胞分裂有关。细胞膜上附着有一定数量的酶，参与细菌的呼吸、合成和分泌等活动。细菌细胞质中分布有大量的 70S 核糖体，大部分游离于细胞质中，少量附着于细胞膜内表面。绝大多数细菌的遗传物质为一个双链环状 DNA 分子，聚集形成拟核，所携带的遗传信息可编码 2000～5000 种蛋白质。由于没有核膜的阻隔，细菌的 DNA 复制、基因转录与蛋白质合成可同时空进行。在基因组 DNA 之外，细菌中还常常存在能自主复制的小的环状 DNA 分子，称为质粒（plasmid）。质粒含有极少的遗传信息，其编码蛋白常使细菌对抗生素不敏感，从而有利于细菌在特定环境条件下生存。除上述典型结构外，有的细菌在细胞壁外还具有荚膜、菌毛和鞭毛等结构，它们与细菌的运动和侵袭力有关（图 3-2）。

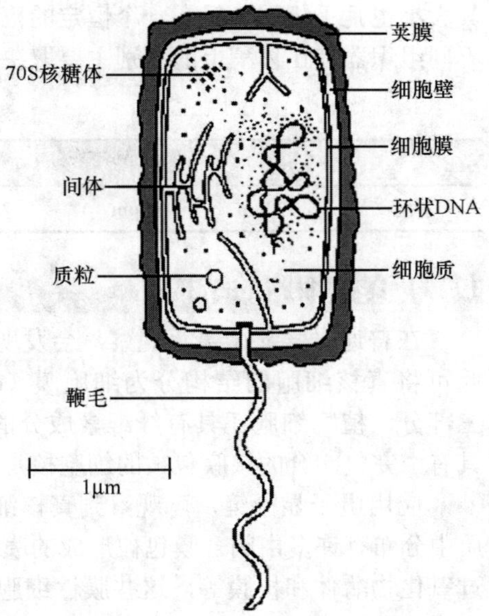

图 3-2　细菌结构模式图

二、真核细胞

真核细胞是进化上更为高等的细胞，具有比原核细胞更为复杂的形态结构。由真核细胞构成的真核生物（eukaryote）种类繁多，包括大量的单细胞生物（如酵母、原生动物等）和全部的多细胞生物。

（一）真核细胞的形态和大小

真核细胞种类多样，同一类型的细胞具有相对恒定的形状，但不同类型的细胞常常呈现出不同的形态。细胞的形态及其结构与所处环境密切相关，并与其生理功能高度适应。

单细胞的原生动物与其由单个细胞独立完成相对丰富的生命活动相适应，常呈现出一些独特的形状，如草履虫呈鞋底状，眼虫呈梭形，钟形虫呈袋状，变形虫具有不规则且可变的形态等。对高等多细胞生物，其细胞结构与功能发生了高度分化，因而具有更为丰富多样的形状，如人体有 200 余种形态功能各异的细胞。不同类型细胞因其所表达的基因不同，细胞内骨架分子的组织方式不同而导致其形态不同，每种细胞的特殊形态又与功能相适应。如红细胞呈双凹圆盘状，从而具有相对最大的表面积和较强的变形能力，这有利于其进行气体交换和通过毛细血管；肌细胞为梭形，与其收缩功能相适应；神经细胞具有长的细胞突起，有利于神经冲动的快速传导（图 3-3）。此外，细胞的形态也受周围环境的影响，游离存在的细胞常呈球形或类球形，如动物的血细胞、卵细胞、植物的花粉细胞等；而非游离细胞由于受到周围细胞的作用力而呈现为某种特定形状，如上皮细胞在组织中常为扁平状或柱状，但当把这类细胞在液体培养基中悬浮培养时，细胞会呈现为球形。

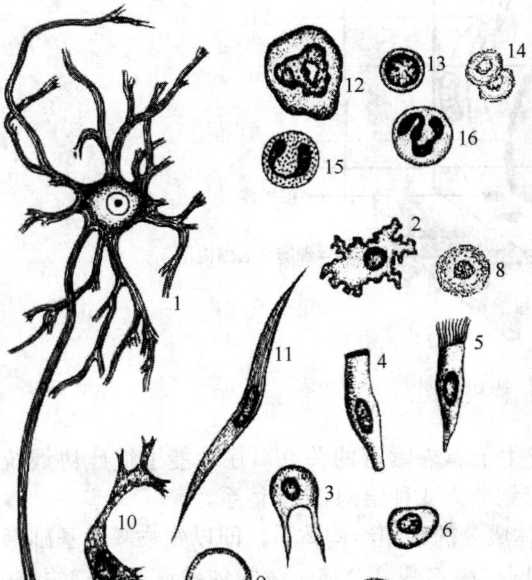

图 3-3　各种形态的细胞

1. 神经细胞；2～7. 各种上皮细胞；8. 卵细胞；9、10. 结缔组织细胞；11. 平滑肌细胞；12～16. 各种血细胞

细胞的大小一般用光学显微镜的测微尺进行测量，其计量单位用微米（μm）表示。大多数真核细胞的直径在 10～100μm 之间，不同类型的细胞，其大小差别往往很大。一般来说，真核细胞体积大于原核细胞，植物细胞大于动物细胞，卵细胞大于体细胞。动物体细胞的直径通常为 10～20μm，人体中最小的细胞是精子，其头部直径仅为 5μm，而最大的细胞是女性的卵子，直径可达 120μm。

细胞的大小受基因控制，也与细胞功能状态有关，如功能更活跃的骨骼肌细胞比平滑肌细胞更为粗大。同类型细胞，即便是分属不同物种，其大小也几乎相同，处在一个恒定的范围内，这称为“细胞体积守恒定律”。因此，不同生物体或不同组织器官在体积上的差别主要取决于细胞的数量，而非细胞大小（表 3-1）。

表 3-1 几种细胞的大小

	人卵	变形虫	人口腔上皮细胞	肝细胞	红细胞	伤寒菌	肺炎球菌
大小	120μm	100μm	75μm	18μm	7μm	2.4μm×0.5μm	0.2μm×0.1μm

（二）真核细胞的结构

在普通光学显微镜下观察，会发现绝大多数真核细胞内有一个或数个边界清晰的细胞核，据此可将真核细胞的结构分为细胞膜（cell membrane）、细胞质（cytoplasm）和细胞核（nucleus）三部分，植物细胞还具有纤维素成分的细胞壁，这称为细胞的显微结构（microscopic structure）。具有由完整闭合的核膜包被的细胞核是真核细胞在结构上区别于原核细胞的最基本特征。

应用电子显微镜，可观察到真核细胞内部具有更复杂精细的超微结构（ultrastructure）。细胞质中分布有许多由闭合膜包被形成的膜性细胞器，包括内质网、高尔基复合体、线粒体、溶酶体、过氧化物酶体和核膜等，这些膜性细胞器与细胞膜一起组成细胞的膜相结构。此外，还存在许多非膜相结构，包括核糖体、中心体、染色质（体）、核仁，以及由纤维状蛋白构成的发达的细胞骨架等（图 3-4）。

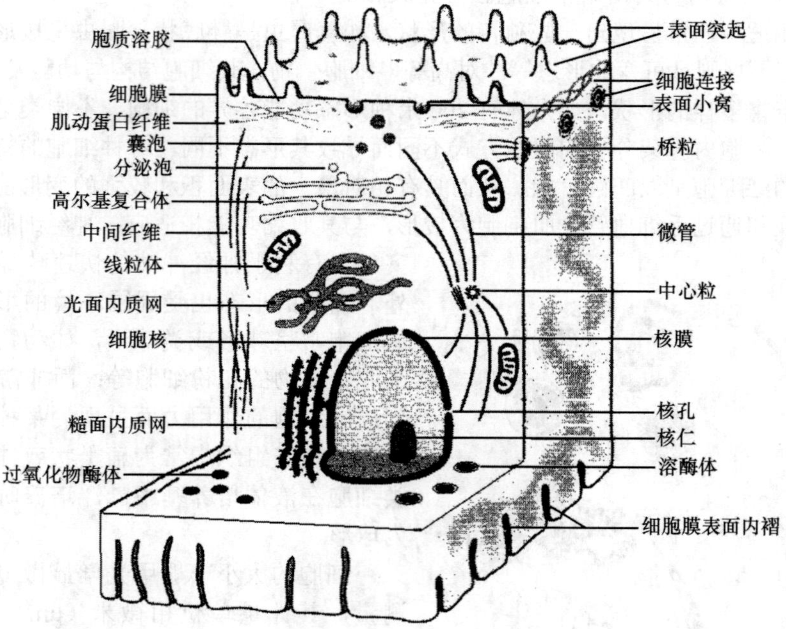

图 3-4 真核细胞结构模式图

真核细胞的这些丰富多样的结构成分往往在发生上有着紧密的关联，在功能上彼此协调统一。因此，从系统论的角度看，真核细胞的结构又可划分为 4 种结构-功能体系。

1. 生物膜系统 是细胞中以脂质和蛋白质为主体成分的膜相结构体系，即以生物膜为基础形成的一系列膜性结构或细胞器，包括细胞膜、内质网、高尔基复合体、溶酶体、过氧化物酶体、线粒体、核膜等。组成这些膜性结构或细胞器的膜具有相似的脂双层结构，厚度为 7～10nm，它们大多在发生与功能上高度相关。生物膜系统不仅为细胞提供了更多的膜表面，由于膜上常附着有大量的酶，因而为很多生化反应的发生提供了场所；同时，将细胞内部隔离成不同的功能区室，不同区室含有各自特殊的蛋白质和酶，从而有利于各种代谢反应独立而高效地完成。

2. 细胞骨架系统 是由一系列纤维状蛋白构建的网架结构体系，分为胞质细胞骨架（cytoplasmic

cytoskeleton）和核骨架（nuclear skeleton）。胞质细胞骨架主要由微管、微丝和中间纤维构成，其功能是维持细胞的形态，参与细胞运动、细胞内物质运输、细胞分裂及信息传递等生命活动过程。核骨架由核纤层蛋白和核基质组成，与基因表达、染色体的包装和核内排布等有密切关系。

3. 遗传信息储存与表达系统　是以核酸-蛋白质为主要成分的颗粒状或纤维状结构体系，包括细胞核内的染色质（体）、核仁及位于细胞质中的核糖体等。染色质为遗传物质的载体，主要由DNA和组蛋白结合形成，在细胞分裂时染色质凝缩形成染色体；染色质DNA的复制和转录形成RNA均在细胞核内进行。核仁为核糖体RNA生成并与蛋白质包装形成核糖体大小亚基的场所；真核细胞具有80S核糖体，是由特定RNA和蛋白质构成的颗粒状结构，专一进行细胞内蛋白质的合成。

4. 细胞质溶胶　细胞除上述有形结构之外，约占细胞总体积一半的是均质而半透明的液体部分，即细胞质溶胶（cytosol），主要由水、无机盐、小分子有机化合物及可溶性蛋白构成。其中，蛋白质占细胞质总量的20%左右，从而使细胞质呈溶胶状。细胞质溶胶中的蛋白质很大一部分是酶，因而细胞质溶胶是许多代谢反应如糖酵解、糖异生，以及氨基酸、核苷酸、脂肪酸和单糖的生物合成等发生的重要场所。此外，核质之间以及不同细胞器之间的物质运输、信息传递和能量转换等都是在细胞质溶胶中完成的。

膜包被的细胞核、多样的膜性细胞器及发达的细胞骨架是真核细胞与原核细胞在结构上的显著区别。真核细胞这种比原核细胞更为复杂精细的超微结构归根结底是由其更大量的遗传信息、更精巧的遗传装置和多层次的遗传信息表达调控机制决定的（表3-2）。

表3-2　原核细胞与真核细胞的比较

比较类别	原核细胞	真核细胞
细胞大小	较小（1～10μm）	较大（10～100μm）
细胞壁	主要成分为肽聚糖	主要成分为纤维素
细胞核	拟核，无核膜及核仁	有核膜及核仁
膜性细胞器	无	有多种膜性细胞器
细胞骨架	无	有
核糖体	70S	80S
遗传物质	一个环状DNA，不与组蛋白结合	多个线性DNA分子，与组蛋白结合形成染色质（体）
转录与翻译	同时同地进行	转录在核内，翻译在细胞质
运动器官	鞭毛或纤毛由鞭毛蛋白组成，结构简单	鞭毛或纤毛由微管蛋白组成，结构复杂
细胞分裂方式	二分裂	无丝分裂、有丝分裂，减数分裂

知识拓展

古核细胞

20世纪60年代，Ris首次将构成生物体的细胞划分为原核与真核两类，但进化生物学研究显示，原核生物在进化早期就演化为古细菌（archaebacteria）和真细菌（eubacteria）两类。1990年，Woese根据不同细胞具有的结构特点，将生物界划分为古菌域、细菌域和真核域。基于此，细胞可分为古核细胞（即古细菌）、原核细胞与真核细胞三类。目前已鉴定出数百种古细菌，包括产甲烷菌、盐杆菌、热原质体、硫氧化菌等。古细菌具有某些原核细胞的特征，如没有核膜包被的细胞核，具有细胞壁、环状DNA分子和操纵子结构，大部分基因无内含子等。但古细菌的细胞壁不含胞壁酸成分，环状DNA会与组蛋白结合成类似核小体的结构，翻译起始氨基酸为甲硫氨酸等，这些特点又与真核细胞相似。基因组序列比对结果揭示古细菌与真核细胞在进化上更为接近。

三、非细胞结构生命

除原核与真核生物外，地球上还存在一些非细胞结构的生命，主要包括病毒（virus）、类病毒（viroid）和朊病毒（prion）。

1. 病毒 从结构上讲，病毒是一类特殊的核酸-蛋白质复合体，由蛋白质衣壳（capsid）包裹核酸分子（DNA 或 RNA）形成，有的病毒衣壳外还有一层被膜，这是病毒粒子在脱离宿主细胞时被包被上的部分细胞质膜。病毒特征有：①个体微小，直径一般仅为 0.02～0.2μm，可通过滤菌器，大多数病毒需借助电镜才能被观察到；②仅含有 DNA 或 RNA 一种类型的核酸分子，编码很少的遗传信息；③不含自主代谢体系，因而其单独存在时不表现出任何生命特征；④专营细胞内寄生生活；⑤具有受体连接蛋白，可通过与敏感细胞表面的相应受体结合而侵入细胞。

病毒的生活周期可分为细胞外和细胞内两个阶段。在细胞外阶段，以成熟的病毒粒子形式存在，此时无任何生命活性。在细胞内阶段，病毒利用宿主细胞的遗传信息复制表达体系复制自身核酸，并以之指导合成自身蛋白质，进而组装形成新的病毒粒子，病毒通过这种方式实现增殖。病毒是彻底的寄生体，不能独立完成任何生命活动，其基本生命特征——复制增殖只能在宿主细胞中才能体现，因而被视为“不完全”的生命体。根据宿主细胞的不同，病毒可分为动物病毒、植物病毒和细菌病毒（即噬菌体）。

病毒核酸在细胞内的复制转录可能会关闭或改变宿主细胞基因的正常表达，从而影响细胞的正常生理活动，甚至造成细胞死亡。因此，病毒感染常会导致宿主患病。病毒导致的人类疾病时有发生，常见的有病毒性流行性感冒、肺炎、胃肠炎等。有的病毒甚至会引起严重的疾病，如 HIV 感染会导致艾滋病，人乳头状瘤病毒（HPV）感染可导致女性患宫颈癌。1976 年出现于非洲的埃博拉病毒引起严重的出血热，感染者的死亡率达 50%～90%，是人类历史上最致命的病毒之一。

2. 类病毒和朊病毒 这是两种在结构上比病毒更简单的感染物。类病毒是一类具有感染能力的 RNA 分子，可在细胞受损时侵入细胞，利用宿主复制转录体系进行复制增殖，目前仅发现于植物细胞。朊病毒是一类具有感染性的蛋白质分子，又称为“蛋白质感染因子”。与病毒和类病毒不同，朊病毒的复制不涉及遗传信息的复制转录，也不是基因过表达所致，而是机体自身某种正常的蛋白质发生构象改变，形成具有致病作用的蛋白 PrP^{SC}，它本身不能复制，但却可以通过与正常同类蛋白 PrP^{C} 接触而诱导后者构象改变成为新的 PrP^{SC}，从而形成复制效应。朊病毒可感染哺乳动物神经组织，引起羊瘙痒病、牛海绵状脑病和人类克-雅病、库鲁病等神经系统疾病的发生。朊病毒最早于 1982 年由美国病毒学家普鲁西纳（Prusiner）在患羊瘙痒病的羊体内发现，它更新了传统的医学感染概念，Prusiner 因此获 1997 年诺贝尔生理学或医学奖。

第三节 细胞的化学组成与分子基础

组成细胞的全部物质统称为原生质，不同细胞的原生质在化学成分上虽有差异，但所含化学元素却基本相同。构成原生质的化学元素有 50 多种，其中最主要的是 C、H、O、N 四种元素，占全部组成元素的 90% 以上。其次为 P、S、Na、K、Ca、Mg、Cl 等元素，这 11 种元素占细胞总量的 99.9% 以上，被称为宏量元素（macroelement）。除此以外的其余元素，如 Fe、Cu、Zn、Mn、Mo、Co、Cr、Se、Ni、F、Br、I 等，在细胞中含量极少，称为微量元素（microelement）。它们可参与细胞内重要化学物质的组成，与许多蛋白质或酶的活性有关。微量元素与宏量元素一样不可或缺，都是维持细胞生命活动所必需的。原生质中的化学元素不单独存在，而是结合形成无机化合物和有机化合物存在于细胞内。

一、细胞内的无机化合物

细胞内的无机化合物包括水和无机盐。水是细胞中含量最多的成分，占细胞全重的70%～80%。细胞中的水主要以游离态存在，构成了细胞内的液体环境，是细胞内各种极性分子和离子的良好溶剂；细胞的大部分生化代谢反应都在水环境中进行，因而水也是细胞生命活动的介质。不到5%的水分子可通过氢键与蛋白质分子结合形成结合水，参与构成细胞结构。

无机盐占细胞干重的1%～1.5%，在细胞中均以离子状态存在，主要包括Na^+、K^+、Ca^{2+}、Mg^{2+}、Fe^{2+}等阳离子及Cl^-、PO_4^{3-}、SO_4^{2-}、HCO_3^-等阴离子。无机盐离子或游离于水中，维持细胞渗透压和pH，参与神经和肌肉应激性及酶活性的调节等；或直接与蛋白质或脂类结合，形成结合蛋白（如血红蛋白）或类脂（如磷脂）。

二、细胞内的有机小分子

细胞内的有机化合物包括有机小分子和生物大分子。有机小分子是指相对分子量为100～1000的含碳化合物，主要包括单糖（monosaccharide）、脂肪酸（fatty acid）、氨基酸（amino acid）和核苷酸（nucleotide）等四类。此外还有维生素及上述四类分子的低聚合物或衍生物，如二糖、寡糖、小分子肽、生物胺及类脂等。

1. 单糖 细胞中常见的单糖有葡萄糖、果糖、半乳糖、核糖和脱氧核糖等，其中，葡萄糖是细胞主要的能源物质，可被氧化分解释放能量供细胞生命活动所需，其代谢中间物还是合成其他含碳化合物（如氨基酸、脂肪酸或核苷）的原料。葡萄糖也是构成淀粉、糖原等多糖的主要单体。另两种重要的单糖是核糖和脱氧核糖，是组成核酸的重要成分。细胞中还存在由少数单糖聚合形成的寡糖（oligosaccharide），寡糖常与蛋白质或脂类结合形成糖蛋白或糖脂，作为细胞表面的黏附分子或信号分子在细胞黏着、细胞识别和细胞信息传递等过程中起作用。

2. 脂肪酸 为含烃链的有机酸，由疏水的烃链和亲水的羧基组成。细胞内的脂肪酸只有少数以游离形式存在，大部分脂肪酸分子都通过其羧基与其他分子共价结合，形成脂肪、类脂和固醇类化合物。不同脂肪酸分子的烃链长度及所含饱和键数目和位置不同，决定了它们不同的化学特性。脂肪酸在细胞内可以形成脂肪和类脂，这些脂类物质在细胞中的主要功能包括：储存能量，如脂肪是机体储存能量的主要形式；形成细胞结构，如磷脂分子是构建生物膜的主要成分之一；作为激素参与细胞功能调节，如雌激素、雄激素、前列腺素等。某些类脂分子，如三磷酸肌醇（IP_3）是细胞内重要的第二信使。

3. 氨基酸 是一类分子结构中同时含有羧基（—COOH）和氨基（$—NH_2$）的有机小分子，是构成蛋白质的基本结构单位。自然界中氨基酸种类有300多种，但组成蛋白质的主要氨基酸只有20种。每个氨基酸分子都有一个氨基和一个羧基与同一个α碳原子连接，这构成了所有氨基酸的共同结构。α碳原子同时还结合一个侧链基团（—R），不同氨基酸的差别主要是R基团不同（图3-5）。R基团决定了氨基酸的种类和理化性质，而氨基酸的种类和理化性质又决定着所形成的蛋白质的特性及功能。除形成蛋白质外，某些氨基酸经代谢可转化为其他胺类化合物，如多巴胺、肾上腺素、甲状腺素等发挥重要作用。

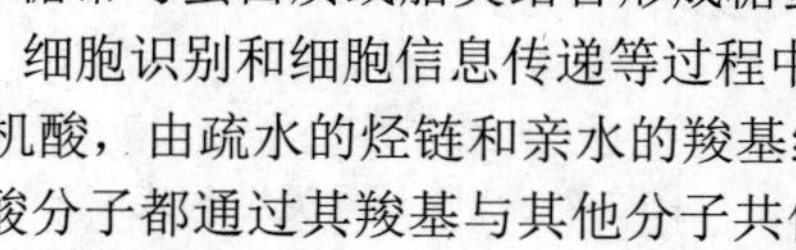

图3-5 氨基酸分子结构通式

4. 核苷酸 是构成核酸的基本单位，是一类由戊糖、含氮碱基和磷酸各一分子形成的有机小分子。其中，戊糖有核糖（ribose）和脱氧核糖（deoxyribose）两种（图3-6）；碱基包括嘌呤（purine）和嘧啶（pyrimidine）两类，前者为双环含氮化合物，后者为单环含氮化合物。嘌呤有腺嘌呤（adenine，A）和鸟嘌呤（guanine，G），嘧啶包括胞嘧啶（cytosine，C）、胸腺嘧啶（thymine，T）和尿嘧啶（uracil，U）（图 3-7）。由戊糖 1′ 位碳上的羟基和碱基（嘌呤为 9 位 N，嘧啶为 1 位 N）上的 H 原子结合后脱去 1 分子的 H_2O，形成的化合物称为核苷（nucleoside），其连接的键称为糖苷键（glycosidic bond）（C^1N^9 糖苷键或 C^1N^1 糖苷键）。核苷所含戊糖在 5′ 位碳原子上与一个磷酸分子脱水缩合形成 C^5 酯键（ester bond），最终形成一个单核苷酸分子（图 3-8）。

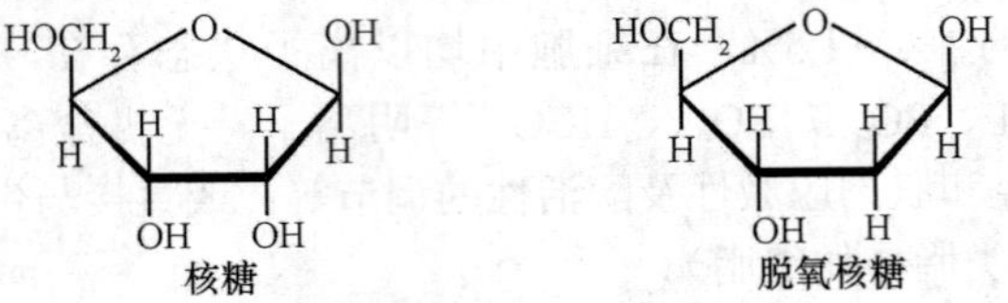

图 3-6　核糖和脱氧核糖结构式

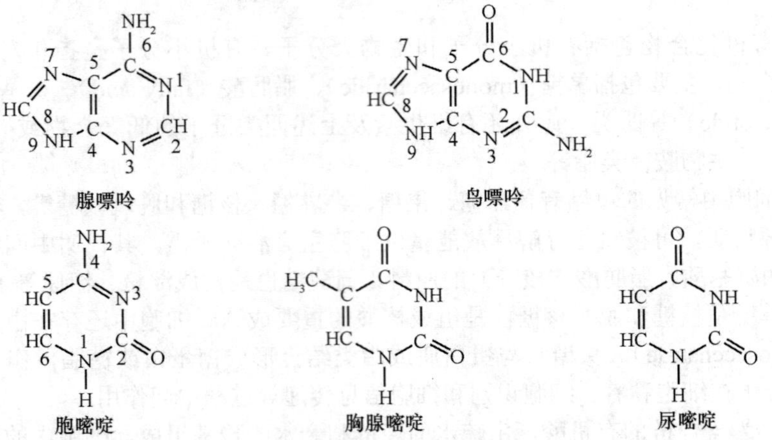

图 3-7　嘌呤和嘧啶结构式

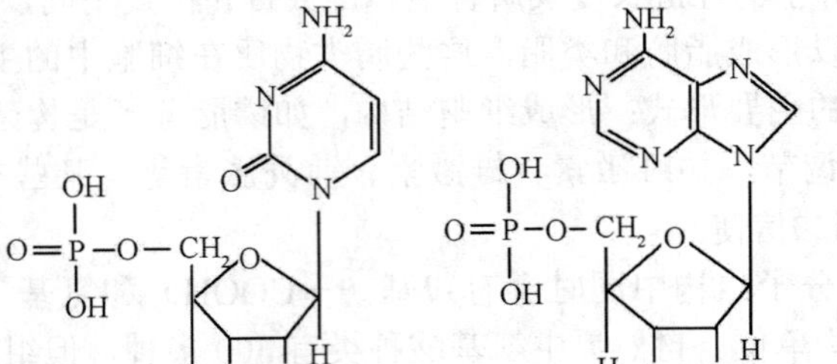

图 3-8　胞嘧啶核苷酸与腺嘌呤核苷酸结构式

核苷酸分子按所含戊糖的不同分为脱氧核糖核苷酸（deoxyribonucleotide）和核糖核苷酸（ribonucleotide）两类，其中，组成脱氧核糖核苷酸分子的碱基为 A、T、C、G，而组成核糖核苷酸分子的碱基为 A、U、C、G，因而根据碱基的不同，两类核苷酸分子又各自分为 4 种基本类型（表 3-3）。

1 个核苷也可与 2 个或 3 个磷酸分子结合形成二磷酸核苷或三磷酸核苷，三磷酸核苷是核苷酸在细胞内的存储形态。其中三磷酸腺苷（adenosine triphosphate，ATP）还是细胞内化学能的主要载体，其分子中 2 个高能磷酸键解离所释放的能量是细胞生命活动能量的直接来源。此外，某些结构特殊的核苷酸分子，如环腺苷酸（cyclic adenosine monophosphate，cAMP）是细胞内重要的信号分子。

表 3-3 核苷酸的组成和名称

碱基	戊糖	核苷	磷酸	核苷酸	一磷酸	二磷酸	三磷酸
A	核糖	腺苷	磷酸	腺苷酸	AMP	ADP	ATP
G		鸟苷		鸟苷酸	GMP	GDP	GTP
C		胞苷	磷酸	胞苷酸	CMP	CDP	CTP
U		尿苷		尿苷酸	UMP	UDP	UTP
A	脱氧核糖	脱氧腺苷	磷酸	脱氧腺苷酸	dAMP	dADP	dATP
G		脱氧鸟苷		脱氧鸟苷酸	dGMP	dGDP	dGTP
C		脱氧胞苷		脱氧胞苷酸	dCMP	dCDP	dCTP
T		脱氧胸苷		脱氧胸苷酸	dTMP	dTDP	dTTP

三、细胞内的生物大分子

构成细胞原生质主体的是各种分子量巨大的有机大分子，主要包括蛋白质、核酸和多糖，它们分别由数量众多的氨基酸、核苷酸和单糖等小分子聚合而成，相对分子量可达 10^4～10^6。它们有着复杂的结构和完全不同于其组成单体的生物学特性，是细胞结构和功能的主要承担者和执行者，被称为生物大分子（biomacromolecule）。

（一）蛋白质

蛋白质（protein）是由氨基酸聚合而成的生物大分子，是构成细胞的主要成分，占细胞干重的 50% 以上。蛋白质也是细胞中最具多样性的生物大分子，人体中蛋白质的种类有 10 万余种，每个细胞中都有至少数千种不同的蛋白质。它们结构不同，功能各异，不仅决定着细胞的形态和结构，而且是细胞生理活动的主要物质基础。

1. 蛋白质的分子结构 组成蛋白质的氨基酸种类虽然仅有 20 种，但一个蛋白质分子可以由数十至上千个氨基酸聚合而成。一个氨基酸分子的 α-羧基与另一个氨基酸分子的 α-氨基发生脱水缩合形成的共价键称为肽键（peptide bond）（图 3-9）。不同的氨基酸分子通过肽键依次相连形成线性肽链（peptide chain），肽链中的每个氨基酸称为氨基酸残基。由 2～10 个氨基酸连接而成的小分子肽称为寡肽（oligopeptide）。由 10 个以上氨基酸聚合而成的高分子肽链称为多肽（polypeptide）。不同的蛋白质分子可能是由单条多肽链构成，也可能是含多条多肽链的复合体。在书写多肽链或蛋白质分子结构时，将游离的氨基置于开始端，将游离的羧基置于结束端，分别称为 N 端和 C 端。从 N 端到 C 端用序数表示氨基酸的排列顺序。

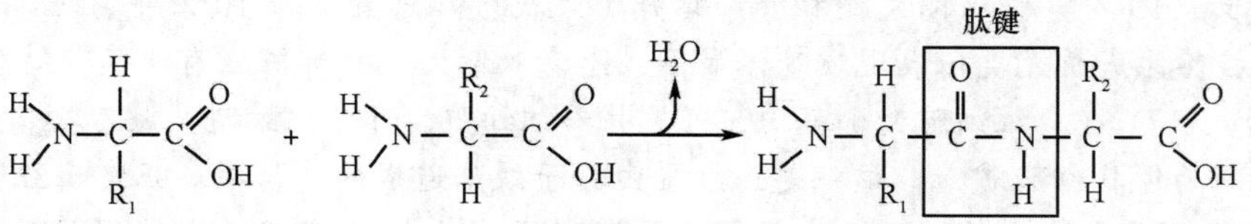

图 3-9 肽键的形成

多肽链中氨基酸的种类、数量和排列顺序称为蛋白质的一级结构，主要由氨基酸之间形成的肽键维系，此外，多肽链中的半胱氨酸之间还可形成二硫键。例如，人胰岛素由 A、B 两条链共 51 个氨基酸残基组成，A 链含 21 个氨基酸，B 链含 30 个氨基酸，两条链间通过二硫键连接（图 3-10）。一级结构的不同决定了蛋白质种类的不同，是蛋白质分子多样性的来源。蛋白质一级结构是由基因所含的遗传信息决定的，基因突变会造成多肽链中氨基酸的种类或数量的改变。

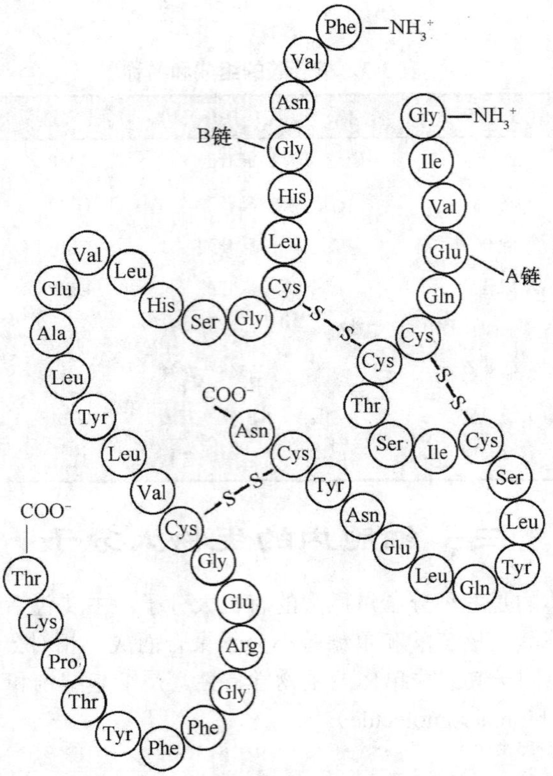

图 3-10 人胰岛素分子的一级结构

在细胞内，有功能活性的蛋白质不是以多肽链的线性一级结构形式存在的，而是由多肽链经折叠弯曲后形成具有高级空间结构的三维立体分子。蛋白质分子所呈现的高级空间结构称为构象（conformation），多肽链中氨基酸的种类、数量及其所处的位置决定了蛋白质分子最终的构象，因而蛋白质一级结构是形成高级空间结构的基础。蛋白质的空间结构保证了蛋白质分子中的活性基团，或称活性中心能够发挥其正常的生物学功能，而蛋白质构象的改变会导致其功能的改变或丧失，从而引发相关疾病。例如，人类血红蛋白由 2 条 α 链和 2 条 β 链组成，珠蛋白 β 基因突变导致 β 链第 6 位谷氨酸被缬氨酸取代，使得血红蛋白构象改变而发生聚集，从而引发镰状细胞贫血。

案例链接

镰状细胞贫血

患者，女，15 岁。因双侧大腿和臀部疼痛 1 天就诊。患者贫血 10 余年，近期无外伤和剧烈运动，家族其他成员无类似表现。查体显示，患者双侧大腿前部肿胀有压痛；结膜稍显苍白；血红蛋白含量为 71g/L；红细胞大小不均，可见异形红细胞，部分红细胞呈镰刀状。

临床诊断为镰状细胞贫血。该病是血红蛋白分子缺陷造成的遗传病。正常血红蛋白（HbA）含两条 α 链和两条 β 链。患者 β 链基因第 6 位密码子发生错义突变，由编码谷氨酸的密码子 GAG 变为编码缬氨酸的密码子 GTG，谷氨酸被缬氨酸取代，形成异常血红蛋白 HbS。HbS 易聚集使红细胞扭曲成镰刀状。镰变的红细胞易堵塞微血管，造成组织局部缺氧坏死，产生肌肉骨骼痛、腹痛等症状。镰状细胞受挤压易破裂，导致溶血性贫血。

蛋白质的高级结构包括二级、三级和四级结构（图 3-11）。在一级结构基础上，多肽链内一定位置的氨基酸残基之间会有规则地形成氢键，在氢键维系下，肽链局部区域形成特定的空间结构，称为蛋白质的二级结构。主要的二级结构包括 α 螺旋（α-helix）、β 片层（β-sheet）、β 转角和无规卷曲等。α 螺旋是局部肽段按右手螺旋盘绕形成的螺旋状结构，是多肽链中最稳定的构象，大量存在于球状蛋白中，如肌红蛋白中约 75% 的肽链呈 α 螺旋；也是某些纤维状蛋白，如胶原蛋白、肌球蛋白等的结构基础。β 片层是肽链自身回折后反向平行的肽段形成的锯齿状结构（图 3-11 A）。主要存在于纤维状蛋白中，如角蛋白。大部分蛋白质分子同时具有这两种二级结构。

多肽链在二级结构基础上进一步盘曲折叠形成的空间结构称为蛋白质的三级结构。一个三级结构的蛋白质常包含多个二级结构单元。维系三级结构的是氨基酸侧链基团间的氢键、离子键和疏水性作用力等。分子量较大的蛋白质在空间上会形成若干个相对独立的功能区域，称为结构域（domain），每个结构域由一个或几个二级结构单元组成。结构域可看作是蛋白质的功能单元，不同结构域具有各自不同的功能（图 3-11B）。由单条肽链形成的蛋白质分子在具备三级结构之后就具有了完全的生物学活性，如肌红蛋白、免疫球蛋白等均为三级结构的蛋白。

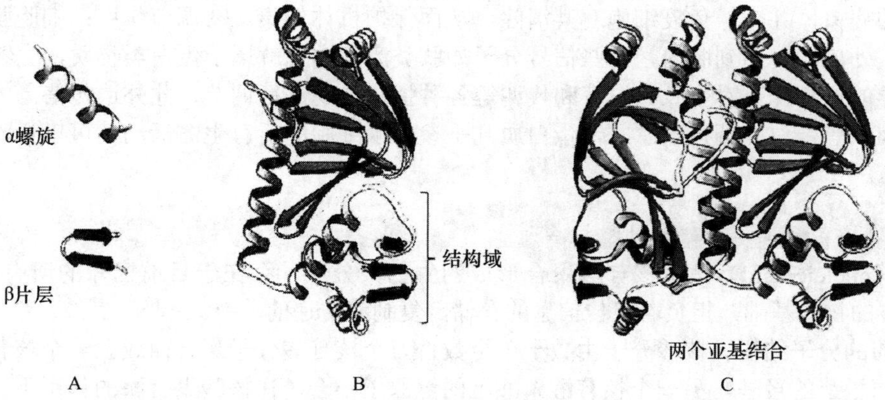

图 3-11　蛋白质的高级结构示意图

A. 二级结构；B. 三级结构；C. 四级结构

对于由多条肽链组成的蛋白质分子，每一条多肽链在形成三级结构后并不具备该种蛋白质的生物学活性，此时称为蛋白质的一个亚基（subunit），只有当所有亚基结合在一起时才会形成一个具备完全生物学活性的蛋白质分子，这种由 2 个或 2 个以上亚基聚合形成的结构称为蛋白质的四级结构（图 3-11C）。维系四级结构的作用力有氢键、离子键或二硫键等。组成蛋白质四级结构的亚基可以相同，也可以不同。如过氧化氢酶由 4 个相同的亚基组成，而人血红蛋白则由 2 个 α-亚基和 2 个 β-亚基组成（图 3-12）。

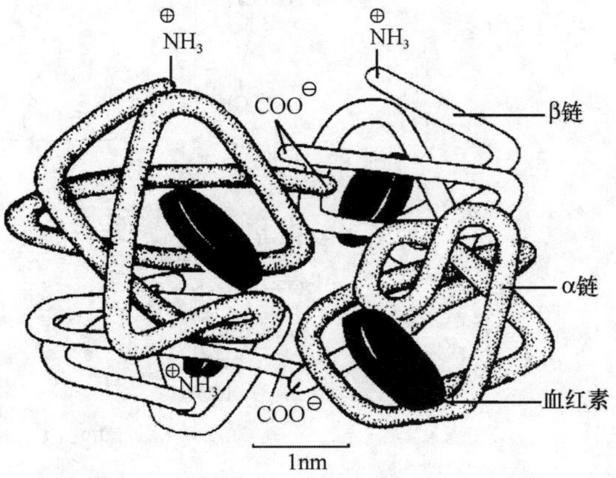

图 3-12　血红蛋白的四级结构

由上述蛋白质分子结构可知，组成蛋白质的 20 种氨基酸的不同理化特性及其庞大的数量导致了蛋白质三维构象的多态性，从而形成了结构极其复杂多样的各类蛋白质分子，以适应它们在细胞中执行各种不同功能的需要。研究蛋白质分子结构与功能的关系，对于了解生命现象的本质具有重要意义。

2. 蛋白质的分类　细胞内蛋白质的种类繁多，结构复杂，在描述时一般结合实际需求根据其形状、所带电荷、执行的功能或组成成分进行分类。如根据所呈现的立体形状，蛋白质分子可分为球状蛋白和纤维状蛋白。根据在电解质中所带的电荷，可分为酸性蛋白和碱性蛋白。根据所执行的分子功能，可分为结构蛋白、调节蛋白、转运蛋白等。根据组成蛋白质的组分分类，可以分为单纯蛋白和结合蛋白，前者指水解时只产生氨基酸的蛋白质，如组蛋白、清蛋白等；后者是由单纯蛋白与其他非蛋白物质结合而成，非蛋白部分称为辅基（prosthetic group）。辅基可以是糖类、脂类、核酸等有机化合物，分别形成糖蛋白、脂蛋白和核蛋白等；也可以是磷酸或某些金属离子等无机化合物，如磷蛋白、铜蓝蛋白等。

3. 蛋白质的功能 作为细胞内含量最丰富的生物大分子，蛋白质具有以下多样的生物学功能。①结构与支持作用：细胞的膜蛋白构成了细胞膜和细胞内各种膜性细胞器的膜结构；骨架蛋白、细胞外基质蛋白等是维持细胞及机体形态结构的主要成分。②催化作用：酶是细胞内各种生化代谢反应必需的催化剂，细胞内绝大多数酶的化学本质是蛋白质。③物质运输作用：膜上的转运蛋白、内吞相关蛋白等参与了跨细胞膜的物质转运，红细胞中的血红蛋白负责运输氧气和二氧化碳。④运动功能：细胞的微管蛋白、动力蛋白等参与了细胞及胞内物质的运动，肌细胞中肌动蛋白与肌球蛋白的相互滑动导致肌肉收缩。⑤防御作用：细胞内的抗体，即免疫球蛋白，能识别侵入机体的病原体并介导免疫细胞对其清除，从而保护机体健康。⑥调节作用：细胞膜上的受体蛋白可将胞外信号传递到胞内，一些信号分子如肽类激素本身就属于蛋白类物质，生物体依赖由蛋白质介导的信息传递对生长、发育和代谢等各种生命活动进行调节，此外遗传信息的表达也离不开转录因子等蛋白的调控。总之，蛋白质几乎参与了细胞的所有生命活动，可以说没有蛋白质就没有生命。

（二）核酸

核酸（nucleic acid）是由核苷酸聚合形成的生物大分子，存在于目前已知的所有生命体中，是生物遗传的物质基础，担负着遗传信息的存储、复制和传递的功能。

1. 核酸的分子结构 核酸分子由数十个至数百万个核苷酸分子聚合而成。一个核苷酸分子戊糖 3′ 位碳原子上的羟基与另一个核苷酸磷酸上的氢原子结合，在核酸聚合酶的作用下，脱去一分子水而形成 C^3 酯键。这样，通过磷酸分子形成的 C^3 和 C^5 两个酯键，将数量众多的单核苷酸聚合而形成一条多核苷酸链，即为核酸分子的基本结构（图 3-13）。3′,5′-磷酸二酯键是维系核酸分子线性结构的主要化学键。

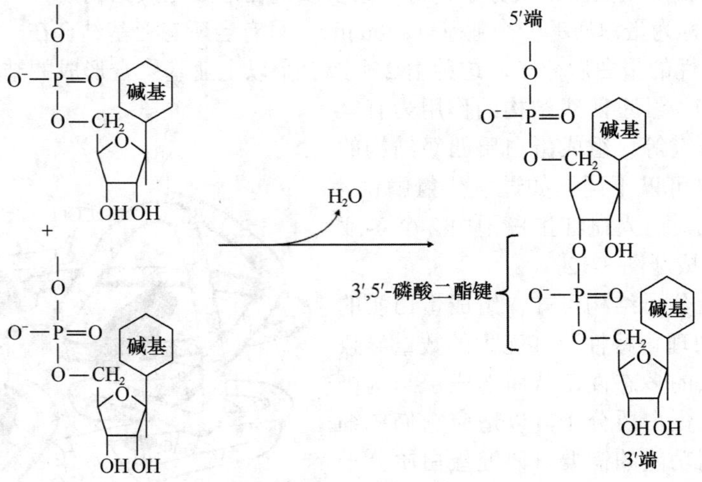

图 3-13 核苷酸分子的聚合

对核酸分子线性结构的描述以含有的核苷酸的碱基顺序来表示，习惯上，按 5′ → 3′ 的方向书写碱基序列。多核苷酸链中核苷酸的排列顺序称为核酸分子的一级结构。在此基础上，通过氢键、离子键和碱基堆积力的作用，使线性的长链盘曲扭合，形成螺旋状的空间立体结构。这种复杂的空间结构对于核酸功能的体现是极其重要的。

2. 核酸的种类 细胞中的核酸根据化学组成和结构的不同分为脱氧核糖核酸（deoxyribonucleic acid，DNA）和核糖核酸（ribonucleic acid，RNA）两类，二者的区别见表 3-4。

表 3-4 DNA 和 RNA 的区别

核酸类别	主要碱基	戊糖	结构	存在部位	分子功能
DNA	A G C T	脱氧核糖	双链	主要在细胞核中	储存遗传信息
RNA	A G C U	核糖	单链	主要在细胞质中	参与遗传信息的表达

3. DNA 的结构与功能

（1）DNA 分子的结构：20 世纪 50 年代初，对 DNA 样品的 X 射线衍射结果分析表明，DNA 是由两条链组成的螺旋状分子。对不同生物来源的 DNA 的碱基组成分析发现，四种碱基符合 [A] = [T]，[C] = [G]（[ ] 表示摩尔浓度）。根据这些研究结果，Watson 和 Crick 于 1953 年提出了 DNA 双螺旋模型（DNA double helix model）。该模型认为：① DNA 由两条相互平行且方向相反的多聚脱氧核苷酸链组成，一条链是 5′ → 3′，另一条链是 3′ → 5′，两条链围绕同一中心轴盘绕形成右手双螺旋结构。脱氧核糖和磷酸位于双螺旋外侧形成链的主体骨架，碱基位于双螺旋内侧。②两条链通过内侧碱基之间形成氢键而彼此结合，碱基之间的结合遵循严格的互补配对原则，即为 A=T、C ≡ G。相互配对结合的一对碱基称为一个碱基对（base pair，bp）。③螺旋内互补配对的每对碱基均位于同一平面，且垂直于螺旋纵轴，相邻碱基平面间的距离为 0.34nm，每 10 个碱基对形成一圈螺旋，螺距为 3.4nm，双螺旋直径为 2nm（图 3-14）。双螺旋模型完美解释了 DNA 分子的组成及结构特性，得到后续大量实验的证明，成为之后解析遗传信息复制和转录机制、对遗传物质进行分子操作的理论基础。DNA 双螺旋结构的解析是生命科学研究从细胞水平迈入分子水平的标志性事件。

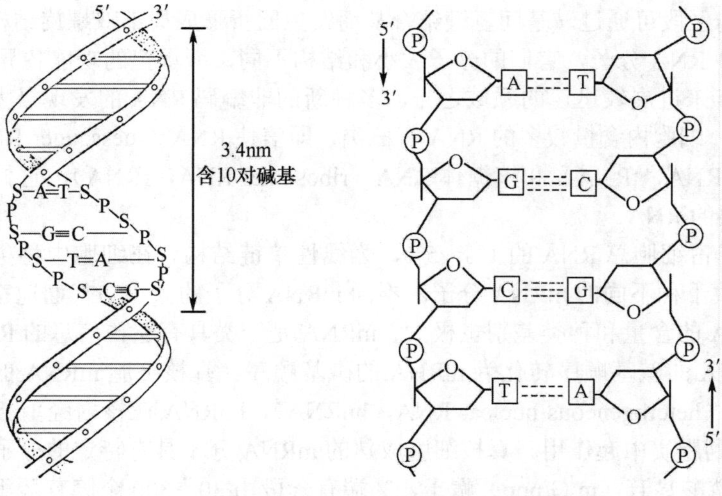

图 3-14 DNA 双螺旋结构图

真核细胞的核 DNA 分子均为线性双螺旋结构，但 DNA 双螺旋并非都是线性结构，某些类型的 DNA 分子，如线粒体、叶绿体及绝大多数原核细胞的 DNA 分子为闭合的环状双螺旋分子。DNA 分子的大小通常以所含的碱基对数量来计量，如人类线粒体 DNA 分子大小为 16 569bp，人类基因组的全部 DNA 约为 3.0×10^9bp。

（2）DNA 分子的功能：DNA 分子的主要功能是储存、复制和传递遗传信息。虽然组成 DNA 的脱氧核苷酸只有 4 种，但由于其数量巨大，且排列顺序是随机的，不同的脱氧核苷酸可以形成巨量的排列组合方式。例如，假定一个 DNA 分子中含有 100 个碱基对，那么 4 种脱氧核苷酸的组合方式就有 4^{100} 之多。而实际上一个 DNA 分子含有的碱基对数通常可达几千至上百万之多，因此碱基对的排列组合几乎是无限的。这种巨量的排列组合使得DNA的碱基序列中蕴藏了大量的遗传信息。含有遗传信息的DNA序列称为基因（gene），一般而言，DNA分子的碱基对数越多，其编码的遗传信息量也就是基因的数量就越大。

在细胞增殖时，亲代细胞的DNA会发生复制并随细胞分裂而传递给子代细胞，遗传信息由此得以复制并在细胞间传递。DNA分子在进行复制时，分别以两条链为模板，在DNA聚合酶作用下合成出两条与模板链互补的子链。由于DNA双链的碱基是互补的，所以形成的两个子代DNA分子完全相同。子代DNA分子的双链，一条为亲本DNA的模板链，另一条为新合成的链，故DNA复制方式称为半保留复制（semi conservative replication）。

DNA所含遗传信息可经过特定RNA传递给蛋白质。在RNA聚合酶作用下，细胞以DNA的一条链中的特定序列为模板，按照碱基互补配对原则，合成一个RNA分子，这一过程称为转录（transcription）。通过转录，DNA特定序列中的碱基顺序被转化为RNA分子中相应的碱基顺序。之后RNA的遗传信息经核糖体翻译形成蛋白质多肽链，而蛋白质决定着细胞的结构和各种生命活动。因此，DNA的碱基顺序是细胞乃至个体生命活动的信息基础。

近些年来的研究显示，DNA序列并不是决定基因表达的唯一因素，有时在基因的碱基顺序保持不变的情况下，基因表达却发生了可遗传的改变，这一现象被称为表观遗传（epigenetic inheritance）。产生表观遗传的机制包括DNA甲基化、组蛋白修饰、基因沉默、RNA编辑及染色质重塑等，这反映了真核细胞遗传信息表达的多样性和复杂性。

4. RNA的类型、结构和功能 由DNA转录形成的RNA是细胞内的另一类核酸，主要位于细胞质中，细胞核内也有少量分布。RNA是核糖核苷酸分子的多聚体，构成RNA的戊糖为核糖，主要的四种碱基为A、U、C、G。在某些RNA分子中还有一些含量较少的稀有碱基，如假尿嘧啶、甲基腺嘌呤、甲基鸟嘌呤等。大部分RNA以单链形式存在，但RNA分子内部的一些满足碱基互补配对的区段可通过碱基间氢键结合从而发生回折形成局部双螺旋结构，称为假双链结构。细胞内有多种RNA分子，它们的分子大小和结构不同，所承担的功能各异。RNA结构与功能的研究是近些年来进展较迅速的领域之一，多种新的非编码RNA的发现极大地扩展了人们对RNA分子的认识。细胞内含量较多的RNA有三类，即信使RNA（messenger RNA，mRNA）、转运RNA（transfer RNA，tRNA）和核糖体RNA（ribosomal RNA，rRNA），它们也是与蛋白质合成相关的三类主要的RNA。

（1）mRNA：占细胞总RNA的1%～5%，为线性单链结构。在细胞中种类极多，如哺乳动物每个细胞中含数千种不同的mRNA分子。不同mRNA分子的大小与代谢速率差异悬殊，不同组织细胞中mRNA的含量和种类差别也极大。mRNA是一类具有遗传信息的RNA，基因经转录后遗传信息由DNA的碱基顺序转化为mRNA的碱基顺序。真核细胞mRNA的初始转录产物称为核不均一RNA（heterogeneous nuclear RNA，hnRNA），hnRNA在核内经剪接加工后成为成熟的mRNA并转移到胞质中起作用。真核细胞成熟的mRNA分子具有特定的分子结构，即在5′端有一个7-甲基三磷酸鸟苷（m^7G^5ppp）帽子，3′端有一段由30～300个腺苷酸组成的多聚腺苷酸尾。mRNA分子中每三个相邻碱基组成一个密码子（codon），决定多肽链中的一个氨基酸。因而mRNA是指导蛋白质合成的模板，是遗传信息由DNA流向蛋白质的“中转站”。

（2）tRNA：占细胞RNA总量的5%～10%。tRNA的分子量较小，仅由70～90个核苷酸组成，其中10%～20%为稀有碱基。tRNA分子内部常回折形成假双链，整个分子的二级结构呈三叶草形。三叶草柄部称为氨基酸结合臂，这是因为在柄部的3′端为CCA三个核苷酸，其中末端的腺苷酸可与氨基酸共价结合；与柄部相对的一端为一环状结构，含有反密码子，故此结构称为反密码子环。反密码子是此环上中间相邻的三个碱基，可与mRNA上的密码子进行碱基互补配对（图3-15）。

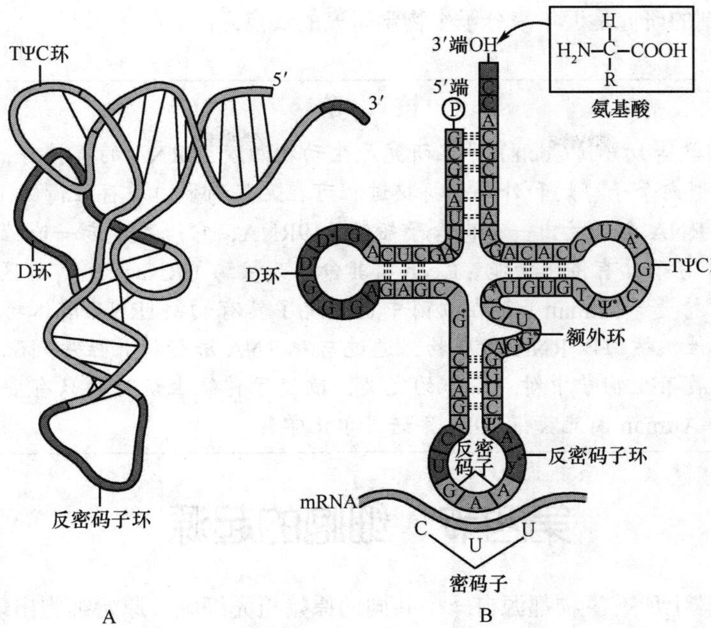

图 3-15 tRNA 的分子结构图

A. tRNA 的倒 L 形三级结构；B. tRNA 的一级结构与二级结构

tRNA 的功能是在蛋白质合成过程中转运活化的氨基酸到核糖体的特定部位。在特定的氨酰 tRNA 合成酶作用下，不同的 tRNA 与特定氨基酸结合，并通过自身反密码子与 mRNA 上的密码子互补配对，从而将活化的氨基酸运输到核糖体。近年来发现，tRNA 还可作为逆转录时的引物发挥作用，当逆转录病毒在宿主细胞内复制时，需要宿主细胞内的 tRNA 作为引物，才能以自身的 RNA 为模板逆转录出与其互补的单链 DNA。常见的可作为引物的 tRNA 有色氨酸-tRNA 和脯氨酸-tRNA。

（3）rRNA：是细胞中含量最丰富、代谢速率最慢的一类 RNA，占细胞 RNA 总量的 80%～90%。真核细胞中有 5S、5.8S、18S 和 28S 四种 rRNA。所有 rRNA 均为单链结构，某些类型在局部可形成假双链。rRNA 是核糖体的重要组分，占核糖体总量的 60%。因而，rRNA 的功能是与特定蛋白质结合形成核糖体，参与细胞内蛋白质的合成。

除这三类 RNA 外，真核细胞内还存在一些其他类型的 RNA 分子，主要包括：①核内小 RNA（small nuclear RNA，snRNA）。分子量小，含 70～300 个核苷酸，数量不到细胞 RNA 总量的 1%。作用是与特定蛋白质结合构成 RNA 剪接体（spliceosome），参与 RNA 成熟过程的剪接加工；其中位于核仁内的参与 rRNA 前体加工的又称为小核仁 RNA（small nucleolar RNA，snoRNA）。②微小 RNA（microRNA，miRNA）。是一类由含有 70～90 个核苷酸、具有假双链结构的单链 RNA 前体经过 Dicer 酶加工剪切后形成的小 RNA 分子，仅含 21～25 个核苷酸。miRNA 可通过碱基互补配对结合靶 mRNA，并形成 RNA 诱导沉默复合物（RNA-induced silencing complex，RISC），从而促使 mRNA 降解或抑制其翻译，因而 miRNA 具有调控基因表达的作用。③一些外源的双链 RNA。如某些病毒 RNA，也可在宿主细胞 Dicer 酶催化加工下形成大小与 miRNA 类似的小 RNA 分子，其作用也与 miRNA 类似，称为小干扰 RNA（small interfering RNA，siRNA）。④核酶（ribozyme），是一类具有酶活性的小 RNA 分子，可在没有任何蛋白质参与的情况下催化特定 RNA 前体发生加工剪接，形成有活性的 RNA 分子。此外，在真核细胞中还发现有长链非编码 RNA（long noncoding RNA，lncRNA）和环状 RNA（circular RNA，circRNA）分子，前者为一类核苷酸数量大于 200、不具有蛋白质编码功能的线性 RNA 分子，后者为一类小的单链闭合环状 RNA 分子，它们广泛存在于哺乳动物细胞中，以多种途径参与真核基因的表达调控，对其功能及分子机制的研究是近年来分子生物学研究的热点之一。

知识拓展

核　酶

1981 年，美国学者切赫（Cech）等在研究原生动物四膜虫 RNA 的剪接时，首次发现 rRNA 基因转录产物的 I 型内含子剪切和外显子拼接过程可在无任何蛋白质存在情况下发生。在 rRNA 剪接过程中，前体 RNA 会释放出一个内含子短链 L19RNA，它能高度专一地催化多核苷酸底物的剪接，证明 RNA 分子具有催化功能。Cech 将其命名为核酶（RNase P），以区别于传统的蛋白酶。1983 年，奥尔特曼（Altman）等在细菌中也发现了具有切割 rRNA 前体功能的核酶，并证明其具有全酶的活性。核酶以 RNA 为底物，通过与靶 RNA 进行特异性序列配对而发挥剪接作用。核酶的发现拓展了生物学中对"酶"的定义，改变了传统上认为的只有蛋白质才有催化功能的概念。Cech 和 Altman 因此获得 1989 年诺贝尔化学奖。

第四节　细胞的起源

目前认为，地球上所有生物都源自一个共同的原始祖先细胞，原始细胞出现于 35 亿～40 亿年前，是由原始地球上的非生命物质通过化学作用，在经过漫长的自然演化后逐步形成的。这一过程可划分为以下几个阶段。

一、从无机小分子到有机小分子

据推测，原始地球的大气主要由火山喷出的气体和地表水蒸发构成，其成分包括二氧化碳、氮气、氢气，少量的甲烷、氨及水蒸气等。这些物质在雷电、紫外线和火山爆发释放的热等能量作用下，可反应形成简单的有机小分子，如氨基酸、核苷酸、脂肪酸等。1953 年，美国学者米勒（Miller）将模拟的原始大气成分注入密闭循环装置中，在经过 1 周的持续放电后，在冷凝的液体中检测到了包括氨基酸、尿素等在内的多种有机分子。这一实验证实了在原始地球条件下，由无机小分子生成有机小分子是可能的。有机小分子的产生为原始细胞的形成提供了物质基础。

二、从有机小分子到有机大分子

一般认为，在漫长的演化过程中，大量的有机小分子在原始地球水体中聚集，并在适当的条件下聚合形成有机大分子。如核苷酸分子之间通过形成磷酸二酯键而聚合成线性多核苷酸链，氨基酸分子通过肽键逐步聚合形成多肽或原始蛋白质。1959 年，美国科学家福克斯（Fox）等以 20 种天然氨基酸为原料，进行了合成生物大分子的模拟实验。他将各种氨基酸混合，在干燥无氧条件下加热到 160～170℃，最后形成具有肽键结构的类蛋白物质。之后，还证明了多核苷酸也能按这种方式生成。这些实验证明最初的有机大分子可以在条件适宜时经化学合成产生。

RNA 被认为是最先形成的有机大分子，由于构成 RNA 的四种碱基可专一地互补配对，在适当条件下通过碱基互补配对，就能合成与原 RNA 链互补的新 RNA 分子，后者再次通过碱基配对，就能生成与原 RNA 完全相同的 RNA 分子，如此即实现了 RNA 分子的自我复制。RNA 所携带的信息也因碱基互补配对从一代传到另一代。多核苷酸的碱基配对在生命起源过程中起着重要作用。

三、从有机大分子到多分子体系

单独存在的有机大分子本身不可能产生生命现象，随着有机分子数量的增多，包含糖类、脂类、多肽、核酸及它们形成的简单的复合体等在水溶液中聚集，形成多分子的团聚体或微球体。多分子体系的形成使得分子间的相互作用增加，这是生物大分子开始出现更复杂的结构与特性，发生更复杂的化学反应的前提。

四、从多分子体系到原始细胞

在多分子体系内，随着分子间相互作用的增加，一些 RNA 开始具有酶的特性，在这些酶的催化下，复杂多样的 RNA 分子及其聚合体开始形成，并逐步具备了由自身核苷酸排列顺序指导合成多肽链的能力。20 世纪 80 年代，具有催化能力的 RNA（即核酶）的发现为这一观点提供了有力证据。核酶不仅能催化核酸的剪接，而且也能催化氨基酸间肽键的形成以及 tRNA 与氨基酸之间键的形成与断裂等。与 RNA 分子相比，多肽分子具备更多样的三维结构和表面反应部位，这使得它们在完成细胞的形态构筑和代谢反应方面远优于 RNA 分子。随着进化的演进，某些氨基酸多聚体开始具备酶的特性，可以作为催化剂进一步催化 RNA 分子的复制，因此，在多分子实体最初的演化阶段，原始的核酸与蛋白质是相互依存、相互作用的。

与此同时，在原始地球水相环境中逐渐富集的磷脂分子开始自发地装配，形成闭合的双分子层膜结构，磷脂膜在形成过程中可将聚集的核酸、原始蛋白及其他分子包裹于内，从而形成独立于周围环境的多分子实体。其在长期进化过程中逐渐具备了从周围环境中摄取化学分子和能量的能力，体积也逐渐增大，当开始具有原始新陈代谢和遗传特性（自复制）时，就标志着原始细胞的诞生。

RNA 被认为是原始细胞最初的遗传物质，在之后的进化过程中，先由 RNA 通过碱基互补指导合成了单条 DNA 链，后者以自身为模板形成了双链 DNA。在自然选择下，结构更稳定、在复制中具有纠错能力的双链 DNA 最终取代 RNA 成为细胞主要的遗传物质。原始细胞经过漫长的演进，由原核细胞中的一类进化为最初的单细胞真核生物，进而由单细胞生物进化形成地球上丰富多样的多细胞生物。

本章小结

除病毒外的一切生物有机体均由细胞构成，细胞是生命活动的基本单位。所有类型的细胞均有着某些相似的共性。根据进化程度与结构差异，细胞可被划分为原核与真核两种类型。原核细胞均为单细胞生物，结构简单，缺乏膜包围的核及内膜系统和细胞骨架；真核细胞种类多样，结构复杂，具有细胞核、多种膜性细胞器和细胞骨架等结构，这种结构与功能上的分化使得真核细胞可以高效率地进行更复杂的生命活动。

细胞由 50 余种元素构成，它们在细胞内以无机或有机分子存在。无机分子包含水和无机盐，有机分子分为有机小分子和生物大分子。有机小分子主要包括单糖、脂肪酸、氨基酸和核苷酸等，它们既是代谢的底物，也是合成生物大分子的原料。细胞内的生物大分子主要为蛋白质、核酸和多糖，它们分子量巨大，结构复杂，具有独特的生物学活性。其中，蛋白质是细胞内含量最多、最具多样性的分子，是细胞结构与各种生命活动的主要承担者。核酸包括 DNA 和 RNA 两类，DNA 的碱基序列蕴含着控制生命活动的全部遗传信息，是生物遗传的物质基础，担负着遗传信息的存储、复制和传递的功能。RNA 种类多样，在传递遗传信息、指导合成蛋白质中发挥着重要作用。

所有生物均起源于共同的原始细胞，原始细胞的形成经历了从无机小分子到有机小分子、有机小分子到有机大分子、有机大分子到多分子体系、多分子体系到原始细胞的漫长演化过程。真核细胞由原核细胞进化而来，细胞是生命起源的标志，也是生物进化的起点。

复习思考题

1. 如何理解“细胞是生命的基本单位”？
2. 原核细胞与真核细胞在结构和生命活动中的主要差异有哪些？
3. 阐述蛋白质分子的结构，举例说明蛋白质的结构对功能的重要意义。
4. 简述 DNA 双螺旋模型的内容和发现的意义。
5. 简述细胞内 RNA 分子的主要类型、结构特点及其功能。

（张新旺）

第 4 章　细胞膜与细胞表面

细胞膜（cell membrane）是将原生质与周围环境相分隔的一层界膜，又称为质膜（plasma membrane）。在生物进化过程中，细胞膜的出现是由原始非细胞生命形式演化为细胞的重要转折点。在真核细胞中，除质膜以外，细胞内还有各种膜性细胞器，如内质网、高尔基复合体、溶酶体、各种膜泡及核膜等，这些膜结构称为细胞内膜。细胞膜和细胞内膜统称为生物膜（biomembrane）。在电子显微镜下，生物膜均呈现“两暗加一明”的三层结构，同属于单位膜。

细胞膜不是一种简单的屏障和支架，它不仅为细胞的生命活动提供了稳定的内环境，还行使着物质转运、信号传递、细胞识别等多种复杂功能。细胞膜并不是孤立存在的，由细胞膜与其内外表面共同构成了一个复合结构和功能体系，即细胞表面（cell surface），细胞膜生理功能的实现通过细胞表面完成。

第一节　细　胞　膜

细胞膜的基本功能是维持细胞内微环境的相对稳定，并有选择地与外界环境进行物质交换。首先，细胞膜构成了细胞结构上的边界，使细胞具有一个相对稳定的内环境，使原始生命体获得了更大的相对独立性。其次，细胞膜是一个具有高度选择性的滤过装置和主动的运输装置，可以有选择地从周围环境摄取营养，排出代谢产物，从而大大提高了生命体与周围环境进行物质交换的水平。再次，细胞膜还是细胞对外界信号的感受装置，介导了细胞外因子对细胞引发的各种反应，提高了细胞与周围环境的信息传递水平。细胞膜的出现大大提高了原始生命体的生存和发展能力，推动了细胞内物质进一步向更高级的形态和功能分化。因此，细胞膜结构与功能的研究，至今仍是细胞生物学中十分活跃的研究领域。

一、细胞膜的化学组成

通过生物化学分析表明，细胞膜主要由脂类、蛋白质和糖类组成，还含有水、无机盐和少量的金属离子等。脂类和蛋白质构成膜的主体，糖类以糖脂和糖蛋白的复合多糖形式存在。不同种类生物膜的成分比例不同，这与膜的功能密切相关。通常功能复杂的膜所含蛋白质的比例较高，如肝细胞膜中蛋白质的含量为 54%，而起绝缘作用的神经髓鞘膜中蛋白质的含量仅为 18%（表 4-1）。

表 4-1　不同生物膜的蛋白质、脂类与糖类的含量

膜	蛋白质（%）	脂类（%）	糖类（%）
人红细胞膜	49	43	8
肝细胞膜	54	36	10
神经髓鞘膜	18	79	3
高尔基复合体膜	64	26	10
内质网膜	67	33	痕量*
线粒体外膜	55	45	痕量
线粒体内膜	78	22	痕量
细胞核膜	66	32	2

* 表示量很少，一般低于百万分之一。

（一）膜脂

构成膜的脂类统称为膜脂（membrane lipid）。细胞膜中主要有三种膜脂：磷脂（phospholipid）、胆固醇（cholesterol）和糖脂（glycolipid）。

1. 磷脂 含有磷酸基团的膜脂称为磷脂，是细胞膜中含量最丰富的膜脂，占整个膜脂的 50% 以上。磷脂又分为甘油磷脂和鞘磷脂两大类。

（1）甘油磷脂：主链为甘油-3-磷酸，甘油分子中的另外两个羟基被脂肪酸所酯化，磷酸基团可被各种结构不同的小分子化合物酯化后形成各种磷酸甘油酯。根据磷脂酰碱基的不同，甘油磷脂又分为磷脂酰胆碱（卵磷脂）（phosphatidylcholine，PC）、磷脂酰乙醇胺（脑磷脂）（phosphatidyl ethanolamine，PE）、磷脂酰丝氨酸（phosphatidylserine，PS）和磷脂酰肌醇（phosphatidylinositol，PI）等（图 4-1，图 4-2）。通常膜中含量最多的是磷脂酰胆碱，其次是磷脂酰乙醇胺。

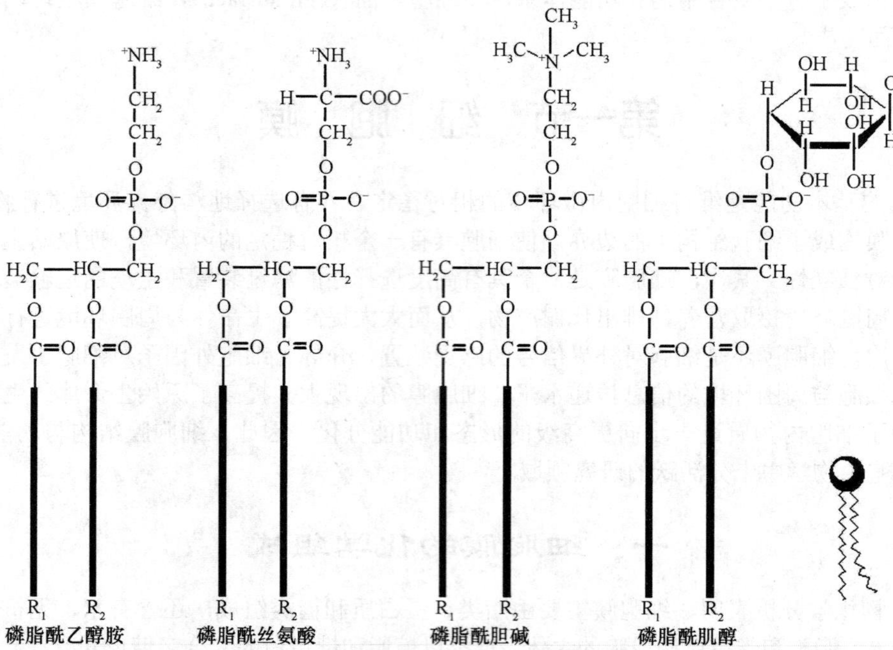

图 4-1 甘油磷脂的分子结构模型

磷脂酰碱基带有电荷，与甘油一起构成磷脂分子的极性头部，具有亲水性。两条脂肪酸链与甘油骨架相连，构成非极性的尾部，具有明显的疏水性。这种一头亲水一头疏水的分子称为双亲媒性分子或兼性分子（amphoteric molecule）。

（2）鞘磷脂：是鞘氨醇衍生物，具有双亲媒性，结构与磷脂酰胆碱相似，但以鞘氨醇代替磷酸甘油酯中的甘油，且只有一条脂肪酸链。

不同磷脂分子的脂肪酸链的长度和不饱和程度（双键）不同。一般脂肪酸链的碳原子数均为偶数，14～24 个，其中一条脂肪酸链可含一个或数个双键（不饱和链），另一条脂肪酸链中则不含双键（饱和链）。脂肪酸链的长度和不饱和程度的不同可以影响磷脂分子的相互位置，从而影响膜的流动性，而头部基团的大小、形状及所带电荷则与磷脂-蛋白质的相互作用有关。

2. 胆固醇 一般只存在于真核细胞膜上，是真核细胞膜的一种重要组分，其含量在红细胞、肝细胞、有髓鞘的神经细胞膜上较多，甚至有些细胞膜中的胆固醇与磷脂之比可达 1∶1。胆固醇分子也是一种双亲媒性分子，其亲水的羟基头部和疏水的脂肪酸链尾部借固醇环相连。细胞膜中，胆固醇分子散布在磷脂分子之间，其亲水的头部紧靠磷脂的极性头部，固醇环部分固定在近磷脂

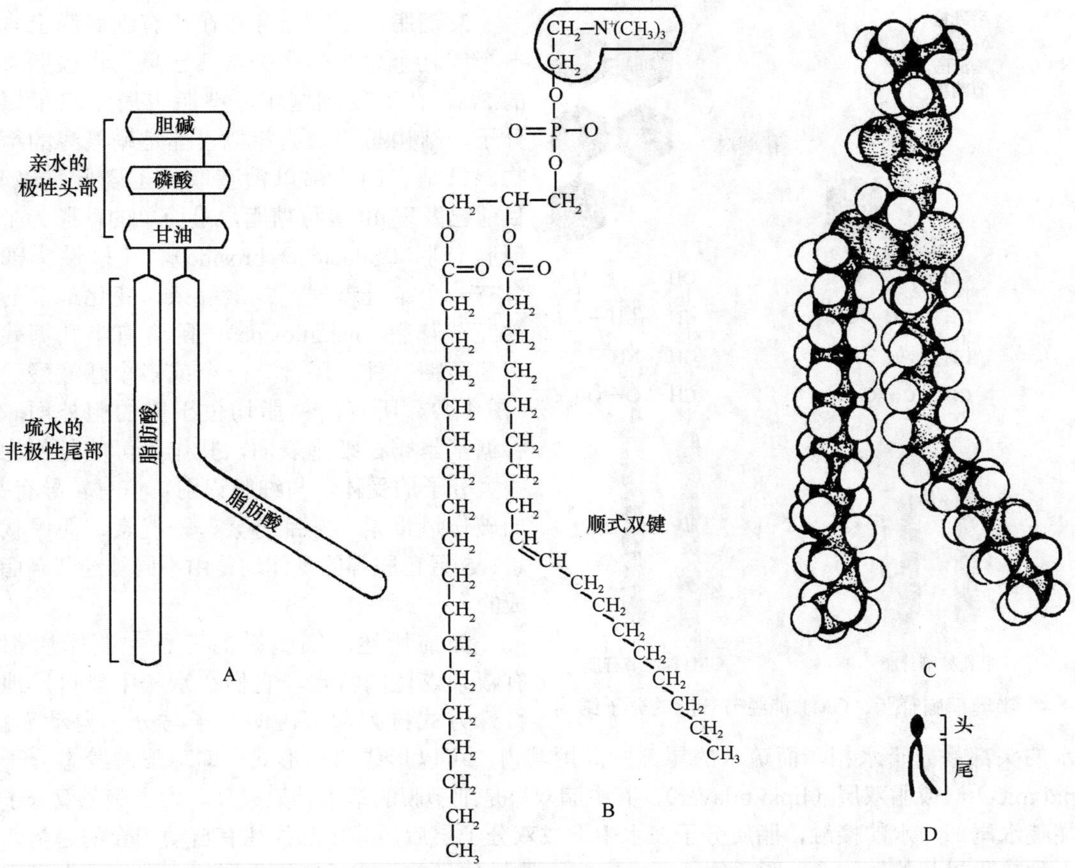

图 4-2　磷脂酰胆碱的分子结构

A. 分子结构示意图；B. 结构式；C. 空间结构模型；D. 空间结构符号

头部的碳氢链上，其余部分游离，这种结构在调节膜的流动性、增加膜的稳定性和降低水溶性物质的通透性等方面起着重要作用（图 4-3）。

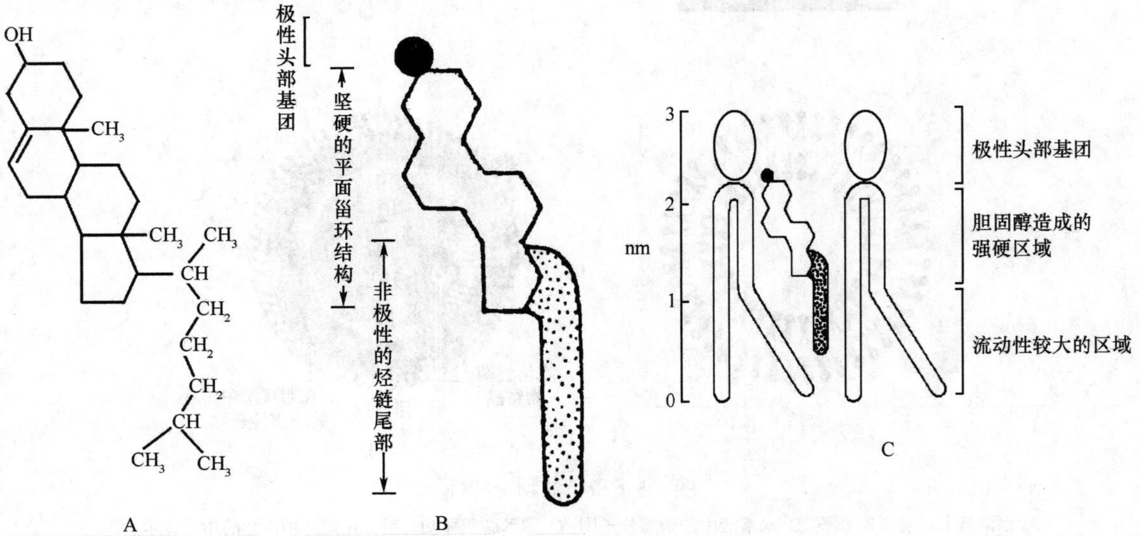

图 4-3　胆固醇分子及其与磷脂分子的相互关系

A. 分子式；B. 分子示意图；C. 与磷脂分子的相互关系

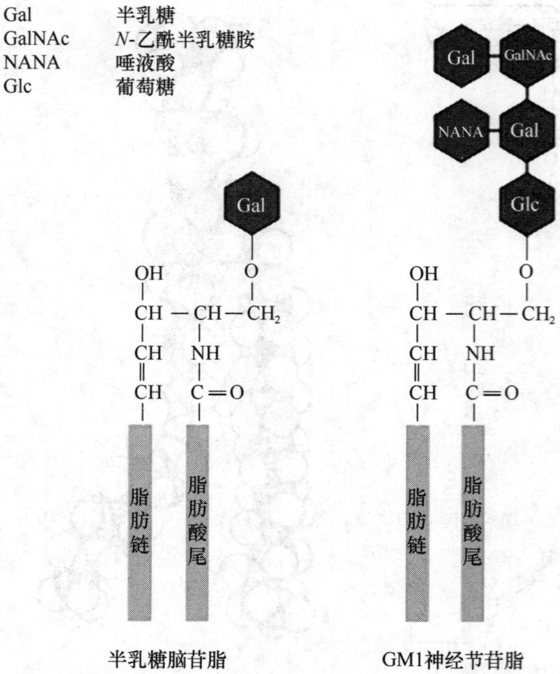

图 4-4 半乳糖脑苷脂、GM1 神经节苷脂的分子结构

3. 糖脂 是广泛分布在所有细胞膜上含有一个或几个糖基的脂类，其含量约占膜脂总量的 5%。在动物细胞中，糖脂也属于双亲媒性分子，结构与鞘磷脂相似，都是鞘氨醇的衍生物，只是它的头部以糖基取代了磷脂酰碱基。目前已发现 40 多种糖脂，最简单的糖脂为半乳糖脑苷脂（galactocerebroside），其极性头部只含有一个半乳糖残基；最复杂、变化最多的是神经节苷脂（ganglioside），除含有半乳糖残基和葡萄糖基外，还含有一个或多个唾液酸残基（图 4-4）。所有的糖脂均位于膜的胞外面，并将糖基暴露在细胞表面，其作用可能是作为某些大分子的受体，与细胞识别及信息转导有关，如破伤风毒素、霍乱毒素、干扰素、促甲状腺素、5-羟色胺等的受体均是由不同神经节苷脂构成的。

如前所述，细胞膜的三种主要脂质都具有双亲媒性的特点，它们在水相中能自发地以特殊方式排列起来，即分子与分子自动靠拢，亲水的头部暴露于水相，而疏水的尾部则深埋其内，可以形成两种形式，即球形的胶态分子团（lipid micell）或脂双层（lipid bilayer），其中脂双层是细胞膜的基本骨架成分。为了避免双分子层两端疏水尾部与水的接触，脂质分子在水中形成双分子层后，其尾部往往有自动闭合的趋势，形成一种自我封闭的结构——脂质体（liposome），脂质体目前已广泛应用于科研，在临床上可用于包被药物进行靶向治疗（图 4-5）。

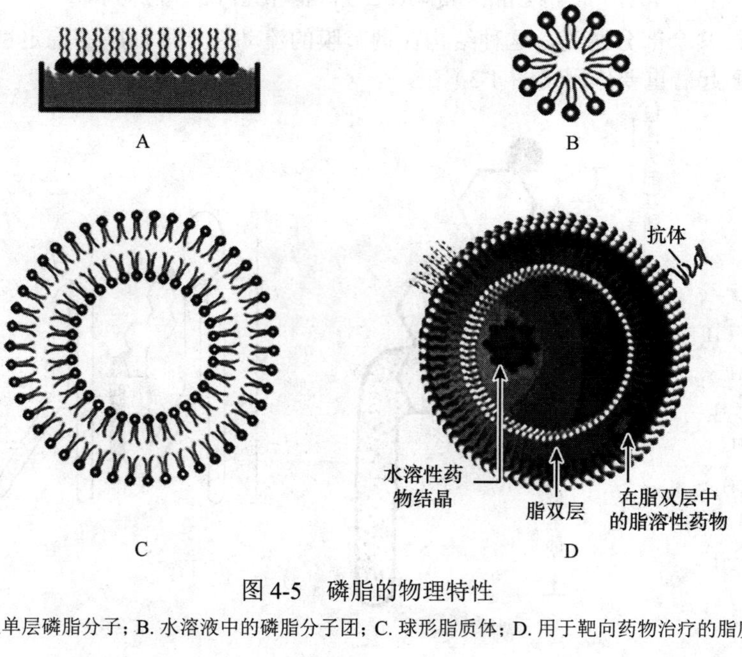

图 4-5 磷脂的物理特性

A. 水溶液上单层磷脂分子；B. 水溶液中的磷脂分子团；C. 球形脂质体；D. 用于靶向药物治疗的脂质体示意图

知识拓展

脂质体的应用

脂质体是一种人工膜，是脂双层在水溶液中形成的微囊。利用脂质体可以和细胞膜融合的特点，先将各种生物活性物质，如药物、DNA、单抗等包裹入脂质体中，再通过融合作用将其包裹的内含物释放进入细胞。因此，脂质体可作为药物、基因等的载体。

靶向性是脂质体作为药物载体最突出的优点，脂质体进入体内，被网状内皮系统的单核巨噬细胞吞噬，使脂质体所携带的药物，在肝、脾、肺和骨髓等富含吞噬细胞的组织器官内蓄积。这种被动靶向性的脂质体常用于肝寄生虫病、利什曼病等单核吞噬细胞系统疾病的防治。

目前，已开发出一些新型脂质体。隐形脂质体又称长循环脂质体，是在脂质体的成分中加入一定比例的糖脂（如单唾液酰神经节苷脂 GM1）或在磷酸分子上连接含多羟基团的物质（如聚乙二醇 PEC），这样构建的脂质体表面可暴露出亲水性的多糖或多羟基基团，减少与血浆中调理成分的结合，从而增加其在血液中的稳定性，能更持久地延长药物在血流中的时间。免疫脂质体是指将抗体或受体连接到脂质体表面，利用抗原抗体特异性结合反应，将脂质体靶向到特异性细胞和器官，提高药物的作用。pH 敏感脂质体是一种具有细胞内靶向和控制药物释放的功能性脂质体，其原理是在酸性条件下，pH 敏感脂质体发生结构改变，脂肪酸羧基的质子化引起六角晶相形成，促使脂质体膜与核内体/溶酶体膜的融合，将包封的物质导入胞质及主动靶向病变组织，避免网状内皮系统清除及溶酶体的降解，增加了组织对药物的摄取量。

（二）膜蛋白

生物膜所含的蛋白质，称为膜蛋白（membrane protein）。膜蛋白主要是球状蛋白质，有单体，也有多聚体，是细胞膜最为重要的组成成分之一，其含量和种类与细胞膜的功能密切相关。功能越复杂的膜，其上的蛋白质种类越多，它们作为酶、受体、载体和泵等执行着重要的生物学功能。

根据膜蛋白与膜脂的相互作用方式及其在膜上所处的位置的不同，膜蛋白可分为内在蛋白（intrinsic protein）、外在蛋白（extrinsic protein）和脂锚定蛋白（lipid-anchored protein）三大类。

1. 内在蛋白　又称为膜整合蛋白（integral protein），占膜蛋白的 70%～80%，多为双亲媒性分子，非极性氨基酸构成其疏水部分插入膜内，通过共价键连接直接与脂双层的疏水区域相互作用；极性氨基酸构成的亲水部分则暴露于脂双层的内外表面。由于这类蛋白以不同程度嵌入脂双层的内部，故又称为镶嵌蛋白（mosaic protein）。其中有些蛋白贯穿整个脂双层，两端暴露于膜的内外环境之中，称为跨膜蛋白（transmembrane protein）。

内在蛋白与膜脂的结合主要有 4 种方式：①单次穿膜，跨膜蛋白以单条 α 螺旋贯穿脂双层。②多次跨膜，跨膜蛋白以数条 α 螺旋多次折返穿越脂双层。③形成 β 筒，即跨膜蛋白以 β 片层卷起成筒状贯穿脂双层。④非穿越性共价结合，膜蛋白位于胞质，但其肽链的疏水端锚入脂双层的胞质侧单层（图 4-6 ①～④）。

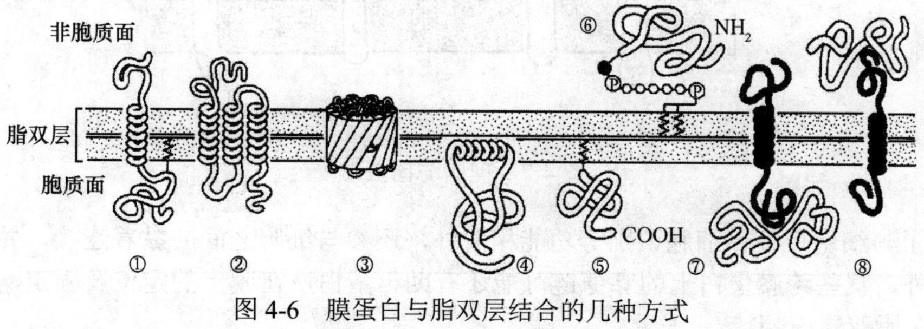

图 4-6　膜蛋白与脂双层结合的几种方式

内在蛋白与膜脂分子的结合很紧密，只有用去垢剂使膜崩解后才能将它们分离出来。内在蛋白不仅作为结构蛋白构成细胞膜，具有支持作用，还参与了物质运输、能量传送、神经传导、信息传递等功能。

2. 外在蛋白 又称为外周蛋白（peripheral protein），占膜蛋白总量的20%～30%。外在蛋白多数为水溶性蛋白（water soluble protein），分布于膜的内、外表面，其中以内表面常见。它们暴露在水相之中，通过离子键、静电作用或氢键等较弱的非共价键与膜脂分子的极性头部结合，或通过与内在蛋白亲水部分相互作用间接与膜结合（图 4-6 ⑦～⑧）。膜外在蛋白的结合相对松散，容易分离提取，通过改变溶液的离子强度或 pH、加入金属螯合剂等就能将其从膜上分离出来。

3. 脂锚定蛋白 又称脂连接蛋白（lipid-linked protein），这类膜蛋白位于膜的两侧，与膜外蛋白不同的是脂锚定蛋白以共价键与脂双层分子结合。脂锚定蛋白与脂质分子有两种结合方式，一种是蛋白质直接结合于脂双层（图 4-6 ⑤），如 Src 和 Ras 即是通过这种方式被锚定在质膜的胞质面，这种锚定方式与细胞从正常状态向恶性状态转化有关；另一种是蛋白质通过寡糖链间接同脂双层结合（图 4-6 ⑥），即通过寡糖链共价连接到磷脂酰肌醇（PI）分子上，形成蛋白质-糖-磷脂复合物。脂锚定蛋白通常是膜受体、酶和细胞黏附分子，在信号跨膜传递中起重要作用的 G 蛋白即是脂锚定蛋白。由于脂锚定蛋白以共价键与脂双层分子结合，分离脂锚定蛋白也必须用去垢剂处理。

（三）膜糖类

真核细胞膜的外表面含有一定数量的糖类，称为膜糖（membrane carbohydrate），占膜重量的2%～10%。膜糖不单独存在，以低聚糖或多聚糖链的形式结合于膜蛋白或膜脂上，主要分布在细胞膜的外表面，常被称为细胞外被（cell coat）或糖萼（glycocalyx）。

自然界中发现的糖类有 100 多种，而动物细胞膜上构成寡糖链的单糖残基主要有 7 种，包括 *D*-葡萄糖、*D*-半乳糖、*D*-甘露糖、*L*-岩藻糖、*N*-乙酰半乳糖胺、*N*-乙酰葡糖胺和唾液酸。它们一般由 1～10 个单糖或单糖衍生物组成低聚糖链（寡糖链），既有直链也有分支链。膜糖类与蛋白质多肽链的氨基端共价结合成糖蛋白（glycoprotein），与脂类分子亲水端共价结合成糖脂（glycolipid），一个糖蛋白可有多个低聚糖侧链，而每个糖脂分子只带一个低聚糖侧链（图 4-7）。由于组成寡糖链的单糖的种类、数量、排列顺序、结合方式及有无分支等不同，就出现了千变万化的组合形式，构成了细胞表面的特异性分子图像。

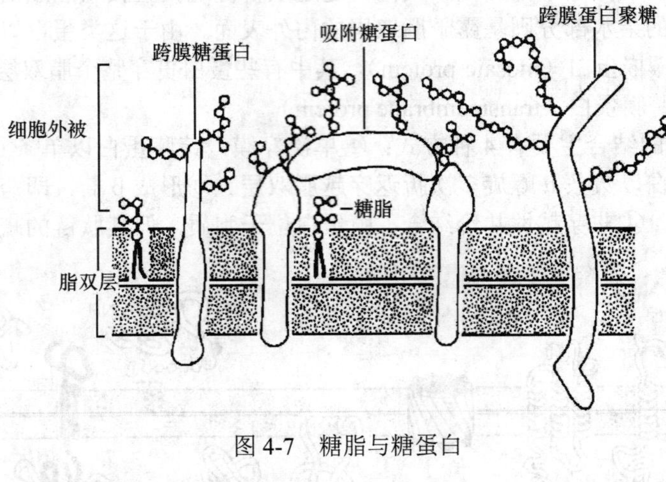

图 4-7 糖脂与糖蛋白

膜糖除了与细胞免疫、细胞识别等功能相关外，还参与细胞之间的黏着连接，并具有润滑保护作用。此外，某些跨膜蛋白上的寡糖链可能还有助于蛋白质在膜上的定位及固定，可防止其滑入细胞质或在脂双层中翻转。

ABO 血型抗原是红细胞膜上主要的血型抗原，其化学本质是红细胞膜上的一种糖脂，糖脂中寡糖链末端的糖残基结构决定了 ABO 血型的类型。A 型血的人红细胞膜表面具有 A 抗原，其寡糖链的末端是 *N*-乙酰半乳糖胺（GalNAc），B 型血的人红细胞膜表面具有 B 抗原，其寡糖链的末端是半乳糖残基（Gal），O 型血的人红细胞膜表面不表达这两种抗原，而 AB 型血的人则在红细胞膜表面同时具有 A、B 两种抗原（图 4-8）。

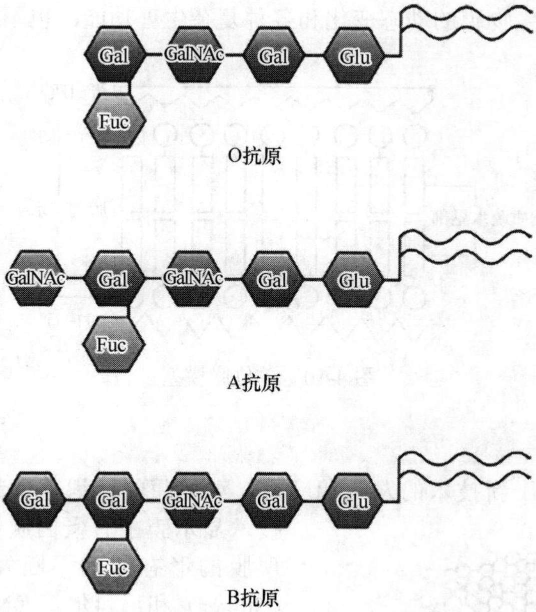

图 4-8　ABO 血型抗原

二、细胞膜的分子结构模型

（一）片层结构模型

1935 年，丹尼尔利（Danielli）和戴维桑（Davson）提出片层结构模型（lamella structure model），该模型认为细胞膜中有两层磷脂分子，构成脂双层。每个磷脂分子的亲水端朝向膜的内/外表面，而其疏水端在膜的内部彼此相对，球形蛋白分子以静电作用附着在脂双层的两侧，形成蛋白质-磷脂-蛋白质的三层夹板式结构。后来，为了解释质膜对水的高通透性，1954 年又对该模型进行了补充，提出质膜上有穿过脂双层的孔（极性孔），孔由蛋白质分子围成，其内表面具有亲水基团，可提高膜对水的通透性（图 4-9）。片层结构模型首次描述了膜上脂质分子与蛋白质的可能排布情况，对后来的膜分子结构模型研究提供了启示。

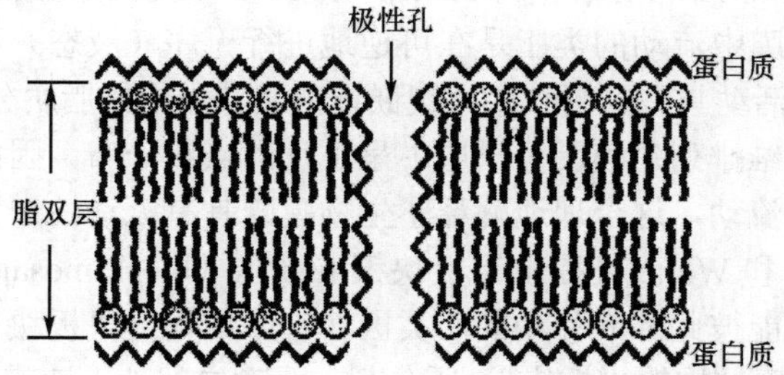

图 4-9　片层结构模型

（二）单位膜模型

1959 年，罗伯逊（Robertson）利用透射电子显微镜观察到，所有的膜都清晰呈现“暗-明-暗”的三层结构，即内外两侧为电子密度高的暗线，厚度为 2nm，中间为电子密度低的明线，厚度为 3.5nm，膜总厚度约为 7.5nm，这种三层夹心结构称单位膜（unit membrane）（图 4-10）。该模型的要点是：脂双层构成膜的主体，其极性头部（亲水端）向外，疏水的尾部向内，蛋白质通过静电作用与磷脂极性端结合于膜的内外两侧。电子密度高的暗线相当于磷脂分子的亲水端和蛋白质，而电子密度低的明线相当于磷脂分子的疏水端。该模型可以解释膜的一些特性，但这种静态的单一膜结构无法解释生物膜的动态变化和各种复杂生理功能，也不能解释为何不同生物膜的厚度不同。

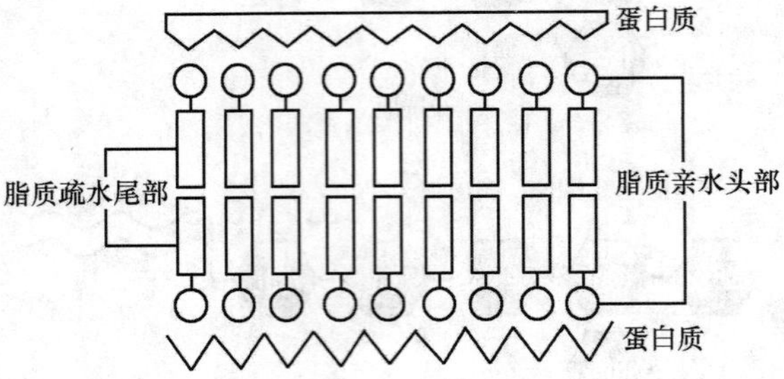

图 4-10　单位膜模型

（三）流动镶嵌模型

20 世纪 60 年代，由于新技术的发明和应用，对质膜的认识越来越深入，如应用冷冻蚀刻技术显示膜中有蛋白质颗粒存在，应用示踪法发现膜的形态结构不断发生变动。1972 年，辛格（Singer）和尼科尔森（Nicolson）总结了有关膜结构模型及各种新技术研究成果，提出了流动镶嵌模型（fluid mosaic model）。该模型认为脂双层构成膜的连贯主体，它既具有晶体分子排列的有序性，又具有液体的流动性。膜的内部及内外表面具有不同功能的蛋白质，以不同形式与脂双层结合，有的嵌在脂双层分子中，有的则附着在脂双层的表面（图 4-11）。它是一种动态的、不对称的流动性结构。该模型强调了膜的流动性和不对称性，可以解释膜的许多生理现象，是目前被普遍接受的膜结构模型，但它忽视了蛋白质对脂类分子流动性的限制作用，不能说明具有流动性的质膜如何保持其相对的稳定性和完整性。

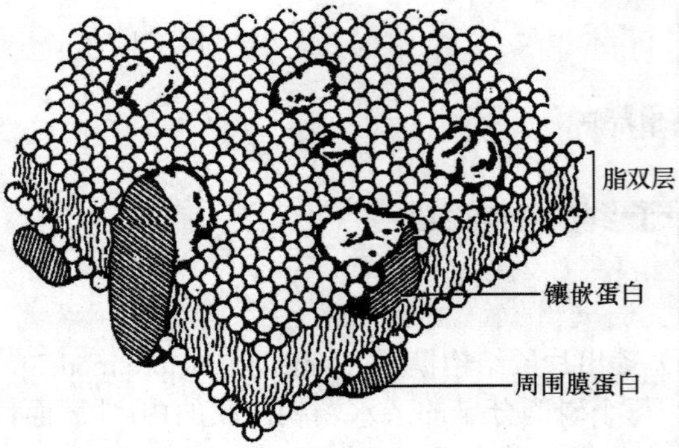

图 4-11　流动镶嵌模型

在流动镶嵌模型的基础上，瓦拉赫（Wallach）于 1975 年提出了晶格镶嵌模型（crystal mosaic model），该模型认为生物膜中流动的类脂是在可逆地进行无序（液态）和有序（晶态）的相变过程，膜蛋白对脂质分子的活动具有限制作用。镶嵌蛋白及其周围的脂质分子形成膜中的晶态部分，而具有流动性的脂质在二维排列的膜脂分子层中呈小片的点状分布。因此，脂质的流动性是局部的，而非整个脂双层都在流动，这合理地解释了生物膜既具有流动性，又具有相对完整性和稳定性的原因。1977 年，Jain 和 White 又提出了板块镶嵌模型（block mosaic model），认为流动的脂双层中存在着大小不同、能彼此独立移动的脂类区（有序结构的“板块”），这些有序结构的“板块”被流动的脂类区（无序结构的“板块”）所分割，两者之间处于连贯的动态平衡之中，并可随着环境条件和生理状态的变化而发生晶态和非晶态的相互转化，赋予膜更复杂的生理功能。以上两种模型进一步对流动镶嵌模型进行了补充和完善。

（四）脂筏模型

随着进一步研究，科学家发现生物膜各部分的脂质分布是不均一的，膜中有些富含胆固醇和鞘脂的微区可聚集一些特定种类的膜蛋白，这些区域比其他部分厚，更有秩序且较少流动，称为脂筏（lipid raft）。所以，脂筏是膜脂双层内含有特殊脂质和蛋白质的微区，其周围则是富含不饱和磷脂的流动性较高的液态区（图 4-12）。

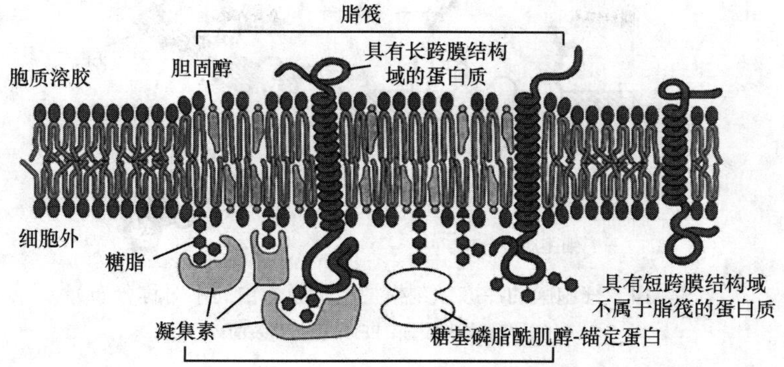

图 4-12　脂筏模型

脂筏可以选择性地接受某种蛋白质，它对特定蛋白质的亲和性由胞内或胞外的刺激物调控，载有一套特定蛋白质的脂筏可根据胞内或胞外的刺激，改变自身的大小和组成，这有利于特殊蛋白质与蛋白质间的相互作用，使信号开关激活，而脂筏间彼此合并将导致信号的放大。脂筏就像一个蛋白质停泊的平台，与膜的信号转导、蛋白质分选均有密切的关系，脂筏功能紊乱与一些疾病的发生有关。

三、细胞膜的生物学特性

细胞膜是由脂双层和蛋白质构成的生物大分子体系，它的主要特性是膜的不对称性和流动性。

（一）膜不对称性

膜不对称性（membrane asymmetry）是指细胞膜中各种成分的分布是不均匀的，包括种类和数量上都有很大差异，这和细胞膜的功能有密切关系。膜结构的不对称性决定了膜功能的方向性，保证了生命活动的高度有序性。

1. 膜脂的不对称性　细胞膜脂双层的内、外两层脂质成分和含量有所不同，形成了脂类分子分布的不对称性。例如，在红细胞膜脂双层中，外层鞘磷脂和磷脂酰胆碱含量较多，内层磷脂酰乙醇胺、磷脂酰丝氨酸、磷脂酰肌醇含量较多；胆固醇在红细胞膜内外层分布的比例大致相同（图 4-13）。磷脂和胆固醇的不对称是各种脂类成分含量比例上的不同，是相对的，造成不同细胞的功能的差异；糖脂均分布于脂双层的非胞质面，它的不对称性分布是绝对的。此外，膜脂分布的不对称性还表现在二维平面内膜组分分布的不均一性（如脂筏）及不同膜性细胞器中脂类组成的差异上，使脂双层内、外两层的流动性有所不同。

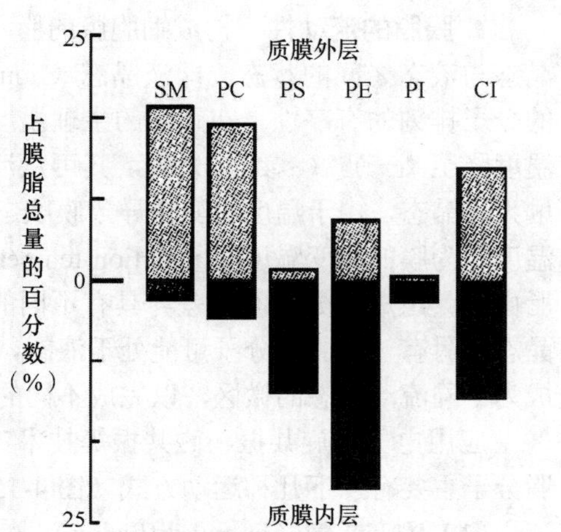

图 4-13　人红细胞膜内、外层脂质的不对称分布

SM. 鞘磷脂；PC. 卵磷脂；PS. 磷脂酰丝氨酸；PE. 磷脂酰乙醇胺；PI. 磷脂酰肌醇；CI. 胆固醇

2. 膜蛋白的不对称性　利用电镜扫描，在冷冻蚀刻技术得到的生物膜的两个剖面上，可清楚地看到膜蛋白的分布有明显差异。例如，红细胞膜的冷冻蚀刻标本显示，靠细胞质断裂面的颗粒

数为 2800 个/μm²，靠外表面断裂面的颗粒数只有 1400 个/μm²（图 4-14）。

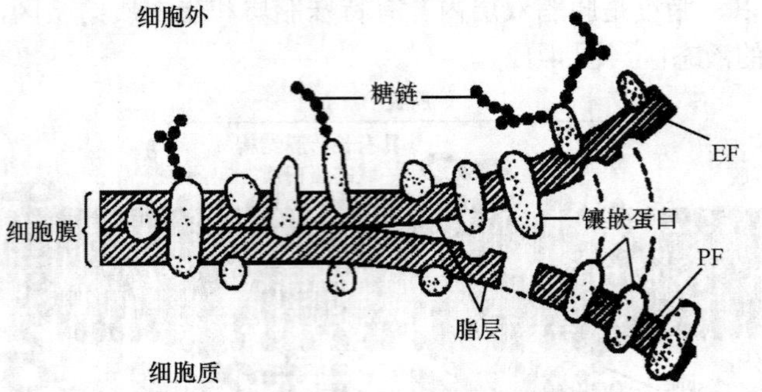

图 4-14 细胞膜的冷冻蚀刻模型（示膜蛋白的不对称分布）

EF. 细胞外断裂面；PF. 细胞质断裂面

膜蛋白镶嵌在脂双层中，它们在内、外两层的分布并不相同，这源于每种膜蛋白在膜内相对特定的分布和存在方式。不同的跨膜蛋白穿越脂双层都有一定的方向性，这也造成其分布的不对称性，如红细胞膜上血型糖蛋白肽链的 N 端在膜的外侧面，而带 3 蛋白的 N 端却在膜的内侧胞质面；各种细胞膜上结合的酶分子的活性部位的朝向也不同，如 Mg^{2+}-ATP 酶、5′-核酸酶、乙酰胆碱酯酶朝向质膜的外侧面，而腺苷酸环化酶朝向质膜的胞质面；膜周边蛋白主要附着在质膜的胞质面，外侧面则分布较少。所以，膜蛋白分布的不对称性是绝对的。

3. 膜糖类的不对称性 无论是与膜脂结合的寡糖链，还是与膜蛋白结合的寡糖链都只分布在质膜的外表面。在细胞内膜系统中，寡糖链分布在囊腔面，即膜的非胞质面。这种绝对的不对称性，决定了膜内、外表面功能的特异性。

生物膜结构上的不对称性使膜的内、外两侧具有不同的生理功能，保证了膜功能的方向性和生命活动的高度有序性。

（二）膜的流动性

膜的流动性（fluidity）是生物膜的基本特征之一，也是细胞进行生命活动的必需条件，主要体现在膜脂的流动性和膜蛋白的流动性两个方面。

1. 膜脂的流动性 构成细胞膜的脂双层既不是晶态（固体），也不是液态（液体），而是介于晶态与液态之间的状态，即液晶态（liquid crystal），它既具有液体的流动性，又具有固体所具有的分子排列的有序性。在正常的生理温度下，膜脂质层大多呈液晶态，一直处于热运动之中，当温度降至某一点（＜25℃）时，其可从流动的液晶态转为晶态，当温度上升至某一点时又可以熔融为液晶态，由于温度的变化导致膜状态的改变称为“相变”（phase transition），导致相变的临界温度称为膜的相变温度（transition temperature）。在相变温度以上膜处于流动的液晶态。不同的膜脂由于其组成成分之间的差异具有不同的相变温度，在某一温度条件下，有些脂类分子可能处于晶态，另有一些脂类分子可能处于液态。处于不同状态的脂类分子各自分别汇集，形成相的分离，成为不同流动状态的微区，以完成不同的功能。

应用电子自旋共振、磁共振等技术对膜脂分子的运动进行测量，发现在相变温度以上时，膜脂分子主要有以下几种运动方式（图 4-15）。

（1）侧向扩散（lateral diffusion）：是膜脂分子最主要的运动方式，指在脂双层的单分子层内，脂分子沿膜平面侧向与相邻分子快速交换位置，每秒约 10^7 次。侧向扩散始终保持脂质分子亲水头部基团朝向膜表面，疏水尾部朝向膜内部的排列方向。

（2）旋转运动（rotation）：膜脂分子围绕与膜平面的垂直轴进行原位旋转。

（3）弯曲运动（flexion）：膜脂分子的烃链可弯曲摆动，烃链的尾端弯曲摆动的幅度大，而靠近极性头部弯曲摆动的幅度小。此外，膜脂脂肪酸链还可以沿着双分子层平面相垂直的轴进行伸缩、振荡等运动。

（4）翻转运动（flip-flop motion）：膜脂分子从脂双层的一个单层翻转至另一个单层的运动。“翻转”是一种剧烈的运动，磷脂的亲水的头部基团必须克服内部疏水区的阻力，方能抵达另一个层面，所以这种运动很少发生，而且运动速度也很慢，这对维持膜不对称性很重要。但是内质网膜上有一种翻转酶（flippase），能促使一些新合成的磷脂分子从膜的胞质面翻转到非胞质面，这在构建膜的基本结构、形成膜脂的不对称分布中起重要作用。

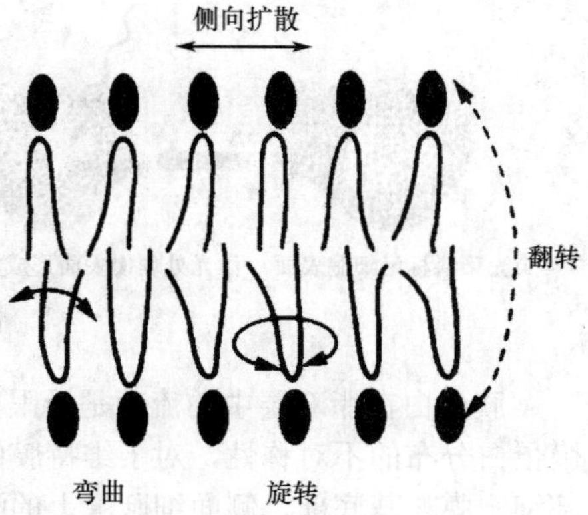

图 4-15　膜脂分子的几种运动方式

2. 膜蛋白的流动性　膜蛋白的运动一般可分为细胞代谢驱使的运动和被动扩散两类，前者是指膜蛋白与膜下方的微管、微丝相互作用而形成复合体的运动，膜脂流动性对其仅有间接的影响。被动扩散则受膜脂流动性的直接影响。在膜脂的影响下，膜蛋白可以进行侧向扩散和旋转运动。

（1）侧向扩散：指膜蛋白在膜平面上进行的侧向移位。1970 年弗赖伊（Frye）和伊迪丁（Edidin）用细胞融合和间接免疫荧光法首次证明了膜蛋白侧向扩散的运动方式。他们利用仙台病毒诱导人和小鼠的成纤维细胞发生融合，形成异核体，然后利用间接免疫荧光法对人和小鼠细胞表面抗原进行标记，标记后人抗原带有罗丹明（rhodamine），小鼠抗原带有荧光素（fluorescein），通过观察人-鼠杂交细胞表面抗原分布的变化确定膜蛋白是否发生移位。结果显示，刚标记时异核细胞的膜抗原蛋白只限于各自的细胞膜部分，荧光显微镜下观察人细胞膜部分显红色，小鼠细胞膜部分显绿色。在 37℃条件下培养融合细胞，随着融合的进行，红绿荧光逐渐扩散，培养 40min 后，两种荧光基本均匀地分布在整个杂交的细胞膜上，这表明膜蛋白发生了侧向移位而重新分布（图 4-16）。

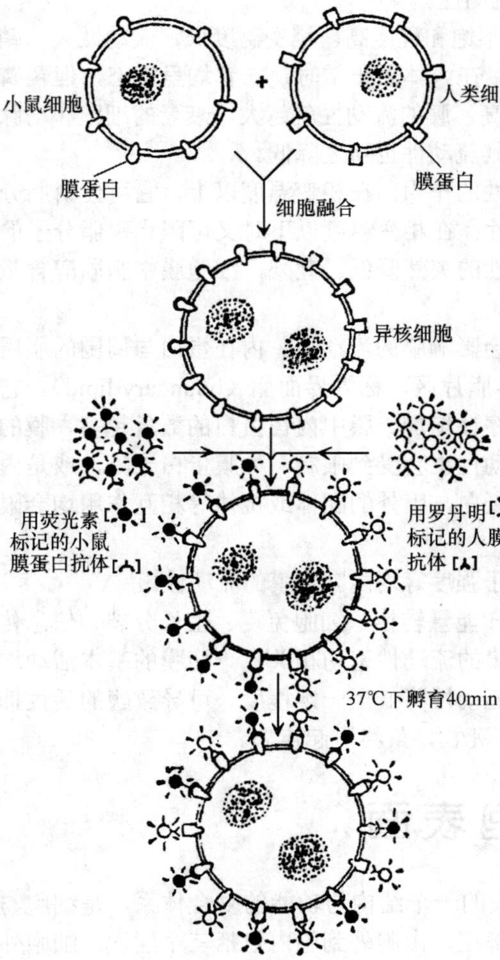

图 4-16　人-小鼠细胞融合过程中膜蛋白的侧向扩散示意图

另一种可证明膜蛋白侧向扩散运动的方法是荧光漂白恢复法（fluorescence photobleaching recovery，FPR）。先用荧光染料标记表面的蛋白质分子，然后用激光照射膜上的某一微区，使该区结合有荧光素的膜蛋白被不可逆地漂白，之后，当邻近区域未被漂白的带有荧光的膜蛋白由于侧向扩散进入漂白区域时，荧光又重新恢复（图 4-17）。用此方法可测出不同细胞膜、不同膜蛋白分子的扩散系数和速度。

（2）旋转运动：指膜蛋白围绕与膜平面垂直的轴线进行旋转的运动方式，旋转速度比侧向扩散缓慢。不同的膜蛋白由于自身及周围微环境的差别，旋转速度有很大差异。

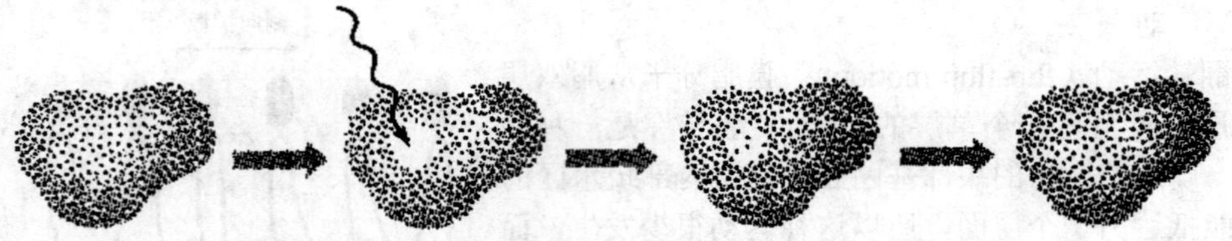

图 4-17 荧光漂白恢复法

膜蛋白在脂双层中的流动是受限的，即某些蛋白的扩散往往局限于某一特定区域，这保证了膜蛋白分布的不对称性，对于维持膜的正常生理功能有着重要的意义。例如，小肠上皮细胞的顶部细胞膜与基底部、侧面细胞膜上的酶和运输蛋白不同，这保证了小肠对物质的吸收与转运的正常进行。

3. 影响膜流动性的因素 膜的流动性对于膜的功能有重要作用，并且必须维持在一定范围内才能保证膜的正常生理活动，影响膜流动性的主要因素如下。

（1）脂肪酸链的长度与饱和度：脂肪酸链的长短与膜流动性有关，短的脂肪酸链其尾部间的相互作用较小，使膜的流动性增加；反之，长的脂肪酸链其尾部的相互作用较大，膜的流动性降低。饱和的脂肪酸链直而排列紧密，使分子间的有序性加强，降低膜的流动性；不饱和脂肪酸链的双键部位有弯曲，使分子间的排列疏松，增加膜的流动性。

（2）卵磷脂/鞘磷脂比值：卵磷脂的脂肪酸链短，不饱和程度高，相变温度低，流动性大。鞘磷脂的脂肪酸链饱和程度高，相变温度高，流动性小。在人体温正常时，二者均呈液态，但鞘磷脂的黏度比卵磷脂高 6 倍。所以卵磷脂/鞘磷脂比值越高，膜的流动性就越大。衰老的细胞和动脉粥样硬化的细胞膜上，卵磷脂/鞘磷脂比值逐渐下降，其流动性也随之降低。

（3）胆固醇的双重影响：胆固醇具有调节膜流动性的作用。在相变温度以上，它可使磷脂分子的脂肪酸链末端运动幅度减小，从而限制膜的流动性；在相变温度以下时又可阻止磷脂分子的相互聚集，从而增加膜的流动性，防止低温时膜流动性的突然降低。此外，细胞膜中胆固醇含量增多能加强膜的稳定性，降低其流动性。

（4）膜蛋白的影响：膜蛋白与膜脂分子的结合也会影响膜的流动性。内在蛋白与周围的脂质分子的疏水区牢固结合，形成一个相对稳定的蛋白质-脂片区，称为界面脂（boundary lipid）。它使脂质分子不能单独活动，微黏度增加，从而膜的有序性增加。膜中内在蛋白的数量越多，膜的流动性越小。除了对膜脂的影响外，膜蛋白的自身流动性也会受到限制，如膜蛋白聚集，或是内在蛋白与外在蛋白或膜下细胞骨架相互作用，以及膜蛋白与膜外的配体或抗体等相互作用均会限制膜蛋白的运动速度，从而影响膜的流动性。

除此之外，环境因素如温度、pH、金属离子及离子强度等均能影响膜的流动性。

膜的流动性具有十分重要的生理意义，物质运输、能量转换、细胞免疫、生长分裂、信息传递、细胞识别、细胞分化、激素和药物的作用等都与膜的流动性密切相关。一切膜的基本活动均在其流动状态下进行，如果细胞膜固化，黏度增大，流动性降低至一定程度，可导致酶的活性抑制、物质运输中断等严重后果，细胞出现功能障碍甚至死亡，最终引起疾病。

第二节 细胞表面

细胞表面（cell surface）是指以质膜为中心所形成的一个结构与功能的复合体系，是细胞与细胞或细胞与外环境相互作用并产生各种复杂功能的部位，由胞外到胞内包括三个层次：细胞外被、质膜和质膜下的溶胶层。

极性是大部分人体细胞表面的一个重要特征。细胞表面的极性是指整个细胞表面在形态结构、分子组成和功能上具有空间不对称性和方向性，据此可将细胞表面划分为不同的结构域（domain）：①顶域（apical domain），又称顶面；②侧域（latera domain），又称侧面；③底域（basal domain），又称底面。顶域常暴露于脏器中各种管腔的游离面，在光镜或电镜下可见一些具有稳定形态特征和特定功能的细胞表面特化结构，如微绒毛和纤毛等。侧域是相邻细胞的接触面，底域是细胞与基膜的接触面，侧域和底域局部区域特化形成一些连接装置，称为细胞连接（cell junction）。

一、细胞外被

细胞外被又称糖萼，是位于质膜外表面富含糖类的覆盖物。电镜观察和组织化学分析均证明，细胞外被厚度5～20nm，其中的糖类不是游离的单糖分子，而是细胞膜上糖蛋白和糖脂暴露于脂双层外的糖链部分（图4-18）。细胞外被的糖链由各种己糖借糖苷键聚合而成，因其排列顺序、种类、数目、结合部位的差异，而储存着极大的信息，成为细胞识别、通信联系、免疫应答等的分子基础。如人红细胞表面的ABO不同血型抗原主要是由鞘糖脂中糖链部分的糖基差异形成。此外，细胞表面的接触抑制也与糖链的作用有关，在体外培养的细胞中，当细胞贴壁生长成单层并达到一定密度时，相互接触的细胞外被糖基化作用加快，糖链接触延伸，抑制了表面的调节装置的活动，导致细胞的生长和增殖受到抑制。

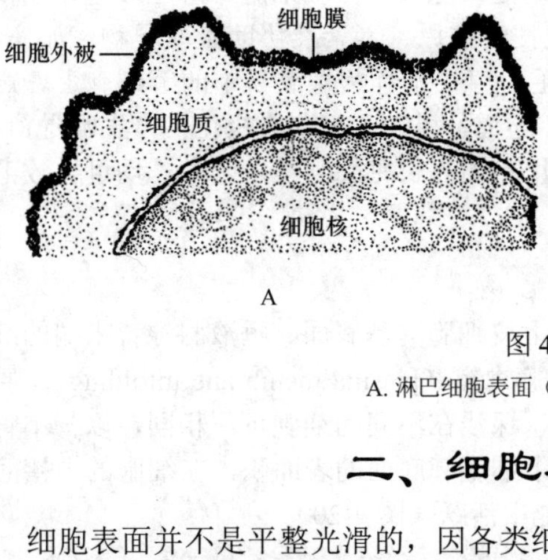

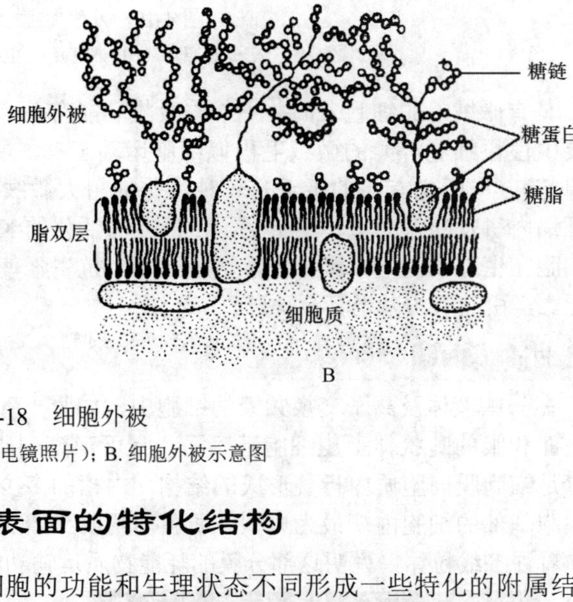

图4-18 细胞外被

A. 淋巴细胞表面（电镜照片）；B. 细胞外被示意图

二、细胞表面的特化结构

细胞表面并不是平整光滑的，因各类细胞的功能和生理状态不同形成一些特化的附属结构。细胞表面特化结构的形成依赖于质膜下方特定纤维支架的支撑或牵引作用。根据纤维支架的分子组成不同，可将细胞表面的特化结构分为3类：①以微丝为支架，如微绒毛、质膜内褶、质膜外褶、伪足等；②以微管为支架，如纤毛、鞭毛等；③其他特化结构，如以网格蛋白（clathrin）网络为支架的有被小窝（coated pit）、以陷窝蛋白（caveolin）网络为支架的穴样内陷（caveolae）等。细胞连接属于广义的细胞表面特化结构。这些结构在细胞执行特定功能中起重要作用。

（一）微绒毛

微绒毛（microvillus）是细胞表面伸出的细长指状突起，广泛存在于动物细胞表面。直径约为0.1μm，长度则因细胞种类和生理状况不同而有所不同，为0.2～1.0μm。微绒毛表面是细胞膜和糖萼，内部是细胞质的延伸部分，纵切面可观察到中心有许多纵行排列的微丝，直达微绒毛的顶端。在上皮细胞的细胞膜下方，有平行于细胞膜的微丝网，称为终末网（terminal web），微绒毛内的微丝根部埋藏在终末网中。这些结构增强了细胞顶部的牢固性，使上皮的表面成为一个整体。

微绒毛的主要作用是扩大细胞作用的表面积，有利于物质的吸收。在一些与吸收功能有关的上皮细胞，如小肠上皮的纹状缘（图 4-19）和肾近端小管上皮的刷状缘中，微绒毛极为丰富。据估计，每个小肠上皮细胞有 1000～3000 根微绒毛，使上皮细胞表面积扩大了 20～30 倍，有利于吸收大量的营养物质。微绒毛的长度和数量与细胞的代谢活动强度有着相应的关系。例如，小肠绒毛根部上皮细胞上的微绒毛表现为短、少、粗，而越靠近小肠绒毛顶部的上皮细胞，其微绒毛变得长、多、细，表明绒毛顶部的吸收作用强；由于肿瘤细胞对葡萄糖和氨基酸的需求量较大，因而它们也带有大量的微绒毛。

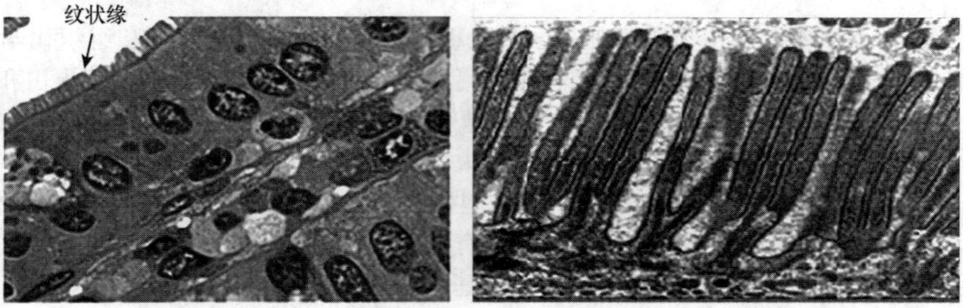

A B

图 4-19　小肠黏膜上皮微绒毛

A. 光镜照片（HE 染色）；B. 电镜照片（示微绒毛）

具有微绒毛的细胞表面并不都与吸收功能有关，游走细胞（如巨噬细胞、淋巴细胞、单核细胞及中性粒细胞等）的微绒毛极似细胞运动工具，能搜索抗原、毒素及协助摄取异物（如病毒、细菌等）。与听觉有关的听毛是一种特化的粗大微绒毛，存在于耳蜗螺旋器中的毛细胞上。声波在耳蜗内引发的振动可牵动听毛，激活应力活化的 K^+ 通道，引起毛细胞去极化，产生听觉信号。毛细胞在生理条件下很难再生，氨基糖苷类抗生素使用不当和长时间强噪声刺激，均可导致毛细胞死亡，引起听力减退甚至耳聋。

（二）质膜内褶

在一些液体及离子交换频繁的细胞中，如肾小管上皮细胞的基底面、唾液腺导管末端的细胞基底面和眼的睫状体上皮细胞基底面，常可观察到质膜内褶（plasma membrane infolding）。质膜内褶是细胞膜向胞质内折叠形成的结构，内褶的多少、深浅在不同的细胞可不相同，以肾小管上皮细胞基部的细胞内褶最为典型。质膜内褶明显增加了细胞基底面的表面积，在细胞的内褶间还分布着许多线粒体，说明这部分膜的耗能物质运输功能很活跃（图 4-20）。

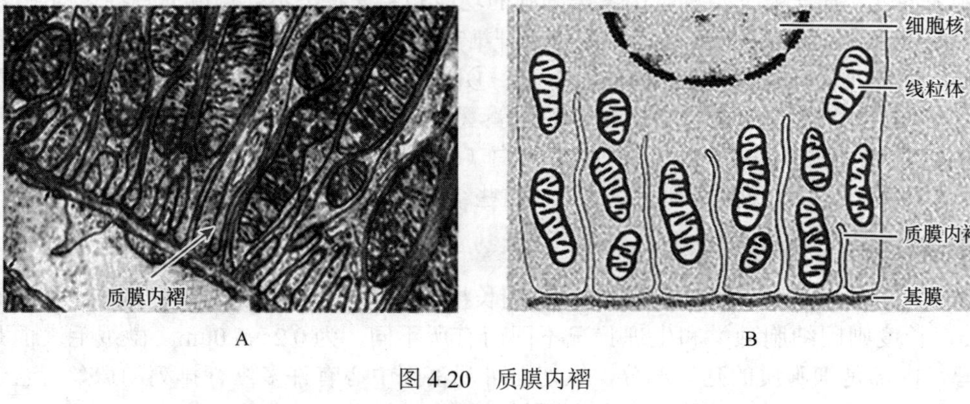

A B

图 4-20　质膜内褶

A. 电镜照片；B. 示意图

（三）纤毛和鞭毛

纤毛（cilium）和鞭毛（flagellum）是细胞表面向外伸出的细长突起，表面围以细胞膜，内部由微管构成复杂的结构，能有节律地摆动，是细胞的运动“器官”。纤毛长 5～10μm，直径 0.3～0.5μm，数目多，常分布于管腔上皮细胞的游离面，如支气管上皮细胞纤毛的摆动推动管腔上皮细胞表面的液体或颗粒前进，以利于清除分泌物和异物（图 4-21）；输卵管上皮细胞纤毛的摆动，有利于卵子沿着输卵管向子宫方向运动。鞭毛比纤毛更细长，约 150μm，数目很少，一般只有 1 根至数根，它能大幅度摆动使一些特化细胞在液体中游动，如精子依赖其尾部的鞭毛进行运动。

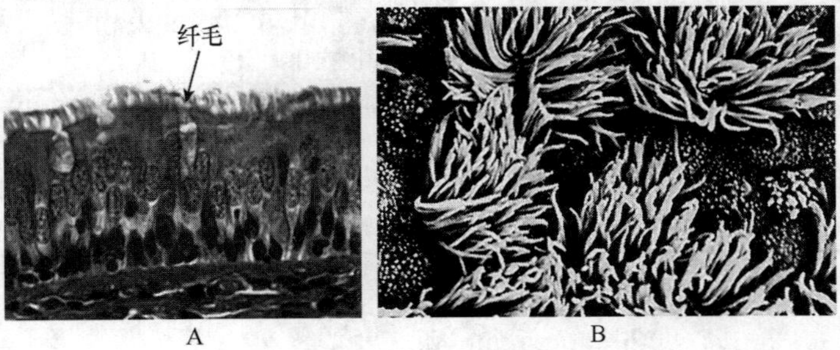

图 4-21　气管黏膜上皮纤毛

A. 光镜照片（HE 染色）；B. 电镜照片（示纤毛）

三、细胞连接

细胞连接（cell junction）是指在细胞质膜的特化区域，通过膜蛋白、细胞骨架蛋白或细胞外基质形成的细胞与细胞之间、细胞与细胞外基质之间的连接结构，根据结构和功能特征不同，可分为 3 类：封闭连接（occluding junction）、锚定连接（anchoring junction）和通信连接（communicating junction）（图 4-22，表 4-2）。细胞连接是细胞社会性的结构基础，是多细胞有机体中相邻细胞之间协同作用的重要组织方式。

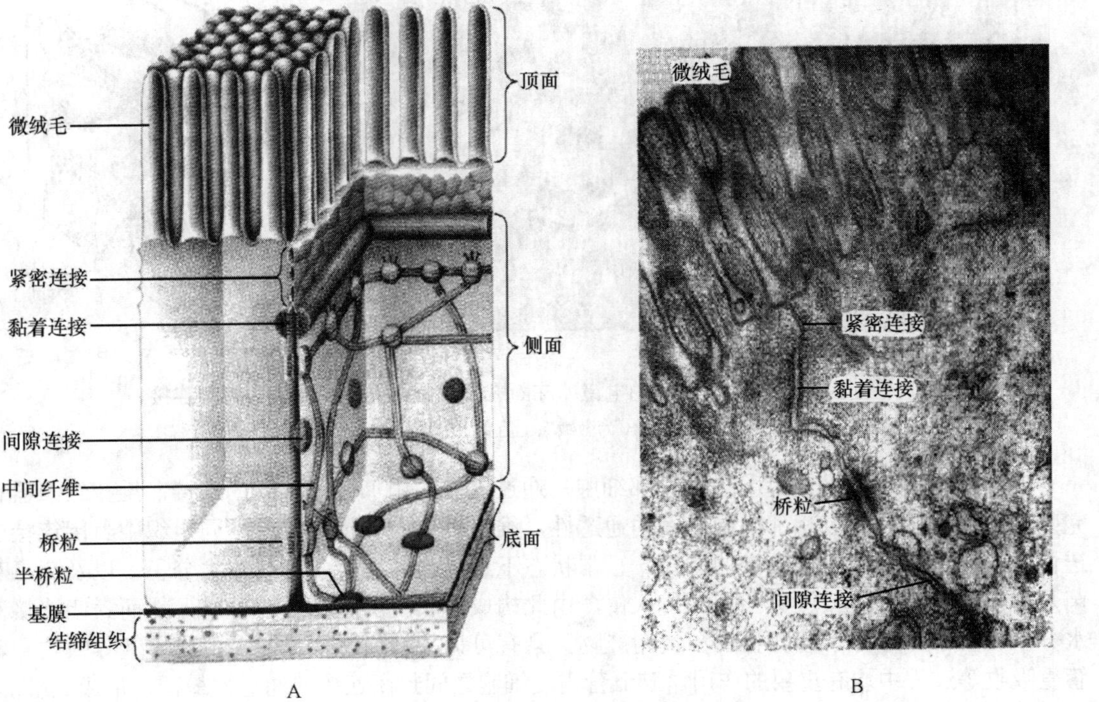

图 4-22　小肠上皮细胞表面的结构域分区及其细胞连接

A. 模式图；B. 透射电镜图

表 4-2 细胞连接的类型、特点和分布

功能分类	结构分类	主要特征	主要分布
封闭连接	紧密连接	相邻细胞膜间形成封闭索	上皮细胞
锚定连接	Ⅰ. 黏着连接	肌动蛋白丝参与	
	1. 黏着带	细胞-细胞连接	上皮细胞
	2. 黏着斑	细胞-细胞外基质连接	上皮细胞基底面
	Ⅱ. 桥粒连接	中间纤维参与	
	1. 桥粒	细胞-细胞连接	心肌细胞、上皮细胞
	2. 半桥粒	细胞-细胞外基质连接	上皮细胞基底面
通信连接	Ⅰ. 间隙连接	在细胞间形成通道	大多数动物细胞
	Ⅱ. 化学突触	神经细胞突触通信连接	神经元、神经-肌细胞间

（一）封闭连接

封闭连接又称紧密连接（tight junction），主要见于体内各种管腔及腺体上皮细胞靠腔面的顶端部分，相邻细胞之间紧密连接处的质膜紧密相贴，形成拉链状的密闭连接结构——封闭索（sealing strand），多条封闭索连成网络，在每个上皮细胞侧面环绕一周，使整个区域呈现为 100～800nm 宽的环形条带。每个封闭索都是由跨膜排列的双蛋白颗粒所组成。双蛋白颗粒是成对存在于两个连接细胞的质膜中对合交联的特殊跨膜蛋白，依靠它们的胞外结构域直接相互连接封闭细胞之间的间隙，使相邻上皮细胞的质膜紧密地连接在一起，阻止溶液中的分子沿细胞间隙从细胞一侧渗透到另一侧（图 4-23）。

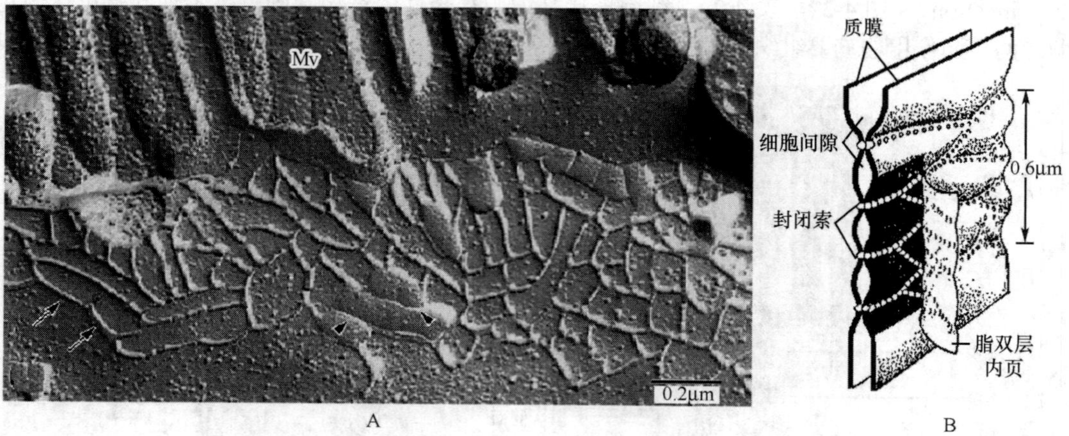

图 4-23 小肠上皮细胞的电镜冰冻断裂复型图像显示微绒毛和封闭连接

A. 电镜冰冻断裂复型图像（Mv 为微绒毛；箭头显示封闭索）；B. 封闭连接结构模式图

封闭连接的主要功能：①连接相邻细胞，通过机械作用加强细胞间的连接，维持组织器官的完整性。②封闭和调控相邻细胞之间的通透性，维持机体内环境稳定。不同组织中封闭连接的通透性差异极大，并受信号转导的调控。正常状态下封闭连接对于蛋白质等大分子，以及病毒和细菌是封闭的，可防止致敏原和病原体入侵，由此构成了表皮屏障和黏膜屏障。然而封闭连接对于水分子、离子、小分子营养物质和代谢产物又具有可调控的通透性，这在消化道营养吸收和肾小管重吸收等过程中均有重要的作用。脑血管内皮细胞之间封闭连接的通透性最低，形成血脑屏障，阻止离子或水分子等通过血管内皮组织进入大脑，从而保证大脑内环境的稳定性。③限制膜蛋白与膜脂的侧向扩散，确保上皮细胞游离面和底侧面分子组成的差异和功能上的分工协作。例如，小肠上皮细胞游离面细胞膜上含有大量吸收葡萄糖分子的协同运输载体，完成 Na^+ 驱动的葡萄糖的同向运输，而基底面含有被动运输的葡萄糖转运载体，将葡萄糖转运到细胞外液，从而完成葡萄糖的吸收和转运功能，使小肠腔内的营养物质只能从上皮细胞顶部转运入细胞，不能穿过紧密连接进入细胞间隙，也不允许吸收转运到细胞外液的营养分子经细胞间隙又返回肠腔。正是由于封闭连接限制了膜蛋白和膜脂分子的流动性，使得上皮细胞游离面与基底面的膜蛋白及膜脂分子只能在各自的膜区域流动，以行使各自不同的功能。因此，封闭连接不仅是细胞间的一个机械连接装置，还能维持上皮细胞极性，保证细胞正常地行使功能。

（二）锚定连接

锚定连接是一类由细胞骨架成分参与、将相邻细胞或细胞与细胞外基质间相连接形成的结构。锚定连接广泛分布于机体的多种组织中，尤其在需要承受机械压力的组织中含量丰富，如上皮、心肌和骨骼肌。根据直接参与细胞连接的细胞骨架纤维类型的不同，可分为两类：①黏着连接（adhering junction），与肌动蛋白纤维（微丝）相关，包括黏着带（adhesion belt）和黏着斑（focal adhesion）；②桥粒连接（desmosome junction），与中间纤维相关，包括桥粒（desmosome）和半桥粒（hemidesmosome）。

构成锚定连接的蛋白质可分为两类（图 4-24）：①细胞内附着蛋白，在细胞质面与特定的细胞骨架成分（肌动蛋白丝或中间纤维）相连，另一侧与跨膜连接蛋白连接；②跨膜连接蛋白，其胞内部分与附着蛋白相连，胞外结构与相邻细胞的跨膜连接蛋白结合，或与细胞外基质结合。

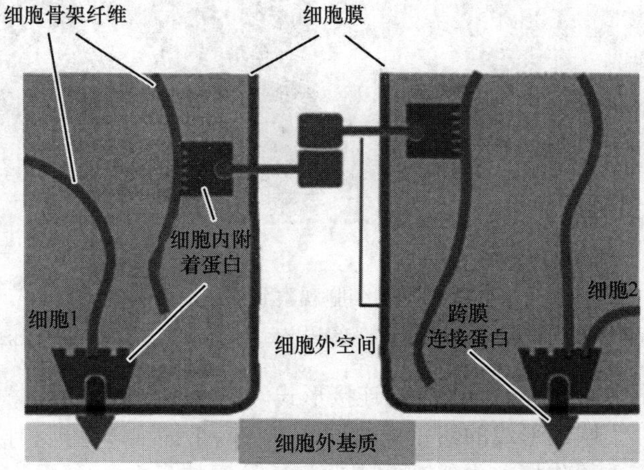

图 4-24　锚定连接结构示意图

1. 黏着连接　是由肌动蛋白纤维介导的锚定连接形式。

（1）黏着带：是细胞与细胞之间的黏着连接，常见于柱状上皮细胞顶部紧密连接的下方，位于紧密连接与桥粒之间，所以又称为中间连接（intermediate junction）。相邻细胞黏着带之间存在 15～20nm 宽的间隙，间隙内有钙黏着蛋白（cadherin）。钙黏着蛋白是一种跨膜糖蛋白（跨膜粘连蛋白），属 Ca^{2+} 依赖性细胞黏着分子，它的胞外结构域与相邻细胞质膜上的另一个钙黏着蛋白的胞外结构域相互作用形成桥，使相邻细胞互相连接；胞内结构域通过胞内附着蛋白与肌动蛋白纤维相连，形成细胞之间相互牢固连接的黏着带（图 4-25）。黏着带对保持细胞形状、维系组织整体性有重要作用，同时也能起传递细胞收缩力的作用。另外，钙黏着蛋白与肌动蛋白相连，可能会与某些信号分子发生联系，参与细胞的信号转导。

（2）黏着斑：是细胞与细胞外基质的黏合连接，由跨膜连接糖蛋白作为介导，以点状接触的

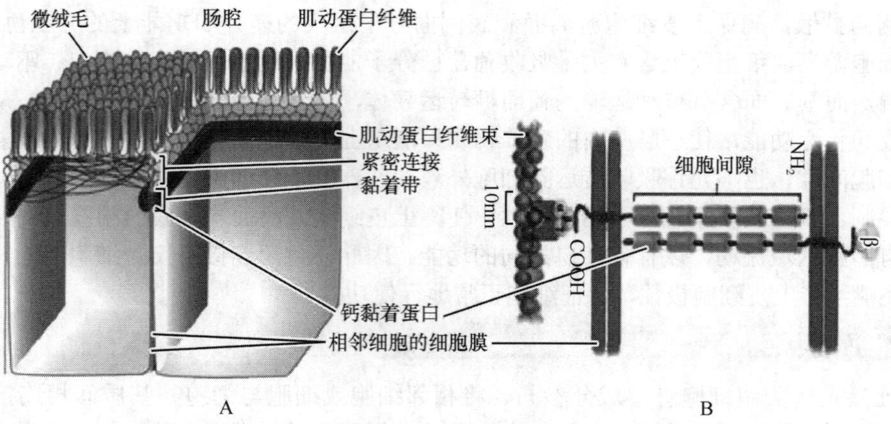

图 4-25 黏着带

A. 组织分布示意图；B. 结构示意图

形式，把细胞内肌动蛋白纤维与细胞外基质中的纤连蛋白连接起来而形成。黏着斑的形成与解离，对细胞的贴附铺展或迁移运动有重要意义，体外培养的成纤维细胞即通过黏着斑附着在瓶壁上（图 4-26）。

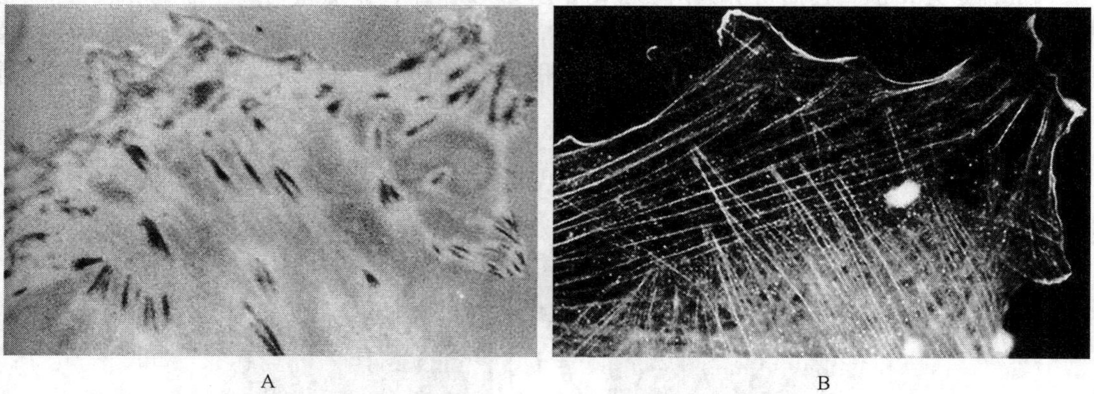

图 4-26 培养的成纤维细胞观察到的黏着斑与应力纤维

A. 相差显微镜下活细胞上的黏着斑；B. 同一个细胞经固定后用抗肌动蛋白抗体免疫荧光法显示的应力纤维

2. 桥粒连接 是由中间纤维介导的锚定连接形式。

（1）桥粒：是相邻细胞间形成的纽扣样结构，可将两个细胞牢固地扣接在一起，在保持细胞形态和细胞硬度方面起重要作用。电镜观察表明，桥粒连接处有宽度 25～30nm 的细胞间隙，间隙中充满了中等电子密度的物质和横向联系的细丝，这些细丝实际上属于钙黏着蛋白，包括桥粒芯蛋白和桥粒胶蛋白。这两种蛋白相互重叠并牢固结合在一起，与桥粒处胞质面上的胞质斑相连。细胞质内有大量的中间纤维附着在胞质斑上，进入胞质斑后又折回到细胞质中，伸展到整个细胞内部，使相邻细胞质内的中间纤维连接成了一个贯穿于整个组织的整体网络（图 4-27）。中间纤维束将散在分布的多个桥粒串联成布满整个细胞的网络，并通过桥粒钙黏着蛋白将作用力传递到相邻细胞的中间纤维网络上，维持了细胞自身的形态和细胞所在组织的结构完整性，防止在外力作用下出现组织撕裂。不同组织细胞中桥粒处的中间纤维不同，上皮细胞中主要是角蛋白纤维，大脑表皮细胞中主要是波形蛋白纤维，心肌细胞中主要是结蛋白纤维。皮肤细胞之间有发达的桥粒，多种皮肤病与桥粒损坏有关。

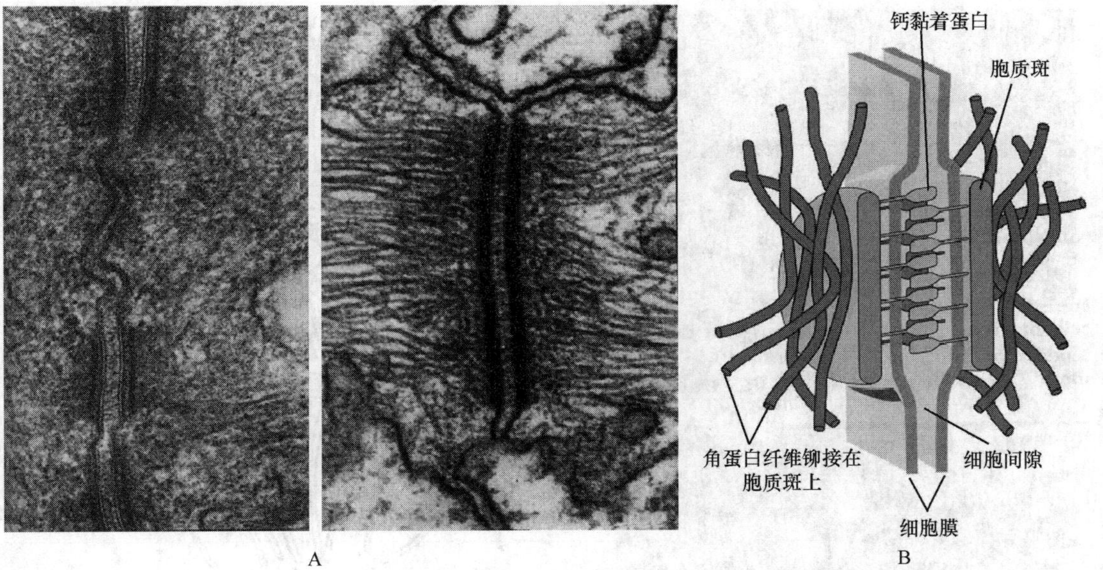

图 4-27 桥粒

A. 超微结构图；B. 结构模式图

案例链接

寻常型天疱疮

患者，女，45 岁。因"红斑、水疱、糜烂伴痒痛 2 个月，加重 5d"入院。2 个月前患者不明诱因全身出现泛发红斑、水疱，以头面部、躯干、双上肢为著，初起疱液清亮，继而变浑浊，局部皮肤红肿，片状糜烂，少量黄色分泌物渗出，伴瘙痒及疼痛不适，逐渐加重，遂来就诊，收住入院。查体：T 36.7℃，P 120 次/分，R 23 次/分，BP 95/80mmHg，系统检查未见明显异常。皮肤科检查：全身泛发性水肿性潮红斑、表面覆盖大量黄褐色油腻性片状厚痂，痂皮相互粘连，剥离后见红色糜烂面，有少量渗液，伴恶臭味，其间见少量水疱、大疱、脓疱，疱壁松弛极薄，触之易破裂，尼氏征阳性，以头面部、躯干、双上肢为著。实验室检查：血常规白细胞 20.78×10^9/L，血小板 400×10^9/L；尿常规、大便常规、生化常规、电解质均未见明显异常；心电图示心动过速；腹部 B 超未见明显异常；间接免疫荧光（IIF）：天疱疮抗体强阳性（1∶1280）。临床诊断：寻常型天疱疮。

寻常型天疱疮是一种罕见的、对皮肤和黏膜具有潜在破坏性、可危及生命的自身免疫病。免疫学特征为血清中出现针对桥粒成分——桥粒芯蛋白（desmoglein，Dsg）的自身抗体。抗体与表皮角质形成细胞间的 Dsg 结合，引起 Dsg 空间结构变化并激活细胞内传导通路，破坏桥粒结构，导致表皮细胞之间桥粒连接丧失，组织液通过细胞间隙漏入表皮，引起严重的皮肤水疱病。

（2）半桥粒：是上皮细胞与基底层的连接结构，因其结构仅为桥粒的一半而得名。半桥粒处仅细胞基底面的细胞膜内侧有胞质斑，角蛋白纤维与跨膜连接糖蛋白相连，将上皮层细胞铆接在基膜上，可防止上皮细胞层的脱落（图 4-28）。

（三）通信连接

大多数组织细胞之间存在一种连接通道，以保持细胞间在化学信号和电信号上的联系，维持组织细胞的协调与合作，这种连接称为通信连接。通信连接除具有机械连接作用外，还可在细胞间形成代谢偶联或电偶联。动物细胞的通信连接有两类：间隙连接（gap junction）和化学突触（chemical synapse）。

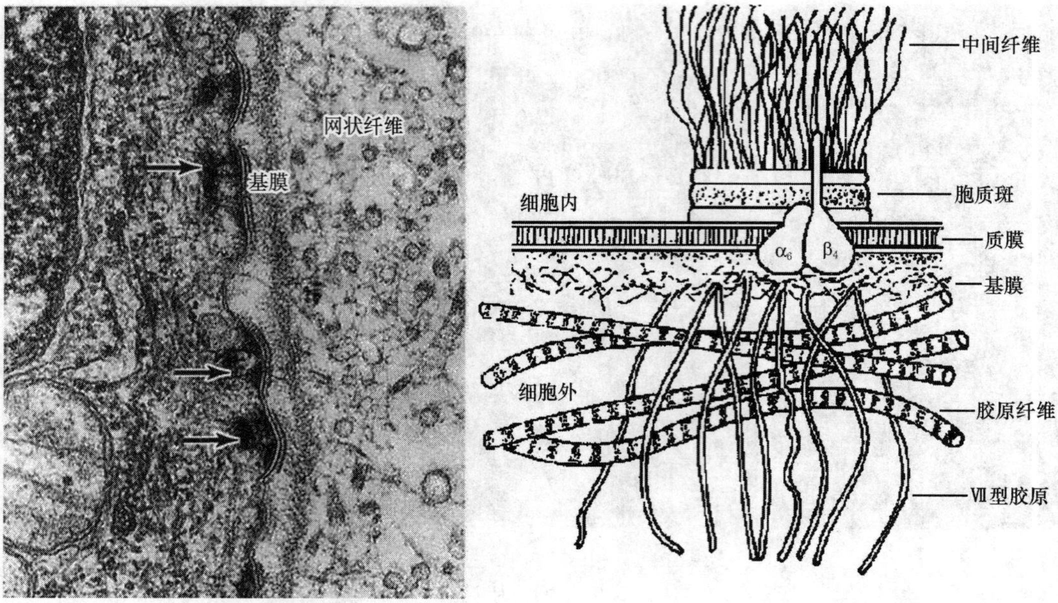

A B

图 4-28 半桥粒

A. 超微结构图；B. 结构模式图

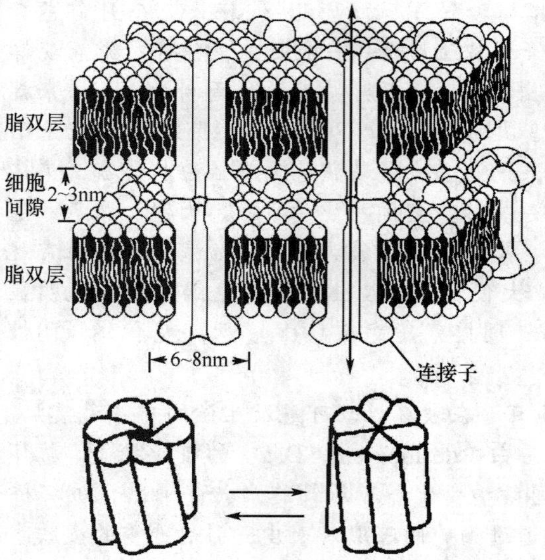

图 4-29 间隙连接结构模式图（6 个亚单位组成连接子，亚单位的相互滑动使亲水小管开放或关闭）

1. 间隙连接 又称缝隙连接，存在于除骨骼肌细胞和血细胞之外的所有动物细胞中。电镜下，间隙连接处两个细胞膜之间有 2～3nm 的缝隙，膜上分布有跨膜蛋白组成的连接子，每个连接子由 6 个跨膜蛋白亚单位构成外围，中间是直径为 1.5nm 的孔道。相邻细胞膜上的连接子对接，在两个相邻细胞之间形成一条亲水通道，允许分子量小于 1～2kDa 的离子和小分子物质被动扩散自由通过，借此出入相邻的细胞。连接子在细胞膜上常以连接子簇的形式出现，内含几对甚至成千上万对连接子（图 4-29）。

间隙连接有许多不同的功能。①代谢偶联：是指细胞质内的小分子营养物和代谢产物如葡萄糖、氨基酸、核苷酸、维生素等各种小分子的水溶性物质能够迅速从一个细胞扩散到相邻细胞，进行细胞间物质相互交流，达到平衡和协调。②离子偶联：存在于神经细胞之间的间隙连接——电突触，其内所含连接子的离子通透性高，可促使膜电位变化在具有电兴奋性的相邻细胞间快速传递。此外，心肌细胞之间的闰盘也是含有间隙连接的复合体，可保证心肌细胞的同步收缩和舒张。③影响胚胎细胞分化：间隙连接介导的细胞通信在胚胎发育中通过细胞间的偶联，为信号物质的传递提供通路，为胚胎细胞的分化提供某些"位置信息"，从而影响细胞分化。④提供保护性反应：连接子通道的功能状态受膜电位、胞质中 Ca^{2+} 浓度、pH 等多种因素调节。当细胞膜电位降低，pH 下降及 Ca^{2+} 浓度升高，均可使连接子通道直径变小以至关闭。如当组织中某些细胞受损伤时，细胞膜破损，细胞外 Ca^{2+} 内流，连接子通道将关闭，以此避免相邻细胞受损伤，这是连接子的一种保护性反应。

2. 化学突触　是可兴奋细胞之间的通信连接方式，它通过释放神经递质来传导神经冲动。突触包括神经末梢突触前膜、突触间隙和突触后膜等部分。神经末梢胞质内突触小泡含有合成的神经递质，神经冲动（动作电位）抵达神经末梢时，突触小泡与突触前膜融合，将神经递质释放入突触间隙内，突触后膜上的相关受体与配体（神经递质）结合，导致靶细胞膜电位改变，引发靶细胞产生动作电位。突触间隙是突触前膜与突触后膜之间的细胞间隙，其中含有蛋白质、多糖类及唾液酸等物质，但无跨膜粘连蛋白等细胞连接装置，所以化学突触是一种独特的“非连接性”的细胞连接模式，在信息传递过程中，先将电信号转换为化学信号，然后再将化学信号转换为电信号，从而实现细胞通信。

本章小结

细胞膜通过屏障作用使细胞具有相对独立和稳定的内环境，同时还与细胞和环境之间的物质交换、能量转换及信息传递有着密切关系。细胞膜由脂类、蛋白质和糖类构成。脂双层构成了细胞膜的基本骨架，膜蛋白执行着重要的生物学功能，膜糖与膜脂或膜蛋白结合，主要分布在细胞质膜的外表面。

细胞膜的分子结构模型有片层结构模型、单位膜模型、流动镶嵌模型和脂筏模型等，广泛被接受的是流动镶嵌模型。膜不对称性和流动性是生物膜的基本特性，也是细胞膜完成复杂生理功能的必要条件。

细胞表面是指以质膜为中心形成的一个结构与功能的复合体系，包括细胞外被、质膜和质膜下的溶胶层。细胞表面形成多种特化结构，如微绒毛、质膜内褶、纤毛、鞭毛等。在细胞质膜的某些特化区域，细胞与细胞之间、细胞与细胞外基质之间形成封闭连接、锚定连接和通信连接等细胞连接方式。细胞连接是细胞社会性的结构基础，是多细胞有机体中相邻细胞之间协同作用的重要组织方式。

复习思考题

1. 构成生物膜的主要化学成分有哪些？它们在膜结构中各起什么作用？
2. 试述生物膜的基本特性及其影响因素。
3. 细胞表面形成的特化结构有哪些？有哪些功能？
4. 细胞连接有哪些方式？简述其特点和功能。

（刘　岚）

第5章　细胞外基质

细胞外基质（extracellular matrix，ECM）是由细胞合成和分泌到细胞外，分布在细胞表面或细胞之间的大分子物质。ECM大致由3类成分组成：①氨基聚糖和蛋白聚糖；②胶原蛋白和弹性蛋白等结构蛋白；③非胶原糖蛋白，如纤连蛋白和层粘连蛋白。这些物质构成复杂的网架结构，通过与细胞膜中的整合素结合而同细胞直接构成相互联系。

细胞外基质有两大类存在形式：①结缔组织中的基质，是由结缔组织细胞分泌而来。不同结缔组织中细胞外基质的种类、比例和组装排列方式各异，并可发生钙化，形成肌腱、韧带、软骨、骨、玻璃体、角膜基质、疏松结缔组织、网状组织等丰富多样的组织形式。②基膜，位于上皮细胞（也包括内皮和表皮细胞，因为其属于广义的上皮组织）的底面和肌肉细胞的周围，分别由上述细胞分泌而来。包裹卵母细胞表面的透明带属于特化和极度增厚的基膜。基膜与其所接触细胞的糖萼互相移行过渡，不同之处是基膜在结构上比糖萼更加致密。基膜的大分子组成特征是富含Ⅳ型胶原和层粘连蛋白。

细胞外基质与细胞之间有多层次的相互作用，介导二者之间相互作用的生物大分子主要有三大类。①细胞黏附分子（cell adhesion molecule，CAM）：指可与细胞外基质大分子特异性结合的细胞黏附分子，又称细胞外基质受体，为跨膜糖蛋白，既能介导基质对细胞的作用，又能介导细胞对基质的调控，以整合素超家族为其代表类型。整合素具有双向性信号转导作用，一方面介导胞外信号内传，即将细胞外基质对细胞的作用内传；另一方面介导胞内信号外传，即通过改变整合素在细胞表面的分布、构象和活化状态，改变细胞对细胞外基质的作用方式。②凝集素（lectin）和细胞因子（cytokines）：这类蛋白质一般通过旁分泌的方式由特定细胞释放到细胞外基质并与之结合，再经细胞表面特异受体的介导，作用于靶细胞。③作用于基质大分子的酶类：主要分为交联酶和水解酶两类。交联酶以赖氨酰氧化酶为代表，可使胶原等基质大分子发生交联，增加其强韧性。水解酶的代表性家族为基质金属蛋白酶（matrix metalloproteinase，MMP），是一类作用于细胞外基质、活性依赖于Zn^{2+}的内切蛋白酶，包括分泌到细胞外的胶原酶、明胶酶、弹性蛋白酶、基质溶解酶和定位于细胞表面的膜性基质金属蛋白酶。具有迁移能力的细胞主要通过MMP突破基质的屏障，抵达其目的地；癌细胞常高表达多种MMP，从而引起肿瘤转移。细胞外基质的结构和功能异常与许多病理过程相关，如组织器官纤维化、肿瘤恶变浸润和组织创伤修复等。

知识拓展

细胞微环境

在人体或哺乳动物组织中，细胞的各种生命活动都与其所处的周围环境有关，这种环境被称为细胞微环境（cell microenvironment）。细胞微环境由多种组分和结构构成，包括由细胞分泌的起支撑作用的蛋白质和多糖等组成的细胞外基质、细胞因子、趋化因子和细胞外囊泡等分泌成分和相邻的周边细胞。细胞微环境参与细胞所在组织结构的有序性和稳定性的维持，如细胞黏附、迁移和支持细胞生长的机械结构。也参与细胞的正常生命活动，如在细胞的生长、发育及免疫调节等方面发挥作用。

第一节　细胞外基质的主要组成成分

一、氨基聚糖和蛋白聚糖

1. 氨基聚糖　氨基聚糖（glycosaminoglycan，GAG）是由重复二糖单位构成的直链多糖。其重复二糖单位是氨基己糖（*N*-氨基葡萄糖或*N*-氨基半乳糖）和糖醛酸（葡萄糖醛酸或艾杜糖醛酸，但硫酸角质素例外，不含糖醛酸）。根据组成的糖基、连接方式、硫酸化数量及位置等差异，可将氨基聚糖分为7种（表5-1）：透明质酸（hyaluronic acid，HA）、4-硫酸软骨素（4-chondroitin sulfate，4-CS）、6-硫酸软骨素（6-chondroitin sulfate，6-CS）、硫酸皮肤素（dermatan sulfate，DS）、硫酸角质素（keratan sulfate，KS）、硫酸乙酰肝素（heparan sulfate，HS）和肝素（heparin）。

表5-1 7种氨基聚糖的组成及组织分布

氨基聚糖	分子量（kDa）	二糖单位		硫酸基	主要组织分布
透明质酸	（4～8）$\times10^3$	*D*-葡萄糖醛酸	*N*-乙酰氨基葡萄糖	–	皮肤、结缔组织、软骨、滑液、玻璃体
4-硫酸软骨素	5～50	*D*-葡萄糖醛酸	*N*-乙酰氨基半乳糖	+	皮肤、骨、软骨、动脉、角膜
6-硫酸软骨素	5～50	*D*-葡萄糖醛酸	*N*-乙酰氨基半乳糖	+	皮肤、骨、动脉、角膜
硫酸角质素	4～19	*D*-半乳糖	*N*-乙酰氨基葡萄糖	+	软骨、椎间盘、角膜
硫酸皮肤素	15～40	**D*-葡萄糖醛酸	*N*-乙酰氨基半乳糖	+	皮肤、血管、心脏、心瓣膜
硫酸乙酰肝素	5～12	**D*-葡萄糖醛酸	*N*-乙酰氨基葡萄糖	+	肺、动脉、细胞表面
肝素	6～25	**D*-葡萄糖醛酸	*N*-乙酰氨基葡萄糖	+	肝、肺、皮肤、肥大细胞

* 亦可为其差向异构体*L*-艾杜糖醛酸。

透明质酸是相对分子量最大的，且唯一无硫酸化修饰的一类氨基聚糖，全部是由*N*-乙酰氨基葡萄糖和*D*-葡萄糖醛酸组成的二糖单位重复排列构成，结构相对简单。透明质酸广泛分布在机体各组织中，其分子表面的亲水基团，可以结合大量水分子，形成黏性的水化凝胶，这赋予了组织较强的抗压性、黏性和润滑特性，如在关节腔和滑膜液中起到润滑作用。在早期胚胎或创伤组织中，细胞大量合成透明质酸，促进细胞的增殖，有利于细胞的迁移。而一旦细胞的增殖、迁移活动结束，开始发生相互黏合时，透明质酸则立即会被活性增强的细胞外基质透明质酸酶（hyaluronidase）所降解，与此同时，细胞表面的透明质酸受体减少，并进入分化状态。

2. 蛋白聚糖（proteoglycan，PG） 是由氨基聚糖与核心蛋白的丝氨酸残基共价结合形成的高分子量复合物。除透明质酸外，其他各类氨基聚糖均可成为蛋白聚糖的糖链。换句话说，透明质酸是游离的多糖，而其他氨基聚糖在生理条件下均作为蛋白聚糖分子的一部分存在。蛋白聚糖广泛分布于ECM及细胞表面，也存在于细胞内分泌颗粒之中，所有细胞均能合成蛋白聚糖。

细胞表面富含多种类型的蛋白聚糖，并以跨膜蛋白单体的形式存在，其糖链伸展成为细胞外被的一部分。蛋白聚糖一个核心蛋白上可以同时结合一个到上百个不同的氨基聚糖链，形成蛋白聚糖单体，一个蛋白聚糖分子可携带一至数种氨基聚糖，且同种氨基聚糖可重复出现，故不同蛋白聚糖分子携带的氨基聚糖分子链总数不等，少至一条、多至逾百条。蛋白聚糖常以多聚体形式存在，即多个蛋白聚糖单体通过连接蛋白的中介，以一条透明质酸链为轴心，非共价聚合而成，在电镜下呈羽毛状或试管刷状（图5-1）。细胞外基质中的蛋白聚糖单体和多聚体在极大空间范围内整合了氨基聚糖上的糖链信息，为细胞与细胞外基质的相互作用提供了多方面的调控途径。

3. 氨基聚糖与蛋白聚糖的功能 氨基聚糖和蛋白聚糖普遍存在于各种组织中，在结缔组织中含量最高，其功能主要表现在以下几个方面。

（1）使组织具有弹性和抗压性：氨基聚糖和蛋白聚糖构成了细胞外高度水合的凝胶状基质，使组织具有抗压、抗变形能力，并赋予组织弹性，在维持组织形态、防止机械损伤中起重要作用。

（2）对物质转运有选择渗透性：由于糖基的高度亲水性和负电性，构成高度水化孔胶样物，孔的大小和电荷密度可调节通透性，具有分子筛的作用，各种成分可选择性渗透。

（3）角膜中的蛋白聚糖具有透光性：角膜的主要成分硫酸软骨素和硫酸角质素由于高度硫酸化脱水变得致密，阻止血管形成，使角膜柔软，具有透光性。

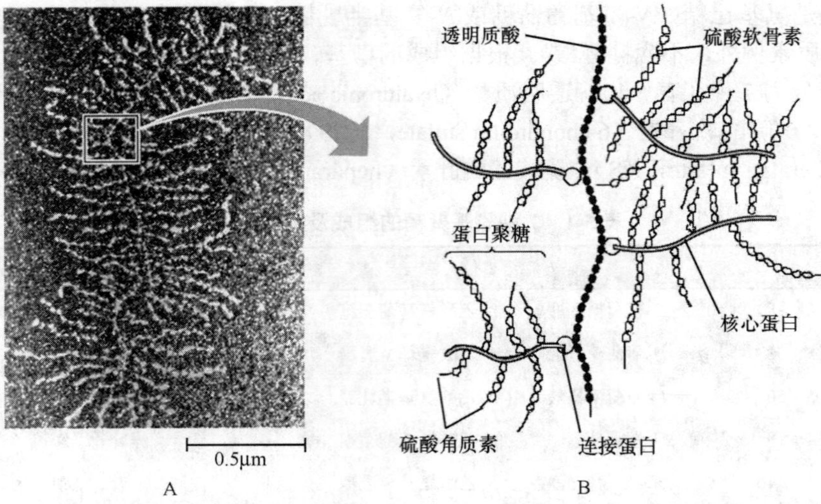

图 5-1 细胞外基质中蛋白聚糖分子结构图

A. 电镜照片；B. 结构模式图

（4）抗凝血：肥大细胞产生的肝素蛋白聚糖与某些凝血因子结合而具有抗凝血作用。

（5）传递信息：整联蛋白的蛋白聚糖胞外区肽段与信号分子结合，胞内区肽段可与膜下肌动蛋白丝相互作用，将胞外信号传递到胞内，引起胞内生物学效应。

（6）与组织老化有关：氨基聚糖与蛋白聚糖的种类和数量随着年龄增长而变动，如随着个体老化，具有保水性的透明质酸和硫酸软骨素含量降低，3 个月胎儿皮肤中，透明质酸和硫酸软骨素的含量是成人的 20 倍，随着年龄的增长，含量逐渐减少，部分被硫酸皮肤素取代；蛋白聚糖中的糖链比重下降，导致保水性和弹性减弱。

氨基聚糖和蛋白聚糖的合成与代谢异常及许多疾病有关，如由于基因突变引起降解氨基聚糖的酶缺乏，可导致氨基聚糖及其降解的中间产物在体内一定部位堆积，造成黏多糖贮积症。血管内皮细胞表面硫酸乙酰肝素和硫酸软骨素含量下降，硫酸皮肤素蛋白聚糖含量升高，使其容易与低密度脂蛋白结合，导致脂类沉积，形成动脉粥样硬化。氨基聚糖和蛋白聚糖分子异常表达对肿瘤发生、发展及转移有着重要意义，如上皮间质转化可以促进肿瘤转移。

二、胶原与弹性蛋白

（一）胶原

胶原（collagen）是细胞外基质中含量最丰富的纤维蛋白家族，也是体内最丰富的蛋白质，占人体蛋白质总量的 25% 以上。胶原遍布于体内各种器官和组织，在结缔组织中特别丰富，是细胞外基质的框架结构。

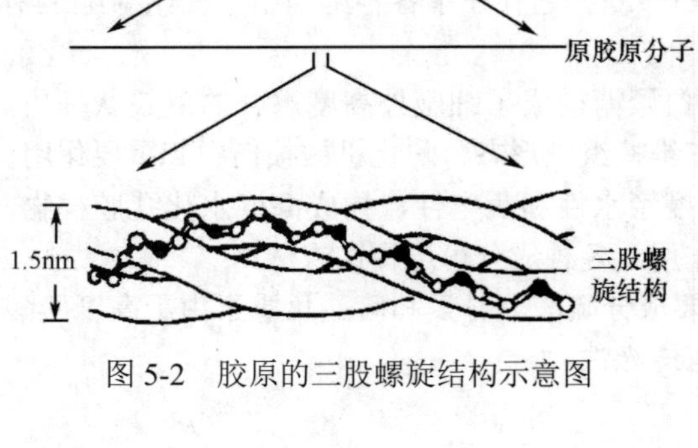

图 5-2 胶原的三股螺旋结构示意图

1. 胶原的分子结构 不同类型的胶原分子具有大致相似的基本结构形式，均含有由三条肽链互相缠绕形成的三股螺旋结构区（图 5-2）。胶原中的三条肽链均称为 α 链。如果某种胶原分子的三条肽链序列相同，均由同一基因编码，则可表述为该胶原分子由三条 α_1 链构成；如果三条肽链的序列不同，则可用 α_1、α_2 和 α_3 表示其差异。胶原肽链的一级结构特征为具有 Gly-X-Y 三肽重复序列，其中Gly是甘氨酸，X和Y代表其他氨基酸，通常为脯氨酸（Pro）、羟脯氨酸（Hyp）、赖氨酸（Lys）和羟赖氨酸（Hyl），且部分羟赖氨酸残基可发生糖基化。羟脯氨酸是胶原的特有标记之一，尿中游离羟脯氨酸升高表明胶原降解加速，提示结缔组织或基膜出现退变。

2. 胶原的类型　目前已经发现的胶原有20余种，以大写罗马字母依次命名。每型胶原分子由三种相同或不同的α链组装构成，其中Ⅰ、Ⅱ和Ⅲ型胶原在组织中的含量最为丰富。其特征是：胶原蛋白的三股螺旋区连续延伸，形成直径10～30nm的细长纤维，又称胶原原纤维（collagen fibril）；多条原纤维等距同向平行排列，且首尾位置如叠瓦状有序错开，组装成胶原微纤维和规模更大的胶原纤维（collagen fiber）；由此形成的胶原纤维在电镜下可见约67nm的明暗相间横纹。Ⅰ～Ⅲ型胶原的特征有助于为结缔组织提供机械韧性和抗张力强度。Ⅳ型胶原主要存在于基膜，其三股螺旋区是不连续的，不能形成平行的纤维，而是交联成网，为基膜的选择性滤过和屏障作用提供了稳定的支架。

3. 胶原的合成与装配　胶原可由成纤维细胞、软骨细胞、成骨细胞及某些上皮细胞合成并分泌到细胞外。胶原的生物合成具有分泌蛋白合成的共同规律但又有其特殊性。新生胶原多肽链携带信号肽，引导其进入内质网腔；在内质网腔中完成一系列加工修饰和初步糖基化后，转运到高尔基复合体进一步修饰和糖基化，形成前胶原（procollagen）并分泌至细胞外（图5-3）。

胶原合成的特殊性表现为：①在内质网中实现胶原α链独特的脯氨酸和赖氨酸残基羟化和糖基化。催化羟化和糖基化两类反应的酶是同一种酶，即脯氨酰羟化酶或赖氨酰羟化酶，该酶的辅因子是维生素C；维生素C缺乏可阻断胶原的羟化和糖基化，造成血管壁和牙龈等处的结缔组织退变，出现坏血病。②前胶原在细胞外基质中进一步加工成熟。前胶原需在细胞外经内肽酶水解才能成为成熟的胶原蛋白，后者还需在成纤维细胞的牵引和指导下定向排列，并经赖氨酰氧化酶的作用发生交联，才能组装成有功能的胶原纤维。赖氨酰氧化酶活性依赖于Cu^{2+}，故缺铜可导致结缔组织病变。

胶原分子可被胶原酶（collagenase）降解，胶原酶的活化与抑制对于调节胶原的转换率具有重要作用。创伤组织、癌变组织的胶原酶活性显著增高，激素可以调节胶原酶的合成和降解，如雌二醇和孕酮抑制胶原酶的降解。

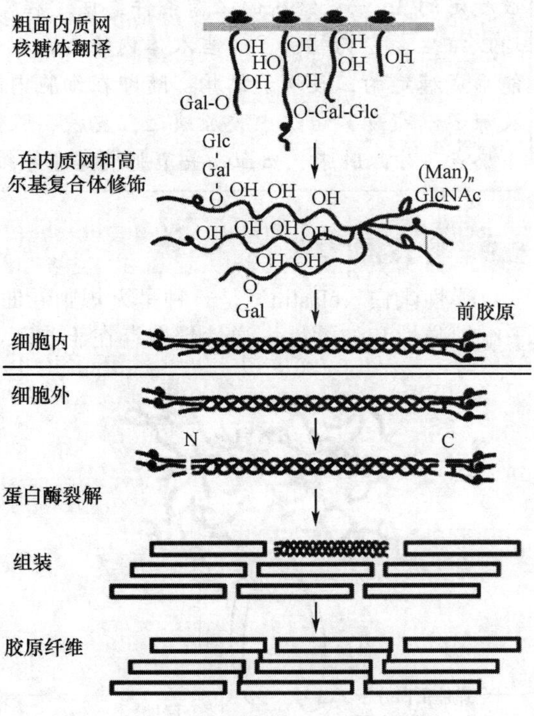

图5-3　胶原的合成过程示意图

4. 胶原的功能　胶原在不同组织中行使不同的功能，哺乳动物皮肤中的胶原编织成网，抗衡来自不同方向的张力；在肌腱中，胶原纤维沿着肌腱的长轴排列，使肌腱具有很强的韧性，可承受巨大拉力；在角膜中，胶原纤维形成胶合板样多片层结构，使角膜既透明又有一定的强度；在上皮细胞的基膜，Ⅳ型胶原以三维网络形式构成各种上皮细胞基膜的网架结构。胶原蛋白以其丰富的含量、良好的刚性和极高的抗张力强度，构成了细胞外基质的骨架结构，并常常与细胞外基质中的其他组分结合，形成结构与功能的统一体。

胶原与细胞的增殖和分化有关。胶原是细胞贴附的重要细胞外基质成分，刺激上皮细胞增殖，诱导细胞分化。如干细胞在Ⅰ型胶原和纤连蛋白上分化为结缔组织的成纤维细胞；在Ⅱ型胶原及软骨粘连蛋白上分化为软骨细胞；在Ⅳ型胶原和层粘连蛋白上分化为上皮细胞。

哺乳动物在发育的不同阶段表达不同类型的胶原。在胎儿皮肤中含有大量的Ⅲ型胶原，随着发育的进程，Ⅲ型胶原逐渐被Ⅰ型胶原取代，正常人皮肤中以Ⅰ型胶原为主。皮肤在损伤后的修复阶段，Ⅲ型胶原含量显著增高。成熟的组织胶原较稳定，半衰期很长，如骨板中胶原分子的半衰期可长达 10 年。在创伤修复或炎症反应初期，胶原表达呈现胚胎期特点，胶原分子间缺乏交联，随着年龄增长，分子交联增多，胶原纤维结构逐渐变得紧密，从而导致皮肤、血管及组织变得僵硬，是衰老的重要特征。

5. 胶原与疾病 胶原与多种疾病或病理过程有关，如维生素 C 缺乏，胶原前 α 链羟化不足，引起坏血病；基因突变导致胶原的含量、结构、类型或代谢异常而引起胶原病，如成骨发育不全综合征；机体丧失对自身胶原结构的免疫耐受，引起免疫性胶原病等。

知识拓展

维生素 C 缺乏和坏血病

坏血病是人体长时间缺乏维生素 C 导致的。坏血病患者容易出现出血倾向，表现为牙龈出血、牙龈肿胀等症状，还有可能导致皮下出血，使皮肤出现淤青。

维生素 C 参与胶原的羟化反应。在胶原合成过程中，前 α 链的羟基化是肽链间互相交联形成稳定的 3α 螺旋结构的必需条件，该过程需脯氨酰-3-羟化酶和脯氨酰-4-羟化酶的催化，二者均以维生素 C 为辅因子。当人体内维生素 C 缺乏时，前胶原 α 肽链中氨基酸残基羟化不足，不能形成稳定的三股螺旋结构，随即在细胞内降解。同时，由于原先存在于基质及血管中的正常胶原逐渐减少，组织中胶原缺乏，皮肤、肌键和血管等脆性增加，微血管容易破裂，表现出皮下瘀点、牙龈肿胀、出血、关节肌肉疼痛等维生素 C 缺乏症状。

（二）弹性蛋白

弹性蛋白（elastin）是一种呈无规则卷曲的纤维蛋白，在细胞外基质中组装成弹性纤维，赋予组织弹性和伸缩性。弹性蛋白存在于皮下、肺和血管壁等伸展性大的结缔组织中。弹性蛋白不含胶原特有的 Gly-X-Y 重复顺序，也不发生糖基化修饰。结构中富含甘氨酸（Gly）和脯氨酸（Pro），具有高度疏水性，分子间可借赖氨酸（Lys）残基交联成网状结构，可以使长度伸展至少 5 倍，并且可像橡皮条一样回缩。为防止弹性蛋白纤维压缩后发生疏水性聚合，其纤维表面被亲水性的糖蛋白紧紧包裹，形成“漆包线”样的结构，进一步增强了其在压缩后复原的回弹能力。弹性蛋白的肽链是由两种类型肽链交替排列构成的，一种是疏水性短肽，赋予分子弹性；另一种短肽，为富含丙氨酸和赖氨酸残基的 α 螺旋短肽，负责在相邻分子间形成交联（图 5-4）。

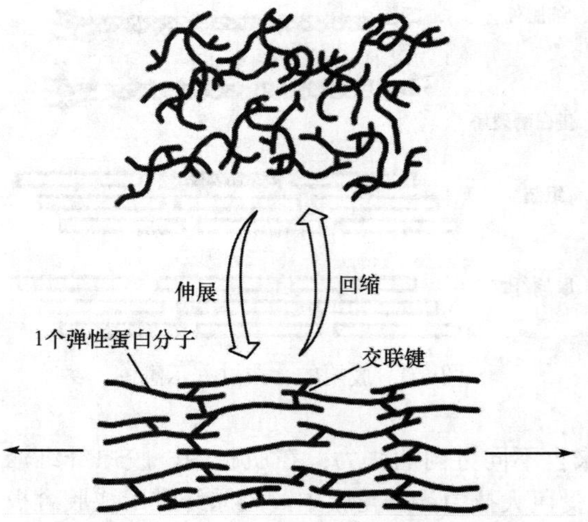

图 5-4 弹性蛋白分子伸展与回缩结构示意图

弹性纤维（elastic fiber）并非单纯由弹性蛋白构成，在弹性蛋白的表面还包绕着一层由糖蛋白构成的微原纤维。微原纤维直径约为 10nm，是由一些不同的糖蛋白构成，其中一种较大糖蛋白是原纤维蛋白（fibrillin），是保持弹性纤维完整性必需的成分。它的基因发生突变可导致一种称为马方综合征（Marfan syndrome）的遗传性疾病，病变累及富含弹性纤维的组织，患者可出现骨骼及关节畸形、身材异常瘦长，严重者容易发生主动脉破裂。

案例链接

马方综合征

1896年法国儿科医生Antoine Marfan首次报道了一个病例，描述了一位5岁女孩四肢像蜘蛛样细长。随后，美国著名医学遗传学专家McKusick对马方综合征（Marfan syndrome，MFS）进行了综合性的记载。马方综合征是一种先天性结缔组织疾病，是原纤维蛋白-1（fibrillin-1，FBN-1）基因缺陷导致的常染色体显性遗传病，由于弹性纤维缺失而形成胶原代谢异常。患者往往表现为骨骼、心脏、血管和眼的异常。特殊的骨骼变化包括管状骨细长，尤以指、掌骨为主，骨皮质变薄、体型纤细。此外，40%～60%的患者可伴有先天性心血管畸形，退化的结缔组织无法承受压力，导致血管变薄，发展成为动脉瘤，如果剧烈运动，动脉瘤易突发破裂，导致患者死亡。主动脉瘤、主动脉夹层占马方综合征已知死因的90%。

三、非胶原糖蛋白

非胶原糖蛋白是细胞外基质中除胶原和弹性蛋白以外的多结构域大分子糖蛋白的总称，其共性是可以同时与细胞上和基质中的多种其他分子结合，一方面促使细胞黏附于基质，另一方面有助于维持细胞外基质的整体性。该类分子已发现有数十种之多，其中主要成员为纤连蛋白和层粘连蛋白。

1. 纤连蛋白（fibronectin，FN） 是一种由纤维状多肽组装成的聚合度不等的高分子量糖蛋白，含糖达4.5%～9.5%，分子量为22～25kDa。纤连蛋白在动物体内分布广泛，根据所在部位不同，可以分为血浆纤连蛋白、表面纤连蛋白、基质纤连蛋白和胎儿型纤连蛋白等。存在于血浆和体液中的血浆纤连蛋白，以可溶性形式存在，主要由肝细胞合成，其特征是由两条相同的多肽链在C端以二硫键相连，形成“V”形结构（图5-5）。细胞纤连蛋白为由二聚体交联后形成的多聚体。细胞表面纤连蛋白和基质纤连蛋白主要由成纤维细胞、内皮细胞、软骨细胞和巨噬细胞等分泌产生，为多聚体形式。

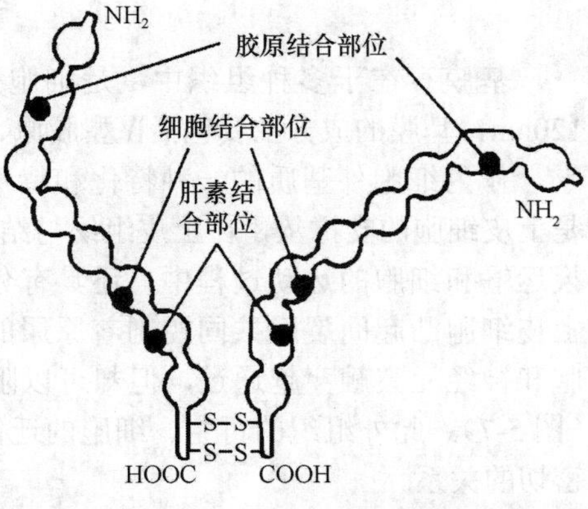

图5-5 纤连蛋白分子二聚体结构示意图

纤连蛋白的结构域中包含一些与细胞表面各种纤连蛋白受体识别与结合的短肽序列。例如，纤连蛋白上介导细胞黏附的代表性序列为RGD（Arg-Gly-Asp）三肽序列，是细胞识别的最小结构单位。多种细胞表面黏附分子如整合素等均可特异识别RGD序列，启动信号通路，产生纤连蛋白的生物学效应。

纤连蛋白是一种多功能的分子，最直接的生物学作用是介导细胞黏附，还可以诱导细胞铺展和变形运动，促进定向细胞迁移，调控细胞增殖、分化和凋亡，促进损伤修复和组织再生等，均是由细胞黏附过程所致一系列信号通路活化所产生的下游效应。纤连蛋白介导的细胞-基质间的黏附主要存在于结缔组织，细胞-细胞间的黏附也可通过细胞表面的纤连蛋白实现。

纤连蛋白介导细胞与细胞外基质间的黏着，通过黏着斑的作用，调节细胞的形状和细胞骨架的装配，促进细胞的铺展，加速细胞的增殖与分化；通过介导细胞的黏附与去黏附及细胞骨架的组装与去组装，促进细胞的迁移；血浆中的纤连蛋白能促进血液凝固和创伤面的修复，在组织创伤修复中起作用。

2. 层粘连蛋白 层粘连蛋白（laminin，LN）是基膜中的高分子量糖蛋白，含糖量为15%～28%。层粘连蛋白较纤连蛋白分子量更为巨大，为820～850kDa。层粘连蛋白由一条重链（α

链）和两条轻链（β 链和 γ 链）通过二硫键连接，形成异三聚体，外观上呈非对称的“十”字形（图 5-6）。

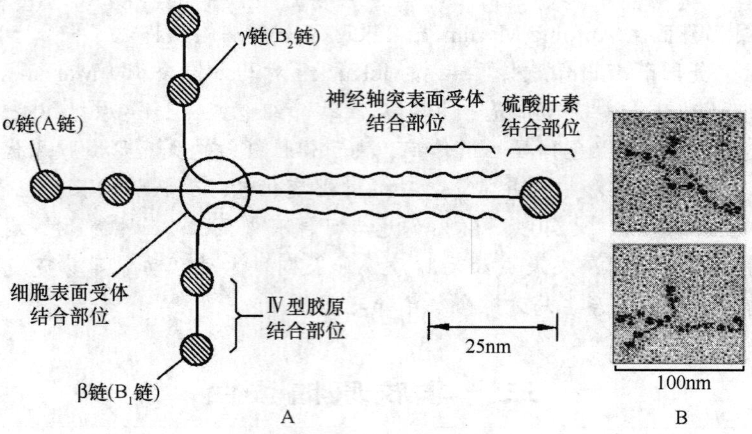

图 5-6　层粘连蛋白的分子结构

A. 结构示意图；B. 电镜图

层粘连蛋白的生物学作用方式与纤连蛋白非常相似，只是在发挥作用的组织和细胞类型上有功能分工。纤连蛋白主要存在于结缔组织并作用于间质细胞；层粘连蛋白则主要存在于基膜并作用于上皮细胞和肌肉细胞，神经细胞的迁移运动和分化也与层粘连蛋白有关。纤连蛋白参与黏着斑的形成，层粘连蛋白则与半桥粒有关。层粘连蛋白同样具有 RGD（Arg-Gly-Asp）序列，可特异性识别上皮细胞、内皮细胞等细胞表面的整合素，使细胞黏附于基膜上，并促进细胞生长。

四、基　膜

基膜存在于多种组织中，是细胞外基质特化形成的一种柔软、坚韧的网膜结构，厚 40～120nm，基膜的成分主要包括Ⅳ型胶原、层粘连蛋白、内联蛋白、渗滤素和核心蛋白多糖。

作为细胞外基质的一种特化和特殊的结构存在形式，基膜具有多方面的重要功能。它不仅是上皮细胞的支撑垫，在上皮组织与结缔组织之间起结构连接作用，同时，在机体组织的物质交换运输和细胞的运动过程中，还具有分子筛滤和细胞筛选的作用。例如，在肾小球中，基膜和上皮细胞凸起间裂隙共同控制着原尿的分子过滤；在上皮组织中，基膜允许淋巴细胞、巨噬细胞和神经元突触穿越通过，但却可以阻止其下方结缔组织中的成纤维细胞与上皮细胞靠近接触（图 5-7）。此外组织的再生、细胞的迁徙等许多生命活动现象，均与基膜的生物学功能有着非常密切的关系。

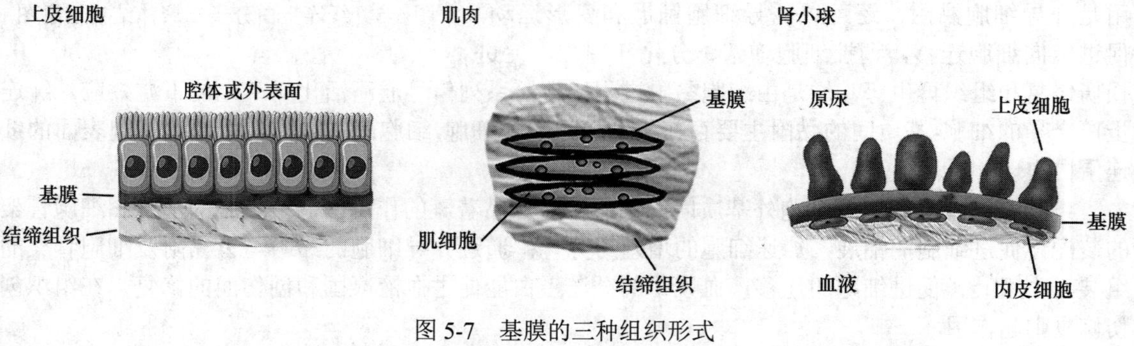

图 5-7　基膜的三种组织形式

第二节　细胞外基质与疾病

细胞外基质与细胞相互作用，在生命活动中发挥着重要的生物学功能，是细胞基本生命活动的必要成分。细胞外基质生物学作用主要包括：①维持组织器官结构与功能的完整性和内环境稳定，如维持肾小球基膜的选择性滤过和屏障功能的完整性；②诱导细胞极性的建立，调控组织器官的形态发生；③调控细胞的存活、增殖和分化；④引导细胞的迁移运动，传递细胞的收缩力和牵引力；⑤参与细胞凋亡的调控；⑥缓冲和防御重要脏器的损伤，促进损伤修复，并为组织和器官再生提供必不可少的微环境和支架。

在急、慢性感染性炎症时，细胞外基质的生化成分发生改变，临床上很多疾病与细胞外基质相关。细胞外基质作为细胞和组织内稳态的调节者，参与肿瘤、炎症、免疫、神经、老化、遗传、呼吸、泌尿和消化等各种疾病的发生和发展过程，尤其在肿瘤的浸润、转移中发挥重要作用。

一、细胞外基质与肿瘤

肿瘤是指在各种致癌因素的作用下，细胞失去对增殖、分化和死亡的正常调控，导致细胞过度增生形成的，肿瘤微环境中的细胞和基质成分的异常也是肿瘤发生的重要因素。肿瘤的侵袭和转移与肿瘤细胞生存的微环境密切相关，肿瘤细胞首先从原发部位脱落，侵入到细胞外基质，与基膜和细胞间质中一些分子黏附，并激活细胞合成、分泌各种降解酶类，协助肿瘤细胞穿过细胞外基质进入血管，随血流运行并穿过血管壁外渗到相邻部位，继续增殖并形成转移灶。细胞外基质是重要的组织屏障，肿瘤细胞通过其表面受体与细胞外基质中的各种成分黏附后激活或分泌蛋白降解酶类来降解基质，从而形成局部溶解区，构成了肿瘤细胞转移通道。一般恶性程度高的肿瘤细胞具有较强的蛋白水解作用，可侵蚀破坏包膜，促进转移。目前较为关注的酶主要是丝氨酸蛋白酶类，其中基质金属蛋白酶对细胞外基质的降解是肿瘤细胞侵袭和转移的关键环节之一，多种恶性肿瘤都伴有基质金属蛋白酶分泌水平和活性的增高。

二、细胞外基质与心血管疾病

细胞外基质虽然种类较多，其来源、成分、功能各不相同，但又紧密联系、排列有序、协同作用，形成各种复杂的相对固定的形式和分层网状结构。在血管，ECM 会形成内膜表面的黏膜保护层、内膜下层、基膜层、内弹力层、外弹力层、血管中层和外层系膜结缔组织等。在生理情况下，心肌 ECM 为心肌细胞提供支撑作用，还影响细胞的复制、生长、死亡等生命活动，与心肌细胞共同维护心脏结构与功能的完整性。在心肌损伤和修复过程时，如果心肌 ECM 成分代谢失衡，就会导致心肌纤维化与心室重构，并逐渐演变为心力衰竭。在心血管病发病初期，多表现为 ECM 网络调节的异常，如生长因子、活性物质、基质金属蛋白酶的表达变化；随即产生 ECM 组分比例的改变，造成 ECM 构型、构象的变化，影响 ECM 的支撑、屏障和信息传递功能，相应细胞和组织结构异常，最终产生病理损伤，引起各种心血管疾病。

三、细胞外基质与纤维化

纤维化（fibrosis）可发生于多种器官，主要病理改变为器官组织内纤维结缔组织增多，实质细胞减少，是间质纤维结缔组织对受损实质细胞的修复失衡或反应过度的结果。

当组织受到损伤时，局部的成纤维细胞被激活，炎症反应增加，启动伤口愈合过程，胶原蛋白、纤连蛋白等细胞外基质组分随之累积。这些细胞外基质的异常沉积和变异会导致细胞信号通路的异常激活，促进纤维化的发生和进展。当组织受到严重的或者长期、反复损伤时，细胞外基质的组分会过度累积，进而导致组织结构的损伤、器官功能的失调，更严重时还会导致器官的衰竭。此外，细胞通过表面受体和 ECM 分子之间的相互作用，调控细胞的功能和行为。这种相互作用可以影响细胞黏附、迁移、增殖和分化等生物学过程，从而影响组织纤维化的发展。

四、细胞外基质与神经系统疾病

细胞外基质成分在中枢神经系统神经元之间以网状结构存在。生理情况下，ECM 可以维持神经突触的稳定性，协助信号的传递甚至帮助产生突触可塑性的适应性改变。随着年龄的增长，部分 ECM 成分会大幅增加，使得神经突触变得僵硬，从而降低大脑接受新事物的能力，学习、记忆能力减退，即出现认知功能减退的症状。

在神经系统，还存在一类特殊的神经周围网络（perineuronal net，PNN），是 ECM 在中枢神经系统的特殊成分，主要包绕于大脑皮质的小清蛋白（parvalbumin，PV）阳性的γ-氨基丁酸能中间神经元（GABAergic interneuron）周围。神经周围网络在神经突触可塑性发育及损伤后修复中发挥作用，如神经系统损伤后胶质瘢痕的形成及修复等方面。

近 20 年来，细胞外基质相关研究飞速发展，由于 ECM 的种类和成分众多，在不同器官或组织功能不尽相同，甚至同一细胞周围环境，在不同因素刺激下，ECM 的结构和构型也有差异，相关研究体现出 ECM 重要的生理和病理意义。ECM 与发育、干细胞分化、跨膜信号转导、生物力学特点等方面的研究也是当前细胞生物学研究的热点。

本章小结

细胞外基质的主要成分为氨基聚糖与蛋白聚糖、胶原和弹性蛋白、非胶原糖蛋白。氨基聚糖是由重复二糖单位构成的直链多糖，其中透明质酸结构简单、分子量大，不发生硫酸化。蛋白聚糖是由氨基聚糖与核心蛋白质共价结合形成的高分子复合物。胶原是细胞外基质中的骨架结构，是体内含量最高的蛋白质，有特征性的三股螺旋结构和 Gly-X-Y 三肽重复序列。胶原分多型，其中Ⅰ、Ⅱ、Ⅲ型分布于结缔组织基质，Ⅳ型分布于基膜。胶原的生物合成有其特殊性，包括α链的脯/赖氨酸羟化和糖基化，以及细胞外的后续加工和交联。弹性蛋白是无规则卷曲的纤维蛋白，可为组织提供回弹力。纤连蛋白和层粘连蛋白为常见非胶原糖蛋白，二者均有 RGD 序列，可被整合素等黏附分子识别。

细胞外基质对于细胞生命活动的影响主要包括：维持组织器官结构与功能的完整性和内环境稳定；诱导细胞极性的建立；调控细胞的存活、增殖、分化和凋亡；引导细胞的迁移运动；缓冲和防御重要脏器的损伤，促进损伤修复等。细胞外基质异常与人类的很多疾病发生有关，如肿瘤、器官的纤维化、心血管疾病及神经系统疾病等。目前细胞外基质与发育、干细胞分化、跨膜信号转导、生物力学特点等方面的研究已成为细胞生物学研究的热点。

复习思考题

1. 细胞外基质的主要生物学作用是什么？
2. 叙述胶原的合成和装配过程。
3. 层粘连蛋白的主要功能是什么?
4. 透明质酸在细胞外基质中的存在方式和作用是什么？
5. 细胞外基质与组织的弹性有何关系?

（殷丽天）

第 6 章　物质的跨膜运输

细胞膜是细胞与外界环境之间的界膜，进出细胞的物质必然要经过细胞膜，物质从膜的一侧向另一侧的运输称为跨膜运输（transmembrane transport）。物质跨膜运输是细胞维持正常生命活动的基础之一，也是细胞膜的重要功能之一。细胞膜的物质运输活动有两种形式，一种是小分子物质和离子的跨膜运输，另一种是大分子和颗粒物质的跨膜运输。

第一节　小分子物质和离子的跨膜运输

所谓小分子是指相对分子量较小的物质，如水、CO_2、O_2、离子和葡萄糖等。根据物质的性质不同，主要以被动运输（passive transport）和主动运输（active transport）这两种方式穿过细胞膜。

被动运输是指物质顺浓度梯度，由浓度高的一侧经过细胞膜向浓度低的一侧运输，这一过程不需要消耗细胞的代谢能，细胞膜仅起屏障作用，这类运输方式统称为被动运输。脂溶性强、分子量较低不带电荷的非极性小分子易通过细胞膜，对于大多数不易穿过细胞膜的极性和水溶性物质，细胞中有一类特殊膜蛋白负责介导这类物质通过细胞膜，这类膜蛋白称为膜转运蛋白（membrane transport protein）。膜转运蛋白都是多次穿膜蛋白，通常每种膜转运蛋白只转运某一特定类别的溶质。根据介导物质运输的形式不同，膜转运蛋白可分为载体蛋白（carrier protein）和通道蛋白（channel protein）。

同时，细胞也需要逆浓度梯度或逆电化学梯度转运一些物质，这不仅需要运输蛋白的参与，还需要消耗能量（多数是 ATP）。这种由载体蛋白参与、消耗代谢能驱动物质逆浓度或逆电化学梯度的跨膜转运称为主动运输。载体蛋白既可介导被动运输，也可介导主动运输；而通道蛋白只能介导顺浓度或电化学梯度的被动运输（图 6-1）。

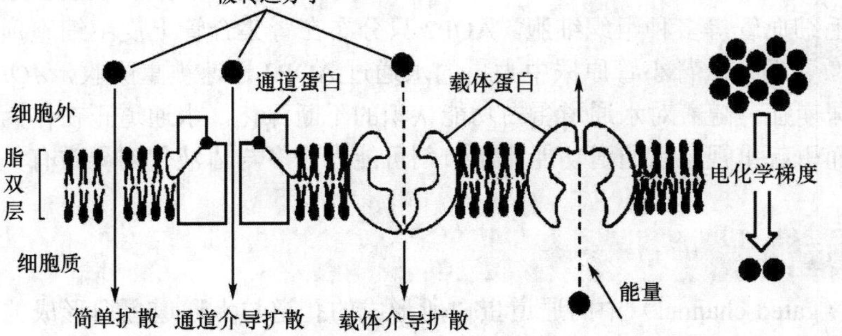

图 6-1　被动运输与主动运输

一、简单扩散

简单扩散（simple diffusion）是一种单纯的物质跨膜运输方式，它既不需要消耗细胞的代谢能（ATP），也不需要膜上的特定蛋白分子帮助，是物质顺着浓度梯度从膜的一侧转运到另一侧的运输方式。运输的速度与物质浓度差成正比。经简单扩散转运的物质都是脂溶性（非极性）物质或少数不带电荷的极性小分子物质，如 O_2、N_2、CO_2、类固醇激素、乙醇、尿素、甘油、水等。根据相似相溶原理，高脂溶性物质容易穿越脂双层，因此 O_2、N_2、CO_2 等高脂溶性小分子的跨膜扩散速度很快（如呼吸过程中肺毛细血管与肺泡之间的气体交换）；分子较大的非脂溶性物质，如葡萄糖、氨基酸等，很难直接通过膜脂双层；各种带电离子，尽管其直径很小，却不能经简单扩散通过膜脂双层。

二、通道扩散

构成细胞膜核心部分的脂双层对带电物质，包括 Na^+、K^+、Ca^{2+}、Cl^- 等极性很强的离子是高度不可通透的，它们难以直接穿膜转运，但各种离子的穿膜速率很高，可在数毫秒内完成，在多种细胞活动中起关键作用。这种高效率的转运是借助膜上的通道蛋白完成的。目前已发现人类离子通道蛋白有 400 余种，普遍存在于各种类型的细胞膜及细胞内膜上。因为这些通道蛋白大多与离子的转运有关，所以通道蛋白也被称为离子通道（ion channel）。

（一）水通道

水分子虽然可以以简单扩散方式通过细胞膜，但是扩散速度较缓慢，而有许多细胞如肾小管和肠上皮细胞、血细胞、植物根系细胞及细菌等对水的吸收极为快速。长期以来，人们就猜想细胞膜上可能存在水的专一通道。直到 1988 年，美国学者阿格雷（Agre）在分离纯化红细胞膜 Rh 血型抗原核心多肽时偶然发现质膜上有构成水通道的膜蛋白，这种蛋白质被命名为水通道蛋白（aquaporin，AQP），从而确认了细胞膜上有水转运通道蛋白的理论，Agre 因此获得了 2003 年诺贝尔化学奖。

AQP 是一种跨膜蛋白，目前发现哺乳动物水通道蛋白家族已有 11 个成员（AQP0～AQP10）。其中 AQP1 在细胞膜上是由 4 个对称排列的圆筒状亚基包绕而成的四聚体，每个亚基的中心存在一个只允许水分子通过的中央孔道，孔的直径约 0.28nm，稍大于水分子直径。一般认为，水通道是处于持续开放状态的通道蛋白，一个 AQP1 通道蛋白每秒可允许 3×10^9 个水分子通过。水分子通过水通道的移动方向完全由膜两侧的渗透压差决定，水分子从渗透压低的一侧向渗透压高的一侧移动，直至两侧渗透压达到平衡，因此，水通道是水分子在溶液渗透压梯度的作用下穿膜转运的主要途径。

水通道大量存在于上皮和内皮细胞膜上，其中 AQP1 是红细胞膜上的主要水通道，也分布于肾、脉络丛、毛细血管等多种组织细胞。AQP2 只分布在肾集合管上皮主细胞顶端质膜，其分布数量受抗利尿激素调控。肾小管原尿中大量的水通过 AQP2 迅速被重吸收，*AQP2* 基因突变可导致先天性肾性尿崩症。随着对水通道蛋白功能认识的不断深化，水通道正在作为治疗人类疾病的药物作用靶点而引起重视，水通道功能的调节剂可能为许多与体液代谢异常有关的疾病提供新的治疗途径。

（二）门控通道

门控通道（gated channel）中的通道蛋白所形成的孔道与水通道蛋白形成的通道不同，它具有闸门的作用。闸门不是持续开放，而是瞬时开放，即仅对特定的刺激发生反应时打开，其他时间是关闭的。例如，有的门控通道当接受细胞外化学信号（配体）刺激时，与细胞表面受体结合发生反应，引起通道蛋白构象发生改变，使闸门开放，这类门控通道称为配体门控通道（ligand-gated channel），如乙酰胆碱受体通道。

乙酰胆碱受体（acetylcholine receptor，AChR）是典型的配体门控阳离子通道，大量分布于神经-骨骼肌接头处。由运动神经纤维传到轴突末梢的动作电位触发接头前膜 Ca^{2+} 依赖性突触囊泡出胞，释放 ACh 至接头间隙，再由 ACh 激活终板膜中 ACh 受体阳离子通道而产生膜电位变化，将细胞外化学信号快速转化为电信号，实现了神经对肌肉收缩的支配。在无 ACh 结合的情况下，受体的孔区处于关闭状态，一旦 ACh 与受体结合，就会引起孔区的构象改变，通道打开。一般可通过的阳离子是 Na^+、K^+ 和 Ca^{2+}。神经肌接头处肌细胞外为高浓度的 Na^+，所以乙酰胆碱受体开

放导致 Na^+ 的大量内流，引起肌细胞膜的去极化，继而引发多种离子通道的依次激活开放，最终引起肌肉收缩。乙酰胆碱受体是重要的药物靶点，箭毒植物马钱子中提取的 D-筒箭毒碱能与乙酰胆碱竞争性结合 AChR，使 AChR 失活而阻断神经传导，导致呼吸肌麻痹而死亡。人工合成的箭毒类似物作为肌肉松弛剂应用于外科手术麻醉。肉毒杆菌毒素通过抑制突触前膜乙酰胆碱释放而阻断神经肌肉接头的传导，可用于美容除皱和治疗肌肉痉挛、惊厥、多汗症等。

某些通道的开放和关闭由膜电位的变化控制，这类通道称为电压门控通道（voltage-gated channel），如 Na^+ 通道、K^+ 通道等（图 6-2）。此类通道蛋白的分子结构中存在着一些对膜电位改变敏感的基团或亚单位，可诱发通道蛋白构象的改变，从而将“门”打开，一些离子顺浓度梯度自由扩散通过细胞膜。闸门开放时间非常短，只有几毫秒时间，随即迅速自发关闭。电压门控通道主要存在于神经元、肌细胞等可兴奋细胞，包括 Cl^- 通道、K^+ 通道、Ca^{2+} 通道、Na^+ 通道等（图 6-2）。

还有另一种门控通道是通道蛋白感受应力而改变结构，开启通道使闸门打开，离子通过通道进入细胞，引起膜电位改变，称为应力激活通道（stress-activated channel），又称为机械门控通道（mechanically-gated channel）。这类通道受机械刺激调控，通常是质膜感受牵张刺激后引起其中的通道开放或关闭，如耳蜗基底膜毛细胞上的机械门控通道、动脉血管平滑肌细胞上的机械门控钙通道等。某些感受器细胞（如触觉、听觉、运动觉、位置觉、血压等）将各种形式的刺激能量转换为传入神经纤维上的动作电位，即换能作用也是经机械门控通道介导的。

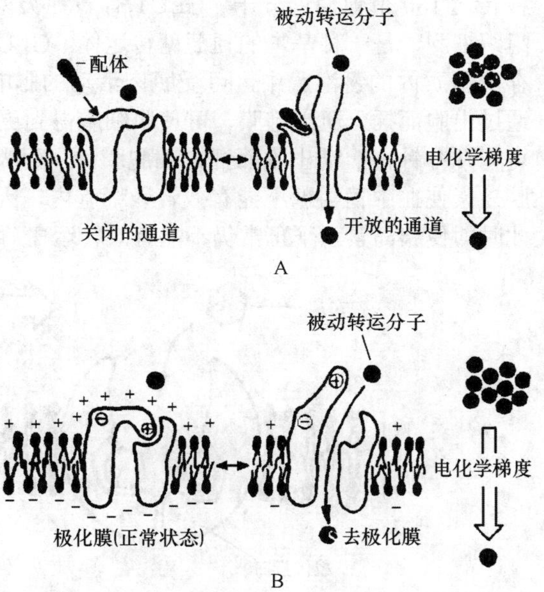

图 6-2　两种门控通道作用过程示意图

A. 配体门控通道；B. 电压门控通道

闸门开放的瞬时性有利于细胞内一些顺序性活动的进行。各种门控通道的开放和关闭是一个连续的过程，即物质通过第一个门控通道进入后，可以引起第二个门控通道的开放，第一个门控通道迅速关闭，又调整了第二个门控通道的活动，后者又可以引起其他门控通道的开放。例如，在神经肌肉连接系统的门控通道，一次神经冲动引起肌肉收缩会造成 4 个门控通道按一定的顺序开放与关闭，整个反应在不到 1s 的时间内完成（图 6-3）。

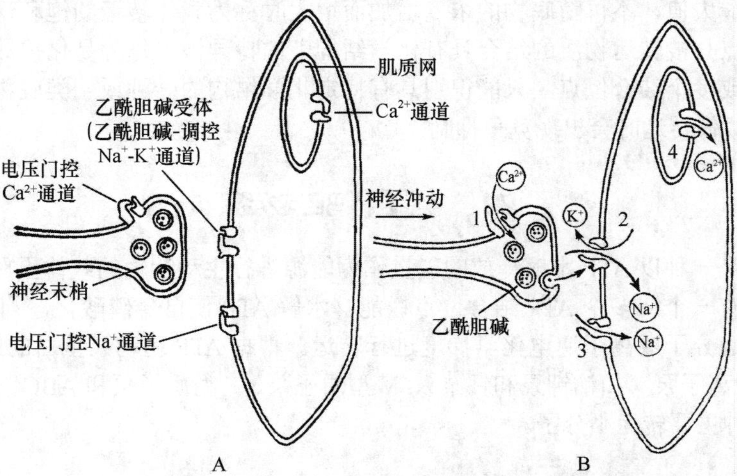

图 6-3　神经肌肉接头处的门控通道

A. 静息状态；B. 激活状态

三、易化扩散

一些非脂溶性的物质，如葡萄糖、氨基酸、核苷酸及细胞代谢物等，不能以简单扩散的方式通过细胞膜，但它们可在某些载体蛋白的介导下，不消耗细胞的代谢能量，顺物质浓度梯度或电化学梯度进行转运，这种方式称为易化扩散（facilitated diffusion）。

转运这类物质的载体蛋白是一些贯穿脂双层的整合蛋白，具有高度特异性，其上有结合位点，能特异性地与某一种物质进行暂时性的可逆结合。一个特定的载体只能运输一类化学物质或离子。载体与物质结合后通过载体蛋白分子本身的构象变化而实现物质的转运（图 6-4）。例如，葡萄糖转运体（glucose transporter，GLUT）可将胞外的葡萄糖顺浓度梯度转运到细胞内。人红细胞膜上约有 5 万个葡萄糖转运体，其数量相当于红细胞膜蛋白总量的 5%，最大转运速度约为每秒转运 180 个葡萄糖分子。GLUT 有多种类型分布于不同的组织细胞。其中 GLUT1 表达于多种组织细胞，是一种基本的葡萄糖转运体。GLUT4 分布于横纹肌和脂肪等组织，基础状态下主要储存于胞质内的囊泡膜中，可受肌肉活动的影响和胰岛素的调节。肌肉活动时，含 GLUT4 的囊泡通过出胞而插入肌细胞膜，可使肌细胞得到更多的葡萄糖；血中胰岛素水平增高时，GLUT4 囊泡可在几分钟内启动出胞而插入细胞膜，从而大大提高细胞转运葡萄糖的能力。糖尿病患者因缺乏胰岛素使血中葡萄糖不能有效转入细胞内，因而出现高血糖，或者伴有 GLUT4 数量或功能降低，此时即使胰岛素水平正常仍不能有效转运葡萄糖而出现胰岛素抵抗。

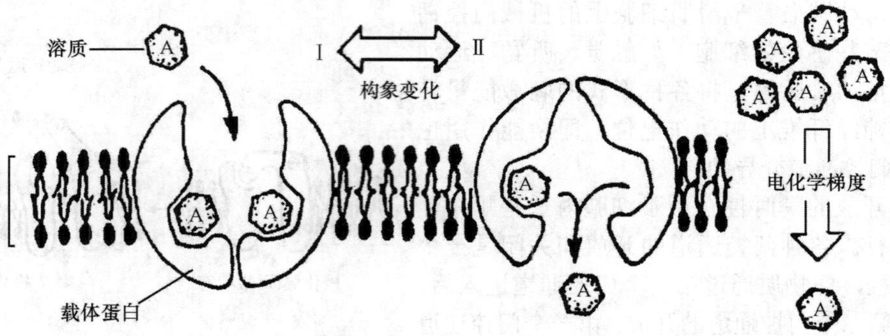

图 6-4 载体蛋白构象变化与易化扩散机制图解

经载体易化扩散的特点：①顺物质浓度梯度或电化学梯度进行转运，不消耗细胞的代谢能。②载体蛋白具有可饱和性。当被转运的底物浓度增大到一定程度，使所有结合位点被占满，底物的扩散速度达到最大值，不再随底物的浓度增加而增大时称为载体转运的饱和现象。③结构特异性。载体结合位点与被转运物质的结合具有化学结构上的特异性，每种易化扩散载体蛋白对其所转运分子有一个或多个结合位点，只能识别具有特定化学结构的一种或一类底物。④化学结构相似的物质经同一载体转运时会出现竞争抑制。

四、ATP 驱动泵

ATP 驱动泵是一种以 ATP 水解释放的能量作为能源进行主动运输的载体蛋白家族，它们在细胞膜的胞质侧具有一个或多个 ATP 结合位点，能够水解 ATP 使自身磷酸化，利用 ATP 水解所释放的能量将被转运分子或离子逆电化学梯度进行转运。根据 ATP 驱动泵蛋白的结构和功能特性，可分为 4 类：P 型离子泵（如钠钾泵和钙泵）、V 型质子泵、F 型质子泵和 ABC 转运体。前三种只转运离子，后一种主要转运小分子。

（一）钠钾泵

钠钾泵（sodium-potassium pump）是哺乳动物细胞膜上普遍存在的一种载体蛋白，这种载体蛋白实质上就是一种 ATP 酶，又称为 Na^+-K^+-ATP 酶，可水解 ATP，利用 ATP 水解所释放的能量将被转运离子逆电化学梯度进行转运。例如，Na^+ 在红细胞内的浓度是 5～15mmol/L，在红细胞外是 145mmol/L；而 K^+ 在红细胞内的浓度是 140mmol/L，在红细胞外是 5mmol/L，这种细胞内、外离子浓度的差异是由钠钾泵维持的，对细胞生命活动至关重要。

Na^+-K^+-ATP 酶活性的维持必须依赖 Na^+、K^+ 的存在。红细胞影泡（erythrocyte ghost）的定位研究证明：① Na^+、K^+ 的转运与 ATP 的水解相偶联；②当 Na^+ 与 ATP 酶在膜内侧，K^+ 在膜外侧时，离子的传送和 ATP 的水解才可发生；③一个 ATP 酶每秒可水解 100 个 ATP 分子，水解 1 个 ATP 分子可排出 3 个 Na^+，泵入 2 个 K^+。

钠钾泵是由一个跨膜催化亚单位（α 亚基）和一个糖蛋白（β 亚基）组成，前者在细胞膜内侧有 Na^+ 和 ATP 结合部位，膜外侧有 K^+ 和乌本苷（ouabain，一种 ATP 酶特异性阻断剂）的结合位点（图 6-5）。Na^+ 在膜内侧与酶结合，促使 ATP 分解释放能量的同时，使酶在膜内侧磷酸化，引起酶的变构，随即与 Na^+ 结合的部位转向膜外侧，将 Na^+ 排出细胞。同时即与 K^+ 结合转向膜内侧，K^+ 与酶结合后，促进酶的去磷酸化使酶恢复原来的构象，K^+ 泵入细胞内。

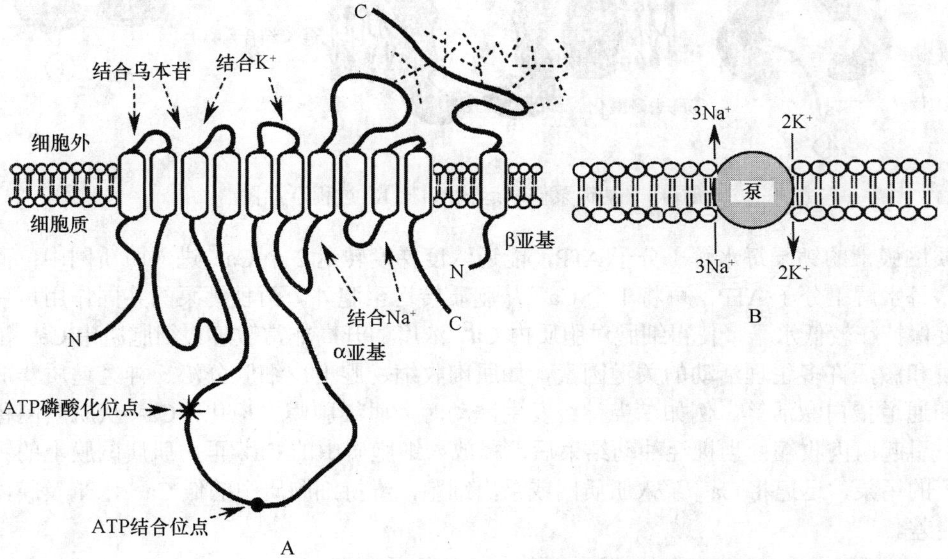

图 6-5　钠钾泵的分子结构及功能活动示意图

A. 钠钾泵分子二级结构；B. 钠钾泵的功能

Na^+-K^+-ATP 酶通过发生可逆的变构，反复磷酸化与去磷酸化来完成排 Na^+ 吸 K^+ 的作用（图6-6）。因此，钠钾泵的直接效应是维持细胞膜两侧 Na^+ 和 K^+ 的浓度差，使细胞外液中的 Na^+ 浓度达到胞质内的 10 倍左右，细胞内的 K^+ 浓度达到细胞外液的 30 倍左右。钠钾泵转运的一个周期约需 10s，即最大转运速率为每秒 500 个离子。钠钾泵的作用：①维持细胞膜内外 Na^+、K^+ 的浓度梯度；②维持膜电位；③控制细胞的容积，维持膜内外渗透压平衡；④为细胞主动转运葡萄糖和氨基酸创造条件。

（二）钙泵

真核细胞的胞质内 Ca^{2+} 浓度（≤10^{-7}mol/L）远远低于细胞外液的 Ca^{2+} 浓度（10^{-3}mol/L）。细胞内外 Ca^{2+} 浓度差是由位于细胞膜上或肌细胞的肌质网膜和其他细胞的内质网膜上的钙泵（Ca^{2+} pump）维持的。肌质网（sarcoplasmic reticulum）是肌细胞内 Ca^{2+} 存储器，目前了解较多的是肌质网膜上的钙泵，它是 10 次穿膜的 α 螺旋多肽链。钙泵实际上也是一种酶，称作 Ca^{2+}ATP 酶，通过该酶的变构，反复磷酸化与去磷酸化来转运 Ca^{2+}。

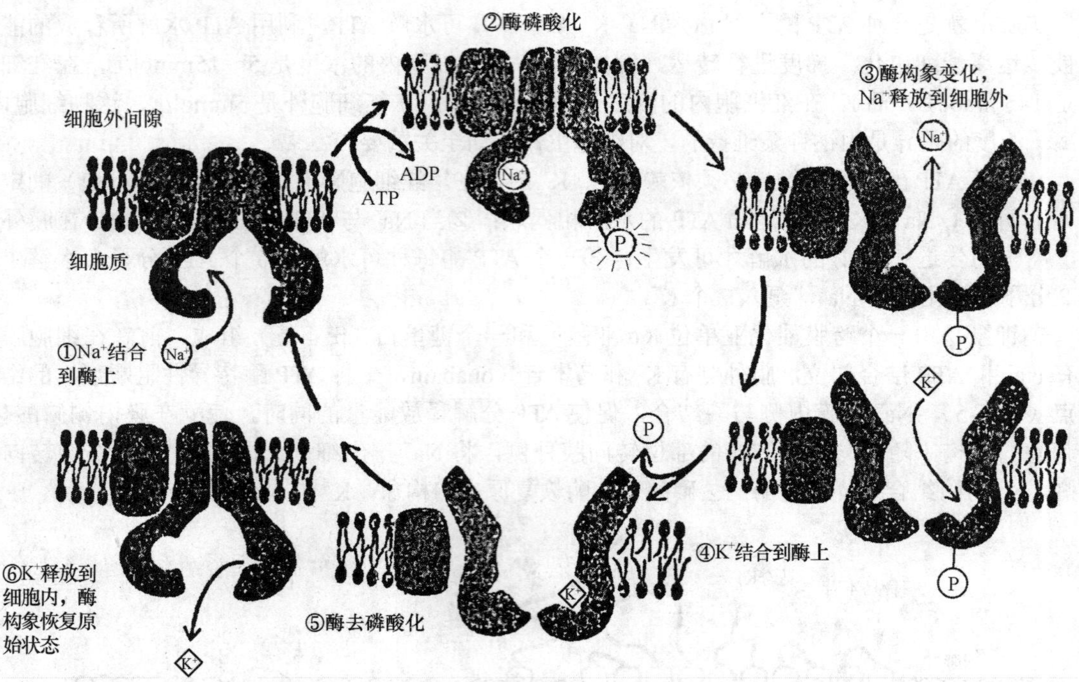

图 6-6 钠钾泵偶联运输 Na^+、K^+ 过程示意图

肌质网膜上的钙泵每水解 1 分子 ATP，能逆浓度梯度转运 2 个 Ca^{2+} 进入肌质网中；而质膜中的钙泵，每水解 1 分子 ATP，可将 1 个 Ca^{2+} 从胞质转运至胞外。两种钙泵的共同作用可使胞质中 Ca^{2+} 浓度保持在较低水平，使得细胞对胞质内 Ca^{2+} 浓度的升高非常敏感。细胞质中 Ca^{2+} 浓度升高成为促发和激活许多生理活动的关键因素，如肌肉收缩、腺上皮细胞分泌、神经递质释放及某些酶蛋白和通道蛋白激活等。例如，当神经发生冲动时，肌细胞膜去极化，Ca^{2+} 从肌质网释放入细胞质内，引起肌肉收缩；当神经冲动结束后，释放入细胞质中的 Ca^{2+} 再由肌质网膜上的钙泵及细胞质膜上的钙泵，迅速将 Ca^{2+} 泵入肌质网或泵出细胞，维持细胞质中的低 Ca^{2+} 水平及膜内外钙离子的浓度差。

（三）V 型质子泵

V 型质子泵（V-class proton pump）主要指存在于真核细胞的膜性酸性区室，如网格蛋白有被小泡、内体、溶酶体、高尔基复合体、分泌泡（包括突触小泡）及植物细胞液泡膜上的 H^+ 泵。V 型质子泵由一个穿膜组分（V_0）和亲水的胞质组分（V_1）构成。V_1 由 8 个亚基组成，而 V_0 由多个脂蛋白亚基组成。当 ATP 结合到 V_1 的亚基并发生水解时，产生的能量将胞质中的 H^+ 通过 V_1 和 V_0 的亚基形成的孔道逆电化学梯度转运到上述细胞器和囊泡中，使其内部成为酸性环境而保障其功能。与 P 型离子泵不同，V 型质子泵在运输过程中不形成磷酸化-去磷酸化中间体。后来发现这些 V 型质子泵也存在于一些分泌 H^+ 的细胞膜上，如破骨细胞、巨噬细胞、中性粒细胞和肾小管上皮细胞，分别与骨基质的酸化和吸收、吞噬细胞内部 pH 的稳定及肾小管中尿液的酸化有关。肿瘤细胞质膜上高表达 V 型质子泵多种蛋白亚基的变异体，可使肿瘤细胞更多的泌酸，造成细胞外微环境进一步酸化，这与肿瘤细胞增殖、浸润、耐药等多种恶性表型相关，因此人们正在探索抑制 V 型质子泵的策略用于肿瘤治疗的可能性。

（四）F 型质子泵

F 型质子泵（F-class proton pump）主要存在于细菌质膜、线粒体内膜和叶绿体膜中，它使 H^+ 顺浓度梯度运输，所释放的能量使 ADP 转化成 ATP，偶联质子转运和 ATP 合成，因此，F 型质

子泵也被称作 H^+-ATP 合成酶，在线粒体氧化磷酸化和叶绿体光合磷酸化中起重要作用。

（五）ABC 转运体

ABC 转运体（ABC transporter）是一类以 ATP 供能的运输蛋白，目前已发现 100 多种，广泛分布于从细菌到人类各种生物体中，形成 ABC 超家族（ABC superfamily）。该蛋白家族如此命名是因为每一成员都含有两个高度保守的 ATP 结合区（ATP binding cassette，ABC），即 ATP 结合结构域。目前哺乳动物细胞中已有超过 50 种不同的 ABC 运输蛋白被鉴定出来，它们专一运输一种或一类底物，整个超家族所运输的物质种类极其丰富，包含单糖、氨基酸、脂肪酸、磷脂、胆固醇、胆汁酸、外源性毒素和药物，甚至一些脂类和蛋白质。它们在肝、小肠和肾细胞等的质膜中表达丰富，能将毒素、生物异源物质（包括药物）和代谢物排至尿液、胆汁和肠腔中，降低有毒物质（包括药物）的积累从而达到自我保护。

第一个被鉴定的真核细胞 ABC 蛋白来自对肿瘤细胞抗药性的研究。这些细胞高水平表达一种多药抗性运输蛋白（multidrug resistance protein，MDR），这种蛋白能利用水解 ATP 的能量将多种通过质膜进入细胞的脂溶性药物泵到细胞外，减轻了药物对肿瘤细胞的毒性作用，使肿瘤细胞对多种化疗药物同时发生抵抗。研究表明，该蛋白在各种肿瘤细胞中过度表达，使多达 40% 的人类恶性肿瘤发生固有的或获得性的多药耐药，这成为肿瘤治疗的一大障碍。

五、协同运输

协同运输是由离子浓度梯度储存的能量来驱动的，不需要直接消耗细胞代谢能的穿膜运输方式。物质穿膜运输所需要的直接动力来自膜两侧离子的电化学梯度能量，而维持这种离子电化学梯度是通过钠钾泵（或氢泵）消耗 ATP 所实现的。根据这些物质的转运方向，协同运输又分为同向运输（symport）和反向运输（antiport）两种形式。

（一）同向运输

被转运的两种分子或离子都向同一方向的主动转运称为同向运输。在这种方式中，物质逆浓度梯度穿膜运输的方向与所依赖的 Na^+ 或 H^+ 顺浓度梯度运输的方向相同。例如，小肠上皮细胞摄取肠腔内的葡萄糖时需要肠腔内高浓度的 Na^+ 驱动，葡萄糖借助的细胞内外 Na^+ 浓度差，伴随 Na^+ 从细胞外进入细胞内。

小肠上皮细胞内葡萄糖浓度高，而肠腔内葡萄糖浓度低。即便如此，肠腔内的葡萄糖仍不断进入小肠上皮细胞内。葡萄糖从低浓度一侧到高浓度一侧逆浓度梯度转运，是一种主动运输的过程，但这种主动运输是借助于细胞膜内外 Na^+ 浓度差完成的。由于钠钾泵的作用，使小肠上皮细胞内 Na^+ 浓度低，而肠腔内 Na^+ 浓度高，Na^+ 通过肠上皮细胞顶端膜上的载体蛋白顺浓度梯度进入小肠上皮细胞，不消耗能量。该载体蛋白有两个特定的连接部位：一个连接 Na^+，另一个连接葡萄糖，当 Na^+ 顺浓度梯度进入细胞时，利用该驱动力，葡萄糖逆浓度梯度进入细胞，间接利用了钠钾泵分解 ATP 释放的能量，完成了继发性主动转运。细胞内外 Na^+ 浓度差越大，进入细胞内的葡萄糖就越多。

Na^+ 和葡萄糖大量进入小肠上皮细胞内，这时在细胞的基底面和侧面有与葡萄糖特异性结合的载体蛋白，将葡萄糖被动转运出细胞，进入血液，随血流到达全身。而进入细胞的 Na^+ 由膜上的钠钾泵主动泵出细胞，以维持细胞内外 Na^+ 的浓度梯度（图 6-7）。

（二）反向运输

反向运输是指同一种转运体将两种不同的分子或离子向相反方向运输的过程，由离子浓度梯度驱动。脊椎动物细胞中有多种反向转运体。① Na^+-Ca^{2+} 交换体：细胞质膜上的 Na^+-Ca^{2+} 交换体通常是在 Na^+ 顺电化学梯度进入细胞内的同时，将细胞内的 Ca^{2+} 逆浓度梯度转运到细胞外，与维

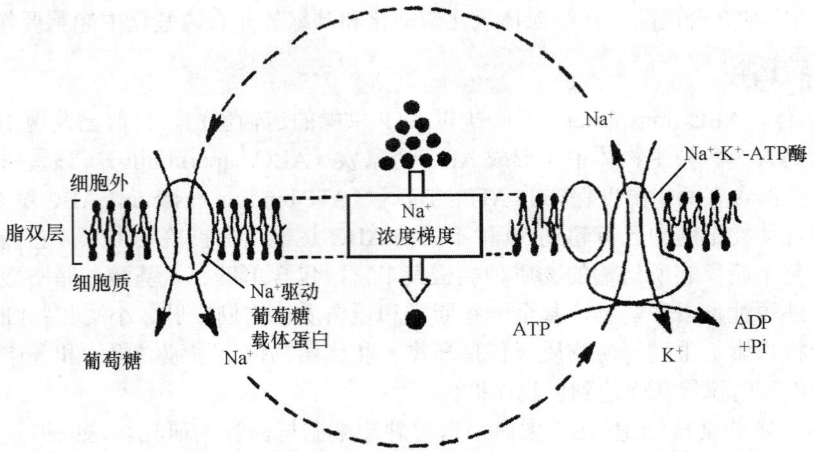

图 6-7 钠钾泵维持的 Na^+ 浓度驱动葡萄糖的主动运输过程示意图

持细胞内 Ca^{2+} 稳态有关。例如，心肌细胞在兴奋-收缩耦联过程中流入胞内的 Ca^{2+} 主要通过 Na^+-Ca^{2+} 交换体将 Ca^{2+} 排出细胞。在小肠黏膜上皮细胞和肾近曲小管细胞底侧膜 Na^+-Ca^{2+} 交换体转运 Ca^{2+} 进入组织液然后入血，是 Ca^{2+} 吸收的重要载体蛋白。② Na^+-H^+ 交换体：可同时结合 Na^+ 与 H^+ 并完成反向跨膜转运的膜蛋白。分布在肾近曲小管上皮细胞的顶端膜上的 Na^+-H^+ 交换体，可将胞外即肾小管管腔内的 Na^+ 顺电化学梯度重吸收进入细胞内，同时将胞内的 H^+ 逆浓度梯度分泌到管腔中，这对维持机体的酸碱平衡具有重要意义。③ Cl^--HCO_3^- 交换体：在细胞内 HCO_3^- 升高时，将 HCO_3^- 运出细胞同时将 Cl^- 运入细胞，从而介导 CO_2 的输出，此交换体在破骨细胞和胃泌酸活动中发挥作用，红细胞中的 CO_2 也是通过这种方式迅速进入血浆中。

细胞通过各种不同的方式完成小分子物质和离子的跨膜运输，使细胞与外界环境能够进行活跃的物质交换，完成其生理功能，其中载体蛋白起着重要的作用。载体蛋白可以是进行被动运输的膜转运蛋白，也可以是逆浓度梯度进行主动运输的"泵"，部分载体蛋白的特性及功能见表 6-1。

表 6-1 常见的细胞膜载体蛋白

载体蛋白	位置	能量来源	功能
葡萄糖载体蛋白	多数动物细胞膜	无	被动输入葡萄糖
Na^+ 驱动的葡萄糖泵	肾与肠上皮细胞顶部质膜	Na^+ 浓度	主动输入葡萄糖
Na^+-H^+ 交换体	动物细胞膜	Na^+ 浓度	主动输入 H^+、调节 pH
Na^+-K^+ 泵	多数动物细胞膜	水解 ATP	主动输出 Na^+、输入 K^+
Ca^{2+} 泵	真核细胞膜	水解 ATP	主动输出 Ca^{2+}
H^+ 泵	动物细胞溶酶体膜	水解 ATP	主动将 H^+ 输入溶酶体中

第二节 大分子和颗粒物质的跨膜运输

膜转运蛋白可以介导许多极性小分子进出细胞，但它们不能转运大分子物质或固态团块，如蛋白质、核酸和多聚糖等。事实上大多数细胞可以摄入和排出某些特定的大分子和颗粒物质，不过其机制不同，膜发生了更为复杂的结构和功能改变。细胞内外大分子颗粒物质在转运过程中是由膜包被，形成囊泡进行运输，称为膜泡运输。这个过程伴随着膜的运动，主要是膜本身结构的融合、重组和移位，与主动运输一样，需要消耗细胞的代谢能。膜泡运输通过细胞的胞吞作用和胞吐作用来完成。

一、胞吞作用

胞吞作用（endocytosis）是指质膜内陷，包被颗粒或液体物质形成吞噬小泡，脱离细胞膜进入细胞内被摄取的过程。由于摄入物质的不同，形成小泡的大小、状态及特异性程度也有所不同，以此将胞吞作用分为 3 种类型：吞噬作用、吞饮作用和受体介导的胞吞作用（图 6-8）。

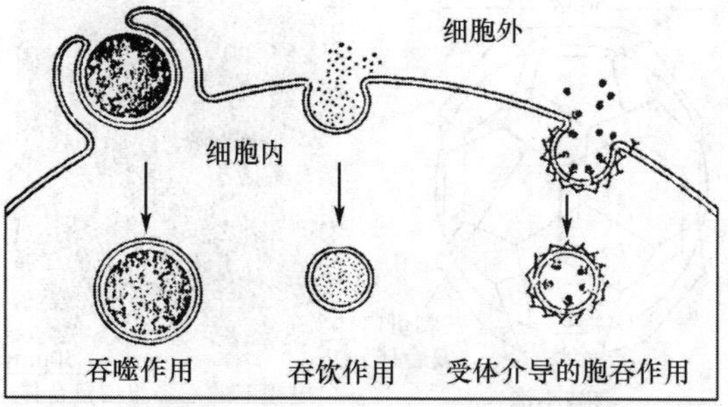

图 6-8　胞吞作用的三种形式

（一）吞噬作用

吞噬作用（phagocytosis）是细胞摄取胞外颗粒物质的过程，如细胞吞噬细菌、尘粒、衰老的细胞及细胞碎片等。

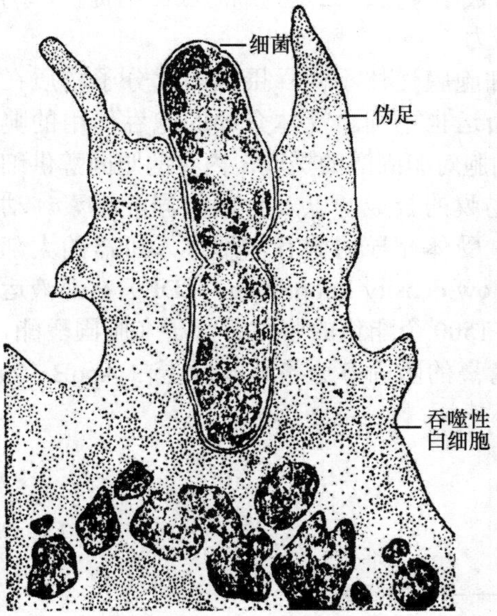

图 6-9　多形核白细胞正在吞噬一个分裂中的细菌

吞噬作用广泛存在于生物体内。原生动物如草履虫（*Paramecium*）是以吞噬作用作为摄取食物的一种方式。哺乳动物大多数细胞没有吞噬作用，只有少数特化细胞具有这一功能，它们不再是摄食的一种方式，而主要起着防御的功能，如网状内皮系统的巨噬细胞、单核细胞和中性粒细胞等。它们广泛分布于组织和血液中，具有吞噬入侵的微生物并清除衰老和死亡的细胞及细胞碎片等功能，如巨噬细胞对衰老红细胞的吞噬和清除等，在机体的防御及维持内环境稳定中发挥重要作用（图 6-9）。

在进行吞噬作用时，被吞噬的物质与细胞膜表面接触，即该物质与膜上某些蛋白质有特殊的亲和力，附着在膜上，两边的膜向外突起，接触处的膜向内凹陷、收缩并与细胞膜脱离，形成一个包含摄入物的囊泡，称为吞噬泡（phagocytic vacuole）或吞噬体（phagosome），其直径通常＞250nm。吞噬体与细胞内溶酶体融合，形成吞噬溶酶体，在溶酶体内摄入的物质被分解、消化。

（二）吞饮作用

吞饮作用（pinocytosis）又称为胞饮作用，是细胞摄取液体和溶质（solute）的过程。由细胞膜包裹的液体内陷而形成的小泡，称为吞饮小泡（pinocytic vesicle）或吞饮体（pinosome），其直径＜150nm。小泡与内体或溶酶体相互融合，其内容物被溶酶体降解，产生的小分子物质被细胞利用，而小泡的膜不降解，通过各种途径回到细胞膜上。大多数细胞通过吞饮作用源源不断地把液体和溶质摄入细胞内，供细胞生命活动之用。巨噬细胞、白细胞、肾小管上皮细胞、小肠上皮细胞均活跃进行胞饮作用。

（三）受体介导的胞吞作用

进入细胞的大分子与细胞表面的受体结合，通过有被小窝进入细胞，此过程称为受体介导的胞吞作用（receptor-mediated endocytosis）。细胞膜上有多种配体如激素、生长因子、酶等的受体，受体集中在细胞质膜的特定区域，该部位的细胞膜向内凹陷，称为有被小窝（coated pit），有被小窝从细胞膜上脱落下来进入细胞质形成有被小泡（coated vesicle）。

有被小泡直径为 50～250nm，其细胞质面覆盖了毛刺状的蛋白质衣被，含网格蛋白和衔接蛋白，故称为有被小泡，有被小泡由细胞膜或高尔基复合体形成。有被小泡的寿命很短，几秒内将

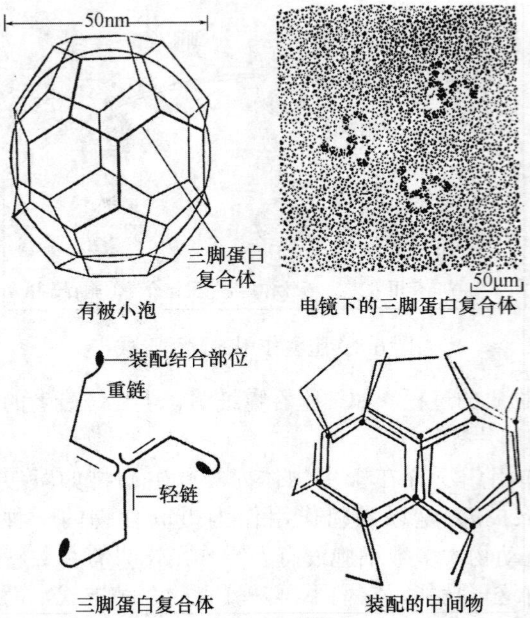

图 6-10　有被小泡的结构和装配

失去衣被，形成光滑的无被小泡并与胞内体融合。从冷冻蚀刻技术观察有被小窝与有被小泡的衣被呈多角形网状结构。将衣被分离提纯，发现小泡膜含有数种蛋白质，其中最具特征性的是网格蛋白（clathrin），它是一种高度稳定的纤维状蛋白。网格蛋白是由三条较大的肽链（重链）和三条小的肽链（轻链）形成的三脚蛋白复合体（triskelion）（图 6-10）。由三脚蛋白在小窝或小泡的胞质面排列成五角形或六角形的篮网状结构，对所附着的细胞膜形成向内的牵拉，从而形成了有被小窝和有被小泡。网格蛋白的功能一是参与捕获特定的膜受体使其聚集于有被小窝内；二是为细胞膜凹陷提供牵动质膜的机械力。

由于细胞膜受体不同，摄入的大分子物质在细胞内的命运也不同。受体介导的胞吞作用的典型例子是细胞对胆固醇的摄取，内吞的胆固醇供细胞用于生物膜的合成，以及合成类固醇激素。动物细胞通过受体介导的胞吞作用摄入所需的大部分胆固醇。胆固醇在肝脏中合成并包装成低密度脂蛋白（low density lipoprotein，LDL）在血液运输，LDL 为球形颗粒，直径 22～25nm，颗粒核心含有约 1500 个酯化的胆固醇分子（胆固醇酯，cholesterol ester），外层包绕着 800 个磷脂分子和 500 个游离的胆固醇分子，载脂蛋白 ApoB 100 嵌在脂质层中，是细胞膜上 LDL 受体的配体（图 6-11）。

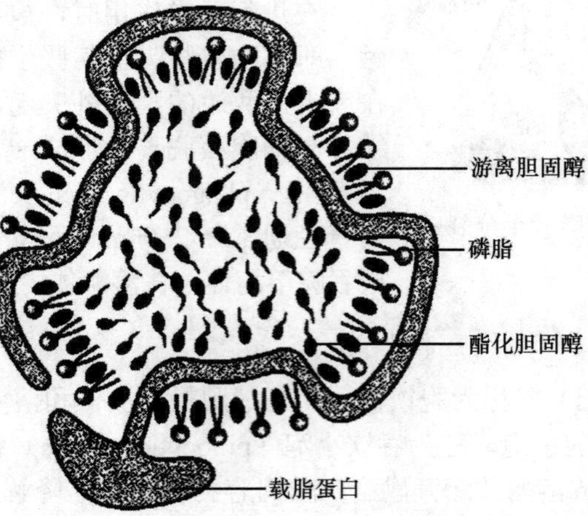

图 6-11　低密度脂蛋白颗粒的分子结构

当细胞需要胆固醇时，细胞先合成 LDL 受体，并将受体镶嵌于细胞膜的特化区——有被小窝区，LDL 与其受体在有被小窝区结合，结合后有被小窝向细胞内凹陷，与细胞膜脱离，进入细胞形成有被小泡，有被小泡很快失去衣被，成为无被小泡，与胞内体小囊泡融合，形成较大的内吞体，内吞体膜上有 H^+-ATP 酶系统，将胞质中的 H^+ 泵入内吞体内，内吞体在细胞内移动的过程中逐渐酸化（acidification），使受体与 LDL 解离，各自形成小泡。装有受体的小泡又返回到细胞膜的有被小窝区，被再次利用；而装有 LDL 的小泡则与溶酶体融合，形成吞噬溶酶体（phagolysosome），LDL 在其内被分解成游离的胆固醇、氨基酸及其他一些物质（图 6-12）。如果细胞内游离胆固醇积累过剩时，通过反馈调节，停止胆固醇及 LDL 受体的合成，细胞对胆固醇的合成和摄取均减少或停止，以调节脂质代谢。

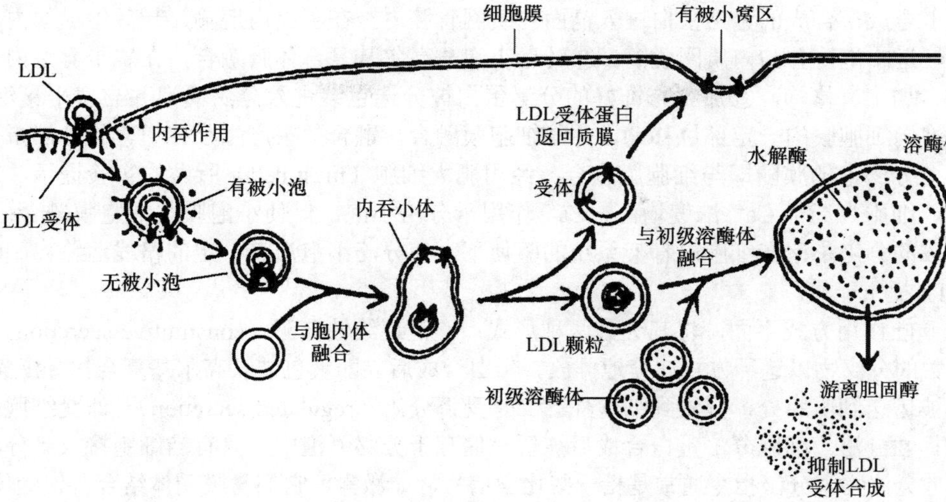

图 6-12　受体介导的 LDL 胞吞作用

LDL 受体蛋白基因缺陷的患者，他们的细胞对 LDL 摄取障碍，出现持续性高胆固醇血症，未成年便发生动脉粥样硬化并死于早发性心脏病。LDL 受体缺陷至少有两种表现：受体对 LDL 连接部位的缺失；受体有被小窝结合部位的缺失。后者虽然受体蛋白的数量是正常的，然而在有被小窝区 LDL 受体并不能被固定。在这种突变细胞中，LDL 可吸附到细胞表面，但不能将 LDL 转运到细胞内，可见有被小窝在受体介导胆固醇的胞吞过程中起重要作用。

有被小泡中组成衣被的另一类重要的蛋白质是衔接蛋白（adaptin，AP），介于网格蛋白与配体受体复合物之间起连接作用，能够识别受体介导胞吞的膜受体，将网格蛋白介导到有被小窝上。所以衔接蛋白可选择性地介导不同类型的受体，使细胞能捕获不同的物质。

有被小泡也存在于其他胞吞过程或物质转运中，如内质网和高尔基复合体，高尔基复合体各膜囊之间的转运小泡都有有被小泡的结构，只是衣被的成分和结构有所不同。

二、胞吐作用

胞吐作用（exocytosis）又称外吐作用，是指细胞内的大分子物质，如分泌物和细胞内代谢产物的排出，是一种与胞吞作用相反的过程。首先在细胞内形成由膜包被的小泡，逐渐移动到细胞膜的内表面与细胞膜接触，在接触点两者的膜蛋白发生构象变化，膜互相融合，产生通道，使物质排出（图 6-13）。

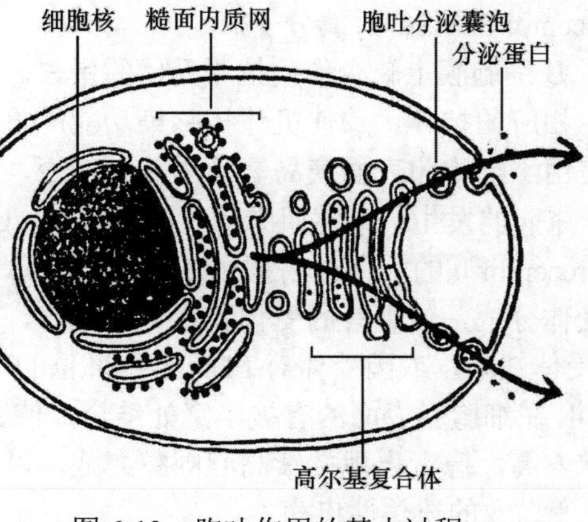

图 6-13　胞吐作用的基本过程

下面以外输性蛋白为例说明胞吐作用的简单过程。①细胞内的分泌蛋白在糙面内质网上的多聚核糖体上合成，合成的分泌蛋白进入糙面内质网管腔内，在管腔内运输，最后由糙面内质网膜包裹形成转运小泡，并与内质网脱离。②转运小泡与高尔基复合体膜融合，在扁平囊泡内分泌蛋白被分类、加工、修饰。③加工修饰好的分泌蛋白被分选包装进入分泌囊泡并与扁平囊泡脱离。④分泌囊泡向细胞膜的一定部位移动，并与细胞膜融合，融合的膜产生小孔道，将分泌蛋白释放到细胞外，分泌泡的膜随即与细胞膜融合。经用肥大细胞（mast cell）所做的实验提示，触发胞吐现象时，细胞内局部 Ca^{2+} 浓度增高，Ca^{2+} 作用于分泌小泡，促使小泡膜与细胞膜融合；另外，细胞内形成的分泌小泡在细胞内骨架系统的驱使下，使分泌小泡沿着一定的路线运输，胞吐过程也需要 ATP 提供能量。

根据胞吐作用方式不同，将其分为两种形式：一是连续性分泌（constitutive secretion），细胞内绝大多数的分泌物以这种方式连续地排放。蛋白合成后立即被包装入高尔基复合体分泌囊泡中，然后很快被运送到质膜处，分泌到细胞外。二是受调分泌（regulated secretion），即受细胞外信号调控的选择性分泌。细胞分泌蛋白合成后被暂时储存于分泌囊泡中，只有当细胞接收到分泌指令时，才释放分泌物。分泌指令通常是指一些化学信号，如激素，它们与膜受体结合，使受体活化，引起细胞质内 Ca^{2+} 浓度暂时性升高，升高的 Ca^{2+} 浓度启动了胞吐作用。调节性分泌途径只存在于分泌激素、神经递质、消化酶等的细胞中，能特异性地按需要快速分泌其产物。

第三节　细胞膜转运系统异常与疾病

膜中存在许多与物质转运有关的转运蛋白（如载体蛋白、通道蛋白、离子泵）或受体，这些蛋白结构或功能异常都会引起物质转运障碍，产生相应的疾病。

一、膜转运蛋白异常与疾病

胱氨酸尿症患者的尿液中含有大量胱氨酸。当尿 pH 下降时，胱氨酸沉淀形成结石。这是一种遗传性疾病，其病因是细胞膜上相应的载体蛋白缺陷，造成膜转运功能降低。葡萄糖的重吸收是依靠 Na^+ 和葡萄糖的协同运输完成的。正常情况下葡萄糖经肾小球滤过后，绝大部分在近端肾小管经 Na^+ 驱动葡萄糖进行重吸收。患者由于肾小管上皮细胞膜载体蛋白缺陷，使葡萄糖的重吸收发生障碍，导致血糖正常情况下尿中出现葡萄糖，即肾性糖尿（renal glycosuria）。

二、膜受体异常与疾病

细胞表面膜受体数量增减或结构缺陷，造成受体与配体结合的特异性、结合能力的异常引起的疾病称为受体蛋白病（receptor disease），属分子病。

无丙种球蛋白血症患者 B 细胞膜上缺少作为抗原受体的蛋白，因此 B 细胞不能接受抗原刺激分化成浆细胞，也不能产生相应的抗体，致使机体抗感染功能严重受损，患者常反复出现肺部感染。某些 1 型糖尿病患者是由于细胞膜表面胰岛素受体数目减少，使胰岛素不能与细胞膜受体结合产生生物学效应，导致糖尿病的发生。重症肌无力（myasthenia gravis）的病因是体内产生了乙酰胆碱受体（acetylcholine receptor）的抗体，占据了乙酰胆碱受体，封闭了乙酰胆碱的作用。该抗体还可以促使乙酰胆碱受体分解，使患者的受体数量大大减少，导致重症肌无力。家族性高胆固醇血症患者是由于 LDL 受体缺陷，或因受体对 LDL 连接部位的缺失或因受体有被小窝的缺失，三者都影响 LDL 受体与 LDL 在细胞膜表面的有被小窝处结合，使细胞对 LDL 摄取障碍，结果导致血液中胆固醇含量比正常人高，患者出现持续高胆固醇血症。以上膜受体在结构上和数量上发生缺陷，多数是由于基因突变导致的遗传性疾病。

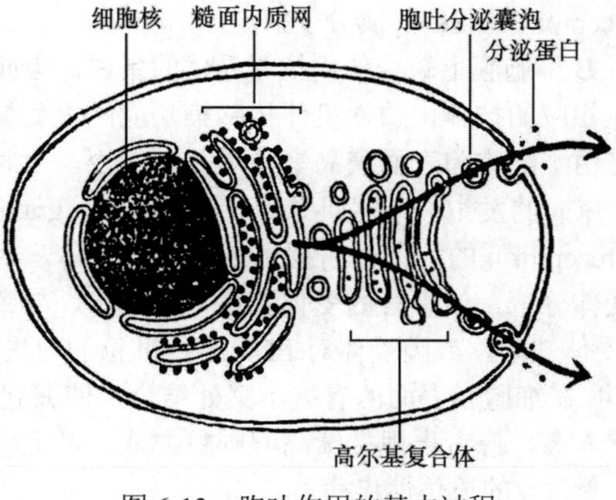

本章小结

细胞膜是细胞与外界环境之间的界膜，物质穿膜运输是细胞膜的基本功能。目前已知细胞膜对小分子和离子的转运有两种运输方式：一是被动运输，指物质从高浓度的一侧经过细胞膜向低浓度的一侧运输，不需要消耗细胞的 ATP。这种运输方式有简单扩散、易化扩散、通道扩散等。二是主动运输，指物质从低浓度一侧经过细胞膜向高浓度一侧运输，需要消耗 ATP，包括 ATP 驱动泵及协同运输。膜运输蛋白分为载体蛋白和通道蛋白，前者可介导被动运输和主动运输，后者只介导被动运输。每种载体蛋白能与特定的溶质分子结合，通过构象改变介导溶质分子穿膜运输。通道蛋白介导的通道类型有配体门控通道、电压门控通道和应力激活通道。离子浓度梯度驱动的主动运输是由钠钾泵或氢泵与载体蛋白协同作用，依靠间接消耗 ATP 完成物质的穿膜转运，根据协同转运物质转运的方向，可分为同向运输和反向运输。

细胞通过胞吞作用和胞吐作用进行大分子和颗粒物质的囊泡运输。胞吞作用分为三种类型：吞噬作用、吞饮作用和受体介导的胞吞作用。胞吐作用是指细胞内的大分子物质，包括细胞的分泌物和代谢产物以囊泡形式通过细胞膜向外排出的过程。

细胞膜转运系统异常将导致细胞乃至机体功能的紊乱，并引起疾病。如载体蛋白异常、离子通道缺陷、膜受体异常等会引发多种疾病。

复习思考题

1. 简述钠钾泵工作原理。
2. 以细胞摄取 LDL 为例说明受体介导的胞吞作用。

（张　君）

第 7 章　细胞的内膜系统

内膜系统（endomembrane system）是指位于细胞质中，在结构、功能及发生上相互密切关联的膜性结构细胞器的总称，主要包括内质网、高尔基复合体、溶酶体、过氧化物酶体、各种参与转运的囊泡及核膜等功能结构（图 7-1）。关于过氧化物酶体是否属于内膜系统，学者们提出了不同的看法。但为了讲述的系统性和连贯性，本书按照多数学者的划分习惯，依然将过氧化物酶体列入内膜系统。线粒体也是细胞内的膜性结构，但其在结构、功能、发生上具有一定的独立性，所以不属于内膜系统。

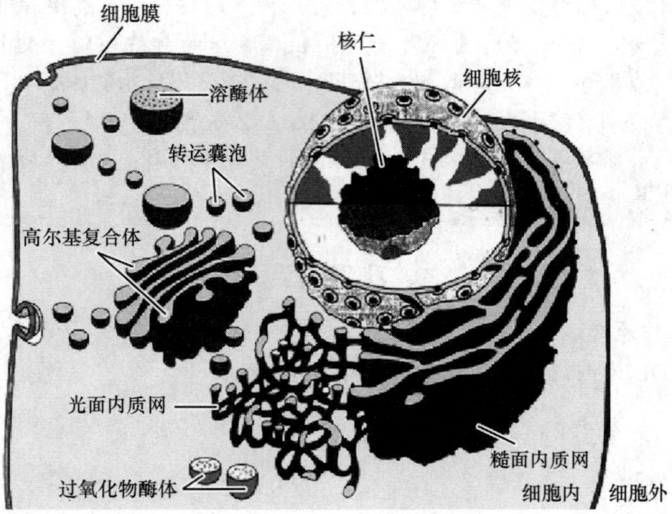

图 7-1　内膜系统示意图

内膜系统的出现，是原核细胞向真核细胞演化进程中细胞内部结构不断分化完善、生理功能逐渐增强的结果。组成内膜系统的各细胞器形成相互分隔的封闭性区室，使细胞内不同生理生化反应彼此相对独立地在特定区域内完成，有效增大了细胞内有限空间的表面积，极大地提高了生命活动效率和细胞整体代谢水平。

第一节　内　质　网

内质网最早发现于 19 世纪末，加尼尔（Garnier）通过光镜观察动物体内具有旺盛分泌活动的唾液腺和胰腺等组织细胞时，注意到细胞中存在一些呈现丝条状形态的嗜碱性特化区域。这些丝状结构会随着动物生理及细胞活性状态的不同而处于一种动态变化过程中。当动物严重饥饿或细胞中形成大量酶原颗粒后，丝条状结构减少，甚至消失；当动物进食后或细胞进行活跃的分泌活动时，这些结构会重新出现。据此，Garnier 将此种结构称为动质（ergastoplasm），并推测其可能与消化液的合成、分泌有关。1945 年，波特（Porter）等通过电镜对动质再进行观察后首次发现，在光镜下呈现丝条状的动质实际上是聚集、分布于细胞核附近胞质区的一些由小泡、小管彼此连接形成的三维网状结构，故将其易名为内质网（endoplasmic reticulum，ER）。

一、内质网的形态结构与类型

除哺乳动物成熟红细胞以外，内质网广泛分布于真核细胞中，而且也并非仅仅分布于细胞核周围，通常会扩展、延伸至靠近细胞膜乃至整个细胞质中。内质网通常可占到细胞中膜相结构的 50% 左右，占细胞总体积的 10% 以上，相当于整个细胞质量的 15%～20%。不同类型的细胞中，内质网的数量、类型和形态差异很大，同一细胞的不同发育阶段甚至不同生理状态下，内质网的结构与功能也有明显的变化。

（一）内质网是由一层单位膜构成的三维网状膜性结构

内质网由一层单位膜构成，平均膜厚度为 5～6nm，形成小管（tubule）、小泡（vesicle）或扁平囊（lamina）等三种基本形态单位。扁囊状内质网膜之间为狭窄的腔，形状扁而长，排列整齐，相互连通成网，在各种分泌细胞中常可观察到这种内质网形态；泡状内质网为相互连通大小不一的泡状，这种形态可能是一种过渡状态，或者出现在特殊生理状态和病变细胞内；管状内质网呈分支而细长的管，互相连通交错形成复杂的网。这些大小不同、形态各异的膜性小管、小泡和扁平囊结构在细胞质中彼此相互连通，构成了连续封闭的膜性三维网状结构。内质网在细胞中的分布向内与细胞核的外核膜直接连接，将核周间隙与内质网腔贯通，向外可以与细胞膜相连（图 7-1）。

在不同的组织细胞中，或同一种细胞的不同发育阶段及不同生理状态下，内质网往往会表现出形态结构、数量、分布和发达程度的差别。如大鼠肝细胞中的内质网主要由一组 5～10 层的扁平囊层叠排列；睾丸间质细胞中的内质网是由众多的分支小管或小泡构筑呈网状结构；横纹肌细胞中的肌质网则是内质网的另一种特殊存在形式，在每一个肌原纤维节中连成一网状单位。

内质网在不同生物的同类组织细胞中，基本结构都是相似的。内质网在同一组织细胞中的数量、结构及复杂程度则往往与细胞的发育进程呈正相关，即随着细胞的生长发育，内质网数量、结构也逐渐发生着从少到多、从简单到复杂、从单管少囊的稀疏网状到复管多囊的密集管网状变化。

（二）内质网分为糙面内质网和光面内质网两种类型

根据电子显微镜的观察结果，通常把内质网划分为两种基本类型：糙面内质网（rough endoplasmic reticulum，RER）和光面内质网（smooth endoplasmic reticulum，SER）（图 7-2）。

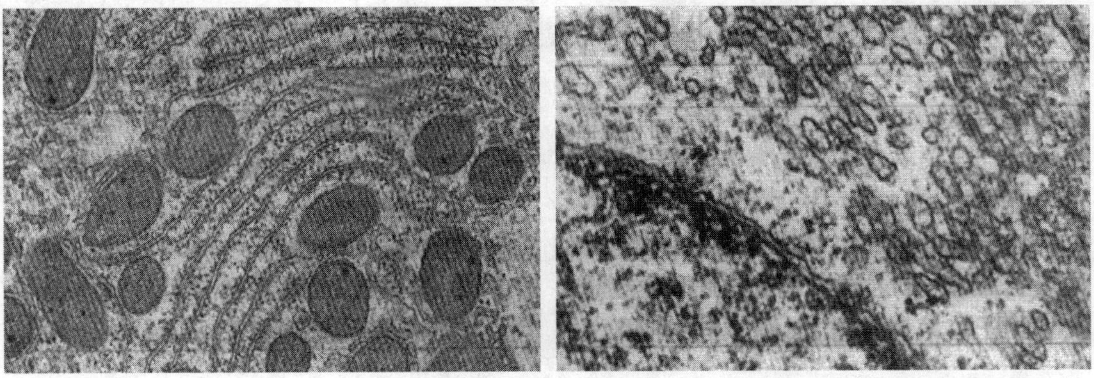

A　　B

图 7-2　内质网透射电镜照片

A. 糙面内质网；B. 光面内质网

1. 糙面内质网表面有核糖体附着　糙面内质网多呈现排列整齐的扁平囊状，在内质网膜的胞质面有核糖体附着。在肽类激素或蛋白质分泌活动旺盛的细胞（如浆细胞、胰岛细胞、胃肠内分泌细胞等）中糙面内质网呈现高度发达的状态；而未分化或低分化的细胞（如胚胎细胞、干细胞）和肿瘤细胞中糙面内质网则相对简单。

2. 光面内质网是表面光滑的管泡样网状结构　光面内质网是多功能的细胞器，在不同细胞或同一细胞的不同生理时期，其形态结构、发达程度及酶的活性差异较大，表现出不同的功能作用，并常与糙面内质网相互连通。如肝在发挥解毒功能时，其细胞内光面内质网将大量增加。

两种类型的内质网在不同组织细胞中的分布状况各异，有的细胞中均为糙面内质网（如胰腺细胞），有些细胞中全部为光面内质网（如肌细胞），而大多数细胞中二者则是以不同的比例共存，并且可以随着细胞不同发育阶段或生理状态的变化而发生改变。

二、内质网的化学组成

内质网膜主要由脂类和蛋白质组成，脂类含量占 30%～40%，蛋白质含量占 60%～70%，不同细胞中该比例存在一定的差异。在内质网腔中存在一些特定的网质蛋白，与内质网生理功能密切相关。

（一）脂类是构成内质网膜的骨架成分

构成内质网膜的脂类主要包括磷脂、中性脂、缩醛磷脂和神经节苷脂等，其中含有丰富的磷脂酰胆碱，而鞘磷脂含量很少。

（二）蛋白质参与内质网的生命活动

内质网中蛋白质及酶种类多样、组分复杂，分布于内质网膜和内质网腔，与内质网的功能密切相关（表 7-1）。

表 7-1　部分内质网蛋白质或酶的分布定位与功能

酶或蛋白质分布定位		功能
细胞色素 P450	内质网膜胞质面	解毒、氧化反应、电子传递
NADPH-细胞色素 P450 还原酶		
细胞色素 b_5		
脂肪酸 CoA 连接酶	内质网膜网腔面	脂类物质代谢
磷脂醛磷酸酶		
胆固醇羟基化酶		
葡萄糖-6-磷酸酶	内质网膜网腔面	糖类物质代谢
β-葡萄糖醛酸酶		
葡萄糖醛酸转移酶		
GDP-甘露糖基转移酶		
免疫球蛋白重链结合蛋白	内质网腔中	蛋白质结构修饰
内质蛋白		
钙网蛋白		
钙连蛋白		
蛋白质二硫键异构酶		

1. 内质网膜蛋白　是指位于内质网膜上的蛋白质，根据功能分为两大类：一类是酶蛋白，30多种，根据它们的功能特性，分为与解毒功能相关的氧化反应电子传递酶系、与脂类物质代谢反应相关的酶和与糖类物质代谢反应相关的酶，其中葡萄糖-6-磷酸酶是内质网的主要标志酶。另一类是参与识别、物质运输等功能的受体、膜转运蛋白等。

2. 网质蛋白　是存在于内质网腔中的蛋白质，其共同特点是在蛋白质多肽链的羧基端（C 端）均含有一个被简称为 KDEL（Lys-Asp-Glu-Leu，即赖氨酸-天冬氨酸-谷氨酸-亮氨酸）或 HDEL

（His-Asp-Glu-Leu，即组氨酸-天冬氨酸-谷氨酸-亮氨酸）的驻留信号（retention signal）。驻留信号可与内质网膜上相应的受体识别、结合而使蛋白质驻留于内质网腔不被转运。目前已知的网质蛋白有免疫球蛋白重链结合蛋白、内质蛋白、钙网蛋白、钙连蛋白和蛋白质二硫键异构酶等。

三、内质网的功能

糙面内质网和光面内质网各自结构特征及其所含酶系不同，因此在功能上具有明显区别。

（一）糙面内质网参与蛋白质的合成、折叠、修饰和转运

1. 糙面内质网参与蛋白质的合成

（1）糙面内质网是核糖体附着的支架：核糖体是细胞内合成蛋白质的细胞器，糙面内质网为附着核糖体提供了支架。附着核糖体合成的蛋白质包括：①外输性或分泌性蛋白质，如细胞外基质蛋白、各种肽类激素、细胞因子、抗体、消化酶等；②膜整合蛋白质，如膜抗原、膜受体、膜转运蛋白等；③构成细胞器中的驻留蛋白质，如定位于糙面内质网、光面内质网、高尔基复合体、溶酶体等各类细胞器中的可溶性驻留蛋白。

（2）信号假说解释了新生多肽链进入内质网的过程：合成分泌蛋白质的游离核糖体是如何附着到内质网膜上的？新生的分泌蛋白肽链又是怎样被转移到内质网腔中的？布洛伯尔（Blobel）和萨巴蒂尼（Sabatini）提出的信号假说（signal hypothesis）解释了这一现象。信号假说认为核糖体与内质网膜功能性结合、肽链进入内质网腔等过程均是由新生多肽链上的信号肽所引导的。信号肽（signal peptide）是广泛存在于分泌蛋白肽链氨基端（N端）的一段多肽序列，由15～30个不同种类的疏水性氨基酸组成，是指导分泌蛋白多肽链在糙面内质网上合成并完成穿膜转移的决定因素，带有信号肽的游离核糖体向糙面内质网靠拢并附着其上。Blobel因发现蛋白质由信号序列决定其在细胞内转运和定位而获得1999年诺贝尔生理学或医学奖。除了信号肽的引导作用之外，附着核糖体与糙面内质网的结合及肽链穿膜的转移，还需要细胞质基质中信号识别颗粒（signal recognition particle，SRP）的介导和内质网膜上的信号识别颗粒受体（SRP-receptor，SRP-R）及转运体（transporter）的协助。

（3）信号肽发挥功能的基本过程：①所有蛋白质多肽链的合成均起始于游离核糖体，分泌蛋白肽链的合成也不例外。根据信号假说，分泌蛋白肽链的N端首先合成的是一段信号肽，可被细胞质基质中的SRP识别并结合。SRP结构如图7-3A所示，它一端与信号肽结合，另一端则结合于核糖体的A位上，从而形成信号肽-SRP-核糖体复合结构，使翻译暂时停止，肽链的延长受到阻遏。②信号肽-SRP-核糖体复合体通过SRP识别并结合于糙面内质网膜上的SRP-R，介导核糖体锚泊于内质网膜的转运体上。SRP-R是糙面内质网的膜整合蛋白，能够通过与SRP的识别而使得核糖体附着于糙面内质网膜上，因此也称为停靠蛋白质（docking protein）。当核糖体附着于糙面内质网膜上的转运体后，SRP则从信号肽-核糖体复合体的A位上解离，SRP返回细胞质基质中参与再循环过程，被阻遏的肽链又可继续延伸。③转运体是糙面内质网膜上的动态亲水蛋白通道。转运体以两种可转化的构象形式存在，当它和信号肽结合时，通道开放；当多肽链完全转移到糙面内质网腔后，则转变为无活性的关闭状态。科学家通过实验发现，核糖体的结合是转运体通道开放所必需的条件。在信号肽的引导下，合成中的肽链通过由核糖体大亚基的中央管和转运体共同形成的通道，穿过糙面内质网膜进入网腔。随后，信号肽被糙面内质网膜腔面的信号肽酶切除，新生肽链继续延伸，直至合成终止。肽链合成结束后，核糖体大、小亚基解聚，并从糙面内质网膜上分离，回到细胞质基质中参与再循环（图7-3B）。

2. 糙面内质网中新生多肽链进行折叠与装配 新生多肽链由信号肽引导进入内质网腔后，以特定的方式折叠形成高级的三维空间结构。在内质网腔中存在某些可溶性驻留蛋白称为分子伴侣（molecular chaperone），它们能够特异性地识别新生肽链或部分折叠的多肽并与之结合，帮助多肽链进行折叠、组装和转运，而其本身却不参与最终产物的形成。在内质网腔中，含量丰富的氧化

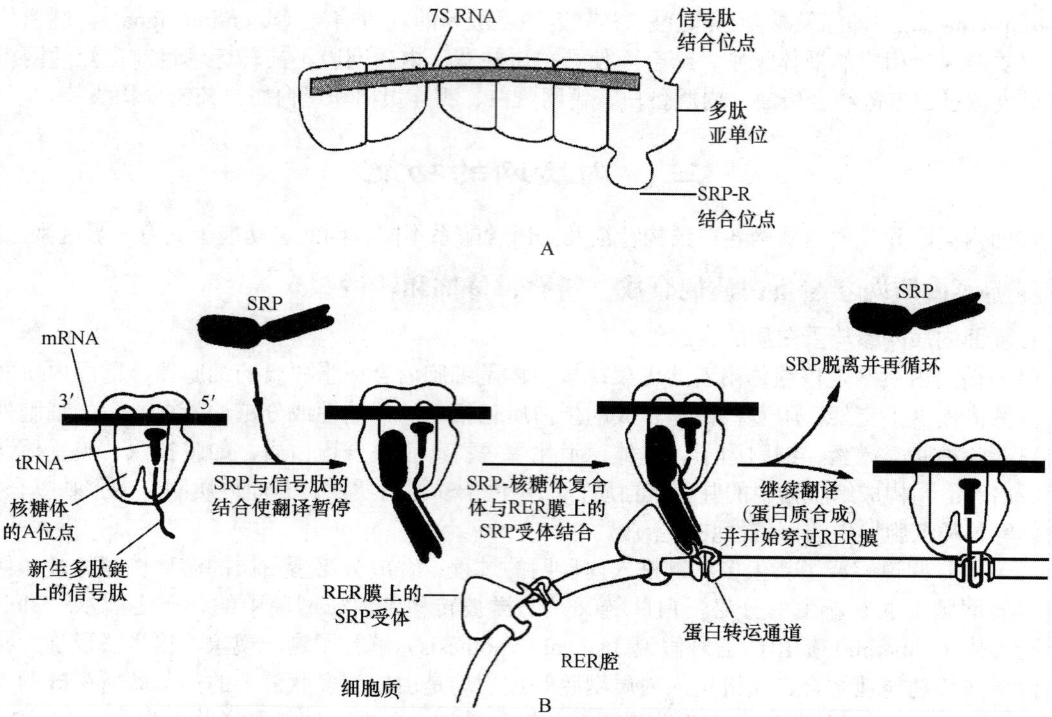

图 7-3 信号肽介导核糖体与内质网膜的功能性结合及新生肽链进入内质网腔的过程示意图
A. SRP 结构示意图；B. 核糖体的附着与肽链的合成延伸

型谷胱甘肽（GSSG），可催化多肽链上半胱氨酸残基之间形成二硫键。附着于内质网膜腔面的蛋白二硫键异构酶，使二硫键的形成及多肽链的折叠速度大大加快，同时减少二硫键的错误形成。网质蛋白中的免疫球蛋白重链结合蛋白（BiP）、内质蛋白、钙网蛋白及钙连蛋白，均可与错误折叠的多肽或尚未完成装配的蛋白亚单位识别结合，并将其滞留在腔内，重新折叠、装配与运输。

分子伴侣的共同特点是羧基端（C 端）具有 KDEL 驻留信号，它们能够和内质网膜上的相应受体结合而驻留于网腔。目前普遍认为：分子伴侣是细胞内蛋白质质量监控的重要因子。当内质网腔中未折叠蛋白大量积聚时，可通过未折叠蛋白反应（unfolded protein response，UPR）使内质网分子伴侣表达量升高，从而促进蛋白质的正确折叠和组装，减少未折叠蛋白数量。

3. 糙面内质网中蛋白质的修饰 蛋白质修饰（protein modification）包括糖基化、羟基化、酰基化和二硫键形成等，其中最主要的是糖基化。蛋白质的糖基化（glycosylation）是指单糖或寡糖与蛋白质之间通过共价键结合形成糖蛋白的过程。由糙面内质网上的附着核糖体合成的蛋白质，几乎都需要进行糖基化。发生在糙面内质网中的糖基化主要是寡糖与蛋白质天冬酰胺残基侧链上氨基基团（—NH_2）的结合，称为 *N*-连接糖基化（*N*-linked glycosylation），催化这一过程的糖基转移酶位于糙面内质网膜腔面。据研究：① *N*-连接糖基化修饰均开始于一个共同的前体，即由 2 个 *N*-乙酰葡萄糖胺、9 个甘露糖和 3 个葡萄糖残基组成的十四寡糖；②寡糖与内质网膜中嵌入脂质分子的磷酸多萜醇（dolicol）连接并被其活化；③在糖基转移酶的催化下，寡糖连接到新生肽链中特定三肽序列 Asn-X-Ser（天冬酰胺-X-丝氨酸，X 代表除 Pro 之外的任何氨基酸）或 Asn-X-Thr（天冬酰胺-X-苏氨酸）的天冬酰胺残基上（图 7-4）。因为多萜醇是牢固地嵌入内质网膜中的脂质分子，糖基转移酶是位于内质网腔面的镶嵌蛋白，所以 *N*-连接糖基化必须在糙面内质网的腔面进行，而细胞质中游离核糖体合成的蛋白质则不能被糖基化。

O-连接糖基化（*O*-linked glycosylation）是蛋白质的另一种糖基化方式，在高尔基复合体中进行。

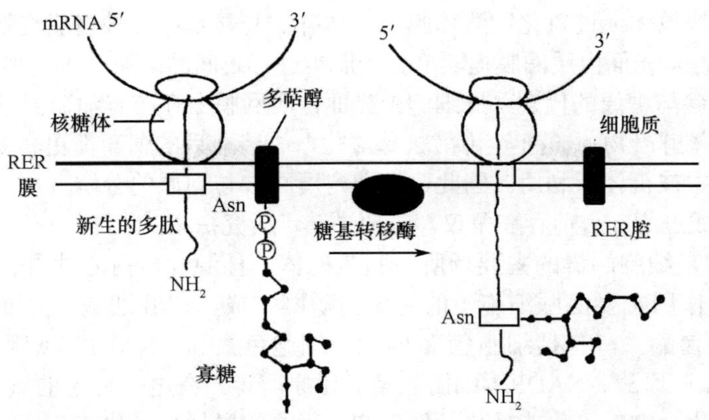

图 7-4　糙面内质网腔内蛋白质糖基化示意图

4. 糙面内质网中蛋白质的分选与运输　蛋白质的合成都是从胞质中游离核糖体开始的，如果新合成多肽链的 N 端有信号肽，该肽链则在翻译的同时进入糙面内质网，经过折叠、糖基化等加工和修饰，使不同去向的蛋白质带上各自的标记。糙面内质网再以出芽形式形成囊泡包裹转运蛋白将其运向高尔基复合体，再进一步运至溶酶体、细胞膜或细胞外，该过程称为蛋白质的分选和运输。因此，信号肽可被视为蛋白质分选的初始信号，而糙面内质网则是蛋白质分选的起始部位。

糙面内质网除了进行分泌蛋白的合成、加工修饰及运输过程，还参与穿膜驻留蛋白的穿膜过程。穿膜蛋白插入内质网膜有单次穿膜和多次穿膜的插入转移，与之相关的可能机制及重要因素有两个，一个是位于多肽链 N 端的起始转移信号肽，另一个是多肽链中由特定氨基酸序列组成的疏水区段即停止转移序列，这些序列与内质网膜有极高的亲和性，可与内质网膜脂结合并相互作用，使蛋白质插入到内质网膜上成为跨膜蛋白。

如果新合成的多肽链 N 端无信号肽，那么它们将继续在胞质中合成直至结束，形成胞内蛋白或结构蛋白，主要包括：①非定位分布的细胞质溶质驻留蛋白，如代谢酶类、细胞骨架相关蛋白等；②定位性分布的细胞质溶质蛋白，它们同其他成分一起装配形成特定的复合体（或细胞器），如中心粒及中心粒周围物质；③细胞核中的核蛋白，如构成染色质的组蛋白、非组蛋白及核基质蛋白等，它们通过核孔复合体转运入核；④线粒体中所必需的核基因组编码的蛋白质，通过线粒体内外膜转位接触点转运至线粒体。

（二）光面内质网参与脂类合成、糖原代谢和解毒等多种功能

光面内质网在不同类型细胞中，因其化学组成上的差异及所含酶的种类不同，常常表现出完全不同的功能。

1. 光面内质网参与脂类的合成和转运　脂类合成是光面内质网最重要的功能之一，由小肠吸收的甘油、甘油一酯和脂肪酸进入细胞之后，在光面内质网中可被重新合成为甘油三酯，再与糙面内质网来源的蛋白质结合形成脂蛋白，由高尔基复合体分泌释放出细胞。

在类固醇激素分泌旺盛的细胞中，如肾上腺皮质细胞分泌肾上腺皮质激素、睾丸间质细胞分泌睾酮、卵巢细胞分泌卵泡素等，这些细胞中光面内质网结构发达，存在着多种与类固醇激素代谢密切相关的关键酶。

细胞所需要的膜脂绝大多数由光面内质网合成，膜脂合成的底物来源于细胞质基质，相关酶类是定位于光面内质网膜上的镶嵌蛋白，起始并完成于内质网膜的胞质侧。胞质侧合成的膜脂借助翻转酶（flippase）的作用，从胞质侧转向内质网腔面。

目前研究所知，新生的脂类由光面内质网向其他膜结构转运的主要过程有两种形式：①以出芽小泡的形式转运到高尔基复合体、溶酶体和细胞膜，形成膜流；②以水溶性的磷脂交换蛋白（phospholipid exchange protein，PEP）为载体，通过与之结合形成复合体的形式进入细胞质基质，

再到达缺少磷脂的线粒体或过氧化物酶体膜上。体外试验显示：每种磷脂交换蛋白只能专一性地识别一种磷脂分子，从光面内质网膜提取单分子脂类进行膜间的磷脂分子转移。

2. 光面内质网参与糖原的代谢 肝细胞中光面内质网膜上存在有葡萄糖-6-磷酸酶，可催化肝糖原将细胞质中的降解产物葡萄糖-6-磷酸去磷酸化，去磷酸后的葡萄糖更容易透过内质网膜的脂双层，释放到血液中被机体所利用。因此，光面内质网参与糖原的分解过程。至于光面内质网是否参与了糖原的合成过程，目前存在争议，需要进一步研究探索。

3. 光面内质网是细胞解毒的主要场所 肝是机体中外源性、内源性毒物及药物分解解毒的主要器官，其解毒作用主要由肝细胞中的光面内质网完成。在肝细胞的光面内质网上，含有丰富的氧化及电子传递酶系，包括细胞色素 P450、细胞色素 b_5、NADPH-细胞色素 P450 还原酶、NADH-细胞色素 b_5 还原酶、NADPH-细胞色素 c 还原酶等。在电子传递的氧化还原反应过程中，这些酶可催化多种化合物的氧化或羟化，使毒物、药物的毒性被钝化或破坏。另外，羟化作用可增强化合物的极性，使之更易于排泄。但在某些情况下，这种氧化作用也可能导致某些物质的毒性增强。

4. 肌质网是肌细胞 Ca^{2+} 的储存场所 肌细胞中高度发达的光面内质网特化为特殊结构，称为肌质网。在通常情况下，肌质网膜上的钙泵把细胞基质中的 Ca^{2+} 泵入网腔储存起来，所以肌质网又被称为钙库；当细胞受到神经冲动刺激或者细胞外信号的作用时，即可引起 Ca^{2+} 向肌细胞基质中的释放。

5. 光面内质网与胃酸、胆汁的合成及分泌密切相关 在胃壁腺上皮细胞中，光面内质网可使 Cl^- 与 H^+ 结合生成 HCl；在肝细胞中，光面内质网不仅能够合成胆盐，还可通过所含的葡萄糖醛酸转移酶，使脂溶性胆红素形成水溶性的结合胆红素。

第二节 高尔基复合体

1898 年，意大利细胞学家高尔基（Golgi）通过银染技术，在光学显微镜下观察猫头鹰脊髓神经节时发现，在细胞核周围的细胞基质中存在一种嗜银的网状结构，将其称为内网器（internal reticular apparatus）。此后，研究者在多种细胞中发现了类似的结构。后来的学者为了纪念高尔基的发现，将其命名为高尔基体（Golgi body）。20 世纪 50 年代，随着电子显微镜及超薄切片技术的应用和发展，不仅证实了高尔基体的真实存在，更加深了人们对其形态、结构及功能的认识。根据高尔基体在电镜下的超微结构特点，最终更名为高尔基复合体（Golgi complex）。

一、高尔基复合体的形态结构及其特征

除哺乳动物成熟红细胞之外，高尔基复合体普遍存在于真核细胞中，在结构与功能等方面具有明显的极性特征。

（一）高尔基复合体是由扁平膜囊和囊泡构成的细胞器

电镜观察可见，高尔基复合体是由一层单位膜构成的膜性囊、泡复合体，在整体形态分布上，不同囊、泡具有明显的极性分布特征（图 7-5）。

1. 扁平膜囊 是高尔基复合体的主体结构组分，通常由 3～10 层略呈弓形弯曲的扁平状膜囊整齐地层叠排列而成，构成了高尔基复合体的主体结构高尔基体堆（Golgi stack）。每个扁平囊腔宽 15～20nm，内部充满中等电子密度的无定形或颗粒状内容物，相邻囊间距 20～30nm。扁平囊凸面朝向细胞核，称为顺面（*cis*-face）或形成面，膜厚约 6nm，与内质网膜厚度相近似；凹面朝向细胞膜，称为反面（*trans*-face）或成熟面，膜厚约 8nm，与细胞膜厚度相近。一般将高尔基复合体膜囊层依次划分为顺面高尔基网、高尔基中间膜囊和反面高尔基网三部分。

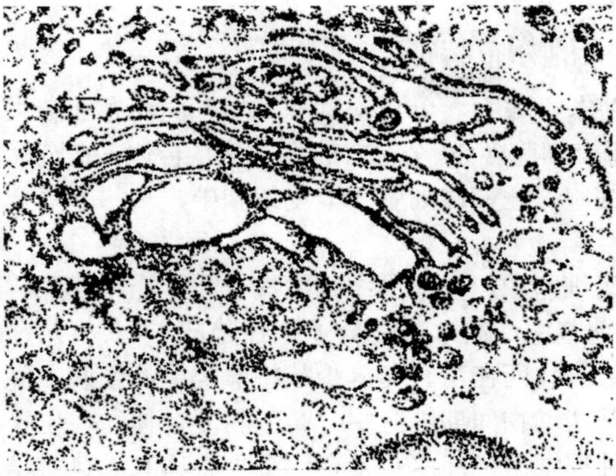
A

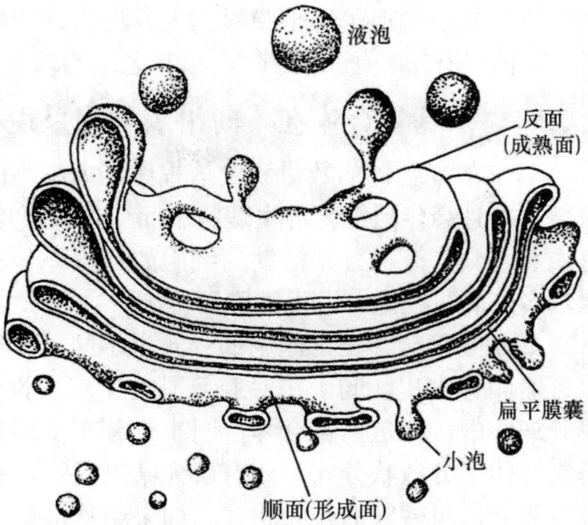

B

图 7-5 高尔基复合体的形态结构

A. 透射电镜图；B. 立体结构模式图

（1）顺面高尔基网（*cis*-Golgi network）：位于内质网形成面一侧，呈连续分支的管网状结构，显示了嗜锇反应的化学特征。该结构区域有两个功能：①分选来自内质网的蛋白质和脂类，将其大部分转运至高尔基中间膜囊，小部分重新遣返回内质网成为驻留蛋白；②对蛋白质进行 *O*-连接糖基化或酰基化修饰。

（2）高尔基中间膜囊（medial-Golgi stack）：是位于顺面高尔基网和反面高尔基网之间的多层间隔囊、管结构复合体系。中间膜囊的主要功能是继续进行蛋白质的糖基化修饰、多糖及糖脂的合成。

（3）反面高尔基网（*trans*-Golgi network）：朝向细胞膜一侧，其形态结构及化学特性具有细胞差异性和多样性，主要功能是对蛋白质进行分选，最终使经过分选的蛋白质被分泌到细胞外，或被转运至溶酶体等细胞器。此外，某些蛋白质的修饰作用也是在此处进行和完成的，如蛋白质酪氨酸残基的硫酸化、半乳糖 α-2,6 位的唾液酸化及蛋白质的水解、加工等。

2. 囊泡 包括小囊泡和大囊泡，分别位于扁平膜囊的形成面和成熟面，主要功能是进行物质转运。

（1）小囊泡：位于高尔基复合体的形成面附近，现统称为小泡（vesicle），直径 40～80nm。包括两种类型：相对较多的一类为表面光滑的无被小泡；较少的一类是表面有绒毛样结构的有被小泡。一般认为，这些小囊泡实际上是由其附近的糙面内质网芽生、分化而来的，是将糙面内质网中初步加工的蛋白质转运至高尔基复合体，因此也称为转运小泡（transport vesicle），这样就完成了从内质网向高尔基复合体的物质转运；同时也使高尔基扁平膜囊的膜成分及其内含物不断地得到更新和补充。

（2）大囊泡：位于高尔基复合体成熟面，现统称为液泡（vacuole），直径为 100～500nm，由成熟面的扁平膜囊末端膨大、脱落而形成，又称为分泌小泡（secretory vesicle）或浓缩泡。不同大囊泡在电镜下所显示的电子密度不同，可能与它们的成熟程度、包含的内容物不同有关。

（二）高尔基复合体具有极性

常规的电镜观察、重金属选择性浸染技术结合多角度观察、拍摄图像所重组的高尔基复合体二维结构模型及单克隆抗体免疫电镜技术的研究均显示，高尔基复合体具有明显的极性特征，主要表现在：①构成高尔基复合体主体的扁平膜囊，从形成面到成熟面可呈现为典型的管网状、扁平囊状或管囊复合状等不同的结构形态；②各层膜囊的标志性化学反应及其所执行的功能亦不尽相同；③从小囊泡、扁平膜囊到大囊泡执行功能时体现“流水线式”过程，上一道“工序”完成了，才能进行下一道“工序”，相互之间的顺序不能颠倒。

（三）高尔基复合体在不同组织细胞呈现不同的分布特征

高尔基复合体的数量和发达程度，因细胞的生长、发育、分化程度和类型不同而存在较大的差异，并且会伴随细胞的生理状态而变化。平均每个细胞含 20 个左右的高尔基复合体，在分化发育成熟且具有旺盛分泌活动的细胞如胰腺外分泌细胞、唾液腺细胞和上皮细胞中，高尔基复合体比较多，而肌细胞、淋巴细胞则较少。

高尔基复合体在细胞中的分布也不同，在神经细胞中，一般围绕细胞核分布；在甲状腺、胰腺、输卵管内皮、肠上皮黏膜等具有生理极性的细胞中，高尔基复合体往往趋向于同一极分布；在肝细胞中，高尔基复合体沿胆小管分布于细胞边缘；而在精、卵等少数特殊类型的细胞中高尔基复合体呈分散状分布。还有研究结果显示，在某些动物间期细胞中，高尔基复合体往往位于中心粒附近，与微管的排布相关。如果用秋水仙碱处理细胞，高尔基复合体会失去原有的典型结构特征，并出现弥散性分布；去除秋水仙碱后，其又能够很快恢复到原来的结构和分布状态。

二、高尔基复合体的化学组成

（一）脂类是高尔基复合体膜的基本成分

从大鼠肝细胞分离的高尔基复合体，其脂类总含量约 45%。大量的分析资料表明，高尔基复合体膜的脂类成分含量介于细胞膜与内质网膜之间。

（二）高尔基复合体含有多种蛋白质和酶系

在高尔基复合体中含有极为丰富的蛋白质和较为多样的酶类，如：① NADH-细胞色素 c 还原酶和 NADPH-细胞色素还原酶的氧化还原酶；②核苷酸酶、腺苷三磷酸酶及硫胺素焦磷酸酶为主体的磷酸酶类；③参与磷脂合成的溶血卵磷脂酰基转移酶和磷酸甘油磷脂酰转移酶；④磷脂酶、酪蛋白磷酸激酶、α-甘露糖苷酶和各类糖基转移酶等。在不同结构区域中，酶的分布、种类及含量往往可以反映该结构区域的主要功能。一般认为，糖基转移酶是高尔基复合体中最具特征性的酶，它们主要参与糖蛋白和糖脂的合成。

根据凝胶电泳分析显示，高尔基复合体蛋白质的组成含量和复杂程度亦介于内质网和细胞膜之间，其中一些蛋白质与内质网是相同的。因此，有理由推断高尔基复合体来源于内质网，是构成细胞膜和内质网之间相互联系的一种过渡性细胞器。

三、高尔基复合体的功能

高尔基复合体和内膜系统其他结构一起构成了胞内物质转运的特殊通道，并参与了细胞内物质的合成、加工与转运。

（一）高尔基复合体是细胞内蛋白质运输的中转站

早在 20 世纪 60 年代中期，贾米森（Jamieson）等用放射性同位素标记示踪技术，在豚鼠胰腺细胞中注射 ^{3}H 标记的亮氨酸，3min 后，在糙面内质网中检测到了标记的亮氨酸；20min 后，信号从糙面内质网进入到高尔基复合体；90min 后则出现在细胞顶端的分泌泡并开始释放。该实验清楚地显示了外输性分泌蛋白在细胞内的合成及其转运途径。此后的研究证明，除了外输性分泌蛋白之外，胞内溶酶体中的酸性水解酶、多种细胞膜蛋白及胶原纤维等细胞外基质成分也都是经由高尔基复合体定向运输的。因此，高尔基复合体是细胞内蛋白质运输分泌的中转站（图 7-6）。

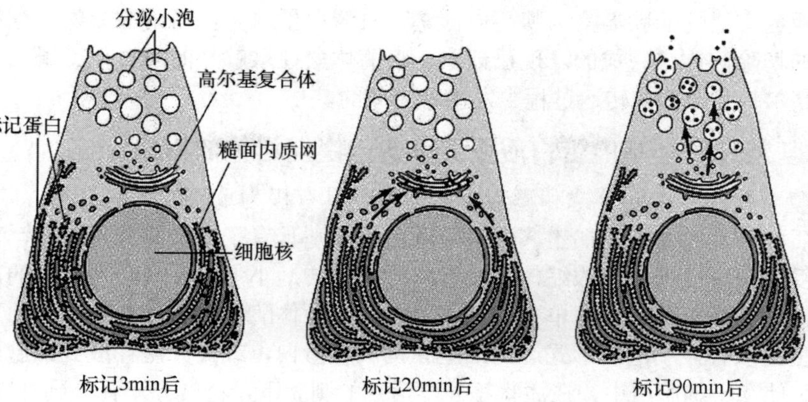

图 7-6 蛋白质和酶类经高尔基复合体分泌途径

（二）高尔基复合体进行蛋白质和脂类的糖基化修饰

糙面内质网合成并由高尔基复合体转运的蛋白质，绝大多数都经过了糖基化修饰。细胞中的糖基化过程主要包括 *N*-连接糖基化和 *O*-连接糖基化两种类型，*N*-连接糖基化的糖链合成与糖基化修饰始于糙面内质网，经过囊泡转运至高尔基复合体后，在此基础上，还可进行 *O*-连接糖基化。*O*-连接糖基化的单糖通常结合在蛋白质多肽链中的丝氨酸、苏氨酸和酪氨酸（或胶原纤维中的羟赖氨酸与羟脯氨酸）残基的羟基基团（—OH）上，与—OH 直接结合的第 1 个糖基都是 *N*-乙酰半乳糖胺，而 *N*-连接糖基化过程中的糖链是先合成后添加上的。表 7-2 是两种糖基化的主要区别。另外，糖脂、糖蛋白中寡糖链的单糖添加修饰也是在高尔基复合体中进行，由不同的糖基转移酶完成，说明糖基修饰是依次在高尔基复合体的不同囊膜完成的，即糖基修饰的区室化效应。所以，高尔基复合体不仅对糙面内质网来源的蛋白质具有修饰加工作用，而且是糖蛋白中寡（多）糖链、鞘糖脂合成分泌的场所。

表 7-2 *N*-连接糖蛋白和 *O*-连接糖蛋白的主要区别

鉴别点	*N*-连接糖蛋白	*O*-连接糖蛋白
糖基化发生部位	糙面内质网	高尔基复合体
连接氨基酸残基	天冬酰胺	丝氨酸、苏氨酸、酪氨酸、脯氨酸
连接基团	$—NH_2$	—OH
第一个糖基	*N*-乙酰葡萄糖胺	*N*-乙酰半乳糖胺
糖链长度	5～25 个糖基	1～6 个糖基
糖基化方式	寡糖链一次性连接	单糖基逐个添加

细胞中糖基化修饰的重要意义在于：①糖基化对蛋白质具有保护作用，使它们免遭水解酶的降解；②糖基化具有运输信号的作用，可引导蛋白质包装形成转运小泡，以便进行蛋白质的靶向运输；③糖基化形成了细胞膜表面的糖被，在细胞膜的保护、识别及通信联络等生命活动中发挥重要作用。

（三）高尔基复合体参与蛋白质的水解加工

在细胞中某些蛋白质或酶，只有在高尔基复合体中被特异性地水解加工后，才能成熟或转变为活性形式发挥功能。如人胰岛素，在内质网中以 A、B 两条肽链和起连接作用的 C 肽链所构成的胰岛素原的形式存在，由 86 个氨基酸残基组成。当它被转运到高尔基复合体时，水解酶切除 C

肽链后才可成为有活性的胰岛素。胰高血糖素、血清白蛋白等蛋白质的成熟，也都是经过在高尔基复合体中的切除修饰来完成的。现已证实，溶酶体酸性水解酶的磷酸化、蛋白聚糖类的硫酸化等，都是在高尔基复合体的转运过程中发生和完成的。

（四）高尔基复合体是胞内蛋白质分选和囊泡定向运输的枢纽

高尔基复合体在蛋白质分选和囊泡定向运输中具有极为重要的枢纽作用。其可能的机制是：通过对蛋白质的一系列修饰、加工，使不同蛋白质分别具有了特定的分选信号，可被高尔基复合体膜上专一受体识别、选择、浓缩，形成不同去向的转运小泡。这些转运小泡的运输主要有 3 条途径和去向：①经高尔基复合体单独分拣和包装的溶酶体酶蛋白，以有被小泡的形式转运到溶酶体；②分泌蛋白以有被小泡的形式运向细胞膜构成膜蛋白，或被分泌释放到细胞外；③以分泌小泡的形式暂时储存于细胞质中，在激素等外界信号的刺激下，再被分泌释放到细胞外。

（五）高尔基复合体参与膜的转化

高尔基复合体既是蛋白质修饰、加工和分选的场所，又是物质分泌的转运站。在转运物质的过程中，高尔基复合体又参与了膜的转化，在膜流的调控中起着中间站的作用。

分泌蛋白、多数细胞膜的膜蛋白都是在糙面内质网上合成，经高尔基复合体的修饰加工分选通过膜泡运输的方式输送到各功能区域。内质网“芽生”小囊泡与扁平膜囊形成面融合，扁平膜囊成熟面“芽生”出分泌小泡向细胞表面移动，与细胞膜融合，将分泌蛋白释放到细胞外。在此过程中，扁平膜囊不仅接收了来自内质网小囊泡的内容物，同时也使扁平膜囊的膜不断更新增添；分泌小泡不但从扁平膜囊带走了分泌物，而且也使扁平膜囊的膜不断消耗，使细胞膜不断得到补充，整个高尔基复合体处于不断运动变化的状态。

除此之外，细胞外的大分子和颗粒性物质及细胞膜通过胞饮或吞噬作用，以膜泡的方式进入细胞内，把细胞膜转化为高尔基复合体和内质网的膜。这种双向的运输过程，不仅实现了大分子物质运输，也参与了膜结构的转化更新，形成细胞内部的膜流。

第三节　溶　酶　体

1949 年德迪夫（de Duve）在寻找与糖代谢有关的酶时发现，在大鼠肝组织匀浆细胞组分进行差速离心分离时，作为对照的酸性磷酸酶活性主要集中在线粒体分离层，但是该酶的活性与线粒体物质无关，且该酶活性在其放置一段时间后的提取物中高于新鲜制品，由此推断，在线粒体分离层的组分中可能存在另一种富含酸性磷酸酶的膜性细胞器。1955 年，de Duve 和诺维科夫（Novikoff）等通过电镜观察鼠肝细胞时看到了这种膜性细胞器，因其内含多种水解酶而被命名为溶酶体（lysosome）。

一、溶酶体的形态特征及化学组成

溶酶体普遍存在于哺乳动物除成熟红细胞之外的真核细胞中。电镜下可观察到溶酶体由一层单位膜包裹而成，膜厚约 6nm，通常呈球形或椭球形。目前发现在溶酶体中含有 60 多种能够分解机体中生命活性物质的酸性水解酶，这些酶的最适 pH 通常为 3.5～5.5，最佳 pH 为 5.0。

（一）溶酶体是具有高度异质性的细胞器

溶酶体大小差异显著，一般直径为 0.2～0.8μm，最小者直径仅 0.05μm，而最大者直径可达数微米。不同细胞中溶酶体的数量是有差异的，典型的动物细胞中含有几百个溶酶体。每一个溶酶体中所含有酶的种类是有限的，不同溶酶体中所含有的水解酶也有差异，因此它们的生化或生理性质也不同。所以溶酶体在大小形态、数量分布、生理生化性质等各方面都表现出高度异质性。

（二）溶酶体的共同特征是含有酸性水解酶

溶酶体尽管具有高度的异质性，它也有许多重要的共性特征：①所有的溶酶体都是由一层单位膜包裹而成的囊球状结构；②溶酶体均含有丰富的酸性水解酶，包括蛋白酶、核酸酶、脂肪酶、糖苷酶、磷酸酶和溶菌酶等多种酶类（表7-3），其中酸性磷酸酶是溶酶体的标志酶；③溶酶体膜上的跨膜蛋白高度糖基化，糖链分布在溶酶体膜腔面，保护溶酶体膜免受水解酶的分解；④溶酶体膜上嵌有质子泵，是一种特殊的转运蛋白，可通过水解ATP释放出的能量将H^+逆浓度梯度泵入溶酶体内，以形成和维持溶酶体酸性的内环境；⑤溶酶体膜上具有多种特殊的转运蛋白，可将消化产物运出溶酶体供细胞重新利用。

表7-3 溶酶体的主要酶类及其作用底物

酶的种类	作用底物
内肽酶、外肽酶、胶原酶、顶体酶	多肽链
糖胺酶、糖基化酶	糖蛋白
磷蛋白磷酸化酶	磷蛋白
酸性麦芽糖酶	糖原
内糖苷酶、外糖苷酶、硫酸酶	蛋白聚糖
芳基硫酸酶A、*N*-脂酰鞘胺醇酶、糖苷酶	糖脂
甘油三酯酯酶、胆碱酯酶	神经脂
酸性磷酸酶、酸性磷酸二酯酶	磷脂类
核酸酶、核苷酸酶、核苷酸硫酸化酶、焦磷酸酶	核酸与核苷酸
溶菌酶	肽聚糖

二、溶酶体的形成

溶酶体的形成与成熟过程是一个有内质网和高尔基复合体共同参与，集蛋白质合成、修饰加工、包装运输及结构转化为一体的复杂而有序的生理过程。

（一）内质网合成溶酶体酶并进行*N*-连接糖基化与转运

溶酶体酶蛋白前体是在糙面内质网上附着核糖体合成的，由信号肽介导转移至糙面内质网腔，经过加工、修饰，并进行*N*-连接糖基化，形成具有甘露糖残基的糖蛋白；酶蛋白前体经糙面内质网包裹出芽形成运输小泡，转运到高尔基复合体。

（二）酶蛋白在高尔基复合体内的加工、分选与转运

在高尔基复合体形成面囊腔内磷酸转移酶与*N*-乙酰葡萄糖胺磷酸糖苷酶的共同催化下，糖蛋白寡糖链上的甘露糖残基磷酸化形成甘露糖-6-磷酸（mannose-6-phosphate，M-6-P），M-6-P为溶酶体水解酶分选的重要识别信号。当带有M-6-P标记的水解酶前体到达高尔基复合体成熟面时，被高尔基复合体膜囊腔面的M-6-P受体所识别、结合，随即触发高尔基复合体局部出芽，并在膜胞质面网格蛋白作用下，形成网格蛋白有被小泡进行转运。

以M-6-P为标志的溶酶体酶分选机制是目前了解比较清楚的一条途径，但并非溶酶体酶分选的唯一途径。有实验提示，在某些细胞中可能还存在着非M-6-P依赖的其他分选机制。

（三）内吞溶酶体由运输小泡和晚期内吞体融合而形成

从高尔基复合体上形成的有被小泡，很快脱去网格蛋白外被成为无被小泡，并与细胞质中的

晚期内吞体融合。内吞体（endosome）是由细胞胞吞作用形成的一类异质性脱衣被囊泡，按照发生阶段分为早期内吞体和晚期内吞体。早期内吞体是指经由胞吞作用入胞最初的脱衣被囊泡，其囊腔中含有胞吞物质，是一个 pH 和细胞外液大致相当的弱碱性内环境。当早期内吞体通过分拣并分离出膜受体参与再循环后，转变为晚期内吞体。

包含有溶酶体酶的无被小泡与晚期内吞体融合后，在晚期内吞体膜上质子泵的作用下，将胞质中的 H^+ 泵入膜囊腔中，使腔内 pH 从 7.4 左右下降到 5.5 以下，成为酸性内环境。溶酶体酶前体从与之结合的 M-6-P 受体上解离，并通过去磷酸化而成熟。M-6-P 受体则重新返回到高尔基复合体成熟面的膜上参与再循环。经过这一系列过程，最终形成了内吞溶酶体（图 7-7）。

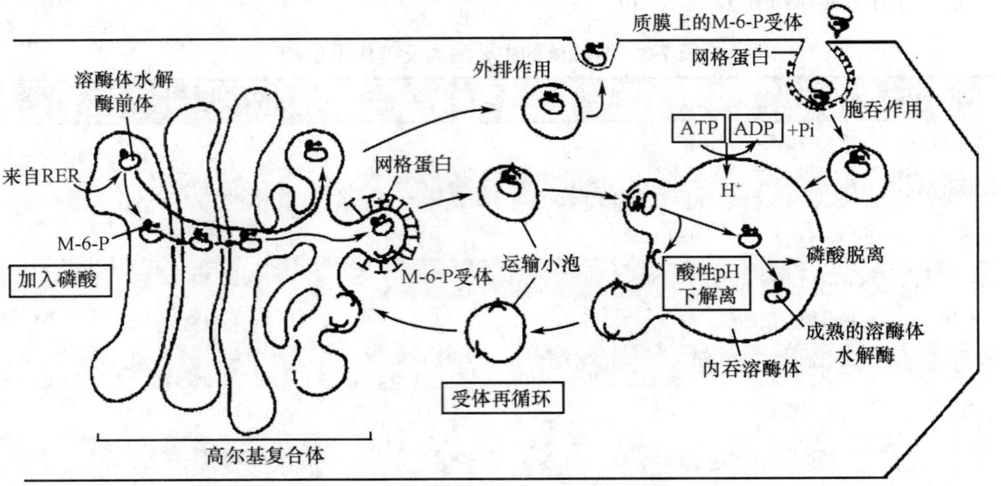

图 7-7　内吞溶酶体形成的模式图

三、溶酶体的分类

关于溶酶体的分类，目前主要有以下两种分类体系。

（一）溶酶体按照形成过程分为两类

近年来，基于对溶酶体形成过程的认识，提出了新的分类体系，即将溶酶体分为内吞溶酶体（endolysosome）和吞噬溶酶体（phagolysosome）两类。内吞溶酶体是由高尔基复合体芽生的包含溶酶体酶的转运小泡与晚期内吞体融合而形成的；而吞噬溶酶体则是由内吞溶酶体与自噬体或异噬体相互融合而成。

（二）溶酶体根据功能状态分为三类

溶酶体根据生理功能状态分为初级溶酶体、次级溶酶体和三级溶酶体（图 7-8、图 7-9）。

1. 初级溶酶体中的酶通常处于非活性状态　初级溶酶体（primary lysosome）是指最初形成的溶酶体，也称为原溶酶体、前溶酶体。初级溶酶体膜厚约 6nm，在形态上一般为不含有明显颗粒物质的透明圆球状。在不同的细胞类型，或者在同一类细胞的不同发育时期，可呈现为电子密度较高的颗粒小体或带有棘突的小泡。初级溶酶体囊腔中的酶通常处于非活性状态，因此也有人称之为非活性溶酶体（inactive lysosome）（图 7-8A）。

2. 次级溶酶体是溶酶体具有功能作用的状态　当初级溶酶体与来自细胞内、外的自噬体或吞噬体相互融合后，即成为次级溶酶体（secondary lysosome）。次级溶酶体实质上是溶酶体具有功能作用的状态，又称为消化泡（digestive vacuole）。次级溶酶体体积较大，外形多不规则，囊腔中含有正在被消化分解的颗粒物质或残损的膜碎片（图 7-8B）。依据次级溶酶体中所含作用底物的性质和来源，又把次级溶酶体分为自噬溶酶体（autophagolysosome）和异噬溶酶体（heterophagic lysosome)。

(1)自噬溶酶体:是由初级溶酶体融合自噬体形成的一类次级溶酶体,又称自体吞噬泡(autophagic vacuole),其作用底物为细胞内源性物质,如细胞内衰老蜕变或残损崩解的细胞器(衰老的线粒体、内质网等)或细胞质物质(如糖原颗粒)等。正常细胞中的自噬溶酶体在消化、分解、自然更替细胞结构上起着重要作用。当细胞受到药物作用、射线照射、机械损伤和病变时,自噬溶酶体数量明显增多。

(2)异噬溶酶体:是由初级溶酶体与细胞通过胞吞作用所形成的异噬体相互融合而成的次级溶酶体,又称异体吞噬泡(heterophagic vacuole),其作用底物来源于外来异物,如细胞吞入的外来颗粒物质、病原体等。根据吞噬物质的性质不同可分为吞噬溶酶体和吞饮性溶酶体(或称多泡小体)。

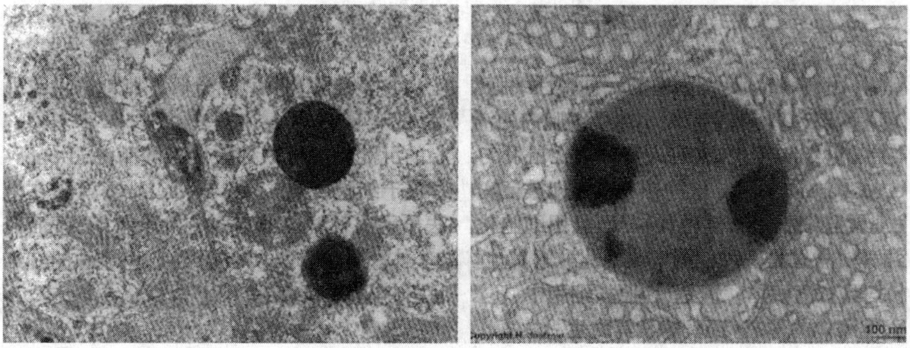

A　　　　B

图 7-8　溶酶体电镜照片

A. 初级溶酶体; B. 次级溶酶体

3. 三级溶酶体的生理功能进入终末状态　三级溶酶体(tertiary lysosome)又称后溶酶体(post-lysosome)或终末溶酶体(telolysosome),是指次级溶酶体内的绝大部分底物被分解消化之后,仍会有一些不能被分解消化的物质残留于其中,随着酶活性的逐渐降低以至最终消失,溶酶体的生理功能进入终末阶段,此时也称为残余体(residual body)。有些残余体可通过细胞的胞吐作用被排除、释放到细胞外;有些则可能会沉积于细胞内部。例如,脊椎动物和人类神经细胞、肝细胞、心肌细胞内的脂褐质(lipofuscin),肿瘤细胞、某些病毒感染细胞、大肺泡细胞和单核-吞噬细胞的髓样结构(myelin figure)及含铁小体(siderosome),它们会随个体年龄的增长而在细胞中累积(图 7-9)。

上述溶酶体类型是相对于溶酶体的功能状态而人为划分的。不同的溶酶体类型,只是同一种功能结构的不同功能状态的转换形式。

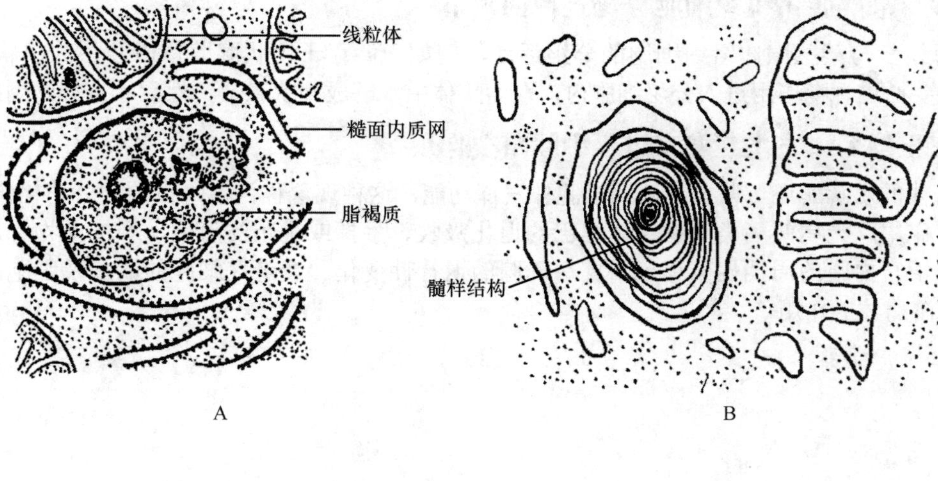

A　　　　B

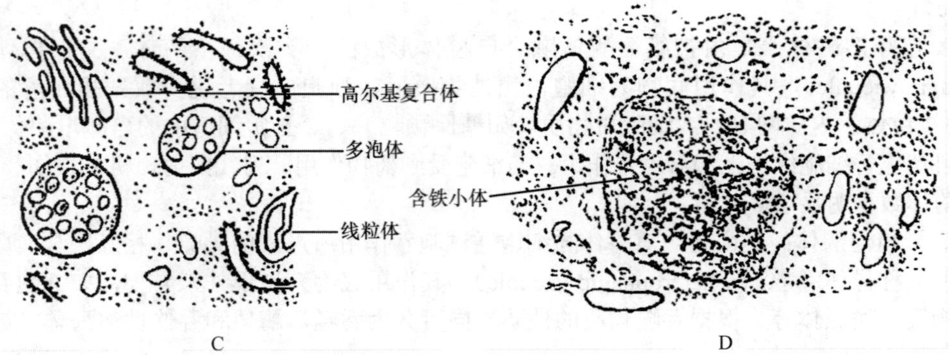

图 7-9 常见的四种残余体

A. 脂褐质；B. 髓样结构；C. 多泡体；D. 含铁小体

四、溶酶体的功能

溶酶体内含 60 多种酸性水解酶，几乎对所有生物分子具有强大的分解消化能力，所以溶酶体的一切细胞生物学功能都建立在对物质的分解消化作用基础之上。

（一）具有清除自身衰老、残损细胞器的作用

溶酶体能够通过形成自噬溶酶体的方式，及时对内源性衰老、残损的细胞器进行分解消化，使之成为可被细胞重新利用的小分子物质，并透过溶酶体膜释放到细胞基质，参与细胞的物质代谢。这种作用可以将丧失功能的衰老、残损细胞器的组成成分循环利用，从而有效地维持细胞内环境的相对稳定及细胞器的更新替代。

（二）具有物质消化与细胞营养功能

溶酶体作为细胞内具有消化功能的细胞器，还可以通过自噬或异噬作用对内源或外源物质分解消化，起到营养细胞的作用。如细胞在饥饿状态下，可通过溶酶体的自噬作用分解细胞内的一些对于细胞生存并非必需的生物大分子物质（如蛋白质、糖原等），为细胞的生命活动提供营养和能量，维持细胞的基本生存。

（三）对机体起防御保护功能

巨噬细胞是机体免疫防御系统的重要组成部分，其细胞中具有发达的溶酶体，可通过强大的分解消化能力实现其免疫防御功能。在巨噬细胞中，被吞噬的细菌或病毒等病原微生物，最终都将通过溶酶体的分解消化作用而被杀灭。

（四）参与某些腺体组织细胞分泌过程的调节

溶酶体参与某些腺体组织细胞的分泌活动，例如，储存于甲状腺腺体内腔中的甲状腺球蛋白，首先要通过吞噬作用进入分泌细胞内，在溶酶体中水解成甲状腺素，然后才被分泌到细胞外。

（五）在生物个体发生与发育过程中起重要作用

溶酶体的水解酶还可以被分泌到细胞外发挥功能，这种现象称为溶酶体的胞外消化作用。如动物受精作用、无尾两栖类动物幼体尾巴的退化吸收、手指或足趾的形成、脊椎动物骨质更新、哺乳动物子宫内膜的周期性萎缩、断乳后乳腺的退行性变化、衰老红细胞的清除及细胞凋亡等，都离不开溶酶体的作用。

第四节　过氧化物酶体

1954 年罗丁（Rhodin）首次在鼠的肾小管上皮细胞超微结构中发现了过氧化物酶体（peroxisome）。因为过氧化物酶体在形态、结构、功能及其本身的异质性等方面与溶酶体类似，以致在相当长的一段时间内，研究者不能把二者区分开。直至 20 世纪 70 年代，人们才逐渐确认过氧化物酶体是一种与溶酶体完全不同的细胞器，并根据其内含氧化酶和过氧化氢酶的特点而命名为过氧化物酶体。

一、过氧化物酶体的结构特征及其酶类

过氧化物酶体最先被称作微体（microbody），由一层单位膜包裹而形成，是普遍存在于各类真核细胞中的细胞器。

（一）过氧化物酶体是一类具有高度异质性的膜性球囊状细胞器

过氧化物酶体在电镜下形态多呈圆形或卵圆形，偶见半月形和长方形，直径变化在 0.1～1.7μm 之间。过氧化物酶体在不同的组织细胞中，其数目、形状和大小是不一致的，在肝细胞和肾细胞中数量较多，如大鼠中每个肝细胞有 70～100 个过氧化物酶体，平均大小为 0.5μm。有些过氧化物酶体中常常含有由尿酸氧化酶所形成的电子致密度较高、排列规则的晶格状结构，被称作类核体或类晶体，类核体为尿酸氧化酶的结晶，人类和鸟类的过氧化物酶体中不含尿酸氧化酶，所以其过氧化物酶体中没有类核体（图 7-10）。

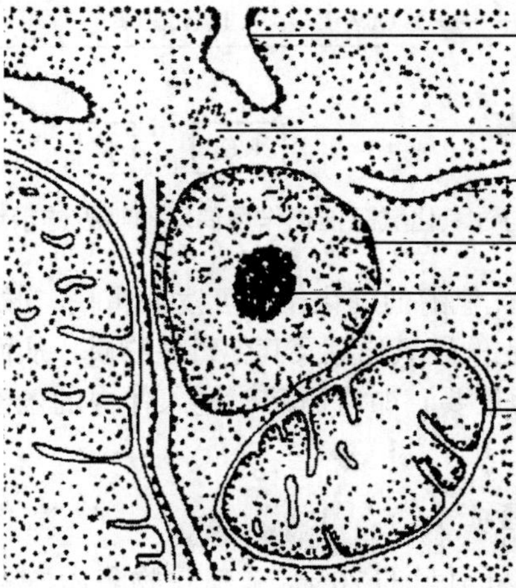

图 7-10　哺乳动物肝细胞过氧化物酶体示意图

（二）过氧化物酶体膜具有较高的物质通透性

过氧化物酶体的膜脂主要为磷脂酰胆碱和磷脂酰乙醇胺，膜蛋白包括多种结构蛋白和酶蛋白。过氧化物酶体膜不仅可允许氨基酸、蔗糖、乳酸等小分子物质的自由通过，而且在一定条件下甚至可允许一些大分子物质的非吞噬性穿膜转运，从而保证了过氧化物酶体反应底物及代谢产物的运输，表现出较高的物质通透性。

（三）过氧化物酶体含有 40 余种酶

过氧化物酶体不仅表现为形态、大小的多样性，而且不同的过氧化物酶体所含酶类及其生理功能也不同。目前，已经鉴定出过氧化物酶体的酶多达 40 余种，根据酶的作用性质主要分为过氧化氢酶、氧化酶和过氧化物酶三类。

1. 过氧化氢酶 过氧化氢酶约占过氧化物酶体酶总量的40%，几乎存在于各类细胞的过氧化物酶体中，是过氧化物酶体的标志酶。该酶的作用是将过氧化氢分解成水和氧气，即 $2H_2O_2 \rightarrow 2H_2O+O_2$。

2. 氧化酶 是过氧化物酶体中种类数量较多的酶类。氧化酶包括尿酸氧化酶、*D*-氨基酸氧化酶、*L*-氨基酸氧化酶、*L*-α氨基酸氧化酶及黄素腺嘌呤二核苷酸（FAD）依赖氧化酶类等，占过氧化物酶体酶总量的50%～60%。各种氧化酶的作用底物互不相同，但它们的共同特点是能够在底物氧化过程中把氧还原成过氧化氢。这一反应通式可表示为：$RH_2+O_2 \rightarrow R+H_2O_2$。

3. 过氧化物酶 仅存在于少数细胞类型中。过氧化物酶类目前仅发现存在于如血细胞等少数几种类型细胞的过氧化物酶体内。其作用与过氧化氢酶相同，即可催化过氧化氢生成水和氧气。

二、过氧化物酶体的功能

过氧化物酶体的主要生理功能是解毒以及调节代谢作用，具体表现在以下几个方面。

（一）过氧化物酶体有效清除毒性物质及过氧化氢

过氧化物酶体中的氧化酶，可利用分子氧，通过氧化反应去除特异有机底物如 RH_2 的氢原子产生 H_2O_2（图7-11①）；而过氧化氢酶又能将 H_2O_2 分解为水和氧气（图7-11②），也能利用 H_2O_2 氧化各种有机底物（$R'H_2$）（图7-11③），如甲醇、乙醇、甲酸、甲醛、酚等物质，防止有害有机物质在细胞中积聚引起细胞损伤，从而实现对细胞的解毒作用。

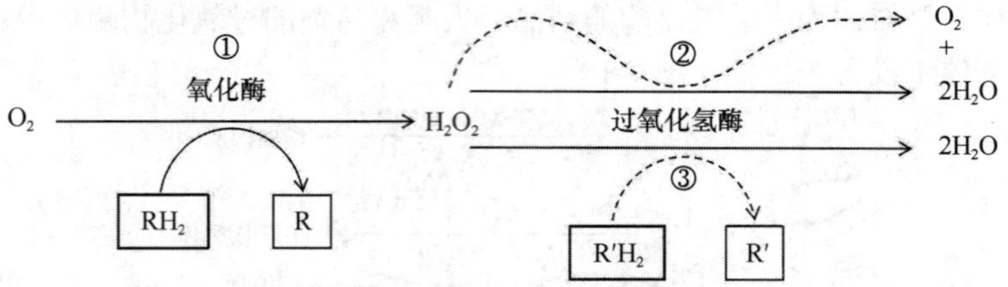

图7-11 氧化酶与过氧化氢酶催化作用偶联的呼吸链示意图

过氧化物酶体中的氧化酶和过氧化氢酶的催化作用可发生偶联，形成一个简单的呼吸链。该呼吸链可有效消除细胞代谢过程中产生的过氧化氢及其他毒性物质，从而起到对细胞的保护作用。在肝、肾组织细胞中，这种作用尤为重要。如饮酒后，进入体内的乙醇可通过此种方式被氧化解毒。

（二）过氧化物酶体可调节细胞氧张力

过氧化物酶体耗氧量占到细胞总耗氧量的20%。过氧化物酶体与线粒体对氧的敏感性不同，线粒体氧化所需的最佳氧浓度为2%左右，增加氧浓度，并不提高线粒体的氧化能力；而过氧化物酶体的氧化能力却可随氧浓度的升高而增强。因此，如细胞出现高浓度氧时，细胞会通过增强过氧化物酶体的氧化作用的方式调节氧浓度，避免细胞遭受高浓度氧的损害。

（三）过氧化物酶体参与细胞内脂肪酸等高能分子的代谢

过氧化物酶体可氧化分解脂肪酸等高能分子，或使其转化为乙酰辅酶A，并被转运到细胞质，以备在生物合成反应中的再利用，或者通过分解反应向细胞直接提供能量。

三、过氧化物酶体的发生

早前的研究认为过氧化物酶体的发生和形成过程相似于溶酶体，即过氧化物酶体的酶蛋白是在糙面内质网上的附着核糖体合成，经过内质网、高尔基复合体加工修饰后，以转运小泡的形式转移、分化形成的。但现有证据则显示，过氧化物酶体的发生及其蛋白质的成熟与线粒体相类似，即过氧化物酶体由原有的过氧化物酶体分裂而来。还有实验证明与线粒体基质蛋白类似，过氧化物酶体基质蛋白肽链的某一端也存在特定的分选信号序列或导肽，可引导胞质中游离核糖体合成的蛋白质进入到过氧化物酶体中。另外，过氧化物酶体膜整合蛋白有些在糙面内质网附着核糖体上合成，有些在游离核糖体上合成。

但是，无论上述哪种观点，都不排除和否认内质网在过氧化物酶体形成过程中的作用。如构成过氧化物酶体的膜脂，可能是在内质网上合成后再通过磷脂交换蛋白或囊泡运输的方式完成转运。

第五节　囊泡转运

在内膜系统细胞器之间的物质转运中，囊泡是主要的转运形式。囊泡又称为膜泡，是由膜包裹被运输的物质形成的封闭囊，也是真核细胞中常见的膜性结构。囊泡转运（vesicle transport）是指蛋白质等大分子物质被选择性地包装成囊泡（转运小泡），通过一系列膜囊泡的形成与融合，定向转运到靶细胞器的过程。囊泡转运是真核细胞特有的一种大分子物质在细胞内部或细胞内外的转运形式。2013 年诺贝尔生理学或医学奖授予了罗斯曼（Rothman）、谢克曼（Schekman）和苏德霍夫（Südhof），以表彰他们对细胞内部囊泡转运过程及其调控机制的解析。

知识拓展

囊泡转运的研究历程和意义

囊泡运输的研究始于 20 世纪 60 年代，Palade 等发现细胞分泌的蛋白质首先需要进入内质网，再到高尔基复合体，最后分泌到细胞外，因细胞分泌途径的重大发现使他获得了 1974 年诺贝尔生理学或医学奖。当时针对分泌途径的细节并不清楚，1975 年由 Blobel 进一步提出了分泌蛋白进入内质网的信号假说，并因此获得了 1999 年诺贝尔生理学或医学奖。

20 世纪 70 年代，科学家发现分泌蛋白的运输需要一种囊泡结构介导完成，但具体机制不详。自此研究人员开始运用遗传学和生物化学等方法逐步解开了囊泡运输的分子机制，拓展了人们对蛋白质运输的理解。美国科学家 Rothman 利用其创建的无细胞体系，和同事一起鉴定出细胞囊泡形成过程所需要的三大类基本元件：①内质网膜或高尔基复合体膜，是囊泡形成的结构基础；②形成囊泡被膜所需要的相关分子，保证了囊泡突起的形成和分离；③ GTP 结合蛋白，启动囊泡形成。Schekman 则发现了一组与囊泡运输机制相关的基因，德国的 Südhof 发现了囊泡如何在指令下精确地释放出内部物质。因这些突出的研究成果，上述三位科学家被授予了 2013 年诺贝尔生理学或医学奖。他们的研究揭示了囊泡转运的机制，并解释了神经细胞如何传递信息、胰岛 B 细胞如何分泌胰岛素，以及胚胎如何释放促进器官生长发育的化学物质等一系列生命活动的发生过程。通过囊泡转运的研究，阐明了蛋白质转运及发挥功能的机制，其中任意一个环节出现障碍将引起一系列病理反应，对了解某些疾病发生的分子机制和临床治疗具有重要意义。

一、囊泡和囊泡转运的特点

虽然囊泡不像内质网、高尔基复合体、溶酶体和过氧化物酶体等细胞器那样，作为一种相对稳定的细胞内固有结构而存在，但却是内膜系统不可或缺的重要组成。囊泡的存在是协助细胞内物质的定向运输、联系各细胞器之间结构和功能的重要形式，囊泡是细胞物质定向运输的主要载体。

囊泡类型多样，大小不一，从几十纳米到数百纳米不等，呈小的球形或较大无规则形状，结构特殊，有着十分精密复杂的形成过程。在细胞生命活动中，由囊泡承载并往返穿梭的物质运输，不但涉及蛋白质的修饰、加工、装配和运输，同时还涉及膜流与调控过程。如内质网向高尔基复合体的物质运输、高尔基复合体分泌泡参与形成溶酶体、细胞摄入胞外大分子颗粒物质等过程。

囊泡转运有以下特点。①囊泡：按结构特征分为包被囊泡和无被囊泡两类；按生理功能分为转运囊泡、储存囊泡、分泌囊泡等。②转运物质：主要有两类，一类是囊泡膜上的膜蛋白和脂类，参与细胞器的组成与特定的细胞功能（如细胞代谢和信号转导等）；另一类是囊泡所包裹的内含物，如神经递质、激素、各种酶和细胞因子等，这些物质被膜包裹于囊泡。③运输工具：动力蛋白、驱动蛋白、肌球蛋白等马达蛋白，均为细胞骨架结合蛋白，通过消耗 ATP 将囊泡向特定方向运输。④运输轨道：主要是细胞质中的复杂蛋白骨架网络，如微管、微丝等。⑤能量分子：ATP。

囊泡虽然是与内质网、高尔基复合体、溶酶体及过氧化物酶体等膜性细胞器具有相同来源的膜性结构，但它们并非是一种相对稳定的细胞内固有结构，而只在细胞内物质定向运输过程中以载体的形式出现。

二、囊泡的类型

据研究推测，承担细胞内物质定向运输的囊泡有 10 种以上。目前了解比较透彻的是其中的 3 种，分别是网格蛋白有被小泡（clathrin-coated vesicle）、COPⅠ有被小泡（COP Ⅰ-coated vesicle）和 COP Ⅱ有被小泡（COP Ⅱ-coated vesicle）（图 7-12、图 7-13）。

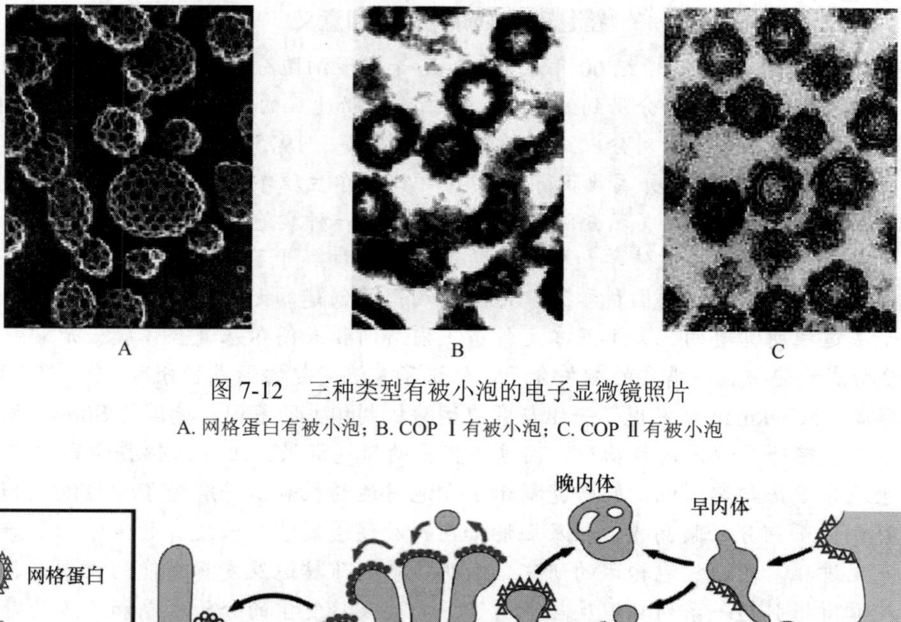

图 7-12 三种类型有被小泡的电子显微镜照片

A. 网格蛋白有被小泡；B. COP Ⅰ有被小泡；C. COP Ⅱ有被小泡

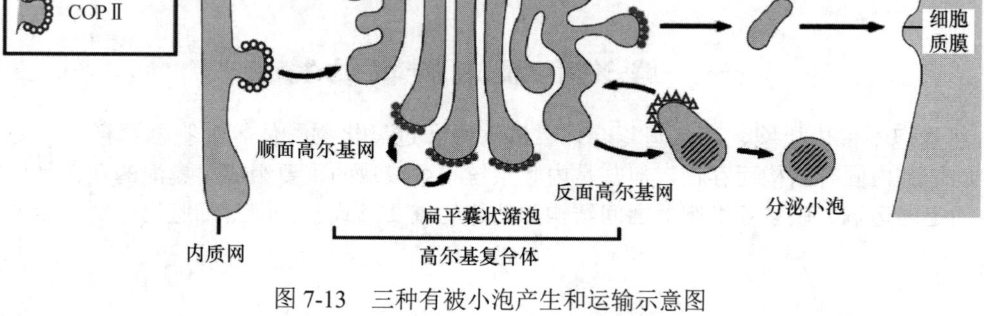

图 7-13 三种有被小泡产生和运输示意图

（一）网格蛋白有被小泡的功能区间位于高尔基复合体与细胞膜之间

网格蛋白（clathrin）是一类构成转运囊泡表面网格状结构的蛋白质。由网格蛋白构成的有被小泡既可产生于高尔基复合体，也可由细胞膜受体介导的胞吞作用而形成。由高尔基复合体产生的网格蛋白有被小泡，主要介导从高尔基复合体向溶酶体、内吞体或细胞膜转运物质；而细胞内吞作用形成的网格蛋白有被小泡则是将外源物质转送至细胞质或溶酶体。

网格蛋白有被小泡直径一般在50～100nm，该囊泡的结构主要有两个特点：①囊泡由网格蛋白纤维构成的网架结构包裹；②在网格蛋白结构外框与囊膜之间约20nm的间隙中填充覆盖着大量的衔接蛋白（adaptin）。衔接蛋白的两边分别与网格蛋白和被转运的分子（受体-配体复合物）相结合，能催化网格蛋白的聚合、捕获被转运的分子和维系网格蛋白-囊泡的一体化结构。目前已经发现的衔接蛋白有4种，它们选择性地与不同受体-转运分子复合体的结合，形成特定的转运囊泡，进行不同的物质转运。这种复杂的相互作用结果，可使进入网格蛋白有被小泡的被转运物质浓缩，大大提高转运的速率。

（二）COP Ⅱ有被小泡介导物质由糙面内质网向高尔基复合体的转运

COP Ⅱ有被小泡来源于糙面内质网，最先被发现于酵母细胞糙面内质网与胞质及ATP共孵育实验中，其表面覆盖有衣被蛋白Ⅱ（coatomer protein Ⅱ，COP Ⅱ），属于非网格蛋白有被囊泡。

COP Ⅱ衣被蛋白由5种亚基组成，其中的Sar蛋白属于一种小的GTP结合蛋白，它可通过与GTP或GDP的结合，调节囊泡外被的装配与去装配。Sar蛋白亚基与GDP结合，使之处于非活性状态；与GTP结合时，Sar蛋白被激活并结合于内质网膜，同时引发其他蛋白亚基组分在内质网膜上聚合、装配、出芽，随即断离形成COP Ⅱ有被小泡。

COP Ⅱ有被小泡主要介导从糙面内质网向高尔基复合体的物质转运。COP Ⅱ有被小泡从糙面内质网生成，在向高尔基复合体的转移途中，常常数个彼此先行融合，形成所谓的“内质网-高尔基复合体中间体”（ER-to-Golgi intermediate compartment），然后再沿微管系统继续运行，最终到达高尔基复合体形成面。COP Ⅱ有被小泡在抵达靶位之后，其蛋白亚基Sar结合的GTP发生水解反应，形成Sar-GDP复合物而失去活性，促使囊泡包被蛋白发生去组装。囊泡脱去衣被成为无被转运小泡后，再与靶膜融合，完成物质定向转运。

COP Ⅱ有被小泡之所以能够负责由内质网向高尔基复合体的定向物质转运，是因为其转运过程具有选择性，而实现这种选择性运输依赖于内质网膜上的特定的跨膜蛋白受体。

（三）COP Ⅰ有被小泡的功能是回收已转运至高尔基复合体的逃逸蛋白

COP Ⅰ有被小泡上覆盖有衣被蛋白Ⅰ（coatomer protein Ⅰ，COP Ⅰ），首先发现于高尔基复合体上，亦属于非网格蛋白有被囊泡。它们主要负责内质网中逃逸蛋白的捕捉、回收转运以及高尔基复合体膜蛋白的逆向运输。

COP Ⅰ衣被蛋白是由7个亚基组成的多聚体，其中的α亚基作为GTP结合蛋白，可动态调节控制衣被蛋白复合物的聚合、装配及囊泡的形成及转运。

由此可见，被转运物质的类型、受体类型，决定其通过何种衣被小泡形式完成物质转运。三种有被小泡各自执行特定的运输功能，其差异比较如表7-4。

表7-4 三种有被小泡的比较

有被小泡类型	来源	运输途径
网格蛋白	细胞膜	细胞膜→细胞内 细胞膜→内吞体→溶酶体
	高尔基复合体	高尔基复合体→内吞体→溶酶体
COP Ⅱ	糙面内质网	糙面内质网→高尔基复合体
COP Ⅰ	高尔基复合体	高尔基复合体→糙面内质网

三、囊泡转运的过程及意义

囊泡转运是高度有序并受到严格选择和精密控制的双向物质运输过程。转运过程由囊泡的产生开始，之后囊泡的运行方向、轨道及归宿，取决于囊泡所转运物质的定位及去向，这些在囊泡形成时就已经确定。

（一）囊泡转运的先决条件是形成有被小泡

不同来源、不同类型的囊泡，承载和介导不同物质的定向运输，它们必须沿正确的路径，以特定的运行方式，抵达并锚泊于既定的靶标，通过膜的融合释放其运载物质。而无论何种类型的囊泡，其囊膜既可来自各种细胞器膜，也可以来自细胞膜，由膜外凸或内凹芽生而形成。体外研究也证明：囊泡的芽生是一个主动的自我装配过程。

囊泡转运本质上是一个由特异性受体所介导的、经过严格的质量检查、修饰加工后的物质运输过程。如糙面内质网合成的蛋白质，首先要被决定其去留问题；其次，转运的蛋白质往往还要经过一定的修饰、加工和质量检查，与相应的受体结合后才能以COP Ⅱ有被小泡的形式转运到高尔基复合体。有时候，某些内质网驻留蛋白或不合格的转运蛋白可能会从内质网逃逸外流，但是，当它们进入高尔基复合体后还是会被受体甄别、捕捉，并由COP Ⅰ有被囊泡遣返回内质网。囊泡转运的方向与有被小泡的类型密切相关，主要由受体的胞质侧的蛋白信号序列所决定。也就是说，对于囊泡的定向转运而言，关键的影响因素不是囊泡的芽生过程，而是在囊泡芽生后产生了何种有被小泡及由何种跨膜受体所介导。

囊泡转运过程中，有被小泡融合前的脱衣被过程，即有被蛋白的解聚过程是各种来源类型、不同运行去向的囊泡转运的共同特点。在囊泡与靶膜融合过程中能否顺利脱去衣被，是影响囊泡转运的重要因素之一，如对已被分离的 *Sec 4* 基因序列的研究分析表明：该基因编码一种与Rab同源的GTP结合蛋白，它在非网格蛋白有被囊泡的脱衣被转运融合过程中具有重要的调节作用。如果 *Sec 4* 基因突变，非网格蛋白有被囊泡的脱衣被转运融合过程就会受阻进而失常。

（二）细胞骨架是保证囊泡定向运输的重要交通网络

囊泡如果在较短距离内转运，可以简单弥散的方式运行，但当转运距离较长时，囊泡运行则需要借助存在于细胞质中各个区域的细胞骨架才能完成运输过程，如微管、微丝、马达蛋白及复杂的骨架网络。

（三）囊泡与靶膜的特异性识别融合是物质定向转运和准确卸载的有力保证

囊泡在抵达靶标与靶膜的识别、融合，是一个涉及有被蛋白去组装及多种蛋白的识别并锚泊结合的复杂调控过程，具有高度的特异性，也是物质定向运输和准确卸载的基本保证机制。目前关于这种识别的机制还不甚清楚，但无疑与囊泡表面的某些特异性分子和靶膜上的相应受体关系密切。

（四）囊泡转运的意义是实现内膜系统结构转换和物质代谢与更新

囊泡转运的物质主要来源于细胞内自身合成的以及细胞外被摄入的大分子物质，因此，内质网膜和细胞膜是细胞囊泡产生的主要区域，高尔基复合体则构成了囊泡转运的集散中心。伴随物质的合成转运，由内质网产生的转运囊泡融汇到高尔基复合体，其囊膜成为高尔基复合体形成面膜的一部分；由高尔基复合体成熟面持续地产生和分化出的不同分泌囊泡，或被直接输送到细胞膜，形成细胞膜本身的成分，或经溶酶体最终流向并融入细胞膜。细胞膜来源的囊泡转运，则以内吞体或吞噬（饮）体的形式与溶酶体发生融合转换。由此可见，不断地产生、形成、存在和穿梭于细胞膜及内膜系统之间的囊泡转运，它们在承载和介导大分子物质定向运输功能的同时，膜也不断地被融汇更替，从一种细胞器膜到另一种细胞器膜，形成了一个有条不紊、源源不断的膜流，并借此进行着细胞膜及内膜系统各细胞器之间的相互转换与代谢更新，维持细胞内环境的稳定性。

第六节 细胞内膜系统与医学的关系

细胞内膜系统中任何结构或功能的异常，都将引起细胞生命活动的紊乱或病理改变，进而影响到细胞乃至整个生命体的活动。

一、内质网与医学

内质网在病理条件下会发生肿胀、肥大和物质累积等异常改变。内质网的肿胀主要是由于钠离子和水分的渗入、内流所造成的变性。肿胀常发生于低氧、辐射等情况下，极度的肿胀会导致内质网的破裂。在Ⅰ型糖原贮积症及恶性营养不良综合征时，肝细胞内质网膜会断离并伴随核糖体的脱落。在药物中毒、肿瘤所致的代谢障碍过程中，内质网中会出现有形或无形的包涵物。在不同的癌变细胞中，内质网的形态结构与功能呈现出多样性的改变。在低分化、低侵袭力癌变细胞中内质网比较稀少；在高分化、高侵袭癌变细胞中，丰富发达的内质网遍布细胞质中。

二、高尔基复合体与医学

高尔基复合体有多种病理形态改变，细胞分泌功能亢进时高尔基复合体会变得肥大；毒性物质可导致高尔基复合体的萎缩与损坏，如脂肪肝中肝细胞高尔基复合体形态萎缩，结构受到破坏，在其内进行加工修饰的脂蛋白颗粒明显减少甚至消失；在低分化的大肠癌细胞中，高尔基复合体仅表现为聚集、分布在细胞核周围的一些分泌小泡；而在高分化的大肠癌细胞中，高尔基复合体则特别发达，具有典型的形态结构。

三、溶酶体与医学

溶酶体结构或功能异常所引起的疾病统称为溶酶体病，溶酶体酶缺乏或缺陷多引起一些先天性疾病，也称为遗传性酶病，如泰-萨克斯病（也称黑矇性痴呆）、Ⅱ型糖原贮积症等。溶酶体膜的稳定性发生改变，导致酶的释放，结果造成细胞、组织的损伤或疾病，如矽肺、痛风、类风湿关节炎等。许多现象揭示恶性肿瘤的发生与溶酶体有关，应用电镜放射自显影术观察到致癌物质进入细胞之后，储存于溶酶体中，然后与染色体整合，诱发细胞异常分裂，导致肿瘤的发生。致癌物质引起的染色体异常和细胞分裂的调节机制障碍等癌变现象，可能与细胞受损后溶酶体释放的水解酶有关。

有学者设想利用溶酶体释放的水解酶使癌细胞自溶、消化和分解癌细胞周围细胞的特性来治疗癌症，还考虑将溶酶体活化剂与抗癌药物配伍使用，以提高抗癌药物的疗效。

四、过氧化物酶体和囊泡转运与医学

过氧化物酶体与多种疾病有关，原发性酶缺陷相关的大多是一些遗传性疾病，如遗传性无过氧化氢酶血症、Zellweger 脑肝肾综合征等。过氧化物酶体的病理性改变可表现为数量、体积、形态等多种异常。甲状腺功能亢进、慢性酒精中毒或慢性低氧血症等疾病，患者肝细胞中过氧化物酶体数量增多；在甲状腺功能减退、肝脂肪变性或高脂血症等情况下，过氧化物酶体数量减少、老化或发育不全。

在囊泡转运过程中任意一个环节出现转运受阻，都会导致蛋白质的异常堆积，因蛋白质不能精确运输到靶位发挥功能而引发一系列病理反应。如在 2 型糖尿病中若囊泡转运异常，会导致一些细胞表面摄取葡萄糖的膜蛋白无法到达正确位置，血液中葡萄糖无法通过其转运载体运输至细胞从而导致血糖升高。

本章小结

内膜系统是指位于细胞质中，在结构、功能及其发生上相互密切关联的膜性结构细胞器的总称，包括内质网、高尔基复合体、溶酶体、过氧化物酶体、各种参与转运的囊泡及核膜等膜性结构。

内质网是以小管、小泡或扁囊为基本结构单位构成的彼此相互连通的闭合膜性管网系统，糙面内质网表面有核糖体附着，多呈排列整齐的扁平囊状结构，主要功能是合成并修饰分泌蛋白、膜蛋白及存在于膜性细胞器中的可溶性驻留蛋白；光面内质网表面无核糖体附着，多呈管、泡样网状结构，其主要功能是参与细胞内脂类合成、糖原代谢、解毒和钙离子调节等。高尔基复合体是由小囊泡、扁平膜囊及大囊泡构成的膜性结构复合体，在其整体形态结构、化学特性和功能上均表现出明显的极性特征，主要功能是对内质网来源的蛋白质进行修饰、加工和分选，并在囊泡定向运输中起枢纽作用。溶酶体是由一层单位膜包裹而成的膜性球囊状结构，内含 60 多种酸性水解酶，具有强大的细胞内消化分解功能。过氧化物酶体主要含氧化酶和过氧化氢酶等，具有解毒、调节细胞氧张力等功能。囊泡是细胞内物质定向运输的载体，常见的三种囊泡包括网格蛋白有被小泡、COP Ⅰ有被小泡和 COP Ⅱ有被小泡，承担细胞器之间、细胞内外的大分子物质运输。内膜系统中各部分结构与功能的异常与人类多种疾病相关。

复习思考题

1. 比较糙面内质网和光面内质网的区别与联系。

2. 以 ABO 血型中 A 抗原为例说明蛋白质糖基化的过程及意义。

3. 新型冠状病毒感染人体后可刺激机体产生抗体 IgG，请结合细胞生物学的理论知识，用思维导图总结 IgG 在细胞内产生及释放的全过程。

4. 用辩证的观点解释溶酶体分解消化功能对机体的影响。

5. 古希腊哲学家赫拉克利特说“人不能两次踏进同一条河流”，请用辩证法的观点阐述内膜系统各细胞器之间在发生及其功能上的相互联系。

（景晓红）

第8章 线 粒 体

线粒体（mitochondrion）是存在于绝大多数真核细胞的一种独特细胞器。1894年德国生物学家R.Altman在光镜下观察到动物细胞中的某种颗粒状结构，称其为生命小体（bioblast）。1897年由C.Benda首次将这种颗粒结构命名为线粒体。1900年L.Michaelis用詹姆斯绿B（Janus green B）进行线粒体活体染色，证实线粒体可进行氧化还原反应。20世纪50年代左右，学术界认为线粒体为细胞能量代谢中心，后来相继证实了线粒体是糖、氨基酸和脂肪酸的最终氧化场所。据估计，细胞生命活动所需能量的95%由线粒体提供，故被称为“动力工厂”。1963年，M.Nass和S.Nass发现线粒体存在具有遗传学效应的环状DNA。由于线粒体具有特殊生物膜、核酸、核糖体和相应酶系，能进行DNA复制、转录、翻译、合成自身所需的部分蛋白质，因此线粒体是一个半自主性细胞器。

线粒体除作为能量代谢中心外还具备多种功能，包括膜脂合成、氧自由基生成、钙离子调节、细胞凋亡、固有免疫等功能。现已证实，线粒体DNA突变与人类数百种疾病的发生有关，“线粒体医学”随之迅速兴起，线粒体的研究已成为当前生命科学与分子医学研究中新的前沿领域。

第一节 线粒体的形态大小和分布

线粒体是一个具有多形性和动态性的细胞器，其形态、大小、数量和分布随细胞生理状态和细胞类型的不同而差异较大。

光学显微镜下线粒体呈线状或颗粒状。不同生理状态下或不同类型的细胞，线粒体形态变化较大，可呈线状、颗粒状、杆状、椭圆形、哑铃形、星形、分支管网状、泡状。例如，细胞处于高渗环境，线粒体为线状；低渗环境下，呈现为泡状（图8-1）；碱性环境时，线粒体收缩为粒状；酸性环境时，膨胀为泡状。人胚胎干细胞的线粒体，发育早期为短棒状，发育晚期为长棒状。线粒体大小随细胞不同差异较大，通常其短径为0.5～1.0μm，长径为1.5～3μm，但骨骼肌细胞中的线粒体有时可长达8～10μm。

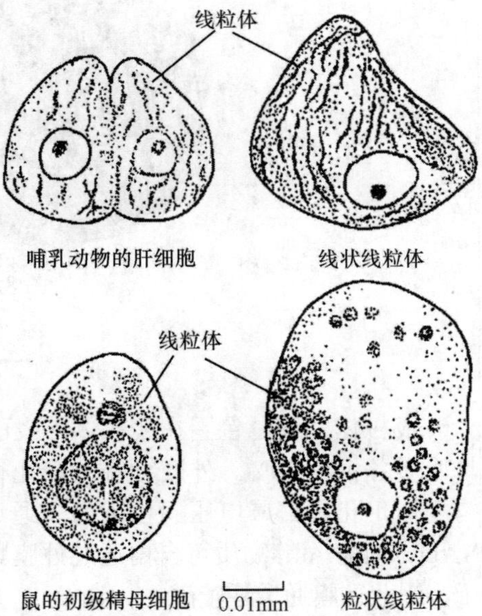

图8-1 光学显微镜下线粒体的形态

不同类型或处于不同生理状态的细胞中，线粒体数目相差也很大。代谢旺盛的细胞（心肌细胞和肝细胞）比不旺盛的细胞（淋巴细胞和上皮细胞）的线粒体数目多；动物细胞较植物细胞的线粒体多；人和哺乳动物的心肌、小肠、肝等细胞中线粒体较丰富；新生细胞的线粒体数量较衰老细胞多；运动员肌细胞中的线粒体数量较普通人多。但同一类型的细胞中线粒体数目相对稳定。

线粒体在多数细胞中呈均匀分布，但在某些细胞中，线粒体通常集中分布在细胞生理功能旺盛的区域或需要能量较多的部位，这种分布规律有利于能量的就近转运和利用。如小肠上皮细胞内，线粒体集中分布在顶端和基部，有利于营养分子的吸收与运输；肌细胞中线粒体沿肌原纤维规则排列，以保证肌肉收缩的能量供给；精子细胞中线粒体围绕鞭毛中轴紧密排列，形成线粒体鞘，为精子的鞭毛摆动提供能量；有丝分裂过程中，线粒体则集中分布于纺锤丝周围，为纺锤丝

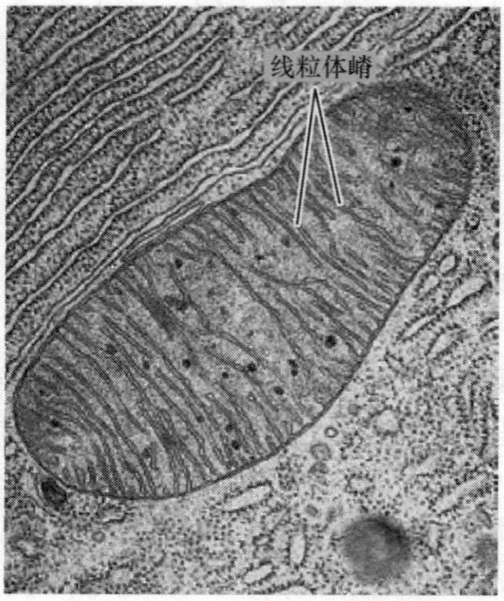

图 8-2　透射电镜下的线粒体

牵引染色体向两极移动提供能量。线粒体还可随细胞的生理状态变化而在细胞质中进行定向聚集、分散等。线粒体在胞质中的定位与迁移是由马达蛋白（motor protein）沿细胞骨架（微丝、微管）牵引来实现的。

线粒体可独立于细胞核进行分裂、融合，分裂与融合所占比重影响着线粒体的形态和数量。当分裂占比大时，线粒体一般呈短棒状、颗粒状等，当融合占比大时，线粒体一般呈线状或分支管网状。

第二节　线粒体的亚显微结构

电镜下观察，线粒体由内外两层单位膜套叠成封闭的囊状结构，由外膜、内膜、膜间隙和基质四部分组成（图 8-2）。外膜（outer membrane）起界膜作用；内膜向内折叠形成嵴（cristae）；外膜与内膜之间的腔隙，称为膜间隙（intermembrane space）；内膜（inner membrane）所包围的空间含有线粒体基质（matrix）（图 8-3）。

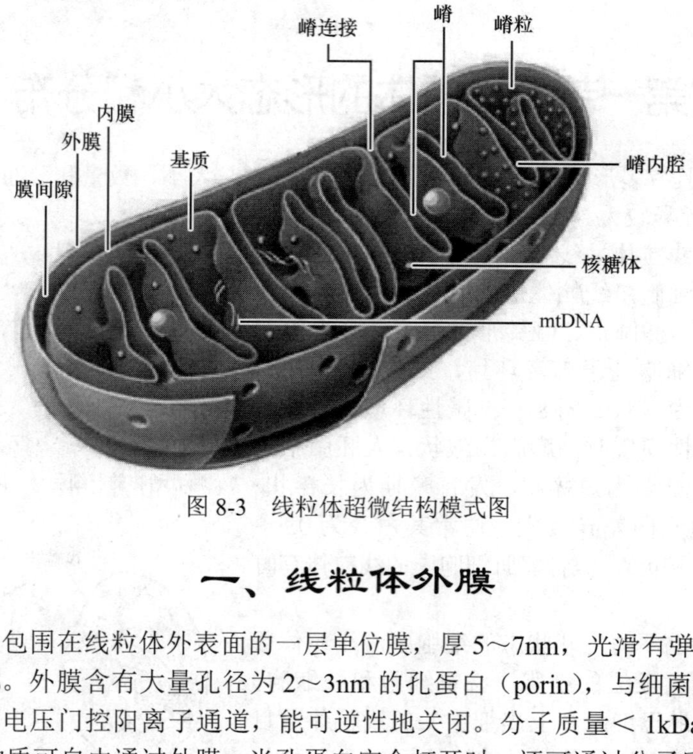

图 8-3　线粒体超微结构模式图

一、线粒体外膜

线粒体外膜是包围在线粒体外表面的一层单位膜，厚 5～7nm，光滑有弹性。外膜中蛋白质与脂质各占约 50%。外膜含有大量孔径为 2～3nm 的孔蛋白（porin），与细菌细胞膜的孔蛋白结构相似。孔蛋白属电压门控阳离子通道，能可逆性地关闭。分子质量＜ 1kDa 的分子，如 ATP、NAD、辅酶 A 等物质可自由通过外膜。当孔蛋白完全打开时，还可通过分子质量高达 5kDa 的分子，因此外膜通透性较高。

外膜还有一些特殊的酶，如参与肾上腺素氧化、色氨酸降解、脂肪酸链延长等酶类。外膜还可对那些在线粒体基质中进行彻底氧化的物质先行初步分解。

二、线粒体内膜

线粒体内膜由一层厚度为 6～8nm 的单位膜构成。内膜上蛋白质与脂质的质量比相对较高（质量比＞3∶1）。内膜对许多物质的通透性较低，仅允许相对分子质量 110～150 的不带电荷的小分子，如 H_2O、CO_2、尿素、甘油等自由通过。内膜缺乏胆固醇，但富含心磷脂（cardiolipin），此特征与细菌的细胞膜相似。心磷脂不仅与离子的低通透性有关，还为电子传递体（位于内膜）提供支架，整合电子传递体，保证电子可在电子传递体间高效传递，从而有利于建立膜间隙的 H^+ 电化学梯度，以驱动 ATP 合成。

内膜上具有许多特异性蛋白质载体，各种代谢底物和产物均借助于这类载体实现膜内外选择性转移。例如，属反向转运体（antiporter）之一的 ATP/ADP 载体，将 ADP 运入基质的同时将 ATP 转移出基质。HPO_4^{2-}/OH^- 也属于反向转运体，将 HPO_4^{2-} 转入线粒体基质，OH^- 移出线粒体基质；磷酸/丙酮酸载体属同向转运体（symporter），将磷酸和丙酮酸同时转运至线粒体基质。

1. 线粒体的嵴 部分内膜向线粒体基质突出折叠成线粒体的嵴。嵴是线粒体最重要且最富有标志性的结构。嵴与嵴之间的空隙称为嵴间腔（intercristal space），其内充满基质。嵴内的空隙称嵴内腔（intracristae space），其与膜间隙相通。线粒体的嵴增加了线粒体内膜的表面积。如肝细胞线粒体内膜表面积相当于外膜的 5 倍、细胞质膜的 17 倍。不同类型细胞，线粒体嵴的数量不同，如心肌和骨骼肌细胞内的线粒体嵴的数量相当于肝细胞线粒体嵴的 3 倍，这反映了不同组织细胞对 ATP 的需求量的差异。通常能量需求多的细胞，线粒体数量越多，嵴的数量也越多。不同类型细胞，线粒体嵴的形态也可能不同，如肾小管上皮细胞和胰腺上皮细胞线粒体的嵴呈板层状；肾上腺皮质细胞线粒体的嵴呈小管状。

2. 线粒体的基粒 线粒体内膜与嵴的基质面垂直排列着许多有柄的蘑菇样小体，称为线粒体基粒（图 8-4），其化学本质是 ATP 合酶（ATP synthase），又称 F_oF_1-ATP 酶（F_oF_1-ATPase）。ATP 合酶是生物体能量转换的核心酶，该酶也存在于细菌和植物细胞中，说明其演化进程中高度保守。ATP 合酶主要由伸向基质的球状 F_1 头部和嵌于嵴的 F_o 基部组成。

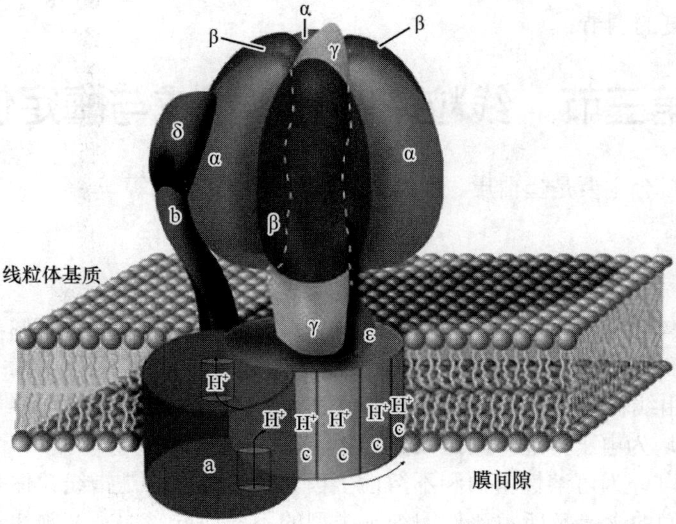

图 8-4 ATP 合酶结构模式图

（1）F_o 基部：又称偶联因子 F_o，为嵌合在内膜的疏水性蛋白复合体，由 a、b、c 三种类型的亚基按照 $ab_2c_{10\sim12}$（下标数字代表不同物种的相关亚基数量）的比例组成。其中多个拷贝的 c 亚基形成一个 c 亚基环状结构，a 亚基与 c 亚基环接触面形成特殊质子通道（由两个半跨膜质子通道组成），介导 H^+ 由膜间隙转移至基质。a 亚基通过 b 亚基二聚体与 F_1 头部的 δ 亚基相连，后者与 F_1 头部的 α 亚基固定结合。

（2）F_1 头部：为伸向基质的可溶性蛋白复合体，由 α、β、γ、δ、ε 五种类型的亚基按 $\alpha_3\beta_3\gamma\delta\varepsilon$ 的比例组成。3 个 α 亚基与 3 个 β 交替排列，围成“橘瓣”状结构，各 β 亚基具有 1 个核苷酸结合位点，即 ATP 合酶的活性位点。以 ADP 和 P_i 为底物，在此活性位点上催化合成 ATP。γ 亚基呈杆状，一端伸入由 $\alpha_3\beta_3$ 组成的“橘瓣”状结构的中央，当 γ 亚基旋转时，可调节 β 亚基上的活

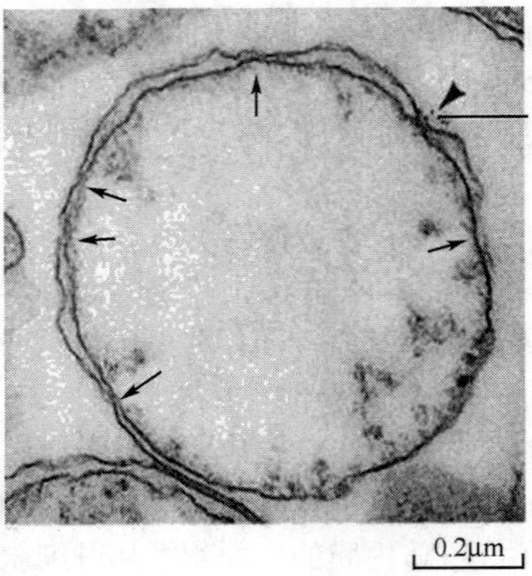

图 8-5　线粒体内外膜转位接触点

性位点构象依次改变；另一端通过 ε 亚基与 F_0 基部的 c 亚基环附着。当膜间隙的 H^+ 通过质子通道跨膜转移时，其携带的动能可推动 c 亚基环并带动 ε 与 γ 亚基旋转。

三、线粒体膜间隙

线粒体内、外膜之间的腔隙，称为膜间隙，宽 6～8nm，膜间隙还包括其延续的嵴内腔，在细胞呼吸活跃时，膜间隙可扩大。膜间隙充满无定形液体，含有多种可溶性酶、底物和辅因子。内、外膜有随机分布的转位接触点（contact site）（图 8-5）。转位接触点的存在有利于线粒体膜的物质运输，蛋白质可经此处由细胞质进入线粒体。

四、线粒体基质

线粒体腔含有多种电子密度较低的胶状物质，称为基质，包括多种可溶性蛋白、脂类及一些有形成分。催化三羧酸循环、脂肪酸氧化和氨基酸降解的酶类均位于基质中。基质含有线粒体的遗传系统，包括 DNA、RNA、核糖体及转录、翻译等传递遗传信息所必需的各种成分。基质还含有纤维丝和电子密度很大的致密颗粒状物质，含有 Ca^{2+}、Mg^{2+}、Zn^{2+} 等二价阳离子，说明线粒体基质参与了离子浓度的调节。

第三节　线粒体的化学组成与酶定位

线粒体的化学成分主要是蛋白质、脂类、核酸、水与无机盐等。

一、蛋　白　质

蛋白质是线粒体的主要化学成分之一，通常占线粒体干重的 65%～70%。目前已经确定哺乳动物细胞线粒体含有约 1098 种蛋白质。它们大部分由细胞核 DNA 编码，在细胞质合成后再转运至线粒体，少部分由线粒体 DNA（mitochondrial DNA，mtDNA）编码。人类 mtDNA 编码、合成 13 种蛋白质亚基，均为电子传递体的组成部分。

线粒体蛋白质可分为可溶性蛋白和不溶性蛋白。可溶性蛋白是指线粒体基质中的酶和线粒体膜的外周蛋白，它们的含量及所占比例因细胞类型的不同而异。如肝细胞线粒体中，可溶性蛋白占蛋白质总量的 50%～70%；牛心肌细胞线粒体中，可溶性蛋白仅占 15% 左右。不溶性蛋白是指线粒体内膜的整合蛋白、结构蛋白和部分酶。目前已鉴定的不溶性蛋白，线粒体外膜中约有 14 种，内膜中约有 21 种。

线粒体还含有众多的酶系，目前已确认的有 120 余种，其中氧化还原酶类约占 37%，合成酶类占 10% 左右，水解酶类不到 9%。这些酶分布于线粒体的不同部位，在线粒体行使氧化功能时起重要作用。线粒体外膜中含有合成膜脂的酶类，内膜中含有执行呼吸链氧化反应的酶系和 ATP 合成酶系，基质中有高浓度的多种混合物，如参与三羧酸循环反应、丙酮酸与脂肪酸氧化的酶系以及蛋白质与核酸合成酶类等。有些酶可作为线粒体不同部位的标志酶，如外膜标志酶为单胺氧化酶（monoamine oxidase）；内膜的标志酶为细胞色素氧化酶（cytochrome oxidase）；膜间隙的标志酶为腺苷酸激酶（adenylate kinase）；基质的标志酶为苹果酸脱氢酶（malate dehydrogenase）（表 8-1）。

表 8-1 线粒体各部分的功能及主要酶的分布部位

部位	功能	酶的名称	部位	功能	酶的名称
外膜	磷脂合成 脂肪酸链去饱和 脂肪酸链延长	单胺氧化酶 NADH-细胞色素还原酶 磷酸甘油酰基转移酶 核苷二磷酸激酶 酰基辅酶A合成酶	膜间隙	核苷的磷酸化	腺苷酸激酶 核苷酸激酶 二磷酸激酶 单磷酸激酶
内膜	色氨酸代谢 电子传递 氧化磷酸化 代谢物质运输	犬尿酸羟化酶 NADH脱氢酶 琥珀酸脱氢酶 细胞色素c 细胞色素氧化酶 ATP合酶 肉毒碱酰基转移酶 丙酮酸氧化酶	基质	三羧酸循环 脂肪酸β氧化 丙酮酸氧化 蛋白质合成 DNA复制 RNA合成	苹果酸脱氢酶 脂肪酸β氧化酶 谷氨酸脱氢酶 天冬氨酸转氨酶 蛋白质和核酸合成酶系 丙酮酸脱氢酶复合物

二、脂　类

脂质含量占线粒体干重的25%～30%。不同来源的线粒体其脂类组成差异较大，但大多数以磷脂为主，占总量的3/4以上。其中以磷脂酰胆碱、磷脂酰乙醇胺占多数。富含心磷脂（又称双磷脂酰甘油，diphosphatidylglycerol），含少量胆固醇，这是线粒体在化学组分上区别于其他膜结构的显著特征。

外膜磷脂总量较内膜高，主要包括磷脂酰胆碱、磷脂酰乙醇胺和磷脂酰肌醇，外膜胆固醇含量约是内膜的6倍。内膜主要含心磷脂，占脂质总量的20%，内膜胆固醇含量极低。

线粒体外膜脂质与蛋白质的比例为1∶1。从组分上看，线粒体外膜比内膜更接近于细胞内其他膜的结构，线粒体内膜脂质与蛋白质的比例高于3∶1。线粒体内、外膜所含脂质、蛋白质比例与种类的不同，是二者在化学组成上的根本区别，也是赋予它们不同功能特性的分子基础。

三、水、无机盐及其他成分

水是线粒体中含量最多的成分，一般以自由水的形式分布于线粒体膜间隙和基质中，充当酶促反应的溶剂及物质分散的介质；部分以结合水的形式存在于线粒体类脂双层及某些大分子内部，作为线粒体的结构组分。无机盐离子，如钙、镁、锶、锰等二价阳离子含量甚微，它们可影响线粒体的功能状态。线粒体中还存在DNA、RNA与核糖体等成分，构成了线粒体特有的遗传及蛋白质合成体系。此外，线粒体还存在辅酶Q（CoQ）、黄素单核苷酸（FMN），黄素腺嘌呤二核苷酸（FAD）、烟酰胺腺嘌呤二核苷酸（NAD）等一系列重要的小分子物质，它们作为辅酶（或辅基）参与电子传递的氧化还原过程。

第四节　线粒体的功能

线粒体具有多种生物学功能，包括三羧酸循环、氧化磷酸化、脂肪酸分解代谢、尿素合成及DNA和RNA合成等。此外，线粒体还调节细胞氧化-还原电位，氧自由基生成，体内钙离子平衡，嘧啶生物合成及在细胞信号转导中起着重要作用。其中线粒体最主要的功能是对各种小分子营养物质的氧化分解和能量转换，为细胞氧化作用提供场所。细胞内氨基酸、脂肪酸、单糖等营养物质在一系列酶的作用下，消耗氧，产生 CO_2 和水，释放能量（ATP）的过程称为细胞氧化（cellular oxidation），此过程中细胞要摄取 O_2 排出 CO_2，故又称为细胞呼吸（cellular respiration）（图 8-6）。通过细胞氧化作用，会将营养物质（糖、脂肪、蛋白质等）中的各种化学键（碳-碳键、碳-氢键、硫苷键等）所蕴藏的能量转换至 ATP 的高能磷酸键中，而 ATP 的水解可直接为细胞与生物个体提供能量。细胞氧化由 4 个阶段组成：糖酵解、三羧酸循环、电子传递和氧化磷酸化。其中糖酵解在细胞质中进行，三羧酸循环、电子传递和氧化磷酸化则在线粒体内进行，故线粒体是细胞氧化的主要基地，是产生 ATP 的主要场所。这四个阶段由一系列、多步骤的化学反应组成，其意义在于减少能量在传递过程中的损失。不同营养物质还可共享代谢途径，从而保证有充足的能量（自由能）转换至 ATP 分子中。一旦线粒体功能发生障碍，许多细胞进程，如细胞凋亡、细胞衰老及多种疾病有可能发生，如糖尿病、肿瘤、肥胖、肌病、神经退行性疾病等。

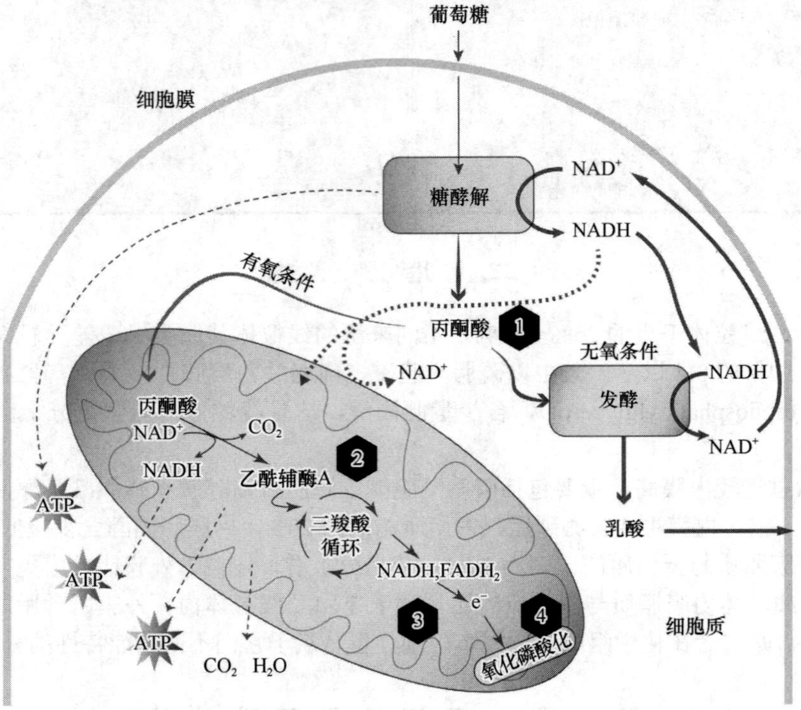

图 8-6　葡萄糖的细胞氧化过程

现以葡萄糖氧化代谢为例，介绍细胞氧化的 4 个阶段。

第一阶段：无氧糖酵解（anaerobic glycolysis），在细胞质中，1 分子葡萄糖分子经过 10 余步的化学反应，裂解成 2 分子丙酮酸（pyruvic acid），脱下的 4 个 H，H 与受氢体 NAD^+ 结合，形成 2 分子 $NADH + H^+$，此阶段净生成 2 分子 ATP。反应式如下：

$$C_6H_{12}O_6 + 2NAD^+ + 2ADP + 2P_i \rightarrow 2C_3H_4O_3 + 2\ NADH + 2H^+ + 2ATP$$

此阶段产生的 NADH 上的 H 会通过特殊载体跨越线粒体内、外膜转运至线粒体基质，与基质中的 NAD^+（或 FAD^+）结合，形成 NADH（或 $FADH_2$），参与到氧化磷酸化阶段。由于 NADH 与 $FADH_2$ 中的 H 与高能电子 e^- 相伴存在，能量暂存于电子中，因此 NADH 与 $FADH_2$ 被认为是高能电子载体。

第二阶段：三羧酸循环（tricarboxylic acid cycle，TAC），此阶段又可分为 2 个步骤，即乙酰辅酶 A（acetyl coenzyme A）生成与三羧酸循环。

在有氧环境下，第一阶段产生的丙酮酸会被转运至线粒体内膜附近的基质处，在丙酮酸脱氢酶系的作用下，丙酮酸与辅酶 A 反应，生成 CO_2、乙酰辅酶 A 和 NADH。乙酰辅酶 A 生成是营养物质（糖、脂肪、蛋白质等）氧化分解的必经之路。乙酰辅酶A中乙酰基的两个碳原子来自丙酮酸，CO_2的碳原子来自丙酮酸的第三个碳原子，反应式如下：

$$2C_3H_4O_3 + 2HS\text{-}CoA + 2NAD^+ \rightarrow 2C_2H_3O\text{-}SCoA + 2CO_2 + 2NADH + 2H^+$$

三羧酸循环发生在线粒体基质中。当乙酰辅酶A进入三羧酸循环，首先与4个碳原子的草酰乙酸（oxaloacetic acid）结合，生成具有3个羧基的柠檬酸（citric acid），柠檬酸经过9个连续反应，一再氧化脱羧后，再生成草酰乙酸，完成一个循环，重新生成的草酰乙酸又与新的乙酰辅酶A结合，生成柠檬酸，开始下一个柠檬酸循环，因柠檬酸有3个羧基，此过程被称为三羧酸循环（图8-7）。每循环1次，氧化1分子乙酰辅酶A，产生2个CO_2分子，4对H，其中3对H被3个NAD^+接受生成NADH，1对H被1个FAD^+接受生成$FADH_2$，CO_2则排出线粒体外。三羧酸循环总反应如下：

$$2C_2H_3O\text{-}SCoA + 6NAD^+ + 2FAD^+ + 2GDP + 2P_i + 4H_2O \rightarrow 4CO_2 + 6NADH + 6H^+ + 2FADH_2 + 2HSCoA + 2GTP$$

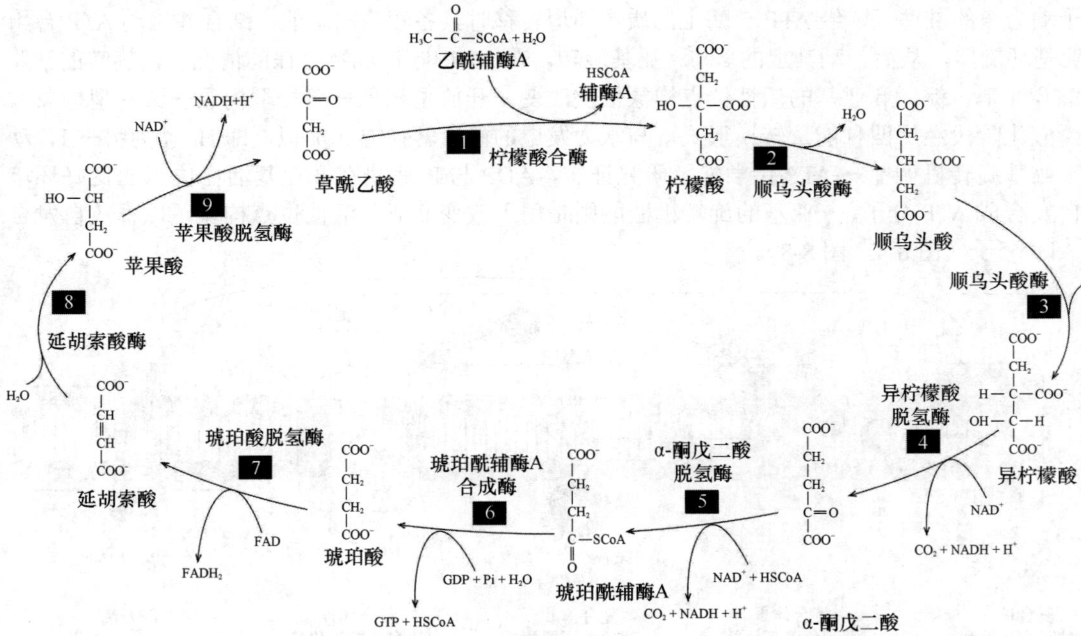

图8-7 三羧酸循环示意图

第三阶段：电子传递，即将三羧酸循环产生的高能电子e^-，从NADH和$FADH_2$通过内膜上电子传递体的逐级传递，最后被1/2分子O_2接受成为O^{2-}的过程。此阶段蕴藏于高能电子中的能量将转换成线粒体膜间隙高浓度的H^+电化学势能，也称为质子动力势。

电子传递链又称为呼吸链（respiratory chain），是由内膜上镶嵌的一组排列有序的、能可逆地接受和释放电子或H^+的结合蛋白（复合体Ⅰ～Ⅳ）、辅酶Q及细胞色素c（cytochrome c，Cytc）所组成。复合体分别命名为复合体Ⅰ（NADH-CoQ还原酶）、复合体Ⅱ（琥珀酸-CoQ还原酶）、复合体Ⅲ（$CoQH_2$-细胞色素还原酶）、复合体Ⅳ（细胞色素c氧化酶）。高能电子的传递是依据电位由低到高，经呼吸链依次传递（表8-2）。

表8-2 电子传递复合体Ⅰ～Ⅳ的组分

复合体	酶活性	辅基
Ⅰ	NADH-CoQ还原酶	FMN；FeS（铁硫蛋白）
Ⅱ	琥珀酸-CoQ还原酶	FAD；FeS
Ⅲ	$CoQH_2$-细胞色素还原酶	FeS；Cyt c_1；Cyt b
Ⅳ	细胞色素c氧化酶	Cu_A（铜离子A）；Cu_B（铜离子B）；Cyt a；Cyt a_3

呼吸链分为 NADH 呼吸链和 $FADH_2$ 呼吸链。NADH 呼吸链电子传递路径为：NADH →复合体Ⅰ（FMN → FeS）→辅酶 Q →复合体Ⅲ（FeS → Cyt c_1；Cyt b）→细胞色素 c →复合体Ⅳ（Cu_A → Cyta → Cyt a_3 · Cu_B）→ O_2 分子（位于 Cyt a_3 · Cu_B 之间），O_2 被还原为 O^{2-}。$FADH_2$ 呼吸链电子传递路径为：$FADH_2$ →复合体Ⅱ（FAD → FeS）→辅酶 Q →复合体Ⅲ（FeS → Cyt c_1；Cyt b）→细胞色素 c →复合体Ⅳ（Cu_A → Cyta → Cyt a_3 · Cu_B）→ O_2 分子，O_2 同样也被还原为 O^{2-}。

呼吸链中，除了复合体Ⅱ与细胞色素 c 没有质子泵的作用外，其余成员在传递一对电子的同时，可将 4 个 H^+ 从线粒体基质泵入到膜间隙，从而形成膜间隙与基质间 H^+ 的电化学梯度（质子动力势）。在质子动力势驱动下，膜间隙中的 H^+ 沿着 ATP 合酶中的质子通道转移至基质，与基质中的 O^{2-} 结合生成 H_2O；所蕴含的能量则再经过第四阶段的能量转换，最后储存于 ATP 分子。

第四阶段：氧化磷酸化，指电子逐级传递（氧化）与 ADP 被磷酸化为 ATP 分子的过程。H^+ 在质子动力势的推动下，经 ATP 合酶上的质子通道转移时具备较高的动能，结合并推动 ATP 合酶的 c 亚基环旋转，从而带动其上的 ε 与 γ 亚基旋转。在 ADP 与 P_i 底物存在的情况下，旋转的 γ 亚基接触 β 亚基，促使 β 亚基的活性位点构象依次改变（开放型构象→疏松型构象→紧密型构象）。氧化磷酸化阶段经历四种能量转换形式，与水力发电的能量转换方式类似，即 H^+ 动力势→ H^+ 动能→ γ 亚基旋转机械能→ ATP 化学能。研究证实，ADP 与 P_i 底物在 β 亚基活性位点的良好环境中可自发合成 ATP 分子，γ 亚基的旋转机械能则是用于改变 β 亚基活性位点构象，以释放自发合成的 ATP 分子（图 8-4、图 8-8）。

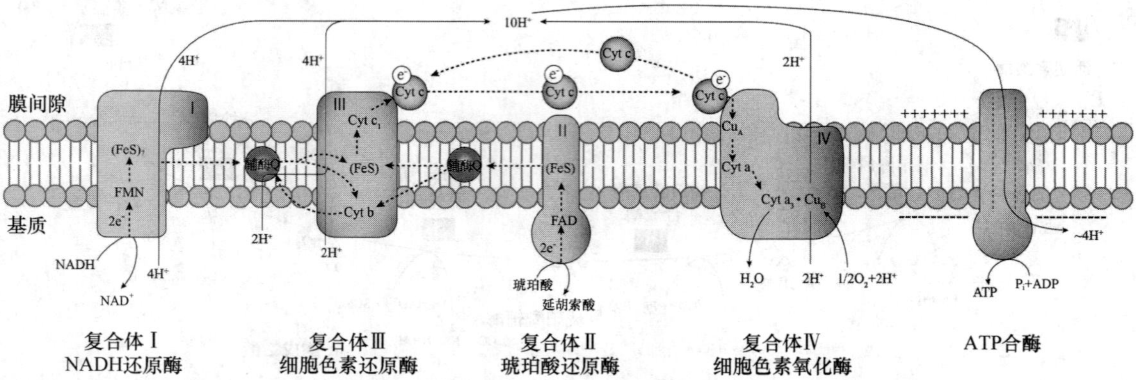

图 8-8　线粒体内膜呼吸链的电子传递过程

知识拓展

线粒体基质 ADP 浓度参与调控细胞氧化过程

研究显示，仅降低 ADP 含量水平，但保证细胞氧化过程中所需其他因素的情况下，线粒体的氧化磷酸化过程会很快停止。原因是作为合成 ATP 原料的 ADP 分子耗尽时，高能电子经电子传递链的传递，使得膜间隙 H^+ 电化学梯度增至过高水平，导致后续传递的高能电子所含能量不足以再将线粒体基质中的 H^+ 泵入到膜间隙，导致氧化磷酸化过程停止。进一步研究发现，线粒体内膜上有两种异向转运载体：第一种是 HPO_4^{2-}/OH^- 异向转运载体，其可将 HPO_4^{2-} 转入线粒体基质，OH^- 转运出线粒体基质，OH^- 与膜间隙的 H^+ 结合生成 H_2O。第二种是 ATP/ADP 异向转运载体，其可将 ATP 转出线粒体基质，ADP 转入线粒体基质。两种异向转运载体工作的结果使线粒体基质中有充足的 ADP 和 P_i，从而保证了氧化磷酸化持续进行，ATP 不断合成。蓟草的成分苍术苷可抑制 ATP/ADP 反向转运功能，可能是蓟草产生毒副作用的机制之一。

第五节 线粒体的半自主性

1963 年，M.Nass 和 S.Nass 首次发现线粒体中存在 DNA，随后人们在线粒体中相继发现了 RNA、DNA 聚合酶、RNA 聚合酶、tRNA、核糖体及氨基酸活化酶等进行 DNA 复制、转录与翻译的全套装备，说明线粒体具有独立的遗传体系，具有自主性一面。

一、线粒体 DNA 的特点

线粒体 DNA（mtiochondrial DNA，mtDNA）与细菌的 DNA 相似，一般呈双链环状，不与组蛋白结合，裸露在线粒体内膜或基质中。基因间排列紧密，几乎没有非编码序列，也无内含子。不同种属、不同细胞类型 mtDNA 的大小、遗传密码以及所编码的蛋白质数量与特性不完全相同（表 8-3）。人 mtDNA 含 16 569 个碱基对（base pair，bp），共 37 个基因，编码 12S rRNA 和 16S rRNA 两种 rRNA、22 种 tRNA 与 13 种蛋白质。经氯化铯密度梯度离心，根据人 mtDNA 浮力密度的不同可分为重链（H 链）和轻链（L 链），重链富含鸟嘌呤，轻链富含胞嘧啶，重链和轻链的编码产物各不相同（图 8-9）。

表 8-3 哺乳动物线粒体遗传密码与通用密码的差异

遗传密码	通用密码编码	线粒体密码编码
UGA	终止信号（Stop）	色氨酸（Trp）
AGA，AGG	精氨酸（Arg）	终止信号（Stop）
AUA	异亮氨酸（Ile）	甲硫氨酸（Met）
AUU	异亮氨酸（Ile）	甲硫氨酸（Met）

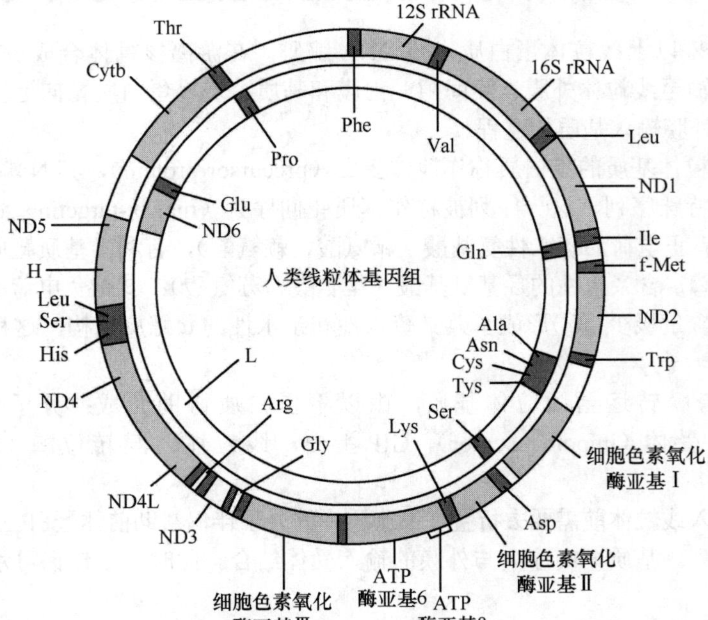

图 8-9 人类线粒体 DNA 结构

mtDNA 具有自我复制能力，复制时间可贯穿整个细胞周期。由于 mtDNA 裸露于线粒体基质中，既没有组蛋白结合保护，又缺少 DNA 损伤修复系统以及细胞氧化可产生氧自由基，而且 mtDNA 复制频率较高，因此极易发生突变，mtDNA 的突变率为核 DNA 的 10～20 倍。

二、线粒体内的蛋白质合成系统

线粒体内进行蛋白质生物合成所必需的各种 RNA 都是线粒体所特有的。在转录过程中所需的 RNA 聚合酶是由核 DNA 编码，并在细胞质合成后运输至线粒体。线粒体 RNA 聚合酶可被原核细胞 RNA 聚合酶抑制剂（溴化乙锭）抑制，但真核细胞 RNA 聚合酶抑制剂（放线菌素、α-鹅膏蕈碱）对其没有抑制作用。

线粒体的核糖体因种属不同而不同，酵母线粒体的核糖体为 70～80S；植物线粒体的核糖体为 78S 左右；动物线粒体的核糖体为 50～60S。线粒体的核糖体蛋白质是由核 DNA 编码，在细胞质合成后输入线粒体基质后再行装配。线粒体核糖体与细胞质核糖体除组分不同外，两者对抗生素的敏感性也不相同，如放线菌酮可抑制真核细胞内胞质核糖体的蛋白质合成，但不能抑制线粒体核糖体蛋白质的合成。氯霉素、红霉素和链霉素既能抑制细菌核糖体的蛋白质合成，又可抑制线粒体核糖体的蛋白质合成，却对真核细胞内胞质核糖体蛋白质的合成没有影响。

线粒体蛋白质的合成过程与原核细胞相似，不同于真核细胞，主要表现如下：①线粒体蛋白质合成与原核生物一样，mRNA 的转录与翻译几乎在同一时间和地点进行；②线粒体蛋白质合成的起始密码 AUA，不同于细胞质合成蛋白质的起始密码 AUG。线粒体 tRNA 与原核细胞一样，由 *N*-甲酰甲硫氨酰 tRNA 开始蛋白质合成，而在真核细胞中，起始 tRNA 为 *N*-甲硫氨酰 tRNA。

现已确定，前述的由人 mtDNA 编码的 13 种蛋白质分别为：细胞色素 c 氧化酶复合体（复合体Ⅳ）催化活性中心的 3 个亚基（COX Ⅰ、COX Ⅱ和 COX Ⅲ）；ATP 合酶 F_0 的 2 个亚基（A6 和 A8）；NADH-CoQ 还原酶复合体（复合体Ⅰ）中的 7 个亚基（ND1、ND2、ND3、ND4L、ND4、ND5 和 ND6）；细胞色素还原酶复合体（复合体Ⅲ）中的 1 个亚基（细胞色素 b）。这些蛋白质均为线粒体发挥氧化功能所必需的关键蛋白，不转运出线粒体。

三、线粒体对核基因编码蛋白质的转运

目前认为，90% 以上线粒体蛋白质由核 DNA 编码，在游离核糖体合成后转运至线粒体内，这些蛋白质会被运输至线粒体外膜、膜间隙、内膜和基质。现以蛋白质靶向运输至基质为例，说明其跨线粒体内、外膜输入基质的过程。

靶向运输至线粒体基质的蛋白质称作前体蛋白（precursor protein），其 N 端有一段 20～50 个氨基酸残基组成的特殊序列，这一序列被称作基质靶向序列（matrix-targeting sequence）。其主要特征有：①富含带有正电荷的疏水性氨基酸（精氨酸、赖氨酸），有利于基质靶向序列进入带负电荷的线粒体基质；②富含亲水性的羟基氨基酸（丝氨酸、苏氨酸）；③带负电荷的酸性氨基酸（天冬氨酸、谷氨酸）含量极少；④形成了兼具疏水性和亲水性的 α 螺旋结构，这种结构有利于穿越线粒体的双层膜。

前体蛋白的跨膜转运至线粒体基质，由以下蛋白质协助完成：分子伴侣性蛋白家族（chaperone），输入受体（import receptor），GIP 蛋白，线粒体内膜转位酶（translocon of inner membrane，TIM）。

1. 前体蛋白进入线粒体前需要去折叠 细胞质中的分子伴侣帮助前体蛋白去折叠（unfolding），暴露其基质靶向序列。基质靶向序列与外膜的输入受体结合。此时分子伴侣可水解 ATP，并从前体蛋白上解离下来。

2. 多肽链穿越线粒体膜 在输入受体帮助下，前体蛋白到达转位接触点，并将前体蛋白转移到外膜上含有孔道的 GIP 蛋白，随即 GIP 蛋白将前体蛋白向线粒体内膜转位酶转移，后者引导前体蛋白进入线粒体基质。一旦多肽链进入到线粒体基质，基质中的分子伴侣与内膜转位酶、前体蛋白结合，分子伴侣随即水解 ATP，引发分子伴侣构象发生变化，将前体蛋白拖进线粒体基质中。此处，H^+ 动力势也为前体蛋白的跨膜转运提供部分能量。

3. 前体蛋白多肽链重新折叠 前体蛋白完全进入线粒体基质，基质靶向序列会被线粒体基质蛋白酶切除，分子伴侣从前体蛋白解离，基质中的另一些分子伴侣帮助多肽链重新折叠为有生物活性的蛋白质。至此，前体蛋白完成了跨线粒体内、外膜的转移（图 8-10）。

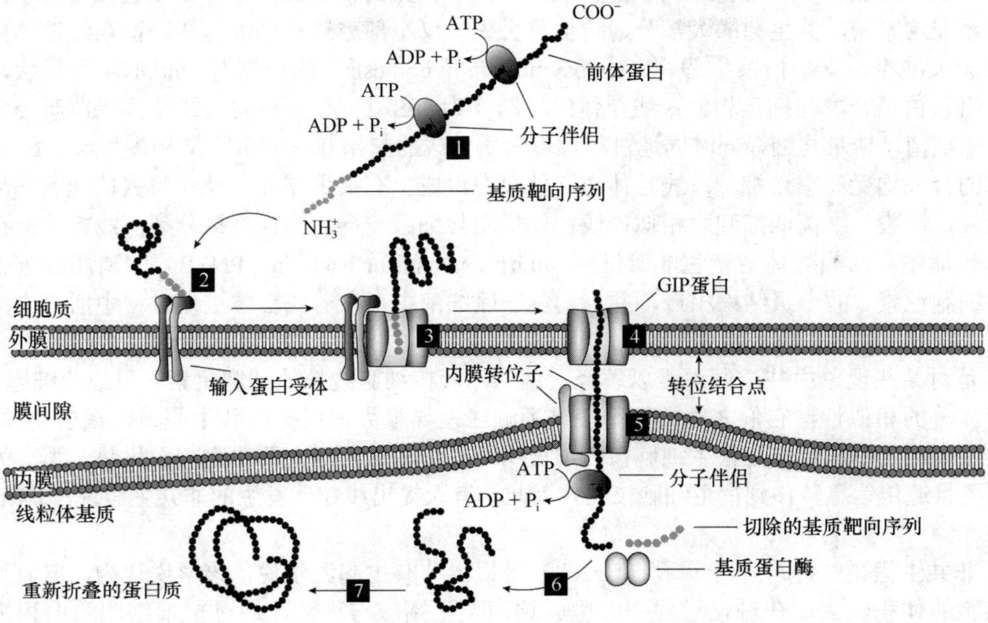

图 8-10 前体蛋白跨膜转入线粒体的过程

分子伴侣不仅参与运输前、后蛋白质的去折叠和重折叠过程，而且在防止蛋白质凝集或错误折叠，以及折叠后的重新装配中都具有重要作用。分子伴侣性蛋白质家族在进化上十分保守，普遍存在于各种生物体内。

四、线粒体遗传系统与细胞核遗传系统的相互关系

虽然 mtDNA 能编码部分蛋白质，但在 mtDNA 自我复制与蛋白质生物合成过程中，还需要核 DNA 所编码的蛋白质参与，因此线粒体遗传系统与细胞核遗传系统是相互协作的。线粒体需要的蛋白质，如 mtDNA 复制、转录、翻译过程所需的 DNA 聚合酶、RNA 聚合酶、氨酰 tRNA 合成酶及线粒体核糖体蛋白质等都由细胞核 DNA 编码，并在细胞质核糖体合成后再转运至线粒体各自的功能位点上。因此，没有细胞核遗传系统，mtDNA 就无法表达。同时细胞核遗传系统也会受到线粒体遗传系统表达状态的影响，在哺乳动物中，细胞核基因的表达有时会受到 mtDNA 突变、线粒体蛋白质合成的抑制。

综上所述，线粒体的遗传系统虽能独立进行蛋白质合成，但是合成能力有限，自身仅合成 13 种。线粒体基因组的复制、转录、翻译受核遗传系统的指导和控制，所以线粒体是半自主性的细胞器。

第六节 线粒体的起源与生物发生

关于线粒体的起源，存在两种观点：内共生假说与非共生假说，目前内共生假说的研究资料比较充实，生物学家普遍认为线粒体依靠分裂进行增殖。

一、线粒体的起源

1. 内共生假说 线粒体源自与古老厌氧真核细胞共生的需氧细菌，在长期进化过程中，两者共生联系非常紧密，共生菌的大部分遗传信息丢失，仅小部分转移至细胞核，留在线粒体内的遗传信息大大减少。支持内共生假说（endosymbiotic hypothesis）的证据有：mtDNA 呈环状，裸露而不与组蛋白结合，与细菌相似；线粒体的核糖体为 70S，与细菌相同；线粒体蛋白质合成过程更接近于细菌，转录与翻译同时同地进行，蛋白质合成的起始 tRNA 都是 *N*-甲酰甲硫氨酰 tRNA，蛋白质的合成均受氯霉素抑制；线粒体内、外膜在组成上有很大差异，外膜与真核细胞的滑面内质网相似，内膜与细菌的细胞膜相似；线粒体增殖与细菌一样，均为直接分裂；线粒体能在异源细胞内长期生存；线粒体与紫色非硫细菌（purple nonsulfur bacteria，PNSB）的磷脂成分、呼吸类型和细胞色素 c 的一级结构相近，并且紫色非硫细菌中存在着线粒体进化过程中所丢失的大部分基因，线粒体的祖先很可能来自紫色非硫细菌。

但是对某些现象内共生假说难以解释。例如，真核细胞线粒体细胞色素 c 与细菌细胞色素 c 并没有显著的相似性，它们之间的氨基酸排列顺序差异很大。根据内共生假说，在进化过程中，部分共生细菌的基因转移至宿主细胞核内，说明需氧细菌在代谢上要比宿主占优势，那么为什么细菌还要将遗传信息转移到宿主细胞核呢？因此，有人提出线粒体发生的非共生假说（asymbiotic theory）。

2. 非共生假说 1974 年于泽勒（Uzzell）等提出非共生起源学说，该学说认为，需氧型原始真核细胞的体积较大，在进化过程中细胞膜逐渐发生褶皱与内陷，通过扩增细胞表面积来满足呼吸功能的需要，细胞膜内陷形成的小囊就是线粒体的雏形，小囊逐渐掺入了含遗传信息的质粒——裸露的环状 DNA，形成功能上有呼吸功能的双层膜性囊泡，进而演化成线粒体。支持这一学说的证据是：细菌的间体与线粒体相似，均为凹陷的细胞膜，间体含有细胞的呼吸酶系，具有类似于线粒体的功能。

以上两种学说均有一定的理论依据，但均未能解释线粒体起源与发生的所有问题，尚需更进一步的深入研究。

二、线粒体的融合与分裂

线粒体是一动态性细胞器，在细胞质中不断融合、断裂而呈现不同的形态。线粒体的融合与断裂也在消化分解衰老、病变的线粒体过程中具有重要意义。

1. 线粒体融合 线粒体 GTP 酶家族的融合蛋白介导了两个线粒体间的融合。线粒体融合，一方面能保持细胞内线粒体的同质性；另一方面能修复线粒体的损伤和补充丢失的组分。此外，还对线粒体在胞质内的位置分布、形态维持、mtDNA 在基质内的分布以及维持呼吸链完整性方面具有重要作用。

2. 线粒体分裂 与内质网有密切关系，部分内质网膜形成膜性管状结构环绕线粒体，并招募线粒体相关动力蛋白环绕线粒体形成类似“收缩环”的结构，促使线粒体膜内陷而分裂。有丝分裂期，线粒体的分裂尽可能保证线粒体平均分配到子细胞当中；线粒体的分裂还可剔除线粒体损伤或缺陷部位，经线粒体自噬途径消化分解，从而起到线粒体质量控制的作用。

第七节　线粒体与医学

细胞内、外环境因素的改变可以引起线粒体数量、分布、结构、功能及代谢反应等的异常，进而影响细胞乃至机体的生命活动。线粒体与疾病的关系主要有两方面：一是受药物或毒物、缺血或缺氧、射线与微波及各种代谢性疾病等有害因素的刺激，线粒体发生病理性改变；二是

mtDNA突变和功能障碍而导致的线粒体遗传病。

一、mtDNA的遗传特征

mtDNA除了前述的半自主性、遗传密码与通用密码不完全相同及突变率较高的遗传学特征外，还包括母系遗传、遗传瓶颈效应、异质性和阈值效应等遗传特征。

1. mtDNA为母系遗传 母系遗传（maternal inheritance）是指母亲将mtDNA传递给子女，但只有女儿才能将mtDNA传给下一代。mtDNA的母系遗传特征是由哺乳动物受精特点所决定的。精卵结合时，卵母细胞拥有上百万拷贝的mtDNA，而精子中只有很少的线粒体，因此受精卵中的线粒体99.99%来自卵子，仅有0.01%来自精子。

2. 遗传瓶颈效应 人初级卵母细胞中约有10^5个线粒体，当卵母细胞成熟时，绝大多数线粒体会丧失，数目锐减至10～100个。此后，经过胚胎细胞前期分裂，增殖的线粒体会达到每个细胞含有10^4个或更多。线粒体数目从10^5个锐减至10～100个的过程称为遗传瓶颈（genetic bottleneck）。在分裂期，带有突变mtDNA的线粒体若能通过遗传瓶颈，经过分裂增殖，在细胞中占有一定数量，并经下一次的有丝分裂和减数分裂时，有机会进入子细胞。当带有突变mtDNA线粒体的比例较大，将会影响细胞和组织功能，进而引发疾病。例如，带有氧化磷酸化系统缺陷的突变型线粒体超过野生型线粒体数量，将会造成组织能量供应不足，导致组织功能障碍甚至产生疾病，尤其对能量需求较高的神经组织、肌肉组织影响严重。

3. 异质性和阈值效应 每个细胞含有成千上万个mtDNA，并非一个细胞中所有mtDNA均发生突变，因此细胞中mtDNA存在突变型（mutant type）和野生型（wild type）两种，即为线粒体的异质性（heteroplasmy）。当突变mtDNA数量逐渐积累，其比例达到一定程度才引起疾病。能引起特定组织或器官功能障碍的突变型mtDNA的最低数量称为阈值（threshold）。当突变mtDNA累积数量突破阈值，可导致线粒体功能发生改变，这一现象称为阈值效应（threshold effect）。阈值会因组织对某种损伤的反应不同而不相同。例如，不同组织对氧化磷酸化代谢损伤的反应不同，引起细胞代谢功能障碍所需的突变mtDNA分子的数量不同。因此，能量需求较高的组织，如脑、骨骼肌、心脏和肝脏，极易受到线粒体mtDNA突变的影响。

二、线粒体遗传病

自1988年报道第一个mtDNA突变导致线粒体肌病的病例以来，目前线粒体基因组中已发现有100多个突变位点，200多种mtDNA缺失/重排与人类疾病相关，涉及多系统紊乱。因mtDNA突变可影响线粒体氧化磷酸化功能，ATP合成减少，从而使能量需求较高的肌肉和神经组织受严重影响，相应的临床症状包括肌病、脑病、痴呆、肌阵挛性癫痫、耳聋、失明、贫血、糖尿病和大脑供血异常等。

1. Leber遗传性视神经病变（Leber hereditary optic neuropathy，LHON） 是mtDNA多处点突变引起的视神经和视网膜神经元退化。发病初期症状为是视物模糊，继而在几个月内出现无痛性、完全或接近失明。LHON发病年龄范围可从儿童时期一直到老年。一般男性患病率是女性的5倍。约95%的患者被证实存在3种mtDNA突变（G11778A、G3460A、T14484C）中的一种。例如，G11778A是mtDNA第11 778位点的G转换成A，使NADH脱氢酶亚基4（ND4）蛋白质中第340个高度保守的精氨酸变成了组氨酸，影响线粒体能量的生成，导致该病的发生。

2. MERRF综合征 即肌阵挛性癫痫伴破碎红纤维综合征（myoclonic epilepsy associated with ragged red fiber，MERRF），是一种母系遗传的线粒体脑肌病。具有多系统紊乱的症状，包括肌阵挛、癫痫发作、小脑共济失调、轻度痴呆、耳聋等。“破碎红纤维”是大量团块状异常线粒体，主要聚集在肌细胞中，活检可显示特殊染色的红色肌纤维。临床最常见的突变是mtDNA的tRNA基因发生了点突变（A8344G），主要影响线粒体呼吸链的酶复合物Ⅰ和Ⅳ的合成，造成氧化磷酸化功能下降，引起患者多系统病变。少数突变为 mtDNA 的 T8356C、A8296G、G8363A 等。

3. MELAS 综合征 即线粒体脑肌病伴高乳酸血症及卒中样发作（mitochondrial encephalomyopathy with lactic acidosis and stroke-like episode，MELAS），临床症状包括卒中、肌病、共济失调、肌阵挛、痴呆和耳聋等。少数患者会出现反复呕吐、周期性的偏头痛、糖尿病、进行性眼外肌麻痹、眼睑下垂、肌无力、身材矮小等。临床上最常见的突变是线粒体的 tRNA 基因发生了点突变（A3243G）。

4. 氨基糖苷类抗生素耳聋 临床上早已报道，中等剂量的氨基糖苷类抗生素（aminoglycoside antibiotic，AmAn），如链霉素、庆大霉素、卡那霉素等能导致耳聋。此疾病主要分子机制是 mtDNA 编码的 12S rRNA 基因发生点突变（A1555G），导致氨基糖苷可干扰耳蜗内毛细胞线粒体的 ATP 产生。导致听力丧失的其他突变还有 T7445G，可引起线粒体蛋白合成速率降低。

5. 线粒体脑肌病（Kearns-Sayre syndrome，KSS） 是一种多系统的线粒体病。常见临床表现是慢性进行性眼外肌麻痹和视网膜色素变性。此外，KSS 的表现还包括心脏传导功能障碍、共济失调、听力丧失和痴呆等。KSS 的分子机制主要是 mtDNA 大片段缺失，缺失片段范围在 1.0～10.0kb，造成不同程度的线粒体蛋白质合成缺陷。

三、其他与线粒体有关的病变

1. 衰老 个体随着年龄增长，线粒体数量逐渐减少、功能逐渐退化，并伴随各种突变的积累。在个体衰老过程中，线粒体内的氧自由基和羟自由基不能及时有效清除，导致线粒体的氧化损伤，包括生物膜损伤、mtDNA 损伤等。年长者，mtDNA 常存在大段缺失、点突变、插入、重复等多种突变类型。线粒体氧化磷酸化的能力逐渐下降，可导致细胞因能量供应缺乏而死亡，引起个体的衰老和多种老年退化性疾病。

2. 糖尿病 研究表明，一些 2 型糖尿病患者具有明显的遗传倾向，部分与 mtDNA 突变有关。mtDNA 突变导致糖尿病的可能机制包括：突变导致胰岛 B 细胞不能感受血糖值，呼吸链复合体酶活性下降，ATP 合成不足，胰岛素分泌降低；B 细胞不稳定性增高，诱发自身免疫介导的 B 细胞损坏；增强糖异生；脂肪细胞对胰岛素反应减弱，糖耐量减退，出现高血糖。与线粒体糖尿病有关的 mtDNA 点突变的类型主要有 $tRNA^{Leu}$A3243G、$tRNA^{Lys}$A8296G、12S rRNA G1438A、12S rRNA T1310C 等。部分糖尿病患者会伴有不同程度的听力障碍，或心肌及视网膜病变。

3. 冠心病 冠心病患者 mtDNA 会出现大片段的缺失，由此导致线粒体氧化磷酸化功能障碍，ATP 产生不足，氧自由基清除障碍，线粒体氧化应激水平相应提高，结果是高水平的氧化应激会进一步加重线粒体的损伤程度与氧化磷酸化功能障碍。例如，心肌缺血时，mtDNA 损伤产生不可逆性心肌细胞氧化功能障碍，继而又会加重心肌缺血。故形成心肌缺血与 mtDNA 突变相互促进的恶性循环。

4. 帕金森病（Parkinson disease，PD） 是一种发病率较高的神经系统肌病，患者表现为运动失调、震颤、动作迟缓等，又称震颤麻痹。研究发现，患者脑组织的黑质 mtDNA 有 4977 个碱基对片段缺失，主要累及 ND3、ND4 和 ND5。导致多种组织细胞内的线粒体复合体Ⅰ、Ⅱ、Ⅲ或Ⅳ均存在功能缺陷，引起神经元的能量代谢障碍。

5. 肿瘤 肿瘤组织中存在多种类型的 mtDNA 突变，包括碱基替换、缺失、插入、mtDNA 拷贝数改变等，可导致错义突变，引发蛋白质合成的 tRNA、rRNA 基因突变，引起 mtDNA 转录效率降低，这些突变能增加氧自由基产生，后者又加剧 mtDNA 突变，从而降低基因结构的稳定性，促进肿瘤发生。此外，研究表明，线粒体缺失的 mtDNA 片段可能通过核孔进入细胞核，随机整合到核 DNA 分子中，激活原癌基因或抑制抑癌基因，使细胞增殖、分化失控，引发癌变。

本章小结

线粒体是真核细胞普遍具有的一类重要细胞器，是产生 ATP 的重要场所，被称为细胞生命活动的“动力工厂”。线粒体是一个动态细胞器。其形态、大小、数量随细胞类型和生理状态的不同而异。光镜下呈线状、颗粒状、分支管网状。电镜下可见线粒体是由两层单位膜围成的囊状结构，分为外膜、内膜、膜间隙和基质。外膜上有多种运输蛋白，内膜内陷形成嵴，嵴上有基粒，基粒是 ATP 合酶复合体，是偶联氧化磷酸化的重要结构。

线粒体的化学成分包括蛋白质和脂类，还有核酸、水及辅因子等。线粒体具有众多酶系，包括三羧酸循环、氨基酸代谢、脂肪酸分解、电子传递、ATP 合成、DNA 复制、转录、翻译等过程的酶和辅酶，它们分别定向分布在外膜、膜间隙、内膜和基质中。

线粒体最重要的功能是对葡萄糖、脂肪酸和氨基酸等小分子营养物质进行氧化分解。细胞氧化的过程分四个阶段，其中糖酵解在细胞质中完成，三羧酸循环、电子传递、氧化磷酸化则在线粒体中完成。细胞生命活动所需的能量 95% 来自线粒体产生的 ATP 分子。

线粒体拥有自己的生物膜、核酸、酶、核糖体，这四个结构是生命形成的必备结构，说明线粒体具有自主性。但是线粒体 DNA 仅编码少量的线粒体蛋白质亚基，大部分的线粒体蛋白质依赖核 DNA 编码，再运输至线粒体，线粒体遗传系统受控于细胞核遗传系统，因此线粒体是半自主性细胞器。

线粒体的起源有两种假说：内共生假说和非共生假说。线粒体由原先的线粒体分裂而成，线粒体的分裂与内质网有关。

线粒体是一个结构复杂、动态性的细胞器。内、外环境变化，可引起线粒体结构功能异常而导致疾病，与医学关系密切。

复习思考题

1. 试述线粒体的亚显微结构。
2. 试述细胞氧化的基本过程。
3. 如何理解线粒体是一个半自主性细胞器？
4. 试述线粒体基质对前体蛋白的转运过程。

（邢永华）

第9章 细胞骨架

细胞骨架（cytoskeleton）是真核细胞内由某些蛋白质成分组成的复杂的纤维网架体系，对于细胞形态的维持、细胞器的空间分布、细胞的运动、细胞内的物质运输、内吞和外排、细胞分裂、分化等各种形式的活动均起着重要作用。

1928年，科尔茨霍夫（Koltzoff）推测“原生质中存在着一种有一定结构的纤维状成分，每一个细胞就是一个由液体成分和硬性骨架组成的体系。细胞依靠这些骨架纤维保持着一定的外形。由于骨架纤维很细，或者其折射系数与周围胶体溶液接近，因而不易看到”。虽然Koltzoff提出了细胞骨架的原始概念，但由于受到当时技术条件的限制，在光学显微镜下并没有真正看到这种结构，因而这一概念仅为推想。

电子显微镜的使用，使人们对细胞的超微结构有了更加深入的认识。20世纪50年代，在超薄切片的电子显微镜观察中首次看到了微管。但是由于以往电镜制样一般采用锇酸或高锰酸钾低温固定细胞，导致骨架系统的大部分结构遭到了破坏，直到1963年Slauterback采用戊二醛（glutaraldehyde）常温固定法后，才广泛地观察到各类细胞骨架纤维的存在。随后发现，微管、微丝和中间纤维这几种纤维状结构普遍存在于真核细胞的细胞质中，并组成复杂的纤维网，故将它们归为一类细胞器，称为细胞骨架。

20世纪70年代初，贝雷兹尼（Berezney）和科贝格（Coffeg）从大鼠肝细胞核中分离出一种非染色质蛋白纤维，称为核骨架。此外，在细胞的其他部位也发现有类似的纤维结构存在。于是，有人提出广义的细胞骨架应包括细胞核骨架、胞质细胞骨架、细胞膜骨架（cell membrane cytoskeleton）和细胞外基质（extracellular matrix，ECM）4个部分。本章将着重介绍胞质细胞骨架的结构与功能。

第一节 微管系统

微管（microtubule）是真核细胞中普遍存在的细胞骨架成分之一，它是由微管蛋白和微管结合蛋白组成的中空管状结构。大部分微管在细胞质内形成暂时性的结构，如间期细胞内的微管、分裂期细胞内的纺锤体微管，这些微管对细胞内各种细胞器和生物大分子的非平衡态分布起重要的组织作用。另外一些微管形成相对稳定的“永久性”结构，如存在于纤毛或鞭毛内的轴丝微管、神经元突起内部的微管束结构等。

一、微管的形态与分布

微管是一种遍布于细胞质中细长而又有一定坚硬度的中空管状结构，外径24～26nm，内径约15nm，壁厚约5nm。在大多数细胞中，微管的长度仅有几个微米长，但是在某些特化的细胞中，如中枢神经系统运动神经元的轴突，微管可长达几厘米。

微管的管壁由13根原纤维（protofilament）纵向螺旋排列构成。原纤维由αβ微管蛋白异二聚体（heterodimer）首尾相接交替排列（αβ-αβ-αβ）组成（图9-1）。

微管以单管（singlet）、二联管（doublet）和三联管（triplet）三种形式存在于细胞中。细胞质中大部分微管都是单管，常分散于细胞质中或成束存在，如细胞质微管或纺锤体微管。二联管由A管和B管组成；三联管由A、B、C三管组成。A管和B管，B管和C管之间各共用3根原纤维（图9-2）。二联管主要构成纤毛和鞭毛的杆状部分；中心粒和基体由三联管构成。

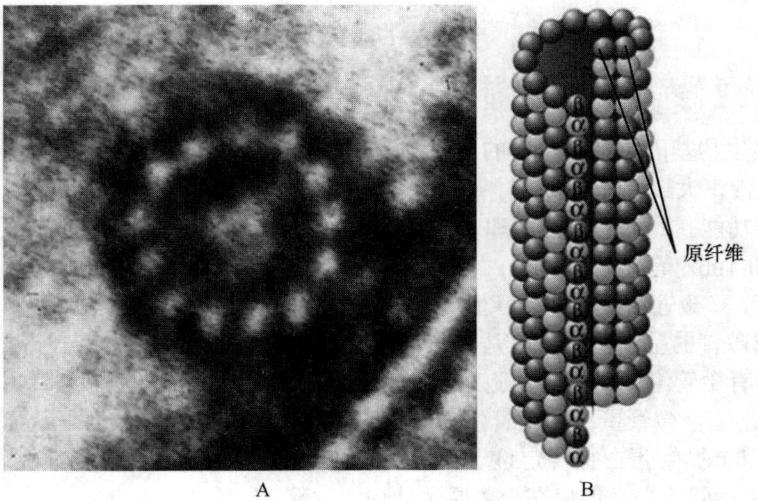

图 9-1 微管的结构

A. 微管横切面电镜图；B. 微管结构模式图

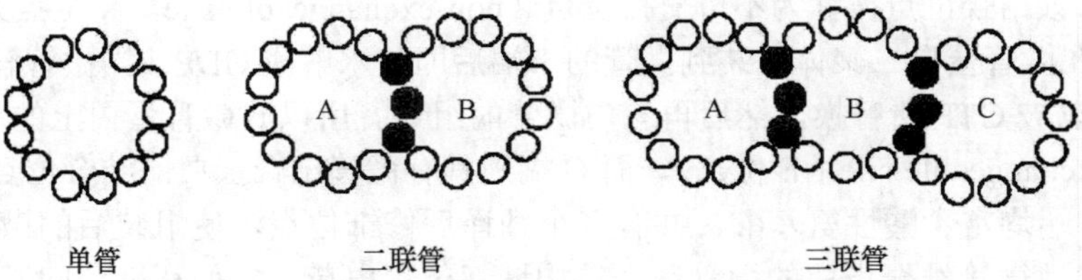

图 9-2 微管的三种类型横断面示意图

单管组成的网状结构不稳定，常随细胞周期各时相的变更而变化。例如，细胞处于间期时，微管从细胞核附近辐射发出，终止于细胞质膜或延伸至细胞伪足。细胞临近有丝分裂时，上述分布的微管消失，而在细胞核附近出现由新组装微管（单管）形成的纺锤丝，待细胞质分裂后纺锤丝微管又自行消失，在两个子细胞连接欲断处膜下新组装微管（图 9-3）。二联管和三联管是比较稳定的微管结构。

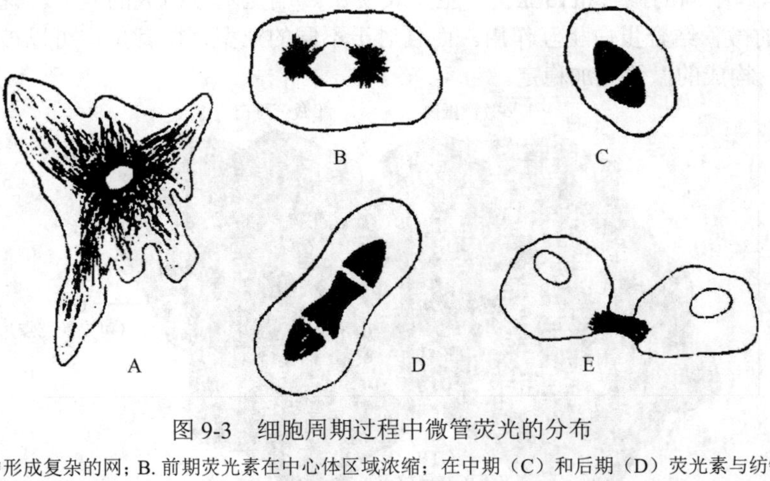

图 9-3 细胞周期过程中微管荧光的分布

A. 间期微管在胞质中形成复杂的网；B. 前期荧光素在中心体区域浓缩；在中期（C）和后期（D）荧光素与纺锤体微管相连；E. 在细胞分离时，只能看到两细胞间的荧光桥

二、微管的化学组成

（一）微管蛋白

对多种真核生物基因组进行分析的结果表明，微管蛋白是多基因编码的。根据各微管蛋白一级结构上的相似性，大致可分为α、β、γ、δ、ε和ζ 6个不同的微管蛋白亚家族，它们在细胞内具有不同的定位和功能。此外，在细菌和古菌中也找到了在序列和功能上与微管蛋白相似的蛋白质种类，如FtsZ和TubZ等。

通常情况下，α微管蛋白和β微管蛋白以非共价键的方式结合在一起组成αβ异二聚体，这种异二聚体是构成微管的基本单位，也是细胞质内游离态微管蛋白的主要存在形式。γ微管蛋白存在于中心体等具有微管组织功能的细胞结构上，在微管组装的成核过程中发挥主要作用。作为微管组装的起始位点，γ微管蛋白与微管蛋白异二聚体中的α微管蛋白结合，从而确定了微管的极性。δ微管蛋白和ε微管蛋白主要定位于中心粒和纤毛的基体等部位，与三联体微管中B管和C管的组装相关。ζ微管蛋白目前仅在少数原生动物中发现。

从低等的单细胞真核生物到高等哺乳动物，微管蛋白可能是最保守的蛋白质分子之一。在α微管蛋白和β微管蛋白的N端，都有一个GTP的结合位点。结合在α微管蛋白上的GTP通常不会被水解，因而该结合位点被称为不可交换位点（non-exchangeable site，N位点）。结合在β微管蛋白上的GTP在微管蛋白二聚体组装到微管的末端后即被水解成GDP。当微管解聚后，β微管蛋白上的GDP可以被GTP所替换，然后再参与微管的组装。所以β微管蛋白上的GTP结合位点是可交换位点（exchangeable site，E位点），而C端则具有微管结合蛋白的结合位点。α微管蛋白和β微管蛋白的C端均富含酸性氨基酸，并有多个翻译后修饰位点，使组装后的微管表面带有较强的负电荷。大多数微管结合蛋白的微管结合结构域都带正电荷，它们靠分子间正负电荷的相互作用而结合在微管表面。在微管中，微管蛋白异二聚体按照相同的方向头尾相接排列，因此每一根原纤维的两端都具有不同的化学组成和结构，这就使得原纤维具有天然的极性，而13根原纤维按照相同的方向平行排列，也就赋予了微管以极性结构。此外，每个微管蛋白上还含有二价阳离子（Mg^{2+}、Ca^{2+}等）结合位点及一些小分子化合物如秋水仙碱（colchicine）和长春花碱（vinblastine）的结合位点（图9-4）。

微管蛋白基因在不同的有机体中存在差异，如在哺乳动物大脑中存在5种α微管蛋白和5种β微管蛋白亚型。不同的微管蛋白亚型，主要表现在C端氨基酸组成的差异，说明不同的微管蛋白亚型与不同的微管结合蛋白相互作用。而且对于不同的亚型，微管蛋白可以被化学修饰，如乙酰化的微管蛋白构成的微管更加稳定。

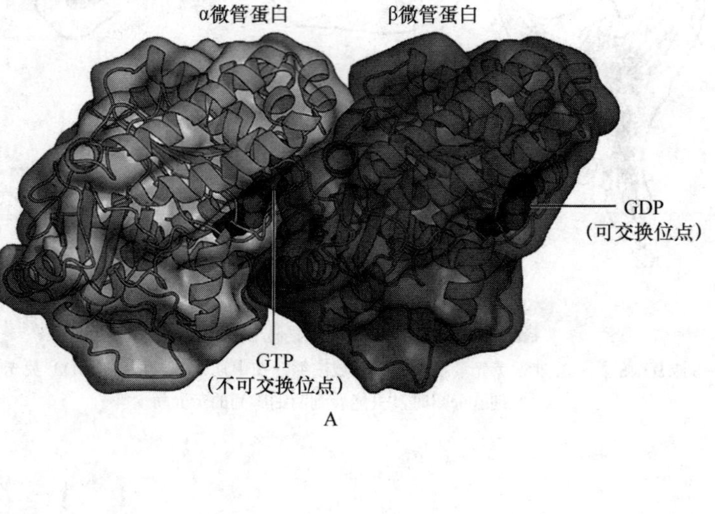

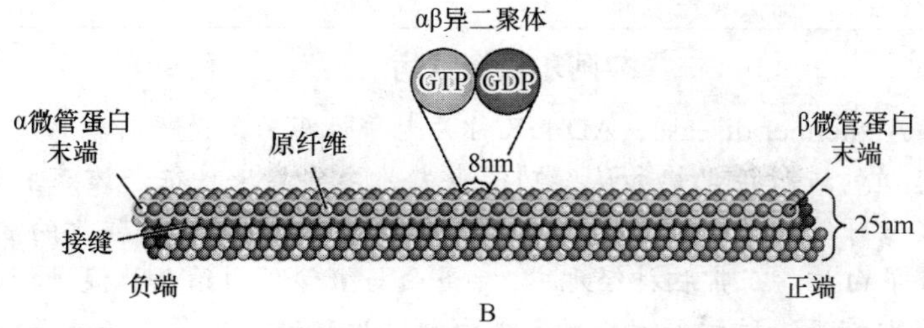

图 9-4 微管蛋白异二聚体及纤维结构

（二）微管结合蛋白

微管除了含有微管蛋白外，还有一些与微管相结合的辅助蛋白，这些蛋白称为微管结合蛋白（microtubule-associate protein，MAP）。MAP 不是构成微管壁的基本构件，而是在微管蛋白组装成微管之后，结合在微管的表面，是微管结构和功能所必需的组分。

MAP 有很多种，根据 MAP 在电泳时所显示的条带不同，依次命名为 MAP-1、MAP-2、τ 蛋白（Tau 蛋白）、MAP-4 等。前三类 MAP 主要存在于神经细胞中，MAP-4 普遍存在于各类细胞中。MAP 多肽链由两个区域组成：一个是带正电荷的微管结合区域，通过和带负电荷的微管表面相互作用与微管结合，可明显加速微管的成核作用；另一个是酸性的突出区域，以横桥的方式与其他骨架纤维相连接，突出区域的长度决定微管在成束时的间距大小。微管结合蛋白每隔一段距离就与微管壁相结合，突出部位介导微管与其他骨架成分或是细胞结构的相互作用。

在神经细胞中，MAP-2、Tau 蛋白是研究得比较清楚的组分。MAP-2 存在于神经元的胞体和树突，而 Tau 蛋白则存在于轴突。为了探讨微管结合蛋白与微管网络结构的关系，研究人员用编码 MAP-2 和 Tau 蛋白的 cDNA 转染体外培养的 Sf9 细胞，这些基因在 Sf9 细胞内表达后，原本呈圆形的细胞长出了与神经元的树突和轴突类似的细胞突起。电镜图像显示，在 MAP 诱导产生的突起内部具有规则排列的微管束。由 MAP-2 诱导产生的微管束内相邻微管间的距离与树突内部微管束的结构相似，而由 Tau 蛋白诱导产生的微管束内相邻微管间的距离与轴突内部微管束的结构相似。MAP-2 和 Tau 蛋白的分子结构基本相似，其 C 端都有 3～4 个微管结合结构域，所不同的是 N 端突出区域，MAP-2 有 1820 个氨基酸残基，而 Tau 蛋白只含有 380 个氨基酸残基。与微管结合后，其 N 端突出于微管表面，并在相邻的微管之间形成横桥。正是由于 MAP-2 和 Tau 蛋白的 N 端差异分别决定了树突和轴突内微管束中相邻微管的间距不同（图 9-5）。

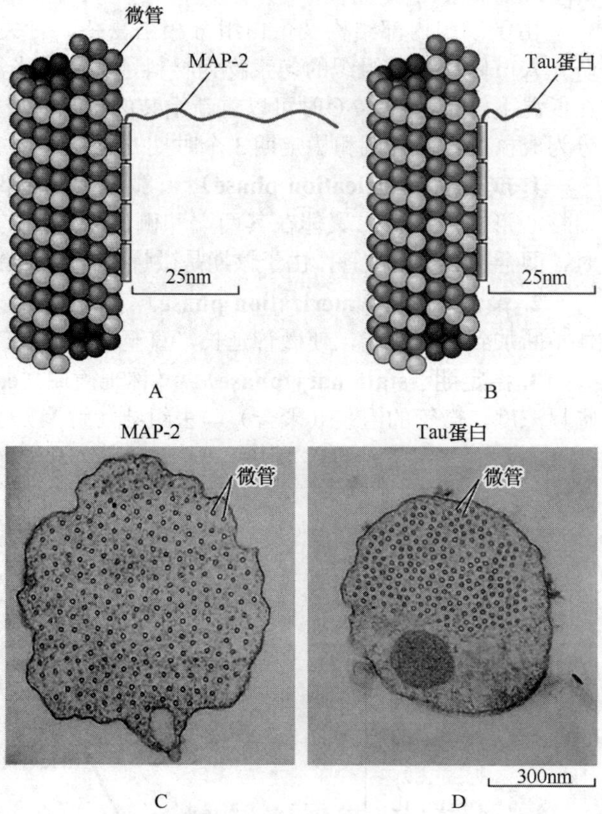

图 9-5 MAP 介导的微管束的构建

A. MAP-2 与微管结合并延伸出一个长的突出臂；B.Tau 蛋白与微管结合并延伸出一个短的突出臂；C. 过表达 MAP-2 的细胞中，微管束横切面的电镜照片；D. 过表达 Tau 蛋白的细胞中，微管束横切面的电镜照片

知识拓展

阿尔茨海默病

阿尔茨海默病（Alzheimer disease，AD）又称为老年性痴呆，是一种较常见的老年神经系统退行性疾病，以不可逆的进行性记忆和认知功能丧失为主要临床特征。该病主要病理特征之一是神经元内形成神经原纤维缠结，神经原纤维缠结的主要成分是异常磷酸化的τ蛋白。τ蛋白是含量最高的微管结合蛋白质。正常脑神经元中，τ蛋白与微管蛋白结合，促进微管聚合，维持微管稳定性。阿尔茨海默病患者脑神经元中的τ蛋白则过度磷酸化，每分子τ蛋白可含5～9个磷酸基。这种异常τ蛋白失去与微管蛋白结合的活性，导致正常微管解聚，从而使正常轴突转运受损。有研究表明，蛋白磷酸酯酶及其激活剂可望对阿尔茨海默病神经原纤维退化、神经原纤维缠结的形成起抑制或逆转作用。

微管均由αβ微管蛋白异二聚体组装而成，其结构和功能的差异可能主要取决于MAP的不同。MAP的功能有：①调节微管装配；②通过横向连接相邻微管，使微管按一定方式排列；③在微管中同其他微管、细胞器或膜结构的相互作用中发挥功能；④作为微管动力蛋白参与细胞内的物质运输。

三、微管的组装

（一）微管的体外组装

由于细胞内部结构及蛋白组分相当复杂，有关微管组装方面的资料主要源于体外试验结果。研究人员以动物脑组织的匀浆物为材料，加入适当浓度的Mg^{2+}、GTP和EDTA，利用大部分微管在低温下解聚而在37℃时可以重新组装的特点，成功实现了微管的体外组装。微管的装配过程可分为成核期、聚合期和稳定期3个时期。

1. 成核期（nucleation phase） α微管蛋白和β微管蛋白聚合成短的寡聚体（oligmer）结构，即核心形成，接着二聚体在其两端和侧面增加使之扩展成片状带，当片状带加宽至13根原纤维时，即合拢成一段微管，由于该期是微管聚合的开始，速度较慢，因此又称为延迟期（lag phase）。

2. 聚合期（polymerization phase） 细胞内游离微管蛋白聚合速度大于解聚速度，新的二聚体不断加到微管两端，使微管延长，直至游离的微管蛋白浓度下降，解聚速度逐渐增加。

3. 稳定期（stationary phase） 又称平衡期（equilibrium phase），胞质中游离的微管蛋白达到临界浓度，微管的组装（聚合）与去组装（解聚）速度相等（图9-6）。

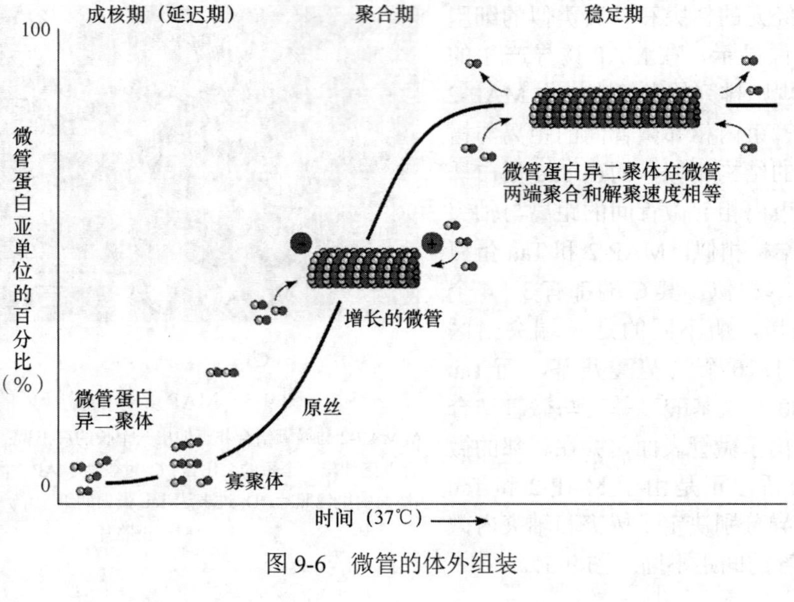

图9-6 微管的体外组装

由于微管的一端是α微管蛋白，另一端是β微管蛋白，这种结构上的差异导致αβ异二聚体在两端进行装配时的组装速度不一样，通常具有α微管蛋白的一端（负端）组装较慢，而具有β微管蛋白的一端（正端）组装较快。处于组装过程中的微管不停地在增长和缩短两种状态中转变，表现为动力不稳定性（dynamic instability），目前普遍以非稳态动力学模型来解释微管的动力不稳定性。微管在体外组装时，有两个因素决定微管的稳定性，即游离微管蛋白的浓度和GTP水解成GDP的速度。当游离微管蛋白浓度较高时，结合有GTP的微管蛋白异二聚体组装到微管正端的速度大于GTP水解的速度，微管则形成GTP帽，微管继续组装。随着组装的继续，微管蛋白浓度降低，游离微管蛋白添加到正端的速度小于GTP水解的速度，微管则具有GDP帽。结合GDP的微管蛋白与微管末端亲和性小，容易从微管末端脱落，而使微管解聚（图9-7）。

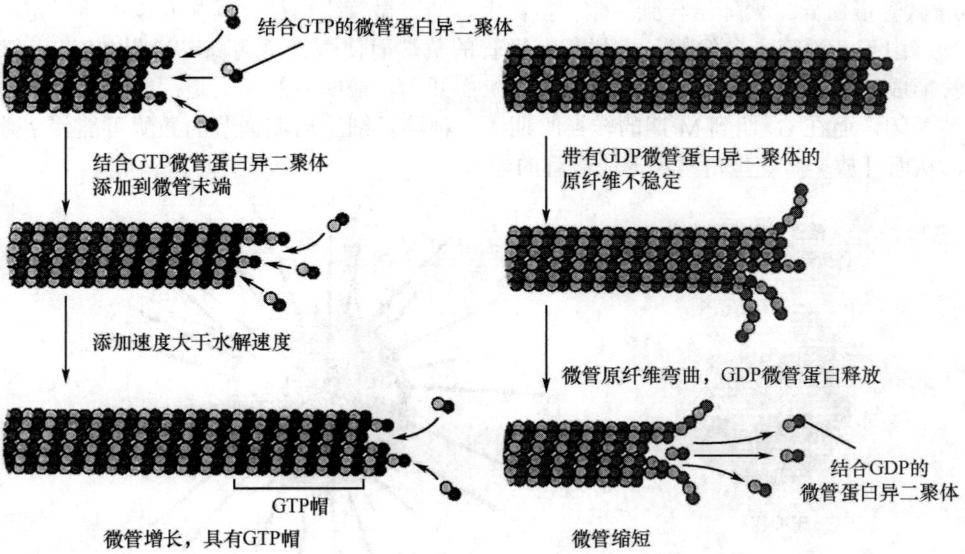

图9-7 微管非稳态动力学模型示意图

由于微管两端存在结构上的差异，微管组装时两端所需的临界浓度也不一样，当组装体系中游离微管蛋白的浓度高于并接近正端的临界浓度时，负端已在临界浓度之下，同一根微管将出现正端不断延长、负端不断解聚的现象。当一端组装的速度和另一端解聚的速度相同时，微管的长度保持稳定，这就是微管组装的踏车现象（treadmilling）。踏车现象意味着在正端连接的某个微管蛋白异二聚体会渐渐向微管中部移动，最后从微管的负端脱落下来。

（二）微管的体内组装

与体外装配的微管相比，细胞内微管的组装更加有序，装配过程也受到严密的调控，特定的微管在细胞的特定部位合成，以完成特定的功能。细胞内微管的组装都起始于一个特定的结构，称为微管组织中心（microtubule organizing center，MTOC）。微管组织中心的主要作用是帮助大多数胞质微管装配过程中的成核（nucleation），微管从微管组织中心开始生长，这是胞质微管装配的一个独特的性质，即胞质微管的装配受统一的功能位点控制。微管的成核是微管组装的限速过程，在微管动力学中具有重要作用。

细胞内的MTOC有中心体（centrosome）及纤毛和鞭毛的基体（basal body）。动物细胞的中心体通常由两个中心粒（centriole）及其周围的中心粒周物质（pericentriolar material，PCM）组成，在细胞间期，位于细胞核的附近；在有丝分裂期，位于纺锤体的两极。电镜下可以看到，胞质微管起始于中心粒周物质。在动物细胞中，中心粒可以招募中心粒周物质，通过中心粒周物质促进微管的成核。中心体是胞质微管装配的起始点，类似于锚定的作用将胞质微管的一端固定在中心体上，新生微管从中心体发出星形结构称为星体（aster），继而伸长达到细胞的边缘，直到再形成原有的微管网架为止。从 MTOC 发出的微管，其负端都被锚定在 MTOC 上，而游离的末端是微管的正端。

根据微管在中心体部位的成核模型，γ 微管蛋白会在中心粒周物质中形成一含有 10～13 个 γ 微管蛋白分子的环形结构，与微管具有相同直径，称为 γ 微管蛋白环状复合体。体外研究表明，γ 微管蛋白环状复合体可刺激微管核心形成，并包裹微管负端，阻止微管蛋白的解聚。γ 微管蛋白环状复合体除影响微管的成核作用外，还可能影响微管从中心粒上释放。胞质微管总是在两种状态（聚合和解聚）间不断转换，不断有微管解聚，又不断有新微管的聚合。在胞质微管形成时，微管组织中心上的 γ 微管蛋白就像一颗种子，成为更多异二聚体结合上去的核心，微管从此生长、延长。αβ 微管蛋白异二聚体结合到 γ 微管蛋白上，通过微管蛋白彼此间相互作用而稳定，形成一短的微管。由于 γ 微管蛋白像帽子一样戴在微管的负端而使微管负端稳定（图 9-8）。γ 微管蛋白组织微管形成的能力可能受细胞周期调节的影响而开闭。最明显的模式是：在间期组织微管形成的能力被关闭，而在 G_2 期到 M 期的转换时期，一种涉及细胞周期调节的激酶可能使 γ 微管蛋白磷酸化，从而开放 γ 微管蛋白组织形成微管的能力。

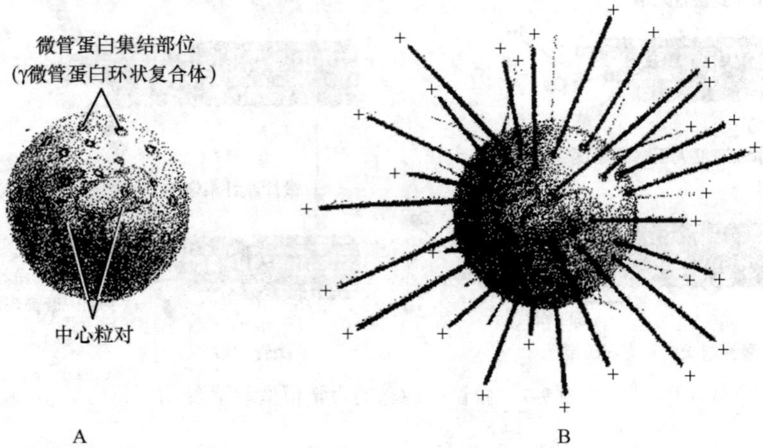

图 9-8　中心体上的 γ 微管蛋白环状复合体是微管蛋白生长微管的初始部位

A. 中心体的无定形基质中含有 γ 微管蛋白环状复合体，是微管生长的起始部位；B. 附着微管的中心体，微管的负端（–）埋藏在中心体中

MTOC 还决定细胞中胞质微管的数量和朝向，每一个 MTOC 中都有一定数量的成核起始和锚定位点，通过这些位点的数目和朝向，控制细胞内微管的数量和伸展的方向。

（三）影响微管组装的因素

游离微管蛋白的浓度是影响微管组装的最主要因素，微管的组装需要 GTP 提供能量，并需要有 Mg^{2+} 的存在。Ca^{2+} 则抑制微管的组装，促进微管的解聚。在温度为 37℃左右时，微管蛋白异二聚体可组装成微管；在 0℃左右的条件下微管则解聚为微管蛋白异二聚体，微管不复存在。

秋水仙碱是一种由草地番红花中提取的生物碱，为最重要的微管工具药物。用低浓度的秋水仙碱处理活细胞，秋水仙碱与 β 微管蛋白分子紧密结合，阻止了微管蛋白异二聚体的聚合，破坏纺锤体的形成。秋水仙碱不像 Ca^{2+}、高压和低温等因素那样直接破坏微管，而是阻断微管蛋白的组装。对已聚合形成的微管，秋水仙碱无法结合。

紫杉醇（taxol）为紫杉树树皮提取物，是一种三环二萜类化合物，通过结合游离微管蛋白而诱导和促使微管蛋白装配成稳定微管，同时抑制已形成微管的解聚，使微管束不能与微管组织中心互相连接，阻断细胞周期，导致有丝分裂异常或中断，从而阻止细胞有丝分裂进程。

四、微管的功能

微管的主要功能是维持细胞形态，参与细胞运动和细胞内物质运输。近年来发现微管还参与细胞内信息传递，信号分子可直接与微管作用或通过马达蛋白和一些支架蛋白与微管作用。已证明微管参与 Wnt、ERK、JNK、PAK 及 hedgehog 蛋白激酶信号通路。

（一）微管构成支架维持细胞形态

维持细胞形态是最早被证实的微管功能。用秋水仙碱处理培养细胞，发现细胞丧失原有的形态而变圆，这说明微管对维持细胞的不对称形状是重要的。微管具有一定刚性，可自然取直，在保持细胞外形方面起支撑作用。鞭毛、纤毛、神经轴突的形成和维持，都是微管在起关键作用。

（二）微管参与中心体、纤毛和鞭毛的形成

微管参与中心体、纤毛和鞭毛的形成。在细胞分裂间期，中心体形成胞质微管，一方面作为细胞内物质运输的轨道，另一方面对细胞形态的维持起重要作用。在 M 期，经过复制的中心体形成纺锤体的两极，通过微管的聚合、解聚及相互间的滑动，可使染色体在细胞内运动。纤毛和鞭毛是真核细胞表面具有运动功能的特化结构，由细胞膜包绕一束由微管组成的轴丝构成。通过微管之间的滑动可使纤毛、鞭毛产生摆动而驱使细胞运动。

1. 中心体 在光学显微镜下，中心体位于细胞核附近，由中心粒和中心粒周围物质共同组成。在电镜下，可以观察到细胞内成对存在的两个中心粒相互垂直排列。每一个中心粒直径为 0.16～0.25μm，长度一般为 0.16～5.6μm。中心粒为“9×3+0”微管排列的结构，9 组三联管按一定角度规则排列，呈风车旋翼状，中央没有微管（图 9-9）。中心粒在细胞内具有自我组装的能力，这一特性在细胞周期的变化及鞭毛和纤毛的发生过程中表现得尤为显著。中心体的主要功能是组织形成纺锤丝，细胞有丝分裂时，连接染色体的动粒微管、中心粒的星体微管及极微管，通过微管的聚合、解聚及相互间的滑动，可使染色体在细胞内运动。

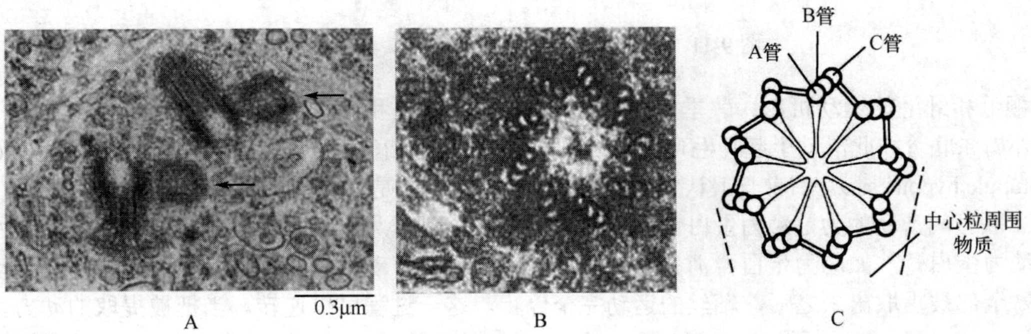

图 9-9 中心粒电镜及结构示意图

A. 电镜照片示中心粒；B. 中心粒横切面电镜照片；C. 中心粒结构示意图

2. 鞭毛和纤毛 鞭毛（flagellum）和纤毛（cilium）是广泛存在于原生动物、低等植物细胞的运动器官，也常见于高等动物的精子和某些上皮细胞。它们是细胞表面特化而成的突起，外被以质膜，内部是由微管组成的轴丝。纤毛和鞭毛的主要区别在于：鞭毛较长，约 150μm，数量很少，一般只有一根或几根，靠波浪式摆动推动细胞前进；纤毛较短，5～10μm，数量很多，它们可有节律地挥动。虽然鞭毛和纤毛外形存在着区别，但内部却具有类似的结构。

鞭毛和纤毛的结构：从鞭毛和纤毛杆部横切面可以看到“9+2”的微管排列形式（图 9-10）。外周是由 9 组二联管规则围成一圈，中央是 2 根单体微管。每个二联管中的 A 管向相邻二联管的 B 管伸出两条动力蛋白臂（dynein arm），位于内侧的称内臂，位于外侧的称外臂。中央两根

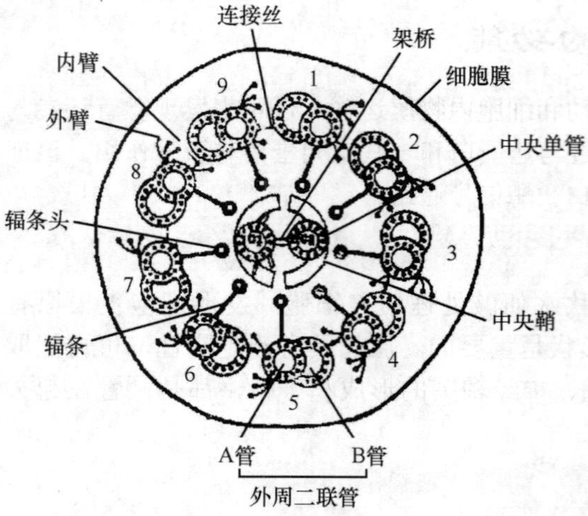

图 9-10 鞭毛和纤毛横切面模式图

单管之间有架桥相连，外包蛋白质性的中央鞘（central sheath）。A 管向中央鞘伸出突起，称为放射辐（radial spoke），放射辐末端稍膨大称辐条头（spoke head）。9 组二联管之间有微管连接蛋白（nexin）形成的连接丝，连接丝具有高度的韧性，将 9 组二联管牢固地捆为一体即为轴丝。

鞭毛的基部埋藏在细胞内的部分称为基体。基体与中心粒同源，具有相同的结构，即由 9 组三联管组成“9×3+0”式的结构（图 9-11）。二者均能自我装配，装配时间在 S 期，还可相互转换。当鞭毛被切掉，会立即从基体部分长出新生鞭毛。需要指出的是，细菌的鞭毛完全不同于真核细胞的纤毛或鞭毛。

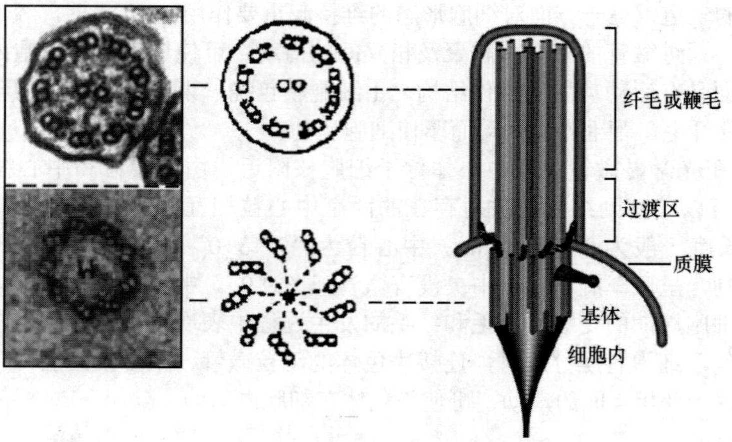

图 9-11 基体及其与纤毛或鞭毛相关结构图解

鞭毛和纤毛的运动机制：萨季尔（Satir）等通过对弯曲和伸直纤毛各段切面的电镜观察，推想是外周二联管彼此滑动引起纤毛弯曲，二联管本身并不收缩，从而提出了微管滑动学说（sliding microtubule hypothesis）。目前一般认为，鞭毛和纤毛的运动，是二联管间相互滑动的结果。

二联管间滑动的力是动力蛋白臂水解 ATP 产生的。实验发现，如果从裸露的轴丝中选择性地抽提动力蛋白臂，如动力蛋白臂消失，轴丝的运动会伴随着动力蛋白臂的减少而减弱，直至动力蛋白臂全部被提取出来之后，轴丝的运动完全停止。这一过程可以逆转。当把被提取的动力蛋白臂重新加入之后，动力蛋白臂恢复，轴丝的运动能力又可恢复。此外，临床上发现一种男性不育症是由患者精子轴丝中缺少动力蛋白臂，精子不能游动所致。此类患者中许多人同时患有呼吸道感染（支气管炎、肺炎和鼻窦炎等），其原因是纤毛轴丝中缺乏动力蛋白臂而不能运动，从而丧失了呼吸道清除异物的能力。由此可见，动力蛋白臂是鞭毛和纤毛运动不可缺少的结构。

动力蛋白具有 ATP 酶活性，二联管 A 管上的动力蛋白臂，是二联管间滑动的关键装置。动力蛋白臂水解 ATP，推动二联管间滑动的过程可分为 4 步：①接触。动力蛋白臂头部携带上一次 ATP 水解产物 ADP+P_i 与相邻二联管的 B 管接触。②做功。动力蛋白臂头部释放 ADP+P_i，引起头部与二联管间角度改变，同时推动相邻二联管滑动。③分离。动力蛋白臂头部与新的 ATP 结合，引起动力蛋白臂头部与 B 管的分离。④复原。ATP 水解为 ADP+P_i，动力蛋白臂角度复原。带有水解产物的动力蛋白臂头部再与相邻二联管 B 管上另一位点结合，开始又一轮循环。动力蛋白臂这种随着 ATP 水解而发生的角度变化，将化学能转变成机械能，推动二联管间的滑动（图 9-12）。

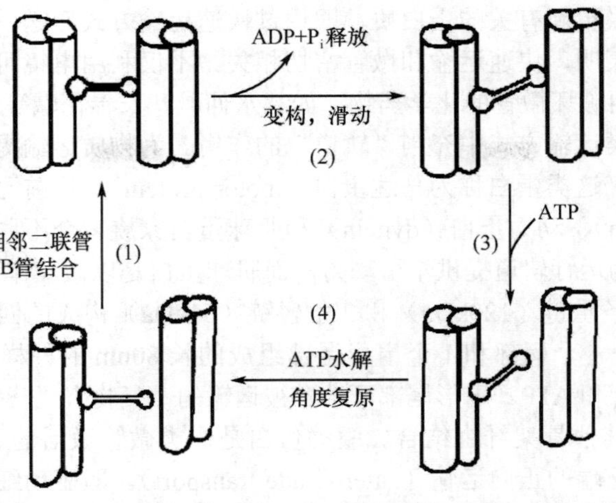

图 9-12　动力蛋白臂做功引起二联管间滑动示意图

连接丝、放射辐、中央单管及中央鞘将滑动转换成弯曲运动。鞭毛和纤毛 9 组二联管被连接丝捆成一体，能够使二联管间的滑动转变成弯曲运动（图 9-13）。由于连接丝具有很强的弹性，易于弯曲，又能限制二联管间的过度滑动，可保持 9 组二联管为一体。通过对运动中轴丝的形态学分析得知，二连管间相互滑动时，只有约 1/2 的动力蛋白臂处于做功状态，而另外 1/2 的动力蛋白臂处于复原状态。中央一对单管及其中央鞘，通过放射辐可以调节动力蛋白臂头部与相邻二联管 B 管的接触与分离，控制动力蛋白臂做功与复原之间的比例，使滑动转换成鞭毛的波浪式打动或纤毛的有节律的挥动。中央一对单管及管间架桥，能够控制鞭毛和纤毛运动的程度和方向，有助于波浪式运动的发生。鞭毛和纤毛运动所需要的 ATP，是靠分布在其基体附近的线粒体提供的。

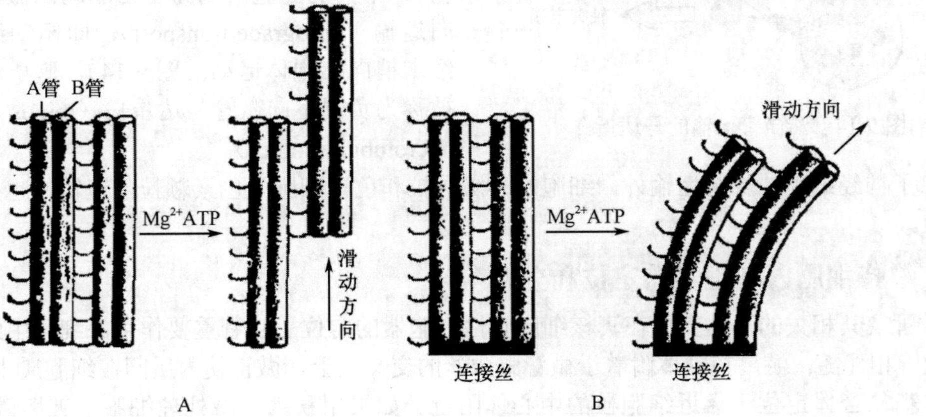

图 9-13　连接丝与二联管间的滑动

A. 如果二联管间没有连接丝固定，二联管滑动离开；B. 二联管被连接丝捆为一体，具有固定作用，使二联管间滑动转换成弯曲运动

（三）微管参与细胞内物质的运输

真核细胞内部具有复杂的内膜系统，是高度区域化的体系，细胞中物质合成后往往需要经过细胞内运输，才能到达其发挥功能的部位。发现细胞内有些物质的定向运送与微管的存在有关。其中最明显的例子是神经元轴突运输。神经元轴突的运输分为两种：一种是慢速运输（slow transport），其速度为 0.2～8mm/d，运输量较大，在游离核糖体上合成的结构蛋白质，如微管蛋白、肌动蛋白、神经丝蛋白等，都是通过这种方式运输的。慢速运输的机制还不清楚。另一种为快速运输（fast transport），运输速度为 50～400mm/d。线粒体、突触小泡、前溶酶体小泡，溶酶

体酶和内吞小泡等与膜更新有关的蛋白质，即通过快速运输方式运送。关于快速运输的机制虽有不同的假说，但实验表明，快速运输和微管密切相关。不仅利用电镜可观察到运输颗粒和微管邻近或互相接触，而且用破坏微管的化学药物，如秋水仙碱、长春花碱等均能阻断快速运输的作用。现已证明，微管在这类运输方式中充当“轨道”的作用。为物质运输提供牵引动力的是一类具有ATP酶活性的蛋白质，这类蛋白称为马达蛋白（motor protein）。目前已发现几十种马达蛋白，可分为驱动蛋白（kinesin）、动力蛋白（dynein）和肌球蛋白家族三个不同的家族。其中驱动蛋白和动力蛋白是以微管作为运行轨道提供牵引动力，而肌球蛋白是以微丝作为运行轨道提供牵引动力。

驱动蛋白是由2条重链（120kDa）和2条轻链（64kDa）构成的四聚体分子，具有由2个球形头部（直径10nm）、1个柄部和1个扇形尾部组成的长80nm的柱样结构。球形的头部具有马达结构域，可结合微管和ATP。扇形尾部可结合被运输的“货物”，“货物”可以是囊泡、线粒体、溶酶体等，也可以与其他骨架纤维结合。驱动蛋白是一类微管激活的ATP酶，利用ATP水解释放的能量驱动向微管正端的正向运输（anterograde transport），即驱动细胞器向远离细胞体方向运动，因此，也被称为正端驱向微管马达蛋白（plus end-directed microtubular motor）。尽管大多数驱动蛋白（如kinesin-1）沿微管负端向正端移动，但也存在例外类型，如kinesin-14家族成员klp2，可沿微管正端向负端运动。

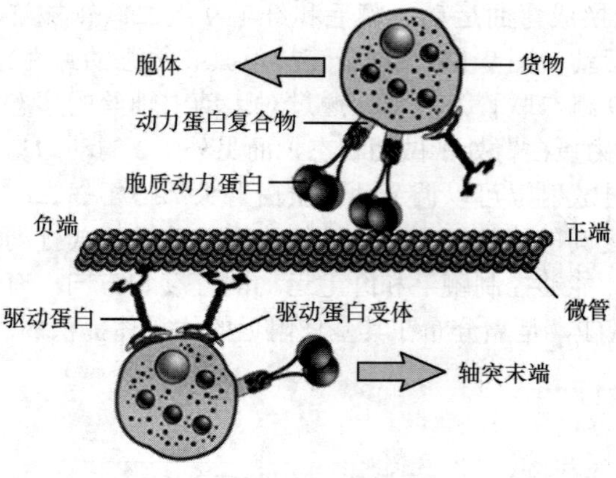

图 9-14 沿微管运输的马达蛋白

胞质动力蛋白属于动力蛋白的一种，其分子质量为1200kDa，由2条重链（530kDa）、3条中等链（74kDa）和4条轻链（55～60kDa）构成。与驱动蛋白相同，胞质动力蛋白的头部具有ATP酶活性，可结合微管和ATP，尾部可以装载“货物”。不同的是胞质动力蛋白驱动向微管负端的逆向运输（retrograde transport），即驱动细胞器从神经末梢向细胞体运动（图9-14）。胞质动力蛋白也被称为负端驱向微管马达蛋白（minus end-directed microtubular motor）。

除了神经细胞的轴突运输外，细胞的分泌颗粒和色素细胞中色素颗粒的运输，也是沿着微管运输的。

（四）维持细胞内细胞器的定位和分布

微管及其相关的马达蛋白在真核细胞膜性细胞器的定位上起着重要作用。细胞中线粒体的分布与微管相伴随，游离核糖体附着于微管和微丝的交叉点上，微管使内质网在细胞质中展开分布，使高尔基复合体定位于靠近细胞核的中心体附近。如果用秋水仙碱处理细胞，破坏微管的装配，那么这些细胞器的有序空间排列就会改变，如内质网坍塌，积聚到核附近；高尔基复合体分解成小的囊泡，分散在整个细胞质中。当把秋水仙碱去除以后，则细胞器的分布重新恢复正常。内质网沿着微管延展运动，内质网与高尔基复合体之间的囊泡转运，高尔基复合体成熟面的囊泡转运都依赖于微管和马达蛋白的牵引作用。

（五）参与染色体的运动，调节细胞分裂

微管是构成有丝分裂器的主要成分，可介导染色体的运动。有丝分裂前期，染色体的动粒（kinetochore）出现并逐渐成熟，当核膜开始崩解时，微管侵入核区，染色体一端的动粒可捕获从纺锤体极伸出的微管，形成侧位连接，并沿着单根微管的侧面向极区方向滑动。由于极区的微管密集，这一运动使动粒容易获得更多的微管。这些微管与动粒形成端位连结，并通过在动粒一端的聚合延伸而推动染色体向纺锤体中部移动。同时另一侧姐妹染色单体上的动粒也与来自另一极的微管结合。有丝分裂后期只有在所有染色体都达到赤道板平衡后才会开始，任何一个染色体未

与微管连接或未达到平衡位置，分裂后期都将被延迟。

（六）参与细胞内信号转导

已证明微管参与 hedgehog、JNK、Wnt、ERK 及 PAK 蛋白激酶信号转导通路。信号分子可直接与微管作用或通过马达蛋白和一些支架蛋白来与微管作用。微管的信号转导功能具有重要的生物学作用，它与细胞的极化、微管的不稳定动力学行为、微管的稳定性变化、微管的方向性及微管组织中心的位置均有关。

第二节 微 丝

一、微丝的形态与分布

微丝（microfilament）又称肌动蛋白丝（actin filament），是真核细胞中普遍存在的由肌动蛋白组成的实心纤维细丝，直径为5～7nm，长短不定。在肌细胞中，肌动蛋白占细胞总蛋白的10%，在非肌细胞中占1%～5%。它以束状、网状或散在等多种方式有序地存在于细胞质的特定空间位置上，并由此与微管和中间纤维共同构成细胞骨架，参与细胞形态维持及细胞运动等生理功能。

微丝对于细胞形态的形成和维持具有重要的作用，在绝大多数动物细胞内微丝形成稠密的纤维网络，紧贴在细胞膜的内侧面，称为细胞皮层（cell cortex）。细胞皮层参与细胞形态的改变和细胞的运动。在某些细胞的微绒毛结构中，平行排列的微丝束是其轴心的主要成分，微丝通过与微丝结合蛋白的相互作用，改变微绒毛的长度和曲度。在细胞分裂的末期，细胞内的微丝会重新组装，围绕在细胞中部的细胞膜内侧平行排列，形成的收缩环通过与微丝结合蛋白的作用对细胞膜产生牵拉，使细胞膜形成分裂沟，促进细胞质的分裂。

案例链接

假肥大型肌营养不良症

患儿，男，7岁。自2岁起无明显诱因出现四肢肌肉进行性无力、萎缩。发病由下肢开始，病情逐渐加重就诊。入院时临床表现：立位平衡差，出现走路不稳，腰部前凸，行走摇摆，容易跌倒，不能完成下蹲，不能上下楼梯和做跳跃运动，四肢肌肉广泛性萎缩、松弛，双髋内收肌、腘绳肌及跟腱不同程度地挛缩，双上肢、腹部、腰部、臀部、大腿及小腿肌的肌力约3级，双手精细活动可，不能持重物，智力、语言功能正常。辅助检查：心肌酶检查结果示“磷酸肌酸激酶（CK）10 824U/L”，肌电图示“双侧肱二头肌、股内侧肌肌源性病损”，临床诊断：假肥大型肌营养不良症。

本例患儿所患的假肥大型肌营养不良症是最常见的一类进行性肌营养不良症，主要表现为进行性加重的肌肉萎缩和肌无力，遗传方式为X连锁隐性遗传（XR）。该病是由于Xp21.2处的*dystrophin*基因缺陷，导致其编码产物抗肌萎缩蛋白（dystrophin）表达异常所致。

问题：

1. 假肥大型肌营养不良症的发病机制是什么？
2. 假肥大型肌营养不良症有哪些类型？其发病与细胞骨架有何关系？

二、微丝的化学组成

1. 肌动蛋白 肌动蛋白（actin）是组成微丝的基本蛋白质，故常把微丝称为肌动蛋白丝。肌动蛋白单体称为球形肌动蛋白（globular actin，G-actin），是由375个氨基酸组成的单链多肽，分子量约为 43kDa，其外观呈哑铃形。每一个 G-肌动蛋白分子由两个亚基组成，具有阳离子（Mg^{2+} 和 K^+ 或 Na^+）、ATP（或 ADP）和肌球蛋白的结合位点。在适当的条件下，G-肌动蛋白聚合成纤维状结构，即微丝，又称为纤维状肌动蛋白（filamentous actin，F-actin）。球形肌动蛋白具有极性，在装配成微丝时首尾两两相接，使得微丝也具有极性。肌动蛋白微丝也和微管一样是极性结构，两个末端在结构上不同，其中相对迟钝和生长缓慢的一端称为负端（minus end），而另一端生长迅速，称为正端（plus end）。

高等真核生物有多个肌动蛋白同源分子，哺乳动物至少有 6 种，是由一个肌动蛋白基因家族的不同成员编码。根据等电点不同，目前已分出三种肌动蛋白异构体：α、β 和 γ。α 肌动蛋白存在于成熟的肌细胞中，β 肌动蛋白和 γ 肌动蛋白共同存在于非肌细胞中。在体外培养的成纤维细胞中，三种肌动蛋白都存在。不同类型的肌动蛋白分子之间的特性稍有差别，其氨基酸序列非常保守。

2. 微丝结合蛋白 微丝结合蛋白（microfilament associated protein）是一类控制着微丝结构和功能的蛋白质。同样的肌动蛋白微丝，可以形成不同的亚细胞结构，如应力纤维、肌原纤维内的细肌丝、小肠绒毛的轴心和精子顶体的刺突等，这些结构形式及其功能，在很大程度上与微丝结合蛋白有关。已发现的微丝结合蛋白已超过 100 种。其中有些是特定细胞类型所特有的，但更多的则是一般细胞所共有的。其名称大多根据它们在体外对微丝的构型和组装的作用而定（图 9-15）。

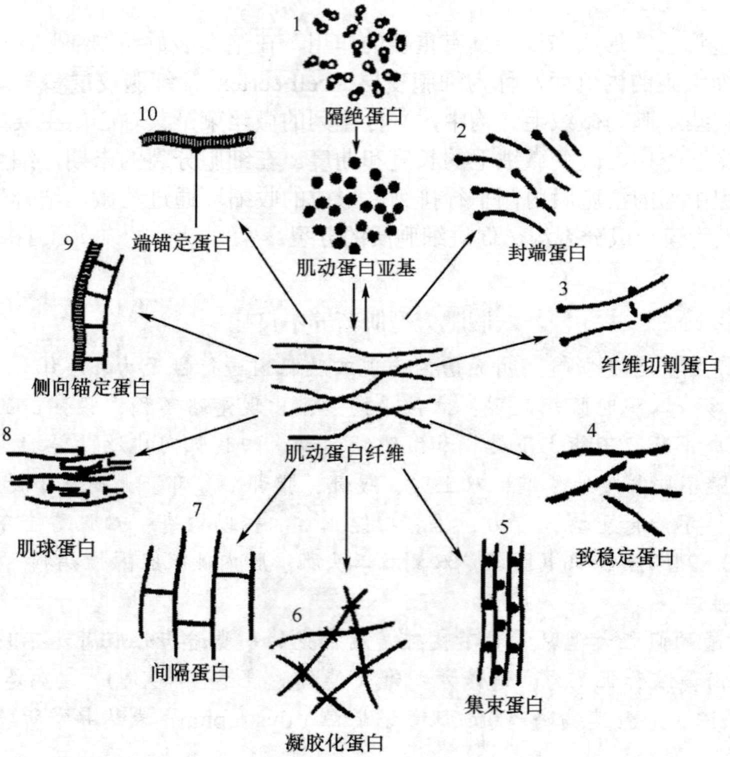

图 9-15 微丝结合蛋白功能示意图

（1）肌球蛋白（myosin）：是一种收缩蛋白（contractile protein），约占肌组织总蛋白的一半，当它与肌动蛋白连接时，可发生收缩运动（滑动）。在肌细胞中，肌球蛋白分子集合成粗肌丝，与微丝形成有序的收缩单位——肌节。在非肌细胞中，肌球蛋白的含量较少，按生理需要随时组装成肌球蛋白丝，呈无序排列，一般不易观察到其形态，使用免疫荧光显微技术方可证明其存在。肌球蛋白分子的分子质量为 450kDa，每个分子由 2 条重链（heavy chain）和 4 条轻链（light chain）组成。每个肌球蛋白分子有头部和杆部两个结构域。两条重链相互拧成麻花状，构成长杆状的尾部。头部由部分重链和4条轻链组成，具有左右两个椭圆形的头，形状如同豆芽（图9-16）。每个头部分别有与肌动蛋白和ATP结合的位点，并且具有ATP酶活性。当被激活时，能水解ATP释放能量。肌球蛋白分子的杆部具有聚集成束的能力，使肌球蛋白分子可以集合形成肌球蛋白丝。肌球蛋白丝中间是裸区（bare area），两端是肌球蛋白的头部，为双极性（bipolar）纤维。

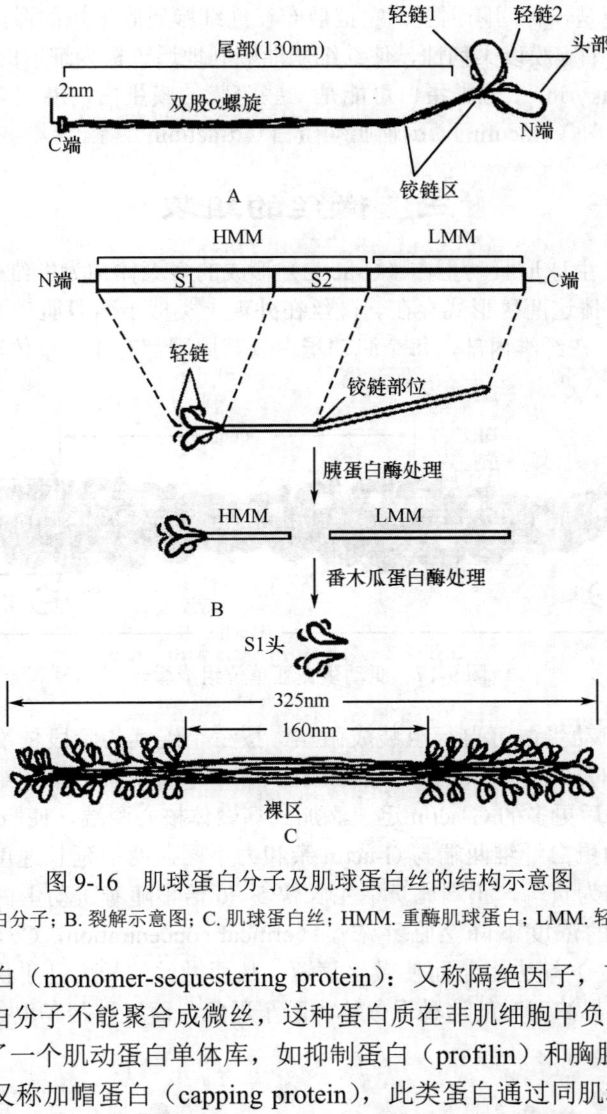

图9-16 肌球蛋白分子及肌球蛋白丝的结构示意图

A. 肌球蛋白分子；B. 裂解示意图；C. 肌球蛋白丝；HMM. 重酶肌球蛋白；LMM. 轻酶肌球蛋白

（2）单体隔离蛋白（monomer-sequestering protein）：又称隔绝因子，可与肌动蛋白分子单体结合，从而使肌动蛋白分子不能聚合成微丝，这种蛋白质在非肌细胞中负责维持高浓度的单体肌动蛋白，为细胞提供了一个肌动蛋白单体库，如抑制蛋白（profilin）和胸腺素（thymosin）。

（3）封端蛋白：又称加帽蛋白（capping protein），此类蛋白通过同肌动蛋白纤维的一端或两端的结合调节肌动蛋白纤维的长度。加帽蛋白同肌动蛋白纤维的末端结合之后，相当于加上了一个帽子。如果一个正在快速生长的肌动蛋白纤维在（阳性）端加上了帽子，那么在（阴性）端就会发生解聚。

（4）纤丝切割蛋白（filament severing protein）：此类结合蛋白能插入单根微丝的肌动蛋白之间，将微丝切断。凝溶胶蛋白（gelsolin）是最有效的纤丝切割蛋白，在高Ca^{2+}浓度（[Ca^{2+}] > 1μmol/L）时将长微丝切成片段，使肌动蛋白由凝胶态向溶胶态转化；在低Ca^{2+}浓度时促进微丝组装。

（5）稳定蛋白（stabilizing protein）：是较短的纤丝状蛋白质，沿着单根微丝排列，起到稳定和保护微丝的作用，被认为是一种微丝辅助蛋白。如在肌细胞细肌丝中的原肌球蛋白（tropomyosin），便属于这类结合蛋白。

（6）成束蛋白质（bundling protein）：即成束因子，这是一类致密的蛋白质，能牢固地把微丝平行地连接，形成一个高密度的束状结构，以致形成光镜下可见的结构。小肠上皮细胞微绒毛内的绒毛蛋白（villin）和丝束蛋白（fimbrin）属此类蛋白。

（7）间隔蛋白（spacing protein）：又称间隔因子，这类蛋白呈杆状分布在平行排列的微丝之间形成桥梁，使相距较远（如 200nm）的两根平行的微丝能相互连接起来。如红细胞膜内表面的血影蛋白（spectrin）便是一种间隔因子，它把散布在红细胞质膜下短的微丝相互连接起来，形成一个二维网络，赋予红细胞膜以柔韧性，使红细胞能顺利地通过极为细窄的毛细血管腔。

（8）锚定蛋白（ankyrin）：这类蛋白可能是一些跨膜的膜蛋白，能把微丝侧向或一端固着在细胞膜上。如黏着斑蛋白（vinculin）、α-辅肌动蛋白（α-actinin）等。

三、微丝的组装

1. 微丝组装过程 由球形肌动蛋白（G-actin）形成的多聚体称为纤维状肌动蛋白（F-actin），肌动蛋白以单体和多聚体这两种形式存在。微丝在外观上类似于两股肌动蛋白纤维呈右手螺旋盘绕而成，螺距为 36nm。在纤维内部，每个肌动蛋白亚基周围都有 4 个单体，上下各 1 个，另外两个位于一侧（图 9-17）。

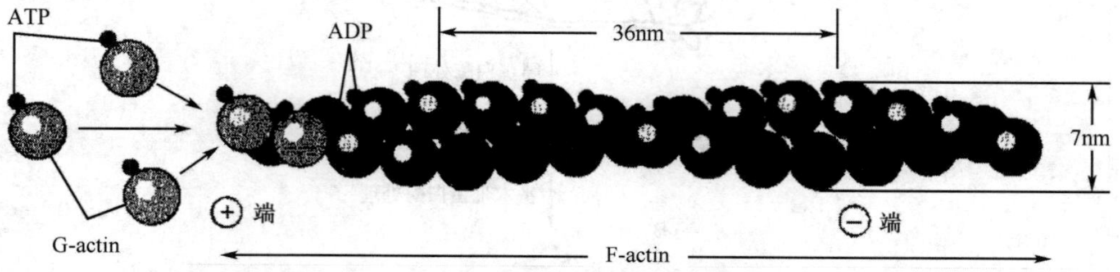

图 9-17 肌动蛋白亚单位组成微丝

在体外试验中，肌动蛋白可自行组装成微丝，按三个连续的阶段依次进行，即成核期、延长期和稳定期（图 9-18）。首先 G-actin 聚合形成由 3～4 个肌动蛋白单体组成的寡聚体核心，此为装配的限速过程。随后更多的 G-actin 迅速添加到寡聚体核心两端，使肌动蛋白纤维快速延长，进入延长期。由于肌动蛋白纤维两端与 G-actin 亲和力不同，两端延长速度不相等，生长快的一端称为正端，慢的一端为负端，正端比负端生长快 5～6 倍。随着肌动蛋白丝的生长，G-actin 的浓度降低，当 G-actin 的浓度下降至临界浓度（critical concentration，Cc）时，微丝（+）端组装使微丝延长，微丝（−）端去组装而使微丝缩短，从而微丝的长度几乎保持不变，达到平衡状态，此为稳定期。在临界浓度时的这种现象称为踏车现象，而这种踏车现象是否在活细胞存在尚不能确定。

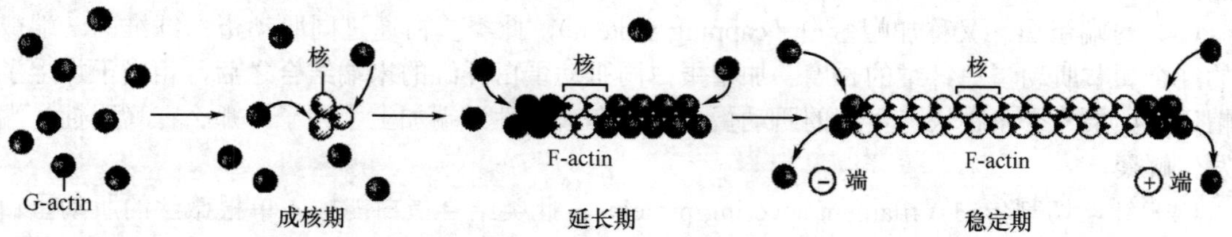

图 9-18 微丝组装的基本过程

在细胞内，肌动蛋白纤维的组装受外部信号、肌动蛋白相关蛋白 2/3（actin related protein 2/3，Arp2/3）复合体及形成蛋白等因素的调控，以实现细胞形态和行为的快速变化。Arp2/3 复合物由 Arp2、Arp3 和其他五种蛋白质组成，其中 Arp2、Arp3 与肌动蛋白的相似性达 45%，但其本身不能组装成纤维。在该复合物中，Arp2 和 Arp3 形成类似于微丝正端肌动蛋白两个亚基的结构，从而可以启动肌动蛋白的成核过程。在外来信号的作用下，活化的Arp2/3复合物与细胞膜或其他适当的细胞结构结合，并为肌动蛋白提供组装的起始点。新的肌动蛋白亚基在正端加入，而Arp2/3复合物则位于纤维的负端。Arp2/3复合物也可以结合在已有的微丝上，启动微丝分支的组装。在这种情况下，新组装的侧支与原有的微丝呈70°夹角。多个侧支的组装可使微丝连接成一个树状网络。由于Arp2/3复合物与携带ATP的肌动蛋白亚基的亲和力远大于带有ADP的肌动蛋白亚基，因此微丝的分支往往在新组装的一端产生。随着结合在肌动蛋白亚基内部的ATP的水解和 P_i 的释放，Arp2/3复合物有可能从微丝上解离，导致分支脱落（图9-19）。

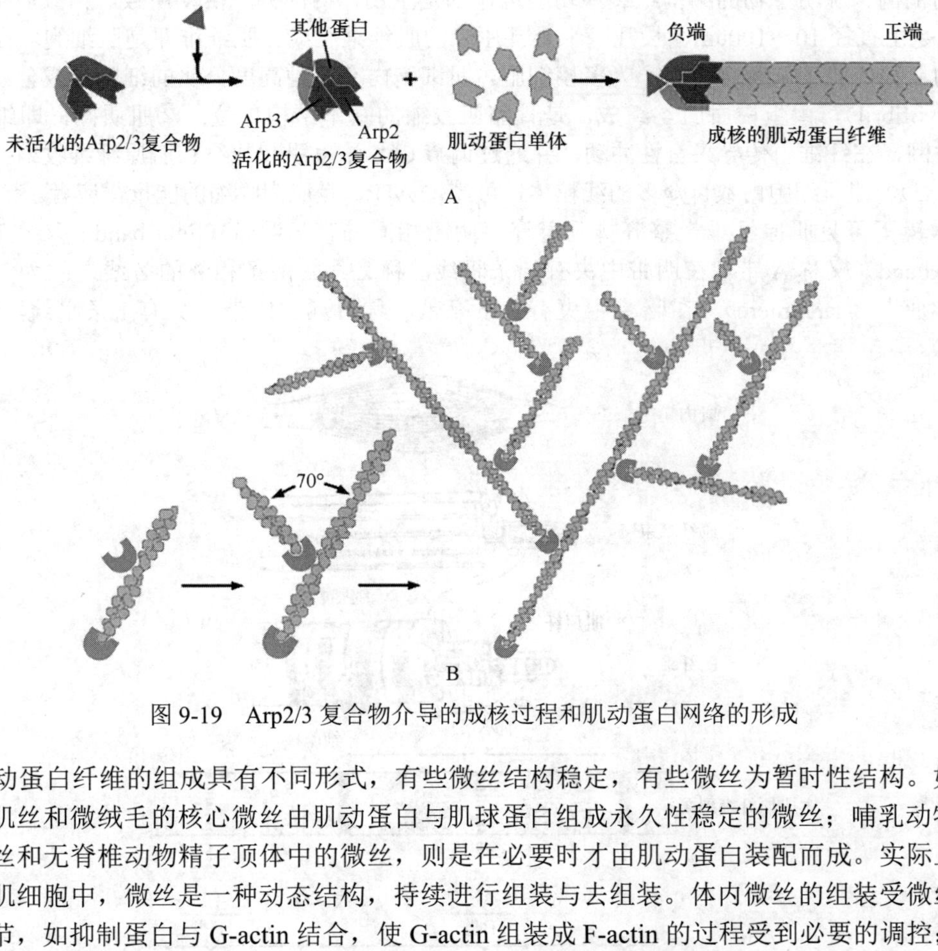

图9-19 Arp2/3复合物介导的成核过程和肌动蛋白网络的形成

肌动蛋白纤维的组成具有不同形式，有些微丝结构稳定，有些微丝为暂时性结构。如肌细胞中的细肌丝和微绒毛的核心微丝由肌动蛋白与肌球蛋白组成永久性稳定的微丝；哺乳动物血小板中的微丝和无脊椎动物精子顶体中的微丝，则是在必要时才由肌动蛋白装配而成。实际上，在大多数非肌细胞中，微丝是一种动态结构，持续进行组装与去组装。体内微丝的组装受微丝结合蛋白的调节，如抑制蛋白与G-actin结合，使G-actin组装成F-actin的过程受到必要的调控；而成束蛋白质使微丝保持相对稳定的状态；纤丝切割蛋白使微丝网络解聚来调节微丝的网络状态。

2. 影响微丝组装的因素 在微丝组装时，肌动蛋白的浓度必须达到临界浓度，并有ATP存在，组装方能进行。高浓度的 K^+、Na^+ 和一定浓度的 Mg^{2+} 为微丝组装提供必需的离子环境。溶液pH＞7，易于进行微丝的组装。Ca^{2+} 的存在对微丝的组装不利。

一些药物（如细胞松弛素、鬼笔环肽）可影响微丝的组装。细胞松弛素B（cytochalasin B）和细胞松弛素D，为真菌的代谢产物，能与多聚体肌动蛋白（+）端结合而阻止组装，并可使微丝的三维网络解体，故常被用来研究细胞内微丝的功能。鬼笔环肽是一种毒蘑菇——毒鹅膏菌（*Amanita phalloides*）产生的双环七肽，能与多聚体肌动蛋白结合而抑制微丝解聚，促进形成稳定微丝。但当用量超过10μg/ml时，则使多聚体凝集成无定形小块。鬼笔环肽只与F-actin结合，而不与G-actin结合，常被用来研究细胞内微丝的分布。

四、微丝的功能

真核细胞中，微丝在微丝结合蛋白的协同下，形成独特的组织结构，参与细胞中许多重要的功能活动，如肌肉收缩、变形运动、胞质分裂等。近年来发现微丝与细胞信号传递亦有关，有些微丝结合蛋白，如黏着斑蛋白是蛋白激酶及癌基因产物的作用底物；多聚核糖体及蛋白质合成与微丝的关系亦开始受到关注。此外，微丝与微管共同组成细胞的支架，维持细胞的形状。

1. 微丝参与肌肉收缩 肌肉收缩机制的研究，是从分子水平研究细胞、组织、器官结构与功能的成功范例，说明生物的结构组装和功能运作都是生物体内的分子活动所致。横纹肌（striated muscle）是由直径 10～100μm、长几毫米至几厘米的肌纤维组成。肌纤维即是肌细胞，在胚胎期由大量的单核成肌细胞融合而成，为多核细胞。肌细胞内有三种高度分化的细胞质成分：①肌原纤维（myofibril），由蛋白质肌丝组成，是骨骼肌收缩的基本结构单位；②肌质网，即细胞内的滑面内质网，在纤维内传导兴奋性冲动，并通过调节 Ca^{2+} 浓度引起或终止肌原纤维收缩；③肌粒（sarcosome），即肌细胞内数目众多的线粒体，可产生 ATP，是肌肉收缩的能量供应者。

显微镜下可见肌原纤维上整齐排列着许多明暗相间的带，明带（light band）又称 I 带；暗带（dark band）又称 A 带。在明带中央有一条暗线，称 Z 线。两条相邻的 Z 线之间为一个结构单位，称肌节（sarcomere）。在暗带中央有 1 条亮带，称 H 带。H 带中央有 1 条暗线，称 M 线（图 9-20）。

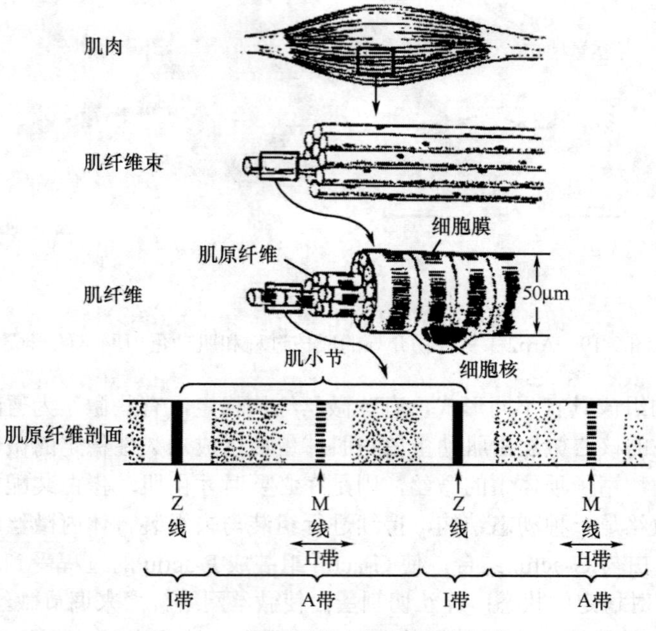

图 9-20 肌原纤维各级结构示意图

（1）肌节结构：肌节是肌原纤维的结构和功能单位。电镜下肌节中含有粗肌丝（thick myofilament）和细肌丝（thin myofilament），粗、细肌丝规律地互相间隔而平行地排列。粗肌丝的化学成分主要是肌球蛋白，约占肌细胞总蛋白质含量的 50%。每条粗肌丝约由 4000 个肌球蛋白分子平行交错排列组成，每一条粗肌丝分为均等两段，两段的肌球蛋白分子以尾端相对，从而尾部朝向粗肌丝中央，头部朝向粗肌丝两端。细肌丝的主要成分是肌动蛋白，辅以原肌球蛋白（tropomyosin，Tm）和肌钙蛋白（troponin，Tn）（图 9-21）。原肌球蛋白占收缩蛋白的 10%，是由两条平行的多肽链形成的 α 螺旋结构，双螺旋彼此首尾相接，连成长链，位于肌动蛋白丝的螺旋沟内。一分子的 Tm 链长度相当于 7 个肌动蛋白分子排列的长度。肌钙蛋白为一种特大球蛋白，由钙结合亚基（TnC，可同 2 个钙离子特异性结合，构象发生变化）、抑制亚基（TnI，可同肌动蛋白结合，抑制肌球蛋白头部的ATP酶活性）和原肌球蛋白结合亚基（TnT，对原肌球蛋白具有高度亲和力）3个亚基组成。每7个球形肌动蛋白分子长度中平均有1个肌钙蛋白和1个原肌球蛋白分子。

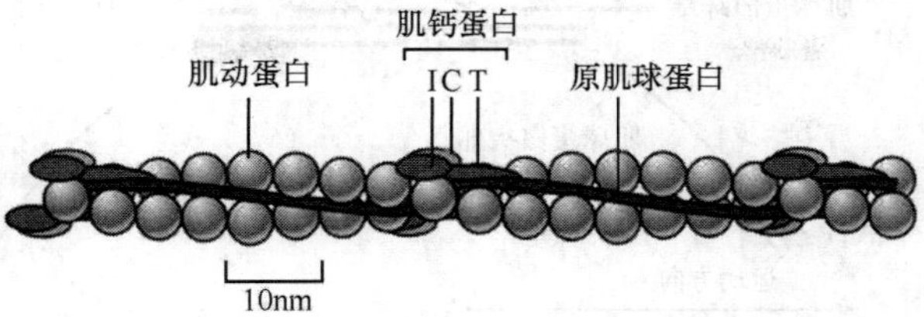

图9-21 细肌丝分子结构示意图

粗肌丝位于暗带，细肌丝位于肌节两侧，其一端附着于Z线，另一端伸至粗肌丝之间，止于H带外侧。所以明带内只有细肌丝，H带内只有粗肌丝，而在H带以外的暗带内既有粗肌丝又有细肌丝，而且在这部分的粗肌丝表面有许多小突起，称横桥（cross bridge）（图9-22）。在肌节的横断面上可以看到，每一根粗肌丝的周围排列着6根细肌丝。肌肉收缩时，A带长度不变，而I带和H带缩短，甚至消失。

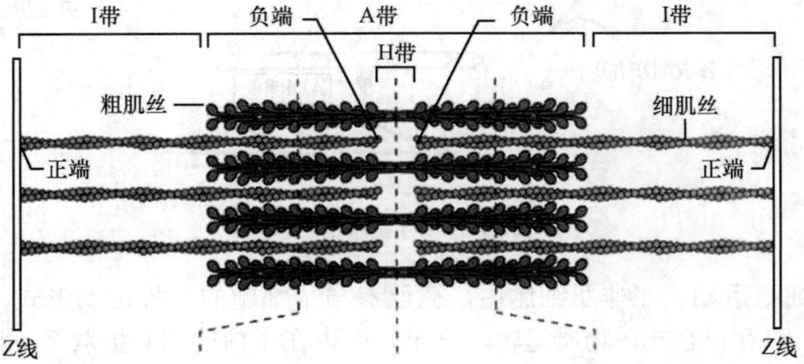

图9-22 肌节内粗、细肌丝排列结构示意图

（2）肌肉收缩运动的机制：赫胥黎（Huxley）和汉森（Hanson）于1959年提出了肌肉收缩的“肌丝滑动模型”（sliding filament model），该学说主张肌肉收缩时，肌纤维长度的改变是两类肌丝相互滑动的结果。现认为，肌肉的收缩是在粗肌丝的作用下，细肌丝滑入肌节中部产生的。在收缩过程中，粗、细肌丝长度不变，但肌节的长度缩短。当肌肉松弛时，原肌球蛋白位于粗、细肌丝之间，掩盖了肌球蛋白头部与细肌丝的结合位点，即阻碍了粗肌丝与细肌丝的结合。同时，粗肌丝中几乎每一个肌球蛋白的头部都结合着一个ATP分子。当神经冲动到达肌纤维表面，肌膜发生兴奋，并传到肌质网，使肌质网释放储存在其内的Ca^{2+}到肌细胞质中。当肌细胞质中Ca^{2+}浓度达10^{-6}mol/L以上时，Ca^{2+}与细肌丝中的肌钙蛋白的TnC亚基结合，使肌钙蛋白的构象和位置发生变化。肌钙蛋白牵引着原肌球蛋白移向肌动蛋白双螺旋沟的深部，因而使肌动蛋白上原来被原肌球蛋白占据的肌球蛋白结合部位暴露了出来，肌球蛋白分子头部即与肌动蛋白接触。在接触的一刹那，肌球蛋白分子头部的ATP酶活性被激活，水解所附着的ATP成ADP和P_i，引起构象改变，使肌球蛋白分子的头部朝着M线方向移动约5nm，并将与它接触的细肌丝拉向肌节中部，造成细肌丝和粗肌丝间的滑动。肌球蛋白头部能迅速再结合ATP，一旦ATP结合上去，它就与肌动蛋白分开，恢复原来的构型。如果仍有Ca^{2+}存在，肌球蛋白将继续下一个周期，沿肌动蛋白细丝滑动。许多肌球蛋白分子头部交替作用叠加而形成一个总的滑动。

肌节通过上述变化，将化学能转换成机械能，使肌节缩短，肌肉收缩。神经冲动传导过后，肌质网通透性降低，肌质网膜上的Ca^{2+}泵通过主动运输将Ca^{2+}泵回肌质网腔。细胞质中的Ca^{2+}浓度降至10^{-7}mol/L以下，原肌球蛋白分子恢复到原来的位置，收缩周期停止。粗、细肌丝彼此分开，退回到原来的位置，肌节长度恢复，肌肉松弛（图 9-23）。

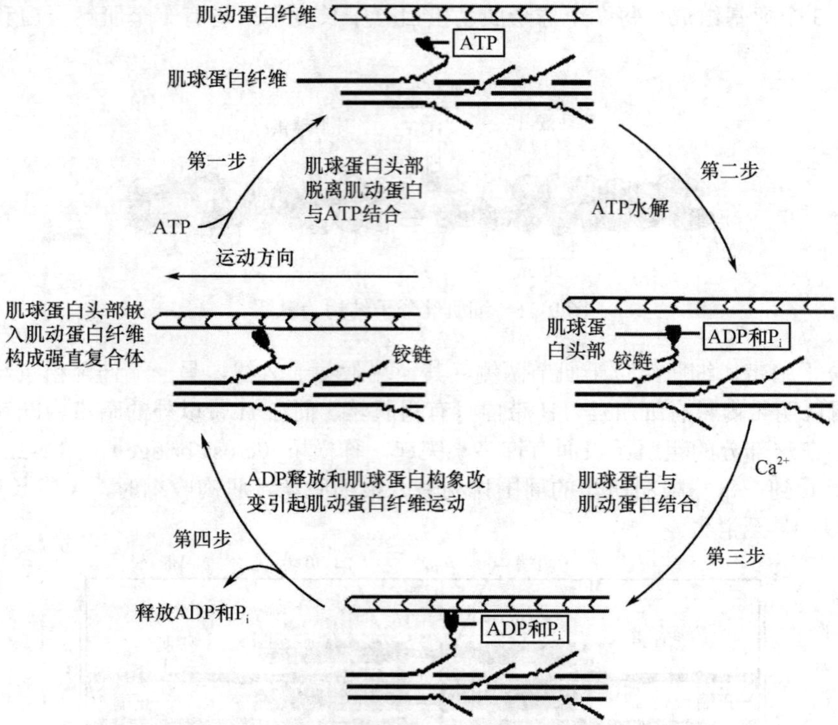

图 9-23 肌肉收缩过程图解

2. 微丝参与细胞运动 在非肌细胞中，微丝参与了细胞的多种运动形式，如细胞的变形运动、轴突的生长、胞吞和胞吐、物质运输，甚至是膜内在蛋白的侧向扩散等。许多动物细胞进行位置移动时采用变形运动的方式。例如，有炎症时白细胞以变形运动的方式从血管内迁出并向炎症部位移动；上皮损伤修补时上皮细胞以变形运动方式向伤口移动使创伤愈合；在胚胎的组织和器官发生过程中及癌细胞的转移，都是以变形运动形式进行迁移。

细胞变形运动的过程与人类行走过程类似，是分步骤进行的。第一步，细胞向运动的方向伸出突起即片状伪足（lamellipodium）。突起的形成是在信号的作用下，由微丝结合蛋白启动的微丝组装过程，将细胞膜顶起变形而形成伪足。第二步，当伪足接触到适当的表面时，临时组装细胞连接-黏着斑与基质中的分子结合，形成新的锚定点。第三步，肌动蛋白与肌球蛋白相互作用，细胞内部收缩产生拉力。第四步，位于细胞后部的附着点与基质脱离，以锚着点为支点，利用细胞内部收缩力将胞体向前拉动。该过程可以被细胞松弛素 B 所抑制。

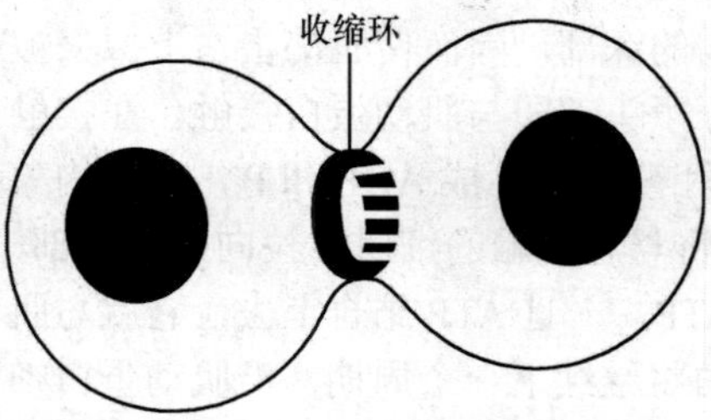

图 9-24 收缩环的模式图解

3. 微丝与胞质分裂 有丝分裂末期的细胞质中，肌动蛋白组装成大量平行排列的微丝，这些微丝具有不同的极性，它们在分裂沟的质膜下方，卷曲形成环状，称为收缩环（contractile ring）。收缩环与肌球蛋白相互作用，不同极性的微丝之间发生相互滑动，使收缩环不断收缩，分裂沟逐渐加深，两个子细胞被分开。胞质分裂后，收缩环随即消失，收缩环的形成与消失是微丝组装与解聚的结果（图 9-24）。

4. 微丝参与细胞形态维持 细胞形状的维持除同微管有关外，微丝亦起重要作用。存在于细胞膜下微丝网中的微丝，由肌球蛋白、原肌球蛋白和 α-辅肌蛋白协同作用，在两个附着点之间进行等位收缩而不运动，收缩时产生的力为细胞膜提供一定的强度和韧性，抵抗细胞内外的压力，维持细胞的形状。

一些特殊细胞因其细胞膜下微丝独特的网结方式，使之具有特别的形态。例如，红细胞既维持双凹圆盘结构，又能变形。一个小肠上皮细胞游离面有1000多个指状突起的微绒毛。每一个微绒毛由一束F-actin所稳定，其中有绒毛蛋白和丝束蛋白，将一系列微丝连接成束，赋予微绒毛结构刚性。

5. 参与细胞内物质运输 微丝在微丝结合蛋白介导下可与微管一起进行细胞内物质运输，如小泡的运输，通过肌球蛋白I与微丝结合，将小泡沿微丝的负端向正端移动。另外，肌球蛋白I的尾部与质膜结合，利用其头部可将微丝从一个部位运向另一个部位。

6. 微丝参与信息传递 细胞外的某些信号通过膜上受体传递给膜下微丝，借助微丝在细胞质中的分布继续传至核膜及核内骨架，从而调控DNA的结构和功能。反之，通过这条传递链，核内的信息也可传递到细胞膜。目前已知微丝主要参与Rho家族有关的信号转导。细胞松弛素B使质膜下的微丝解聚后，多种生长因子与膜受体的作用无法传递至细胞核，从而失去调控细胞分裂的作用，这也说明细胞膜下微丝具有传递细胞外信息的功能。

第三节 中间纤维

20世纪60年代中期，在哺乳动物细胞中发现了一种直径为10nm的纤维，因其直径介于粗肌丝和细肌丝之间，故被命名为中间纤维（intermediate filament，IF），又称中间丝。中间纤维最早在肌肉细胞中发现，后来在神经细胞、上皮细胞、成纤维细胞和神经胶质细胞中也发现了中间纤维的存在。中间纤维是三类细胞骨架纤维中化学成分最为复杂的一种，具有组织特异性，为细胞提供机械强度支持，在维持细胞完整性方面具有重要作用。

一、中间纤维的形态与分布

中间纤维是一类直径为8～12nm的中空纤维状结构。它以单根或成束的形式分布于细胞质中，常形成精细发达的纤维网络，向外与细胞膜及细胞外基质相连，向内与核纤层有直接的联系。在细胞质中，中间纤维与微丝、微管及其他细胞器也有着错综复杂的纤维联络。

二、中间纤维的类型与化学组成

中间纤维并不是所有真核细胞所必需的结构组分。在植物基因组中尚未发现编码中间纤维的基因。酵母的核膜内侧也不存在核纤层结构。人基因组中共有70个编码中间纤维蛋白的基因，按其基因结构、氨基酸顺序、组织来源和免疫原性可分为6类（表9-1）。

表9-1 脊椎动物细胞内中间纤维蛋白的类型及分布

类型	中间纤维蛋白	分子质量（kDa）	主要细胞分布
Ⅰ	酸性角蛋白	40～64	表皮细胞
Ⅱ	中性/碱性角蛋白	63～67	表皮细胞
Ⅲ	波形纤维蛋白	54	间充质细胞
	结蛋白	53	肌细胞
	胶质纤维酸性蛋白	50	神经胶质细胞
	外周蛋白	57	外周神经元
Ⅳ	NF-L	67	
	NF-M	150	
	NF-H	200	

续表

类型	中间纤维蛋白	分子质量（kDa）	主要细胞分布
V	核纤层蛋白		各种类型的分化细胞
	核纤层蛋白 A	70	
	核纤层蛋白 B	67	
	核纤层蛋白 C	60	
Ⅵ	巢蛋白	240	中枢神经系统的干细胞

不同来源的组织细胞表达不同类型的中间纤维蛋白，如波形蛋白在中胚层来源的细胞中表达，胶质纤维酸性蛋白在中枢神经系统的星形胶质细胞中表达，而巢蛋白主要分布在中枢神经系统的干细胞中。中间纤维蛋白的这种组织学特异性常被作为区分细胞类型的“身份证”。

（一）中间纤维蛋白

不同种类的中间纤维都是由其相应的蛋白亚基即中间纤维蛋白组成的。所有中间纤维蛋白都有相同的结构特征，由头部、杆状区和尾部三个部分组成。杆状区是中间纤维蛋白单体聚合成中间纤维的结构基础，由约 310 个氨基酸残基组成，为高度保守的 α 螺旋结构。杆状区被一个短小的间隔分成两个近乎等长的两段，即螺旋Ⅰ和螺旋Ⅱ，每段约有 140 个氨基酸，长 21nm。螺旋Ⅰ和螺旋Ⅱ又可分为 A、B 两个亚区，4 个螺旋区间由 3 个短的非螺旋片段相连接。每段螺旋区的氨基酸序列严格按照每 7 个氨基酸（a～g）一组重复排列——七位复件，其中 a 和 d 为亲水性氨基酸。两个中间纤维蛋白分子的杆状区相互作用形成双股螺旋的二聚体结构。杆状区的两端分别是非螺旋化的头部区（氨基端）和尾部区（羧基端）（图 9-25）。头尾两段是高度可变的，具有非常不同的氨基酸组成，各种中间纤维蛋白的区别主要取决于头部和尾部的长度和氨基酸顺序变化。

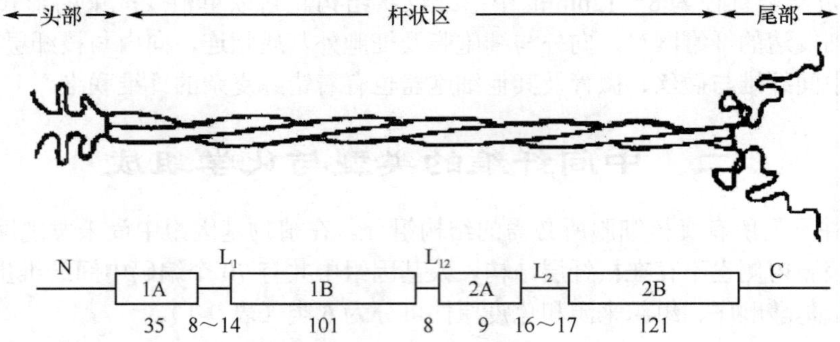

图 9-25 中间纤维的通用结构模型

杆状区为 α 螺旋，1A 和 1B 组成螺旋Ⅰ，2A 和 2B 组成螺旋Ⅱ；L 为连接区，连接螺旋 1B 和螺旋 2A 的 L_{12} 能形成 β 片层状的结构，共同构成杆状区，杆状区的两端为高度可变非螺旋头部和尾部（图中数字为氨基酸数目）

（二）中间纤维结合蛋白

中间纤维结合蛋白（intermediate filament associated protein，IFAP）是一类在结构和功能上与中间纤维有密切联系，但其本身不是中间纤维结构成分的蛋白。IFAP 可作为细胞内中间纤维超分子结构的调节者，介导中间纤维之间或是中间纤维与细胞内其他成分之间相互作用，形成中间纤维网络结构。例如，plakin 蛋白家族的成员就介导了角蛋白与桥粒或半桥粒的连接，而该家族中另一个成员 plectin 则参与了中间纤维与微管的交联。IFAP 与微管、微丝结合蛋白不同，目前并没有发现中间纤丝切割蛋白、加帽蛋白或是中间纤维马达蛋白。

三、中间纤维的组装

中间纤维的组装比微管和微丝复杂。首先是两个中间纤维蛋白分子的杆状区通过 α 螺旋上疏水部分的结合，以平行排列的方式形成双股螺旋状的二聚体（dimer）。两个二聚体反向平行和半分子交错排列形成四聚体（tetramer），四聚体是目前已知在溶液中存在的最小稳定单位。由于四聚体中的两个二聚体呈反向排列，所以组装好的整条中间纤维不显极性（图 9-26）。四聚体之间端对端纵向连成一条原纤维；8 条原纤维侧面平行连接，然后卷曲成一根截面有 32 个中间纤维蛋白分子组成的、长度不一的中间纤维。

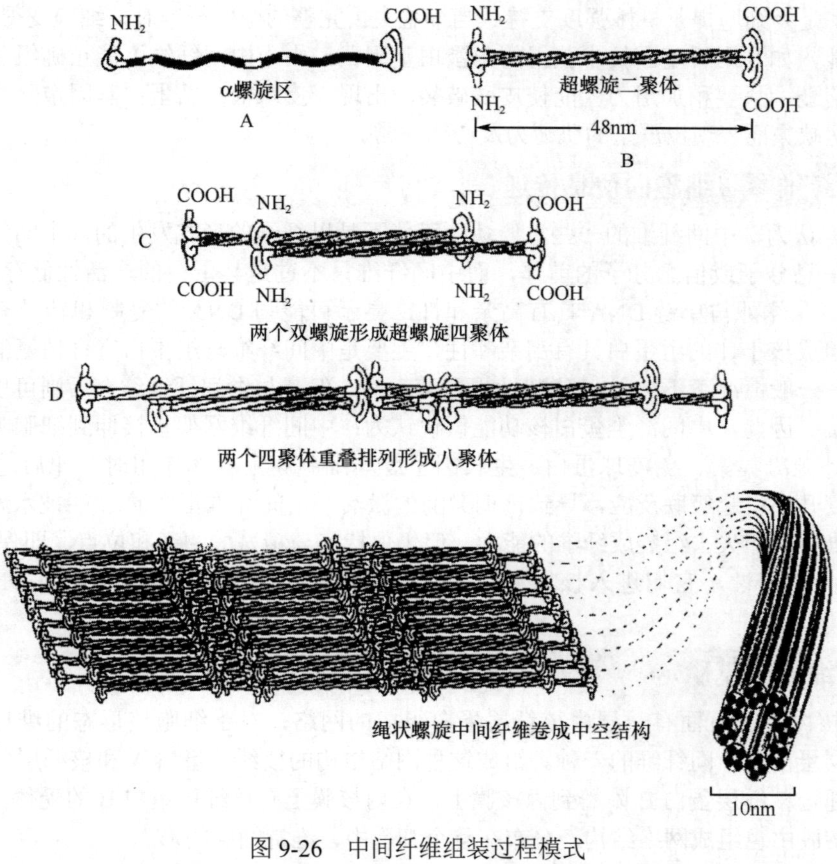

图 9-26 中间纤维组装过程模式

在体外，中间纤维组装时不需要其他蛋白质参与，当溶液的离子强度和 pH 达到生理水平时，中间纤维组装；在低离子强度和 pH 高于 7.4 以上的溶液中，中间纤维解聚。未发现特异性药物对中间纤维组装有影响，微丝和微管的敏感药物对它都不起作用。在体内，中间纤维蛋白绝大部分都被装配成中间纤维，其结构稳定，几乎不存在相应的可溶性蛋白库，也没有踏车现象。在有丝分裂过程中，中间纤维发生解聚和重组装。目前认为，中间纤维的组装和去组装是通过中间纤维蛋白的磷酸化和去磷酸化进行调控，如波形蛋白在蛋白激酶 A 作用下发生磷酸化后即解聚。

四、中间纤维的功能

由于迄今尚未找到一种中间纤维特异性工具药物能特异性地、可逆地影响中间纤维，以往有关中间纤维的功能大都是基于形态学方面的观察推测的。近年来随着分子生物学研究方法的迅速发展，特别是转基因、基因敲除及基因缺失研究技术的引入，使中间纤维功能研究取得了重大进展。

（一）中间纤维构成细胞完整支架系统

中间纤维在细胞内，从细胞核到细胞膜和细胞外基质的整个细胞结构系统中起着广泛的骨架支撑功能。中间纤维向外可以通过膜整联蛋白与质膜和细胞外基质相连；在近核区多次分支，与核纤层及核孔复合体相连；在细胞质中与微管、微丝及其他细胞器联系，构成细胞完整支架系统，维持细胞器和核的位置及形态。

（二）中间纤维为细胞提供机械强度支持

中间纤维在那些易受到机械应力的细胞中特别丰富，如肌细胞、表皮细胞和神经细胞的轴突，主要作用是为细胞提供机械强度支持。当细胞失去完整的中间纤维时，细胞变得脆弱、易碎，失去正常功能。如利用转基因技术获得的角蛋白基因鼠，由于中间纤维不能正确组装，皮肤对机械伤害高度脆弱，只要稍加用力就能使皮肤破裂，出现表皮水疱；结蛋白基因敲除鼠由于肌细胞中结蛋白表达缺失而表现出严重的肌无力及心律失常。

（三）中间纤维参与细胞内信息传递

一些研究认为，中间纤维的一些重要功能可能不是以纤维的形式发生的，中间纤维蛋白本身也许是一种信息分子或信息分子的前体，而中间纤维只不过是其蛋白的非活性储存形式。例如，中间纤维蛋白在体外与单链 DNA 具有高亲和性，显示可能与 DNA 的复制和转录有关。中间纤维蛋白又与组成核小体的组蛋白具有高亲和性，主要是中间纤维与组蛋白富含精氨酸部位相互作用。组蛋白在一般情况下不被 Ca^{2+} 依赖性蛋白酶水解，但其与中间纤维结合后则可以被水解，导致核小体解旋。因此，中间纤维蛋白核功能假说认为：中间纤维网架直接伸到细胞膜，当外界信号如激素、外源凝集素、免疫球蛋白、生长因子等与细胞膜上受体作用时，即启动了 Ca^{2+} 的流入，Ca^{2+} 浓度升高引起级联反应，导致钙调激酶的激活，中间纤维蛋白的 N 端被水解，被切去 N 端的中间纤维蛋白即失去组装成纤维的能力，但仍保持其与精氨酸的亲和位点，即保持其对 DNA 和组蛋白的高亲和性，它们进入核内后，通过与组蛋白和 DNA 的结合来调节 DNA 的复制或转录。

（四）维持细胞核膜稳定

在细胞核内膜的下面有一层由核纤层蛋白组成的网络，对于细胞核形态的维持具有重要作用，而核纤层蛋白是中间纤维的一种。组成这种网络结构的核纤层蛋白 A 和核纤层蛋白 C 交联在一起，然后通过核纤层蛋白 B 附着到内核膜上，在内核膜上有核纤层蛋白 B 的受体。此外，中间纤维在胞质溶胶中也组成网络结构，分布在整个细胞中，维持细胞的形态。

（五）参与细胞分化

微丝和微管在各种细胞中都是相同的，而中间纤维蛋白的表达则具有组织特异性，表明中间纤维与细胞分化可能具有密切的关系。这方面研究主要是在胚胎发育和上皮分化的方面，对其详细了解还有待于进一步研究。

微管、微丝和中间纤维共同构成了细胞内精密的骨架体系，三者在生命活动中各有分工，相互配合。为理解细胞骨架的基本结构、化学成分、生物学功能及它们之间的差异，将三者主要特性总结成表 9-2。

表 9-2 细胞骨架三种成分的比较

主要特征	微管	微丝	中间纤维
直径	24～26nm	5～7nm	10nm
基本组成分子	α、β 微管蛋白	肌动蛋白	中间纤维蛋白

续表

主要特征	微管	微丝	中间纤维
组成分子大小	55kDa	43kDa	40～200kDa
结构	中空管状结构	单股α螺旋	多级α螺旋
极性	有	有	无
装配方式	非稳态动力学模型	踏车现象	逐级装配
特异性工具药	秋水仙碱、紫杉醇	细胞松弛素、鬼笔环肽	无
结合蛋白	微管结合蛋白	微丝结合蛋白	中间纤维结合蛋白
主要功能	形态维持 细胞运动 物质运输 信息传递 细胞器定位	形状维持 肌肉收缩 变形运动 细胞连接 信息传递 胞质分裂	骨架作用 信息传递 细胞连接 细胞分化

第四节　细胞骨架与医学

由于细胞骨架系统在细胞中具有许多非常重要的功能，细胞骨架在组装与分布上的改变必然影响细胞的正常功能。

一、肿瘤细胞中细胞骨架的改变

恶性肿瘤的主要特点是细胞形态改变、增殖快、有侵蚀组织和向周围及远处转移的能力，这些特性与微管和微丝异常有关。肿瘤细胞中的微管数目急剧减少，仅为正常细胞内微管数量的1/2。微管的分布也发生紊乱，使癌细胞的形状和细胞器的运动均发生异常。在肿瘤细胞中微丝束也明显减少，常常出现成片的肌动蛋白凝集小体。例如，培养的成纤维细胞转化为肿瘤细胞后，其中的微丝束消失；由SV40病毒转化的恶性细胞中微丝也消失；结肠与直肠腺癌患者前臂皮肤的成纤维细胞内微丝束减少。微丝的组装和分布发生异常，明显与肿瘤细胞的生长与增殖失效有关，但这些异常是因还是果，仍不甚清楚。

二、细胞骨架与神经退行性疾病

细胞骨架与多种神经退行性疾病关系密切。如阿尔茨海默病（Alzheimer disease，AD）的主要病变之一是神经原纤维缠结，其主要成分是大量异常磷酸化的纤维状Tau蛋白。过度磷酸化的Tau蛋白对微管的亲和力降低，从而使微管的稳定性降低。AD患者的神经元中微管蛋白的数量并无异常，但存在微管聚集缺陷。新近研究还发现，帕金森病（Parkinson disease，PD）患者脑脊液中Tau蛋白水平是增加的，Tau蛋白参与了原发性PD的病理过程，Tau蛋白的转化影响PD患者认知缺损和痴呆的发展。此外，研究显示神经退行性病的发生与细胞骨架参与的囊泡运输障碍有关。动力蛋白复合物功能异常和轴突逆向转运受损是运动神经元病（motor neuron disease，MND）发病机制之一。在肌萎缩侧索硬化（amyotrophic lateral sclerosis，ALS）和婴儿型脊髓性肌萎缩（infantile spinal muscular atrophy）患者，神经原纤维在运动神经元胞体和轴突近端的堆积是其神经元退化的早期表现，随后运动神经元丧失，导致骨骼肌失去神经支配而萎缩，造成瘫痪，最终死亡。亨廷顿病（Huntington disease，HD）患者神经元内亨廷顿蛋白（huntingtin，HTT）突变，造成神经元内沿微管运输的囊泡转运发生紊乱，破坏了神经元胞体和轴突之间的物质循环，进而可能导致神经元的死亡，发生神经退行性病变。

一些遗传性疾病的患者常有细胞骨架的异常或细胞骨架蛋白基因的突变。如人类遗传性疾病——单纯型大疱性表皮松解症（epidermolysis bullosa simplex），就是由于表皮细胞层表达的角蛋白基因突变而破坏了这类细胞的角蛋白中间纤维网，因此对机械性损伤非常敏感，即一点轻微的压挤便可使突变的基底细胞破坏，使患者的皮肤起疱。在人类或小鼠中，凡带有这种突变基因的个体都变得很脆弱，以致死于机械创伤。此外，威-奥综合征（Wiskon-Aldrich syndrome，WAS）是 X 连锁隐性遗传的免疫缺陷疾病，临床表现有血小板减少、湿疹、反复感染，并发不同程度的细胞免疫和体液免疫缺乏。研究表明，WAS 患者 T 细胞的细胞骨架异常，血小板和淋巴细胞变小，微绒毛数量减少，形态变小。进一步研究表明引起 WAS 的根源是微丝的异常。

三、细胞骨架研究的临床应用

基于对细胞骨架在细胞分裂中所起作用的认识，临床上常用一些微管特异性药物进行抗癌治疗。例如，紫杉醇常被用来治疗乳腺癌、卵巢癌、淋巴癌和多发性骨髓瘤；因其与常规大分子药物无交叉耐药性，也常用于耐药性或难治性的肿瘤患者。

由于中间纤维具有严格的组织特异性，大多数肿瘤细胞通常继续表达其来源细胞的特异性中间纤维蛋白。因此，可以用中间纤维蛋白的免疫专一性，准确地鉴别来源于不同组织的肿瘤，是肿瘤诊断的有力工具。至 1984 年，主要人类肿瘤类群的中间纤维目录已建立，各种高度特异性的中间纤维单克隆抗体已较易获得。中间纤维被应用于肿瘤临床鉴别诊断，显示出良好的应用前景。中间纤维的显微技术还可与羊膜穿刺技术联合，应用于产前诊断。例如，当发现羊水中含有神经胶质纤维或神经原纤维的细胞时，就能诊断出胎儿具有中枢神经系统的畸形。这种技术也能确诊某些心肌病和骨骼肌病的患者。

本章小结

细胞骨架是真核细胞内由某些蛋白质成分组成的复杂的纤维网架体系，包括微管、微丝和中间纤维。细胞骨架对于细胞形态的维持和改变、细胞器的空间分布、细胞的运动、细胞内的物质运输、内吞和外排、细胞分裂分化等各种形式的活动均起着重要作用。从广义上讲，细胞骨架包括胞质细胞骨架、细胞核骨架、细胞膜骨架和细胞外基质 4 个部分。

微管是直径为 25nm 中空纤维，由微管蛋白异二聚体组装而成，具有动力学不稳定性，对低温、高压和秋水仙碱敏感。细胞内微管呈网状或束状分布，并能与其他蛋白共同组装成纺锤体、基体、中心粒、鞭毛、纤毛、轴突等结构，参与细胞形态的维持，细胞运动和细胞分裂。微丝是真核细胞细胞质中由肌动蛋白组成的直径为 5～7nm 细丝。它可以成束平行排列或弥散成网状分布在细胞质中。除在特定细胞外，微丝的形态、分布可随细胞活动的需要而发生变化。微丝与肌肉收缩、变形运动、胞质分裂等活动有关。中间纤维是直径为 10nm 的中空纤维，由不同类型的中间纤维蛋白组成，具有严格的组织特异性。临床上常利用中间纤维这一特性，进行肿瘤的鉴别诊断。中间纤维在细胞内形成一个完整的网架系统，为细胞提供机械强度支持，与细胞的信息传递、细胞分化等有关。

细胞骨架系统的三种成分不是彼此分离的，它们协同发挥各自的特性，共同形成和维持细胞的结构与功能。细胞骨架的结构和功能异常与许多疾病发生有关。

复习思考题

1. 细胞中同时存在几种骨架体系有什么意义？是不是对物质和能量的一种浪费？

2. 为什么说细胞骨架是细胞结构和功能的组织者？细胞内一些细胞器和生物大分子的不对称分布有什么意义？

3. 动力不稳定性造成微管迅速延伸或缩短。请设想一条单一的处于缩短状态的微管。

（1）如果它要停止缩短并进入延伸状态，它的末端必须发生什么变化？

（2）发生这一转换后微管蛋白的浓度有什么变化？

（3）如果溶液中只有 GDP 而没有 GTP，将会发生什么情况？

（4）如果溶液中 GTP 的类似物不能被水解，将会发生什么情况？

（成细华 杨霄旭）

第10章 核 糖 体

核糖体（ribosome）是一种无膜包裹、外形呈颗粒状的细胞器，普遍存在于原核细胞和真核细胞内，是细胞合成蛋白质的分子机器。

核糖体从发现到正式命名前后经历了几十年。早在20世纪30年代，生物学家利用光学显微镜观察多种细胞的细胞质时，就发现许多聚集在一起的小球，称为“pool ball”；1941年，美国生物学家布拉切特（Brachet）和卡斯佩森（Caspersson）分别利用组织化学方法和显微紫外分光光度技术发现，在大量合成蛋白质的细胞里存在着RNA含量特别多的微粒体（microsome）；1953年，英国的罗宾森（Robinson）和布朗（Brown）用电子显微镜观察植物细胞时也发现了这种颗粒状物质；1958年，罗伯茨（Roberts）将这种颗粒状物质命名为“ribosome”（核糖核蛋白体，简称核糖体）。核糖体是细胞内最重要、数量最多的细胞器之一。大部分真核细胞中均含有数以百万计的核糖体。核糖体在细胞中的数量和分布与细胞类型及细胞生理状态有关，核糖体常分布在细胞内蛋白质合成旺盛的区域，蛋白质合成量越大的细胞，所含核糖体数量越多。

作为细胞内蛋白质合成的分子机器，核糖体的核心功能是按照mRNA的指令将氨基酸合成多肽链。随着核糖体结构与功能研究的深入，人们发现临床药用抗生素大多是通过结合细菌核糖体的功能位点来抑制蛋白质合成的。因此，从药物化学的角度来看，细菌核糖体是一个极具吸引力的药物靶点。

第一节 核糖体的类型与结构

一、核糖体的类型与化学组成

（一）核糖体的类型

按照存在部位，核糖体可分为细胞质核糖体、线粒体核糖体和叶绿体核糖体三种类型；按其存在的生物类型，可分为原核生物核糖体和真核生物核糖体两种类型。不同生物类型的核糖体在大小和组成方面存在较大差异。原核生物核糖体较小，分布于细胞质中，沉降系数为70S，分子质量为2.5×10^3kDa，由50S大亚基和30S小亚基组成。真核生物细胞质核糖体体积较大，沉降系数为80S，分子质量为（3.9～4.5）$\times10^3$kDa，由60S大亚基和40S小亚基组成。此外，动物细胞的线粒体中还存在线粒体核糖体，大小因动物种类而异，介于55～80S之间；植物细胞的叶绿体中有叶绿体核糖体，其大小与原核生物核糖体相似，大多是70S型核糖体（表10-1）。

表10-1 核糖体的不同类型及其化学组成

核糖体类型	来源	单体	大小亚基	rRNA	核糖体蛋白（种）
原核生物核糖体	细菌等	70S	50S	5S、23S	35
			30S	16S	21
真核生物细胞质核糖体	动物、植物	80S	60S	5S、5.8S、28S	49
			40S	18S	33
叶绿体核糖体	植物	70S	50S	5S、23S	数十种蛋白
			30S	16S	
线粒体核糖体	哺乳动物、酵母、植物等	55S*～80S	39S*	16S*	数十种蛋白
			28S*	12S*	

*表示以哺乳动物线粒体核糖体为例

（二）核糖体的化学组成

核糖体是一个由rRNA和蛋白质构成的超大分子复合体，rRNA与蛋白质的质量比约为2∶1。rRNA位于核糖体内部，是构成核糖体的主要骨架，而蛋白质则分布于核糖体表面。然而哺乳动物线粒体核糖体却是个例外，其rRNA与蛋白质的质量比约为1∶2，核糖体蛋白缠绕在rRNA的复杂构象中，从而形成一个精巧的动态结构来实现核糖体的功能。虽然组成核糖体的RNA和蛋白质在进化上非常保守，但不同细胞来源的核糖体在大小、结构、组成上差异较大（表10-1）。原核细胞核糖体50S大亚基的分子量大约为1.5×10^3kDa，由一条23S rRNA（约2904nt）、一条5S rRNA（约121nt）及31～35个不同的蛋白质组成。30S小亚基的分子质量约为850kDa，由1条16S rRNA（约1542nt）和20～21个不同的蛋白质组成。相较于原核生物核糖体和线粒体核糖体，哺乳动物核糖体具有更大的rRNA分子和种类更多的蛋白质。哺乳动物核糖体大亚基由3种RNA（5S rRNA、5.8S rRNA、28S rRNA）和约49种不同的蛋白质构成；小亚基由1条18S rRNA和约33种蛋白质构成。叶绿体核糖体的化学组成与原核生物核糖体基本一致，动物细胞线粒体核糖体的化学组成因动物种类不同而差异较大（图10-1）。

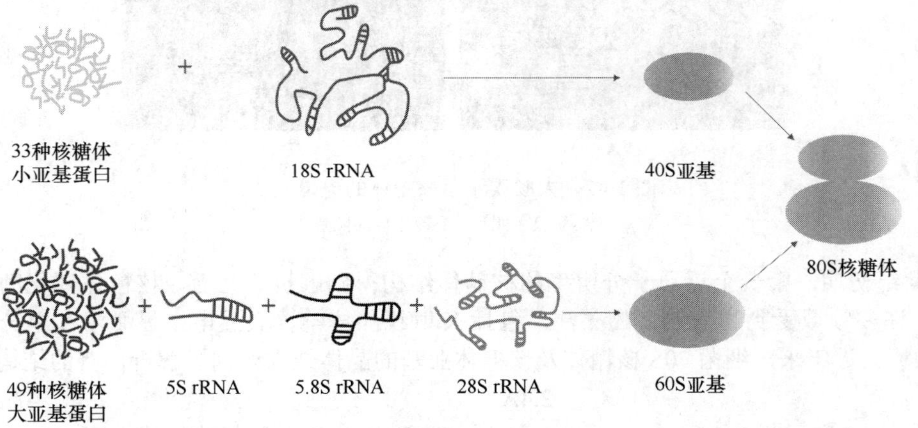

图10-1 哺乳动物细胞核糖体的化学组成

知识拓展

线粒体核糖体

线粒体核糖体被称作细胞器中的翻译机器，存在于真核细胞线粒体内，负责完成线粒体中的部分蛋白质翻译。1967年，O’ Brien和Kalf等在大鼠肝细胞的线粒体中发现了核糖体。1981年，人类线粒体核糖体rDNA的测序结果公布。

哺乳动物线粒体核糖体的沉降系数介于55～56S之间，是已发现的沉降系数最小的核糖体。不同生物线粒体核糖体在组成与物理化学性质等方面的差异变化均比细胞质核糖体大。人类线粒体核糖体单体为55S，由28S小亚基和39S大亚基组成，其中rRNA比重约占25%，核糖体蛋白质约占75%。线粒体核糖体的沉降系数虽然比70S核糖体小，但它的质量与体积实际上都比70S核糖体大，这主要是因为其蛋白质含量较高而RNA含量较少。线粒体核糖体是已发现的蛋白质含量最高的一类核糖体。

线粒体核糖体的组成成分由细胞核基因组和线粒体基因组共同编码，线粒体核糖体RNA由mtDNA编码，而线粒体核糖体蛋白由核基因组编码并由80S核糖体合成后输入线粒体，以完成线粒体核糖体的装配。

与80S核糖体相比，线粒体核糖体与原核生物70S核糖体更相似，一些抗生素不仅能抑制70S核糖体，还能抑制线粒体核糖体。因此，部分治疗细菌感染的抗生素对患者也有一定的副作用，如使用氨基糖苷类抗生素具有耳毒性，使用氯霉素可引发再生障碍性贫血等。

二、核糖体的结构与功能位点

（一）核糖体的结构

在电镜下，核糖体呈现为电子密度较高的圆形或椭圆形致密小颗粒，直径为15～30nm（图10-2）。原核生物核糖体与真核生物核糖体在结构上有相似之处，二者都由大、小两个亚基组成。为揭示核糖体的三维结构并阐明核糖体结构与功能之间的关系，研究人员利用传统生物化学、分子生物学、结构生物学（X射线晶体衍射、冷冻电镜、磁共振）及计算生物学等多种技术手段进行了大量研究工作，阐明了核糖体及核糖体与翻译因子复合体的多个三维结构。

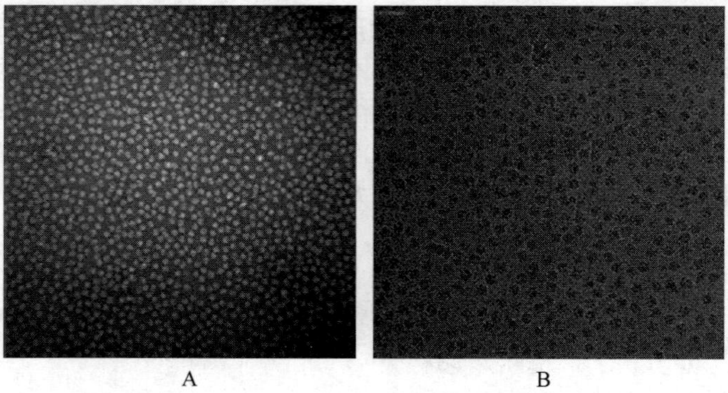

图10-2　大肠埃希菌核糖体的电镜照片

A. 负染色照片；B. 冷冻样品照片

20世纪初期，第一个近原子分辨率的核糖体结构得到解析。此后，核糖体催化的蛋白质翻译机制在许多领域受到越来越多的关注，包括X射线晶体学、低温电子显微术和单分子生物物理学等领域。近年来，细菌70S核糖体及核糖体亚基的晶体结构得到了解析，有的结构分辨率达2.4Å。

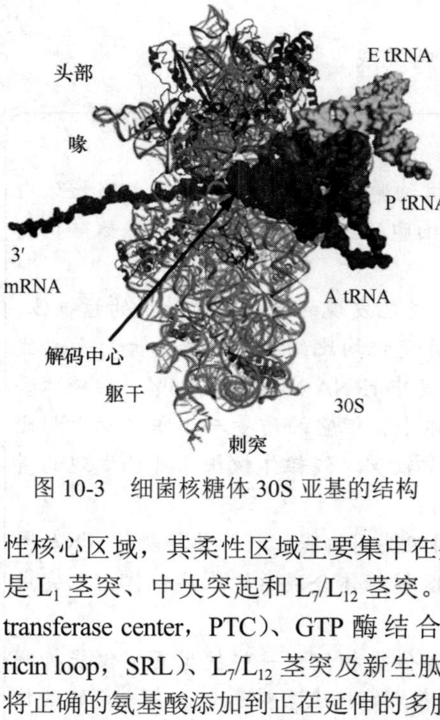

图10-3　细菌核糖体30S亚基的结构

原核生物核糖体小亚基从结构上可以分为头部、颈部、平台区和躯干。这与16S rRNA的结构（5′-结构域、中央结构域、3′-major结构域、3′-minor结构域）是对应的。16S rRNA的5′-结构域对应小亚基的躯干，中央结构域对应平台区，3′-major结构域对应头部，3′-minor结构域由h44、h45及rRNA的3′端组成，对应颈部。小亚基的颈部柔性较大，它将小亚基头部与其他结构连接在一起。h44结构较长，横跨整个躯干，并深入平台区和颈部，因此h44连接小亚基的所有主要结构域，能够传递小亚基的构象变化和运动。mRNA缠绕在小亚基的头部与躯干之间，通过选择结合正确的氨酰tRNA分子，以实现解码mRNA上的遗传信息（图10-3）。

与小亚基不同，原核生物核糖体大亚基具有一个刚性核心区域，其柔性区域主要集中在外围。从电镜下可以看到，50S亚基有三个突出特征，分别是L_1茎突、中央突起和L_7/L_{12}茎突。50S亚基上有多个重要的功能区：肽酰转移中心（peptidyl transferase center，PTC）、GTP酶结合中心（GTPase-associated center，GAC）、sarcin-ricin环（sarcin-ricin loop，SRL）、L_7/L_{12}茎突及新生肽链通道（exit tunnel）。PTC的主要功能是催化肽键的形成，将正确的氨基酸添加到正在延伸的多肽链中。在PTC里边，A位点和P位点tRNA的3′端离得非常近，而E位点tRNA的3′端距离PTC大约50Å。GAC与SRL有助于激活翻译相关的GTP酶，进而催化GTP水解来行使功能。新生肽链合成后由肽链通道释放出来（图10-4）。L_7/L_{12}茎突是G蛋白的结合位点，对于核糖体招募翻译因子与激活GTP水解至关重要。

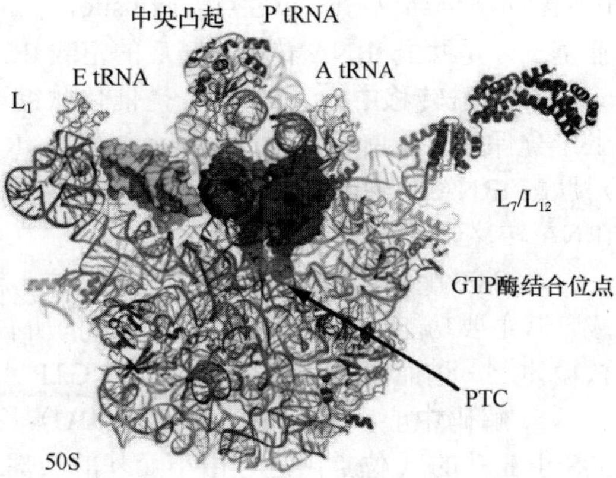

图10-4 细菌核糖体50S亚基的结构

原核生物rRNA的一级序列和二级结构在进化上非常保守。16S rRNA基因存在于所有细菌及大多数原核生物中，序列包含10个可变区和11个保守区，可变区因细菌而异，变异程度与细菌的系统发育密切相关。16S rRNA基因具有以下特点。①多拷贝：使得针对该基因的分子检测具有高灵敏度；②多信息：既可利用保守区设计通用引物检测所有细菌，又能利用可变区检测特有细菌；③长度适中：约1500bp，既能反映不同菌属之间的差异，又比较容易地获得其序列。因此，16S rRNA基因也被称为细菌的“分子化石”。50S大亚基的23S rRNA具有相互交织的二级结构，由6个结构域组成，其中结构域V的中心环对转肽酶活性非常重要。

体外研究表明，核糖体可因离子条件的改变而发生聚合或解离。对其解离平衡影响最大的是Mg^{2+}浓度，溶液Mg^{2+}浓度小于1mmol/L时，70S核糖体易解离为大、小亚基；Mg^{2+}浓度为1～10mmol/L时，大、小亚基倾向于聚合成核糖体单体；Mg^{2+}浓度大于10mmol/L时，两个核糖体单体聚合形成100S的二聚体。

（二）核糖体的功能位点

核糖体上具有一系列与蛋白质合成相关的结合位点和功能区（图10-5），它们分别或共同存在于核糖体大、小亚基上。

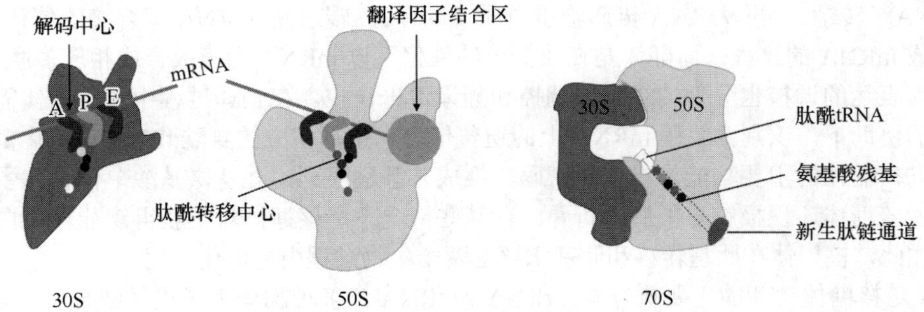

图10-5 核糖体上的功能位点

1. mRNA结合位点 位于核糖体小亚基。在原核生物中，起始密码子的选择取决于核糖体小亚基与mRNA之间的相互作用，30S亚基通过16S rRNA 3′端富含嘧啶的区域与mRNA 5′端起始密码子上游5～10个核苷酸处富含嘌呤的SD序列碱基配对结合。因此，SD序列（5′-AGGAGGU-3′）又称为核糖体结合位点（ribosome binding site，RBS）。mRNA与30S小亚基的结合还需核糖体蛋白S1的参与，S1与mRNA的结合可防止mRNA形成链内二级结构。在真核生物中，mRNA同核糖体的结合主要靠5′端的帽子结构，有时也可通过内部核糖体进入位点（internal ribosome entry site，IRES）与核糖体结合。

2. tRNA结合位点 核糖体上共有三个tRNA结合位点，包括：①A位点（aminoacyl-tRNA site，A site），即氨酰tRNA结合位点，该位点大部分位于大亚基上，小部分位于小亚基上，是肽链延伸过程中与新掺入的氨酰tRNA结合的部位；②P位点（peptidyl-tRNA site，P site），即肽酰tRNA结合位点，该位点大部分位于大亚基上，小部分位于小亚基上，是肽链延伸过程中肽酰

tRNA 的结合部位；③ E 位点（exit site，E site），即脱酰基 tRNA 离开核糖体的出口位点，位于大亚基上，是肽酰 tRNA 转移肽链后的空载 tRNA 结合部位，脱酰基 tRNA 从该位点离开核糖体。

3. 肽酰转移中心（PTC） 是催化肽键形成的重要酶活性中心，位于 50S 大亚基上，在进化上十分保守。蛋白质翻译过程中，当氨酰 tRNA 的 3′ 端正确入位到 PTC 以后，氨酰 tRNA 的氨基对肽酰 tRNA 的酯键进行亲核攻击，形成肽键，其结果是延长了一个氨基酸的新生肽链由 P 位点 tRNA 转移到 A 位点 tRNA 上。

4. GTP 酶结合中心（GAC） GAC 位于核糖体大亚基，由 23S rRNA 上的 SRL 和 L_7/L_{12} 茎突组成，其主要功能是负责招募除 IF2 之外的所有翻译相关 GTP 酶（translational GTPase，trGTPase）到核糖体上，进而激活 trGTPase 并促进 GTP 水解来行使功能。

5. 解码中心（decoding center，DC） 是继 PTC 之后核糖体上另一个重要的功能区，位于 30S 小亚基的 A 位点附近，由小亚基的头部、肩部，以及 h44（16S rRNA）的顶部组成，其核心功能是负责监测 mRNA 的密码子与氨酰 tRNA 反密码子之间是否正确配对。生物化学及结构生物学研究表明，DC 区保守的核苷酸 A1492（h44）、A1493（h44）及 G530（h18）在解码过程中发挥着重要作用。翻译延伸过程中当同工 tRNA（cognate tRNA）进入核糖体 A 位点时，诱导 30S 亚基的整体结构域运动以及 A1492、A1493 和 G530 的构象变化，促使 A1492 和 A1493 从 h44 中翻转出来，与密码子-反密码子前两个碱基对的小沟紧密相互作用，来监测它们的几何结构，以确保前两位碱基只接受沃森-克里克碱基配对。密码子第三位碱基对的几何结构受核糖体蛋白 uS12（Pro45）和核苷酸 G530 的监控，但是不及前两位严格，允许一定程度的摆动。

此外，核糖体上还有许多与蛋白质翻译相关的其他因子结合位点，包括翻译起始因子、翻译延伸因子、肽链终止因子及核糖体再循环因子等。

三、核糖体的功能

核糖体的基本功能是参与细胞内蛋白质的生物合成。根据中心法则，遗传信息首先从 DNA 传递给 RNA（转录），再从 RNA 传递给蛋白质（翻译）。转录是在 RNA 聚合酶的催化下以 DNA 为模板形成 mRNA 的过程，而翻译是在核糖体的催化下以 mRNA 为模板合成相应多肽链的过程。因此，基因表达的调控也分为转录水平调控和翻译水平调控。在翻译过程中，核糖体需要在多种翻译因子的协助下，识别并解码 mRNA 上的遗传信息，招募相应的氨酰 tRNA 来催化多肽链的合成。因此，核糖体的主要功能是将遗传密码转换成氨基酸序列，并从氨基酸单体构建蛋白质聚合物。另外，核糖体还积极参与蛋白质折叠。在某些情况下，核糖体对于获得功能性蛋白质至关重要。不仅如此，核糖体在肽基转移和肽基水解这两个生物过程中起催化作用。

rRNA 是核糖体功能的主要执行者，rRNA 为 tRNA 和多种翻译因子提供结合位点，其中 23S rRNA 具有肽酰转移酶活性，是催化肽键形成的主要结构成分。因此，核糖体是一个酶，更准确地说是一个聚合酶，底物是氨酰 tRNA，产物是多肽链，肽链序列由模板 mRNA 决定。获得 2009 年诺贝尔化学奖的三位科学家揭示了不同抗生素是如何抑制核糖体功能的，他们解析的核糖体三维结构模型已被用于研发新的抗菌药物，直接帮助减轻人类的病痛，拯救生命。

核糖体蛋白在进化上高度保守，在蛋白质合成过程中发挥重要作用。大多数核糖体蛋白位于核糖体表面，结合在 rRNA 螺旋之间，连接核糖体不同区域。有的核糖体蛋白延伸到核糖体内部，遮盖住 rRNA 上的负电荷，为 rRNA 三级结构的折叠及其稳定提供帮助。此外，核糖体蛋白在核糖体组装中也发挥重要作用。作为支架蛋白，核糖体蛋白可以保持和调整核糖体的空间构象，促进蛋白质翻译。研究表明，核糖体蛋白 S_3、S_4 和 S_5 具有 mRNA 解螺旋活性，S_{12} 具有辅助解码的功能，L_{27} 和 L_2 具有辅助肽酰转移的功能。近年来，新的研究发现，核糖体蛋白除了参与 mRNA 的翻译之外还具有其他功能，称为核糖体外功能。例如，与细胞内的非核糖体组分相互作用，调节基因表达、调控细胞周期、参与 DNA 损伤修复、调控细胞生长、增殖和凋亡等。此外，核糖体蛋白还在多种遗传性疾病、血液病、代谢性疾病及癌症中发挥关键作用。

知识拓展

核糖体与诺贝尔奖

核糖体作为细胞内蛋白质合成的分子机器，在人类生命活动中发挥着不可替代的作用。核糖体催化的蛋白质翻译异常会导致多种人类疾病，如核糖体病（ribosomopathies）、免疫缺陷、神经系统疾病和癌症等。由于在细胞生命活动中的重要性，历史上有多次诺贝尔奖授予了核糖体相关的研究工作者。

2009 年 10 月 7 日，瑞典皇家科学院宣布，Ramakrishnan、Steitz 和 Yonath 三位科学家因对核糖体结构与功能方面的卓越贡献而获得诺贝尔化学奖。其中 Ramakrishnan 等发现密码子读取的精确度与 30S 亚基上密码子-反密码子结合中心区很远的结构有关。他的团队阐明了核糖体在起始 tRNA 选择和校对中的保真性机制，密码子波动机制，以及核糖体突变和抗生素如何影响蛋白质翻译的精确度。2000 年，Steitz 等公布了细菌 50S 亚基 2.4Å 的高分辨力结构，第一次解决了极具挑战性的死海盐盒菌（*Haloarcula marismortui*）50S 亚基的相位问题，这是核糖体晶体学领域的决定性突破，1991 年，Yonath 等首次报道了嗜热杆菌 50S 亚基 3Å 的高分辨力结构，这是对核糖体结构研究的又一重大推进。她的工作为得到可靠且衍射性良好的核糖体晶体奠定了基础，开启了核糖体亚基结构分析的高分辨力时代。

2017 的诺贝尔化学奖得主 Frank 因发明单粒子冷冻电镜（cryo-electron microscope）而闻名，此外他对细菌和真核生物的核糖体结构和功能研究也做出了重要贡献。

第二节 核糖体与蛋白质合成

一、核糖体的存在形式

核糖体在细胞中主要有两种存在形式：游离核糖体（free ribosome）和附着核糖体（attached ribosome）。核糖体可游离存在于细胞质基质中，称为游离核糖体；也可以附着在内质网膜的表面，称为附着核糖体，参与构成糙面内质网。游离核糖体占细胞总核糖体的 20% 左右，主要合成细胞结构蛋白、肌动蛋白、血红蛋白、肌球蛋白及催化多种生化反应的酶蛋白。因此，在分裂活动旺盛的细胞中游离核糖体的数目较多，如幼稚的细胞、未分化的细胞、胚胎细胞及培养的细胞等。肿瘤细胞由于生长迅速，其细胞质中一般也具有大量的游离核糖体，因此，游离核糖体与附着核糖体的比例也是判断肿瘤细胞的标准之一。附着核糖体主要合成膜蛋白、分泌蛋白、溶酶体蛋白和驻留于内质网腔的驻留蛋白等。

在进行蛋白质合成时，核糖体常常是多个甚至几十个串联附着在一条 mRNA 分子上，同时合成若干条蛋白质多肽链，这种核糖体称为多聚核糖体（polyribosome）。mRNA 分子的长度决定多聚核糖体上的单体数目，多聚核糖体在 mRNA 上可排列成串珠状、螺纹状等（图 10-6）。多聚核糖体合成蛋白质的现象普遍存在于细菌和真核细胞中。在活细胞中，核糖体单体、核糖体大小亚

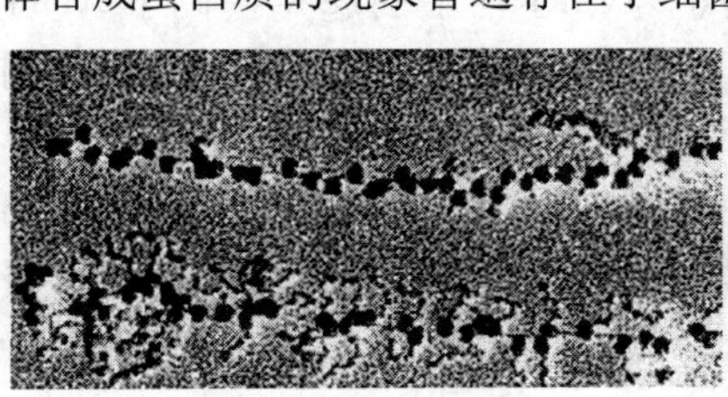
A

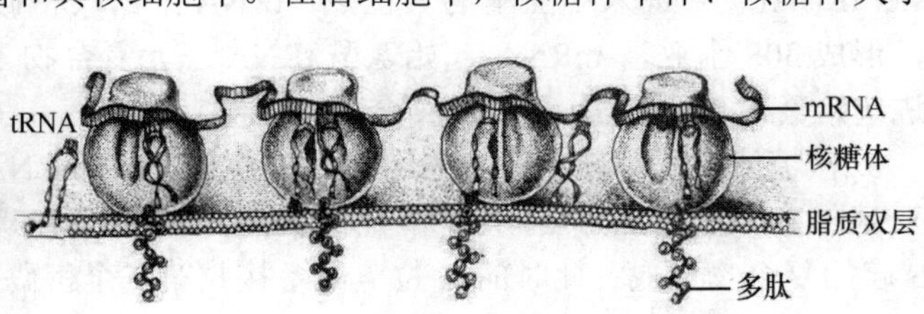

B

图 10-6 多聚核糖体

A. 电镜下的多聚核糖体；B. 多聚核糖体结构模式图

基和多聚核糖体处于一种不断解聚与聚合的动态平衡当中，随细胞生理状态和功能而变化，在执行功能时为多聚核糖体，功能完成后则解聚为大、小亚基。多聚核糖体大大提高了单位时间内细胞合成的新生肽链数目，减轻了细胞核进行基因转录和加工的压力，这对于生物的快速生长发育、完成各项生命活动均具有非常重要的意义。

二、蛋白质的生物合成过程

核糖体催化的蛋白质翻译是生物体内最重要的生命活动之一。细胞内蛋白质翻译过程可分为4个阶段：起始（initiation）、延伸（extension）、终止（termination）及核糖体再循环（ribosome recycling）。每一步反应的进行都需要特定的翻译因子来催化和调控。以细菌为例，起始过程需要起始因子（initiation factor，IF）IF-1、IF-2和IF-3，延伸过程需要延伸因子（elongation factor，EF）EF-G和EF-Tu，终止过程需要释放因子（release factor，RF）RF1/2和RF3。

在翻译起始之前，细胞质中的氨基酸在氨酰tRNA合成酶的催化下特异性结合到tRNA分子的3′末端，形成氨酰tRNA，此过程被称为氨基酸的活化，活化后的氨基酸才能被tRNA携带至核糖体上进行蛋白质的合成。原核生物起始肽链合成的氨酰tRNA是甲酰甲硫氨酰tRNA（fMet-tRNAi^{fMet}），而真核生物起始肽链合成的氨酰tRNA是甲硫氨酰tRNA（Met-tRNAi^{Met}）。

在翻译过程中，核糖体沿着mRNA从5′端向3′端滑动，解码mRNA所携带的特定遗传信息。通过tRNA的反密码子与mRNA上密码子的碱基互补配对，精确地将tRNA所携带的氨基酸按照mRNA上密码子的排列顺序连接在一起而形成多肽链，mRNA上密码子的序列信息由此解码为多肽链的氨基酸序列。蛋白质合成过程的复杂性在于构成蛋白质的20种氨基酸要按照mRNA的密码子排列顺序精确地掺入到多肽链中，不能有丝毫的差错，否则将产生对细胞有害的错误蛋白或毒性蛋白。核糖体在蛋白质合成过程中非常高效，一个真核核糖体每秒可添加2个氨基酸至多肽链中，而细菌核糖体的催化速率更快，每秒可添加约20个氨基酸。

下面以原核细胞蛋白质合成为例，介绍蛋白质合成的3个步骤。

（一）翻译起始

从前一轮翻译终止后大、小亚基的解离至新一轮翻译起始因子在mRNA上组装成完整的70S起始复合物，都属于翻译起始步骤。与真核生物和古菌不同，细菌的翻译起始需要较少的起始因子，核糖体与第一个氨酰tRNA、mRNA，以及三个起始因子（IF-1、IF-2、IF-3）一起，通过多步反应组装成一个有活性的起始复合物。翻译起始阶段包括三步。

1. mRNA与核糖体小亚基结合 在起始因子IF-1、IF-3的协助下，30S小亚基通过其16S rRNA 3′端上的一小段特殊序列3′…UCCUCC…5′识别mRNA上的SD序列5′…AGGAGG…3′，并与之互补结合，从而将核糖体小亚基的P位点定位到mRNA的起始密码子附近。IF-1的作用是占据核糖体A位点，防止氨酰tRNA的过早进入；IF-3的作用是促进大、小亚基分离，防止50S大亚基与小亚基的过早结合，提高了P位点对结合起始氨酰tRNA的敏感性。

2. 核糖体小亚基与起始氨酰tRNA结合 在IF-2和GTP的帮助下，甲酰甲硫氨酰tRNA（fMet-tRNAi^{fMet}）进入小亚基的P位点，tRNA上的反密码子与mRNA上的起始密码子AUG配对，形成30S小亚基-mRNA-起始氨酰tRNA三元复合物（ternary complex，TC）。IF-2的作用是促进起始氨酰tRNA与小亚基的结合。

3. 核糖体大亚基与小亚基的结合 带有tRNA、mRNA和起始因子的30S起始复合物与50S大亚基结合。随着GTP的水解和P_i的解离，fMet-tRNAi^{fMet}进入PTC，起始因子释放，完整的70S起始复合物形成。此时的A位点准备接收第二个密码子对应的氨酰tRNA，翻译进入延伸循环（图10-7）。

（二）翻译延伸

翻译延伸是由核糖体催化的向多肽链中依次添加氨基酸合成多肽链的过程，原核细胞的翻译

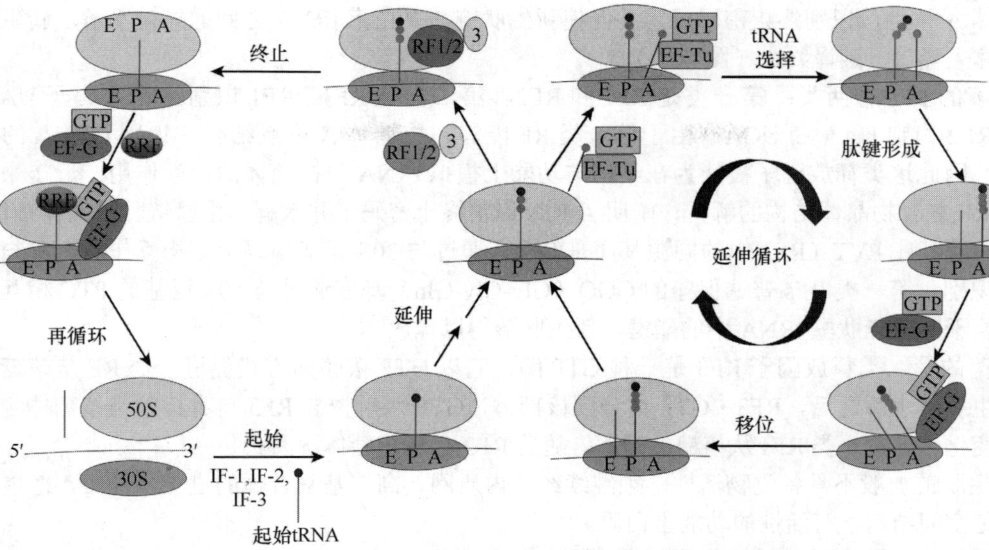

图 10-7 原核生物蛋白质翻译循环示意图

A. 核糖体 A 位点；P. 核糖体 P 位点；E. 核糖体 E 位点；EF-G. 延伸因子 G；EF-Tu. 延伸因子 Tu；RRF. 核糖体再循环因子；RF. 释放因子

延伸过程包括 4 个基本步骤。

1. 氨酰 tRNA 进入核糖体 A 位点 延伸因子 EF-Tu（真核同源物为 eEF-1）、GTP 与新的氨酰 tRNA 形成三元复合物，携带着下一个氨基酸进入核糖体 A 位点。氨酰 tRNA 的反密码子与 mRNA 的密码子通过碱基互补配对来完成解码。解码是实现翻译保真性的关键环节，确保了正确的氨酰 tRNA 进入核糖体 A 位点。延伸因子 EF-Tu 能够识别 tRNA 是否氨基酰化，不与游离 tRNA、脱酰基 tRNA 结合。该步骤需延伸因子 EF-Tu 催化 GTP 水解提供能量，以及延伸因子 EF-Ts（真核同源物为 eEF-1β）的协助。除起始氨酰 tRNA 进入核糖体 P 位点以外，其余氨酰 tRNA 均进入的是核糖体 A 位点。

2. 肽键的形成 当 A 位点氨酰 tRNA 的 3′ 端正确入位到 50S 核糖体亚基的肽酰转移中心（PTC）后，在肽酰转移酶的催化下，氨酰 tRNA 的氨基对 P 位点的甲酰甲硫氨酰 tRNA 的酯键进行亲核攻击，导致 P 位点甲酰甲硫氨酰 tRNA 上氨基酸的羧基与 A 位点氨酰 tRNA 上氨基酸的氨基发生缩合形成肽键，并促使延长了一个氨基酸的新生肽链由 P 位点 tRNA 转移到 A 位点 tRNA。此时的核糖体 P 位点只剩下脱酰基 tRNA，而 A 位点结合着延伸了一个氨基酸残基的肽酰 tRNA。

3. 核糖体移位 肽键形成之后，在延伸因子 EF-G 的作用下，核糖体沿 mRNA 从 5′ → 3′ 方向相对移动一个密码子，这使得原来位于 P 位点的脱酰基 tRNA 进入核糖体 E 位点，原来位于 A 位的肽酰 tRNA 则移动到了 P 位点，这一过程称为易位（translocation）。易位后空出的 A 位点可接受下一个新的氨酰 tRNA 进入。在易位过程中，30S 亚基的头部相对于躯干逆时针旋转 18°～21°，随后快速回转并伴随着 mRNA 和 tRNA 从解码中心的脱离。这些过程还伴随着 30S 亚基相对于 50S 亚基的顺时针旋转，促使核糖体回到非旋转的经典构象。随后 EF-G 解离，随着下一个氨酰 tRNA 的到来，翻译进入新一轮延伸循环。

4. 脱酰基 tRNA 的释放 脱酰基 tRNA 转移到 E 位后从核糖体解离，肽链的一次延伸过程结束，如此不断循环往复，肽链逐渐延长。翻译延伸过程的每一轮循环都有一个新的氨酰 tRNA 进入核糖体 A 位点并参与形成新的肽键，从而使肽链延长一个氨基酸残基，因此该过程又称为延伸循环（elongation cycle）（图 10-7）。

（三）翻译终止

当核糖体在 mRNA 上滑动到终止密码子（UAA/UAG/UGA）时，肽链释放因子（RF）结合到核糖体 A 位点，识别终止密码子，并促使新生肽链与 P 位点 tRNA 之间的酯键水解。新生肽链从核糖体上释放，翻译终止（图 10-7）。

细菌的 RFs 有两类：第一类是 RF1 和 RF2，第二类是 RF3。RF1 识别终止密码子 UAA 和 UAG，RF2 识别 UAA 和 UGA。由于第一类 RF 能够与核糖体 A 位点结合并识别 mRNA 的终止密码子，因此这类释放因子被认为在结构与功能上模拟 tRNA 与核糖体的相互作用。近年来，核糖体与 RF 复合物晶体结构的解析，阐明了 RFs 识别终止密码子并水解新生肽链释放的详细机制。RF1 的三肽基序 PVT（RF2 中的同源基序是 SPF）通过与 30S 亚基解码中心相互作用来参与终止密码子识别。第一类 RFs 普遍保守的 GGQ（Gly-Gly-Gln）基序通过与 50S 亚基的 PTC 相互作用来水解位于 P 位点肽酰 tRNA 中的酯键，新生肽链得以释放。

细菌的第二类释放因子 RF3 是一种 GTP 酶，它以 GTP 依赖的方式促进一类 RF 从核糖体解离。新生肽链水解之后，RF3 · GTP 结合到核糖体，GTP 水解诱导 RF3 自身构象与核糖体构象发生协同变化，导致一类 RFs 从核糖体解离，随后 RF3 也从核糖体解离。

新生肽链一般不具备生物活性，须继续经过内质网、高尔基复合体的进一步加工，才能合成具有特定空间结构、有活性的功能蛋白质。

（四）核糖体再循环

核糖体再循环是翻译过程的最后一步，也是所有生物蛋白质合成过程中的一个关键步骤。当正在翻译的核糖体到达 mRNA 的终止密码子时，释放因子催化新生肽链从核糖体解离，翻译终止。此时的核糖体仍然结合着 mRNA，且 P 位点带有一个脱酰基 tRNA。为了新一轮的蛋白质合成能够正常进行，翻译终止后核糖体需要解离为大、小亚基，并释放 mRNA 和 tRNA，这一翻译元件再利用的过程被称作核糖体再循环。核糖体再循环是由再循环因子（ribosome recycling factor，RRF）和翻译延伸因子 G（elongation factor G，EF-G）协同催化翻译终止后核糖体复合体（post-termination complex，PoTC）的解离。解离的核糖体大、小亚基可以被循环利用，是一种非常保守的核糖体自我更新机制。

三、蛋白质合成抑制剂

核糖体是很多天然抗生素和某些毒素的作用靶点，研究发现，50% 的临床药用抗生素，其作用靶点是核糖体，并且绝大部分的作用靶点是核糖体 50S 亚基。真核生物核糖体在结构、组成及功能方面与原核生物核糖体有一定差异，因而对于一些小分子蛋白质合成抑制剂的敏感性不同。许多抗生素的研发正是利用了细菌与真核生物核糖体之间在结构和功能上的差异，从而干扰、抑制细菌蛋白质翻译过程，但并不影响真核生物的蛋白质合成。细菌核糖体 RNA 通常由多个操纵子编码（如大肠埃希菌有 7 个操纵子：rrnA、B、C、D、E、G 和 H），当其中一个操纵子被药物抑制后，其他操纵子可继续转录发挥作用，甚至当其中一部分被敲除后，细菌仍可通过基因转换的方式从其他操纵子上获得，这在一定程度上减缓了抗性的进化。

临床药用抗生素通常是通过结合核糖体的功能位点来抑制蛋白质合成。绝大部分靶向核糖体的抗生素其结合位点主要有 3 个：第一个是 30S 亚基的解码中心（DC），氨基糖苷类抗生素（如四环素）通过结合在核糖体 A 位点，干扰起始密码子的识别以及 tRNA-mRNA 的移位。第二个是 50S 亚基的 PTC，噁唑烷酮类抗生素（如利奈唑胺）通过结合在 PTC，进而抑制肽键的形成。第三个是 50S 亚基上的新生肽道，大环内酯类抗生素（如红霉素）通过结合新生肽道从而阻止肽链的延长。值得注意的是，这些抗生素几乎仅与细菌核糖体的 RNA 组分相互作用。

由于不同抗生素结合在细菌核糖体的不同区域，这些药物通常抑制蛋白质合成的不同步骤，如四环素、链霉素、GE81112、嘌呤霉素、氯霉素和红霉素等抗生素就以不同的机制发挥翻译抑制剂的作用（表 10-2）。核糖体自身及核糖体-抗生素复合体原子分辨率结构的解析有助于阐明抗菌药物的作用机制，也有助于合理设计新的药物来对抗耐药菌。

表 10-2 常见蛋白质合成抑制剂类抗生素

抗生素	作用机制
嘌呤霉素（puromycin）	是氨酰 tRNA 分子 3′ 端的类似物，能与核糖体 A 位点结合并掺入到延伸的肽链中。嘌呤霉素与 A 位点结合后，不会参与随后的任何反应，从而导致蛋白质合成的提前终止并释放出 C 端含有嘌呤霉素的不成熟多肽
氯霉素（chloramphenicol）	结合在核糖体 50S 亚基的 A 位点，通过阻碍氨酰 tRNA 与 A 位点的结合来抑制肽酰转移酶的活性，进而抑制肽链延伸
红霉素（erythromycin）	与核糖体 50S 亚基结合，阻断起始复合物形成
链霉素（streptomycin）	与细菌核糖体小亚基的 16S rRNA 结合，抑制甲酰甲硫氨酰 tRNA 与 30S 亚基的结合
白喉毒素（diphtheria toxin）	抑制真核翻译延伸因子 eEF-2 的功能，进而抑制真核细胞的翻译过程

第三节 核糖体与人类疾病

一、异常核糖体与人类疾病

蛋白质是生物体生命功能活动的执行者，而核糖体是蛋白质翻译的分子机器，核糖体形态结构的异常变化势必导致蛋白质合成异常，从而引起某些人类疾病。人们通常把核糖体结构或功能异常所致的一类疾病统称为核糖体病。核糖体病常具有以下共同特征：①恶性肿瘤患病风险升高；②多为先天性疾病；③出现多系统异常，以造血系统受累最为严重。核糖体病与细胞衰老、蛋白质错误折叠以及内质网应激等密切相关。研究发现，当细胞受到应激时可能会导致核糖体生物发生的过度激活。新的证据表明，癌细胞含有一类特殊的核糖体，它促进致癌基因的翻译程序，调节细胞功能。此外，核糖体 ADP 核糖基化修饰通过微调蛋白质合成和防止有毒蛋白质聚集，进而促进肿瘤细胞的蛋白质稳态。细胞衰老加剧核糖体翻译“暂停”，导致核糖体相关质量控制机制超载和新生多肽聚集，进而破坏共翻译蛋白质稳态。

案例链接

施-戴综合征

患儿，女，4 月龄。因“出生后反复咳嗽、食欲减退、腹泻”来院就诊，经抗感染治疗有效，但易反复。自幼喂养困难，体格发育落后，血常规检查有贫血和中性粒细胞缺乏，随后多次检测血常规，中性粒细胞绝对值波动于（0.04～0.98）$\times 10^9$/L，血红蛋白（Hb）最低降至 50g/L，曾输注悬浮红细胞 2 次。患儿双手掌偏小，手指短，神经系统查体无异常。经基因分析，患儿 *SBDS* 基因发生复合杂合突变。最终确诊为施-戴（Shwachman-Diamond）综合征（SDS）。

SDS 是一种常染色体隐性遗传疾病，临床表现为多种发育异常，包括生长不良、胰腺外分泌功能不全、骨骼异常（包括干骺端软骨发育不良、胸腔发育不良和骨质减少）、中性粒细胞减少或多系细胞减少和认知障碍。SDS 在生命早期出现骨髓衰竭表型，随后在生命后期发展为癌症的风险升高，易发展为骨髓增生异常综合征（myelodysplastic syndrome，MDS）和急性髓细胞性白血病（acute myeloid leukaemia，AML），在 20 岁和 30 岁时的癌变风险分别为 19% 和 36%。

SDS 是除先天性纯红细胞再生障碍性贫血（Diamond-Blackfan anaemia，DBA）之外研究最多的核糖体疾病。研究发现，近 90% 的 SDS 患者发生 *SBDS* 基因突变。此外，基因 *EFL1* 和 *DNAJC21* 也与 SDS 相关，它们和 *SBDS* 共同参与 60S 核糖体亚基的成熟。*SBDS* 编码一种反式作用因子，通过促进真核起始因子 6（EIF6）从 pre-60S 亚基的释放参与 60S 亚单位的细胞质后期成熟。EIF6 通过阻止与 40S 亚基过早结合，使新生的 60S 亚基在细胞质 60S 组装过程中保持失活。在 SDS 患者中，EIF6 不能有效释放，从而阻碍 60S 的成熟。SDS 为多系统受累疾病，早期进行基因检测可以提高诊断率，治疗上需给予多学科综合治疗。

二、核糖体蛋白与人类疾病

核糖体生物发生和蛋白质合成是细胞生长和增殖的基本限速步骤。包含核糖体结构部分的核糖体蛋白（ribosomal protein，RP）对于核糖体组装和功能是必不可少的。多个核糖体蛋白除了具有典型核糖体功能外，还具有核糖体外功能，包括导致发育缺陷，引起血液及代谢性疾病，在应激反应中激活 p53 依赖或 p53 非依赖性途径，导致细胞周期停滞和凋亡，以及参与癌症发生发展等。研究表明，核糖体生物发生、翻译和单个核糖体蛋白功能的缺陷（包括核糖体蛋白中的突变）与多种称为核糖体病的人类先天性疾病相关。

案例链接

先天性纯红细胞再生障碍性贫血

患儿，女，2 月龄。主要表现为贫血，血常规可见红细胞发育不全、红细胞减少而白细胞和血小板正常或轻微降低。查体显示：患者颅面、心脏、泌尿生殖系统、四肢和手部畸形。初步诊断为先天性纯红细胞再生障碍性贫血（DBA），全基因组测序发现，患者基因组发生了核糖体小亚基蛋白 RPS27 的突变。

DBA 发病率低，属于常染色体显性遗传病。该病常见的突变基因包括 *RPS7*、*RPS10*、*RPS15A*、*RPS17*、*RPS19*、*RPS24*、*RPS26*、*RPS27*、*RPS28*、*RPS29*、*RPL5*、*RPL11*、*RPL15*、*RPL18*、*RPL26*、*RPL27*、*RPL31*、*RPL35*、*RPL35A* 及 *TSR2*。这些基因的表达与核糖体大、小亚基蛋白的合成紧密相关，显著影响细胞内核糖体蛋白的水平。核糖体蛋白的功能缺陷影响核糖体亚基的组装和形成，最终导致细胞内成熟的功能性 80S 核糖体数量减少，进而影响细胞内蛋白质组的水平和稳定性，从而导致疾病。因此，DBA 也是一种典型的核糖体病。

研究表明，DBA 容易发展为骨髓增生异常综合征、急性髓细胞性白血病和实体瘤，如骨肉瘤和结肠癌。目前对于 DBA 的临床治疗方案有输血、骨髓移植等，越早治疗效果越好。

三、线粒体核糖体与人类疾病

人类线粒体 DNA（mtDNA）易发生突变，据报道，一些与编码线粒体核糖体有关的基因突变会导致某些疾病或遗传病的发生。研究发现，mt-rRNA 突变的数量与人类疾病或衰老相关，这些突变能够严重损害线粒体核糖体的功能。多项研究显示，线粒体核糖体蛋白（mitochondrial ribosomal protein，MRP）的编码基因定位于和多种人类线粒体病有连锁关系的染色体位点上。这些基因的一些突变可导致线粒体无法维持正常功能进而引发疾病，如 Leigh 综合征、脊髓小脑共济失调、帕金森病、Russell-Silver 综合征、扩张型心肌病、糖尿病等。MRP 作为线粒体核糖体的重要组分，其结构与功能异常在糖尿病、衰老、肿瘤等多个疾病发生发展中的功能机制，仍需深入研究。

本章小结

核糖体广泛存在于所有细胞中（哺乳动物成熟红细胞等除外），其核心功能是按照 mRNA 的指令将氨基酸合成多肽链。因此，核糖体被称为细胞内蛋白质合成的分子机器。

核糖体是由 rRNA 和蛋白质构成的超大分子复合体，无被膜，外形呈颗粒状，rRNA 位于核糖体内部，而蛋白质则分布于核糖体表面。核糖体在细胞内主要以附着核糖体和游离核糖体两种形式存在。

按照存在的生物类型，有真核生物核糖体和原核生物核糖体。原核细胞核糖体较小，沉降系数为 70S，由 50S 和 30S 两个亚基组成；真核细胞核糖体体积较大，沉降系数为 80S，由 60S 和 40S 两个亚基组成。此外，按照存在部位，核糖体还分为细胞质核糖体、线粒体核糖体、叶绿体核糖体。

核糖体催化的蛋白质合成是一个快速、连续和严格调控的过程，主要包括4个阶段：起始、延伸、终止、核糖体再循环。核糖体亚基常游离于细胞质中，只有当小亚基与mRNA、起始因子、tRNA结合后，大亚基才与小亚基组装形成完整的功能性核糖体。当正在翻译的核糖体移动至mRNA的终止密码子时，释放因子催化新生肽链从核糖体水解释放，大、小亚基解离并释放mRNA和tRNA，以备进行新一轮蛋白质合成。

核糖体在细胞内以多聚核糖体的形式发挥功能，多个甚至几十个核糖体串联附着在一条mRNA分子上，大大提高了单位时间内合成新生肽链的数目。多聚核糖体对于生物体的快速生长发育、完成各项生命活动均具有非常重要的意义。

核糖体有3个主要的活性部位：肽基转移中心、GTP酶结合中心、解码中心；有1个mRNA结合位点；3个tRNA结合位点：A位点、P位点、E位点。临床药用抗生素大多是通过结合核糖体的功能位点来抑制蛋白质合成。因此，细菌核糖体是一个极具吸引力的抗菌药物靶点。

复习思考题

1. 简述原核生物核糖体与真核生物核糖体的区别。
2. 比较原核生物与真核生物翻译起始机制的差异。
3. 简述RNA在蛋白质合成中的作用。
4. 以细菌蛋白质合成为例，阐述核糖体合成蛋白质的过程。
5. 何谓多聚核糖体？细胞以多聚核糖体形式执行功能的生物学意义是什么？

（徐本锦）

第 11 章　细胞核与遗传信息储存

细胞核（nucleus）是真核细胞中由双层单位膜包围遗传物质而形成的结构，可进行遗传信息储存，并通过转录的遗传信息指导蛋白质的合成，从而调控细胞增殖、生长、分化和各种代谢活动，是细胞生命活动的控制中心。细胞核是真核细胞内最大的细胞器，也是区别真核生物和原核生物最重要的标志之一。人体细胞中除高度分化的红细胞外，都含有细胞核。一般说来，凡有核的细胞一旦失去核便很快死亡。

细胞核的形状一般与细胞的形态相适应。在球形、柱形的细胞中，核的形态多呈圆球形或椭圆形；在细长的肌细胞中核呈杆状；哺乳动物的中性粒细胞的核呈分叶状；形态不规则的细胞核可呈折叠状、锯齿状或脑形。

细胞核的数量、位置和大小也常因细胞类型不同而有差异。一个真核细胞通常只有一个细胞核，但肝细胞、肾小管细胞和软骨细胞有双核；破骨细胞的核可达数百个。细胞核通常位于细胞的中央，但也有偏向细胞某一端的，如腺细胞。在脂肪细胞中，核常被脂滴挤到细胞边缘。高等动物的细胞核直径通常在 5～10μm，高等植物的细胞核直径通常在 5～20μm，而低等植物的细胞核直径只有 1～4μm。细胞核的大小常用细胞核与细胞质的体积比，即核质比来表示：核质比 = 细胞核体积/（细胞体积 − 细胞核体积）。核质比大表明核相对大，核质比小则表明核相对小。核质比与生物种类、细胞类型、发育时期、生理状态及染色体倍数等有关。如淋巴细胞、胚胎细胞和肿瘤细胞的核质比大，而表皮角质化细胞、衰老细胞的核质比小。

细胞核的形态结构随着细胞生活周期变化而不同。在细胞分裂期看不到完整的核，只有在细胞间期才能看到细胞核的完整结构。电镜下的间期细胞核主要由四部分组成，即核膜、染色质、核仁及核基质（图 11-1）。

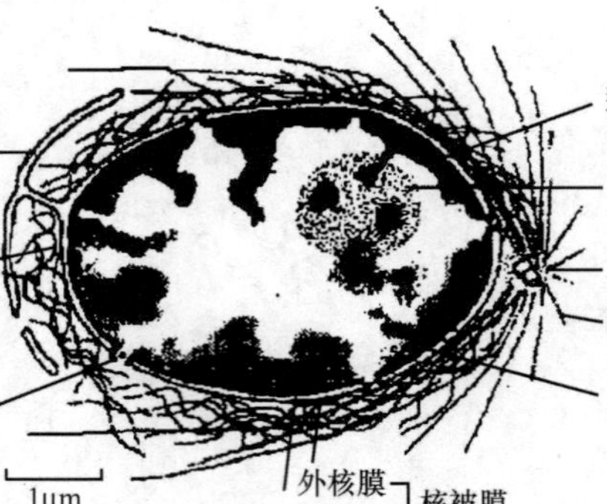

图 11-1　典型细胞核结构示意图

第一节　核膜与核纤层

核膜的出现是由原核细胞进化到真核细胞过程中的一个重大飞跃。从此把细胞核与细胞质分隔开，使真核细胞的大部分 DNA 都包围在核内，保护 DNA 分子免受损伤，确保了遗传物质 DNA 的稳定。同时又使在核内进行的 DNA 复制、RNA 转录、加工与在细胞质中进行的蛋白质翻译在时间上和空间上分隔开来，提高代谢效率。

核膜的主要成分是蛋白质与脂类，还有少量核酸成分。膜蛋白占 65%～75%，已被鉴定出核膜中有 20 多种蛋白质，包括核蛋白，如组蛋白、DNA 聚合酶、RNA 聚合酶、基因调节蛋白等，以及内质网蛋白，如葡萄糖-6-磷酸酶、NADH 细胞色素 c 还原酶、NADH 细胞色素 b5 还原酶、细胞色素 P450 等。核膜中的脂类也与内质网类似，但是所含的不饱和脂肪酸较低，胆固醇和甘油三酯较高。核膜的成分与内质网相似，说明其与内质网密切关系，核膜属于内膜系统。

核膜不是单纯的界膜，其上分布着许多核孔复合体，控制着细胞核与细胞质之间的物质和信息交流。

一、核膜的结构

核膜（nuclear membrane）是由不对称的双层单位膜组成，厚 4～10nm。核膜从形态及生化性质上可分成 3 个区域：外核膜、内核膜、核周隙。

1. 外核膜（outer nuclear membrane） 面向细胞质，是核膜最外的一层，在其表面附有大量核糖体颗粒，还可以进行蛋白质的合成，常与糙面内质网相连接。间期核的外核膜外表面可见由中间纤维、微管形成的细胞骨架网络，可能与细胞核在细胞内的定位有关。

2. 内核膜（inner nuclear membrane） 面向核基质，无核糖体附着，但内核膜上有特异蛋白，如 lamin B 受体，为核纤层 lamin B 提供结合位点，从而把核膜固着在核纤层（nuclear lamina）上。

3. 核周隙（perinuclear space） 在内外核膜之间有宽 10～40nm 的间隙，也称为核周池，连通内质网腔，为内、外核膜之间的缓冲区。核周隙内充满液态不定形物质，含有多种蛋白质和酶类。

二、核孔复合体

在内外核膜的融合之处，形成环状开口，称为核孔（nuclear pore），直径 9～10nm，长约 15nm。一个典型的哺乳动物细胞核膜上有 3000～4000 个核孔。核孔的数目随细胞种类和细胞生理状态的不同而异，代谢旺盛的细胞中，核孔数较多，如肝、肾、脑等代谢活跃的细胞，核孔密度达 12～20 个/μm^2，非洲爪蟾卵母细胞，核孔数可达 60 个/μm^2；代谢或增殖不活跃的细胞，其核孔数较少，如爪蟾成熟红细胞核孔数仅 1～3 个/μm^2。核孔并非简单的孔状通道，它具有复杂而有规律的结构。核孔周围的核膜称孔膜区（pore membrane domain），是核孔复合体所在地。

核孔复合体（nuclear pore complex，NPC）是指位于孔膜区的由核孔及其周围上百种蛋白质以特定方式排列而形成的复杂结构。在电镜下观察，核孔复合体是呈圆形或八角形，其分子量约为核糖体的 30 倍，表观直径为 120～150nm，胞质面与核质面区别明显（图 11-2）。

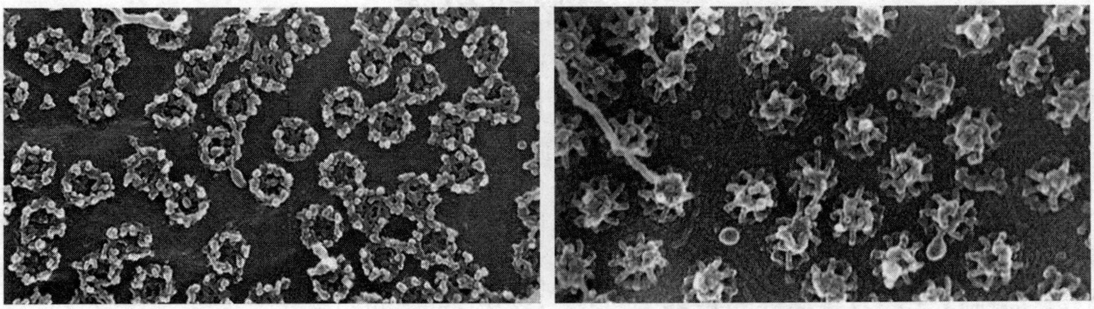

A　　　　B

图 11-2　核孔复合体结构电镜照片

A. 抽提后核孔胞质面的结构；B. 抽提后核孔核质面的结构

利用高压透射电镜技术、高分辨低压扫描电镜技术及冷冻蚀刻电镜技术等多种方法，揭示了核孔复合体的三维结构，提出了多种模型，其中影响较大的是戈德堡（Goldberg）等提出的模型。该模型认为核孔复合体是一个由直径为 120nm 的胞质环（cytoplasmic ring）和核质环

（nucleoplasmic ring）组成。胞质环与核质环构成核孔的外壁，分别与内、外层核膜相连。从每个环各伸出 8 条细纤维，分别称作胞质纤维、核质纤维。胞质纤维短而卷曲；核质纤维长而细，伸入核内 50～70nm 处，末端形成一个直径 60nm 的端环（anellus），环由 8 个颗粒构成，这样核质面的核孔复合体形似捕鱼笼（fish trap）样，称为核篮（nuclear basket）。核孔复合体内部还有由 8 个颗粒组成的辐（spoke）和一个中央颗粒（central granule），或称为中央栓（central plug）。辐分为三个部分：柱状亚单位（column subunits），形成核孔壁的大部分，连接胞质环和核质环；环状亚单位（annular subunits），位于柱状亚单位之内，靠近核孔复合体中心部位，由颗粒状蛋白环绕而成；腔内亚单位（luminal subunits），由大的跨膜糖蛋白组成，在内、外两层核膜交汇处插入核周间隙，将核孔复合体锚定于核膜上（图 11-3）。中央颗粒位于核孔复合体的中心，是呈颗粒状的运输蛋白，在核质交换中发挥一定的作用。

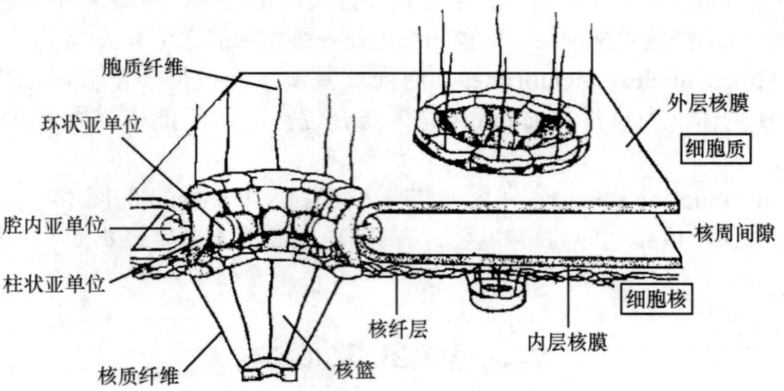

图 11-3 核孔复合体结构模型

这种新的核孔复合体模型突出了核孔复合体对垂直于核孔的中心轴呈八重对称，而对于平行于核膜的平面则呈两侧不对称的结构特点。这种结构上的两侧不对称性，也正好与细胞核膜的两侧的功能不对称性是一致的。

核孔复合体含多种不同的蛋白质，在进化上高度保守，统称为核孔蛋白（nucleoporin，Nup），常含有苯丙氨酸和甘氨酸的重复区段，参与核质内成分转运、信号转导、生长发育、环境胁迫应答和免疫防御等机制。

三、核膜的功能

在真核细胞中，细胞质与核基质之间存在着连续有选择性的双向物质交流，如 DNA 聚合酶、RNA 聚合酶、组蛋白及其他多种核蛋白质均是在细胞质中合成的，转运至核内发挥功能；而在细胞核中合成的 RNA 和组装的核糖体亚基等则要输送到细胞质中发挥作用。细胞质与核基质之间的物质交流主要是通过核孔进行的，核孔复合体在功能上可以被看作是一种特殊的跨膜运输蛋白复合体，构成细胞质与核基质间双向运输的亲水性通道。其运输方式可分为被动扩散和主动运输两种（图 11-4）。

（一）通过核孔复合体的被动扩散

核孔复合体的中心部分是一个圆柱形的亲水通道。实验表明，直径＜9nm，分子质量＜5kDa 的一些离子、水溶性分子可以自由扩散，穿梭于细胞核与细胞质之间，通道运输分子的扩散速度与其大小成反比，分子质量＞ 17kDa 的分子其扩散速度很慢，超过 60kDa 的分子则很难扩散。

（二）通过核孔复合体的主动运输

通过核孔复合体的主动运输是个高度特异性的过程，是大分子的主要转运方式。核孔复合体

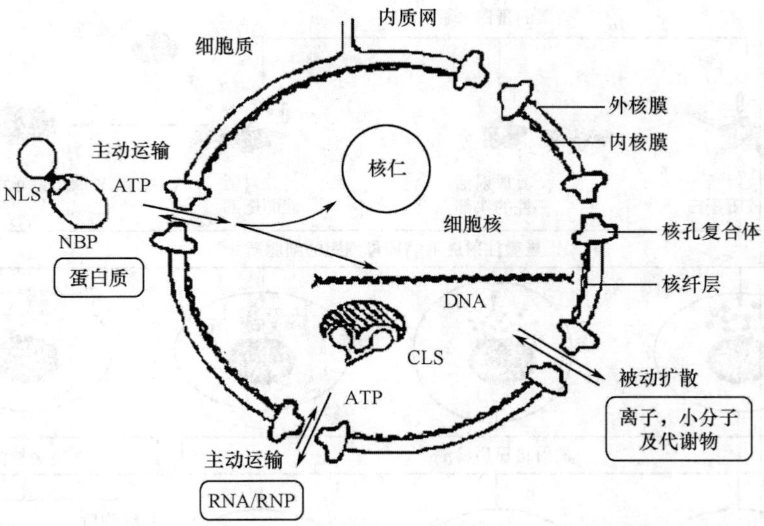

图 11-4　通过核孔复合体进行的核质间双向物质运输

NLS. 核定位信号；NBP. NLS 的结合蛋白；CLS. 胞质定位信号；RNP. 核糖核蛋白

上的受体蛋白，可以准确识别大分子物质上的特殊信号，从而可以使核孔复合体的孔径扩大，有时可达 29nm，在 ATP 水解提供能量的条件下通过核膜。核孔复合体的主动运输具有双向性，既能把复制、转录、染色体构建和核糖体前体组装等所需要的各种大分子物质转运到核内，同时又能将翻译所需的 RNA、组装好的核糖体亚基从核内运输到细胞质。以真核细胞为例，一个处于 DNA 合成过程中的细胞，每 3min 向核内运送 10^6 个组蛋白，每个核孔每分钟要运进 100 个组蛋白，以确保染色质正常包装。而增殖旺盛的细胞，每个核孔每分钟向细胞质输出 3 对核糖体大小亚基，以确保蛋白质合成所需。

1. 亲核蛋白的核输入　亲核蛋白（karyophilic protein）是指在细胞质内合成，然后输送到细胞核内发挥作用的一类蛋白质。

若把从核内提取的蛋白质注射到细胞质中，即使是很大的蛋白质分子，仍可以穿过核膜重新聚集在核内。核质蛋白（nucleoplasmin）是一种亲核蛋白，可被酶切成头、尾两部分，把带有放射性标记的完整核质蛋白及它的头、尾片段注射到爪蟾卵母细胞的细胞质中，结果发现，完整的核质蛋白和其尾部片段均可以在核内出现，而它的头部却仍停留在细胞质中。把直径为 20nm 的胶体金颗粒用尾部包裹，虽然它们的直径已大大超过核孔复合体允许物质被动扩散的有效直径（9nm），但电镜下却可看到胶体金颗粒通过核孔进入核内（图 11-5）。这些实验结果表明，核孔复合体中央亲水性通道的大小是可被调节的，蛋白质的核输入具有选择性。

上述实验说明核质蛋白的尾部一定含有由氨基酸残基组成的特殊的信号序列，正是这些信号序列起到“定向”和“定位”的作用，从而保证与之相连的整个蛋白质通过核孔复合体向核内输入，因此将这一特殊的信号序列命名为核定位信号（nuclear localization signal，NLS）。具有核定位信号的核蛋白才具备进入核内的条件。核定位信号首先在 SV40 病毒的 T 抗原中发现。此后，又陆续采用 DNA 重组技术鉴定出几种其他亲核蛋白的核定位信号序列，典型的核定位信号是含 4～8 个氨基酸残基的短肽序列。不同的亲核蛋白上的核定位信号不同，但都富含带正电荷的赖氨酸和精氨酸，通常还有脯氨酸。在许多核蛋白中，NLS 序列被分隔成两段，每段含 2～4 个氨基酸残基，中间约隔 10 个氨基酸残基，这种信号序列可位于蛋白质的任何部位，在蛋白质表面形成特定结构域。

亲核蛋白必须与核输入受体（nuclear import receptor）结合才能通过核孔。目前比较确定的受体有核输入受体 α、核输入受体 β 和 Ran（一种 GTP 结合蛋白）等。亲核蛋白核输入的过程如下：①亲核蛋白通过核定位信号识别胞质中核输入受体 α，再与核输入受体 β 结合形成转运复合

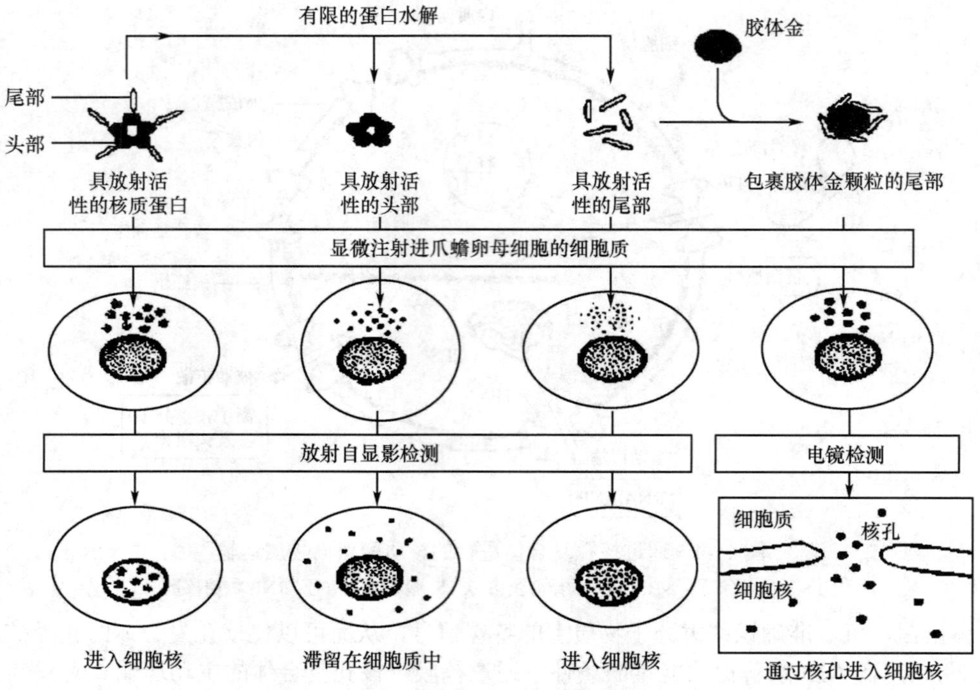

图 11-5 爪蟾卵母细胞核质蛋白注射试验

物；②在核输入受体 β 介导下，转运复合物与核孔的胞质纤维结合，核孔复合体构象改变；③转运复合物在核孔中移动，从胞质面移到核质面；④转运复合物在核质面与 Ran-GTP 结合，导致复合物解离，亲核蛋白释放；⑤受体 α、受体 β-Ran 返回细胞质，在胞质内 Ran-GTP 水解形成 Ran-GDP，并与核输入受体 β 解离，Ran-GDP 返回核内，再转换成 Ran-GTP 状态（图 11-6）。

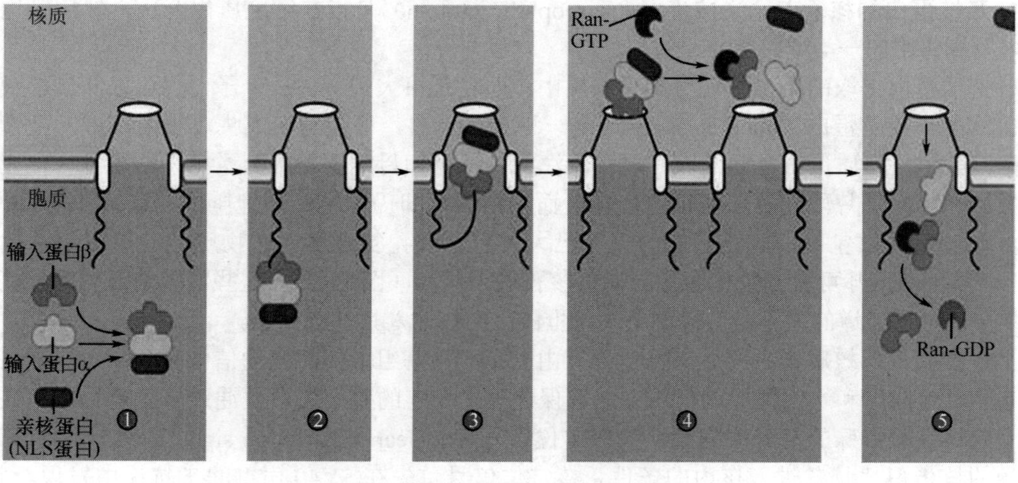

图 11-6 亲核蛋白经核孔运输

现在已知不同的亲核蛋白有不同的核定位信号，但在核孔复合体上是以一个受体识别所有核定位信号，还是每个核定位信号都有其特异性受体尚不清楚。

亲核蛋白的核输入机制与其他膜性细胞器的蛋白质输入不同，其区别在于：①由可调节孔径大小的，亲水性的核膜孔通道控制，而不是通过一个跨膜的蛋白质载体；②运输过程不切除核定位信号，这可能是由于细胞分裂过程中核内物质与细胞质内物质混合在一起，分裂完毕，核重新组装，核物质又要重新进入核内，如此反复多次，所以核定位信号不被切除；③蛋白质通过核孔复合体运输时，保持完全折叠的天然构象，而当蛋白质输入其他膜性细胞器时，则必须以非折叠的形式跨膜运输。

2. RNA 及核糖体亚基的核输出　核孔复合体除了把亲核蛋白运输入核内以外，还要把新合成的核糖体亚基、mRNA 和一些与 RNA 结合的蛋白质复合体输出到细胞质。这些颗粒的直径达 15nm，不能通过只有 9nm 的核孔通道自由扩散，显然也是靠核孔复合体的主动运输。实验证明直径为 20nm 的胶体金颗粒包被的小 RNA 分子（如 tRNA 或 5S rRNA）注射到蛙卵的核内，发现它们可以迅速地输出细胞核而进入细胞质内；如果注射到细胞质，则会停留在细胞质内。目前认为 mRNA 5′ 端的 m^7-G 帽结构是其出核转运的关键信号之一。现在知道核内几乎所有产物（mRNA、tRNA、rRNA）都是以核糖核蛋白复合体形式向核外输出的，但还不清楚输出信号究竟是由 RNA 还是由与 RNA 结合的蛋白质所决定。寻找 RNA 和 RNA 蛋白复合体的核输出过程的信号控制机制是当前的研究重点。

四、核　纤　层

核纤层（nuclear lamina）是分布于内核膜与染色质之间，紧贴内核膜的一层蛋白网络结构，一般厚 10～20nm，在不同细胞中，其厚度变化较大，最厚者可达 30～100nm。

（一）核纤层的组成与结构

核纤层由一层特殊的中间纤维组成，切面观呈片层状结构，整体观为球形网络。动物细胞有 A 型和 B 型核纤层蛋白，分子质量在 60～75kDa。① A 型核纤层蛋白在大多数终端分化细胞中表达，B 型几乎在所有体细胞中都表达；② A 型的 lamin A 和 lamin C/C2 由 *LMNA* 基因（1q22）编码并且由选择性剪切产生，B 型的 lamin B1 和 B2/B3 分别由 *LMNB1*（5q23）和 *LMNB2* 基因（19q13）编码，其中 lamin C2/B3 仅存在于雄性生殖细胞；③ laminA 尾部 90 个氨基酸残基（exon11 编码），在蛋白内切酶的作用下，失去疏水性 C 端，而 B 型则保留疏水性 C 端，即使在有丝分裂期也与核膜结合。所有的核纤层蛋白都具有 N 端头部、C 端尾部及一个杆状的 α 螺旋中心，两个核纤层蛋白通过中心的杆状区域相互作用形成螺旋二聚体，两个螺旋二聚体头尾相连形成极性的原纤维。这些原纤维再侧向半交错连接，以反平行的方式形成非极性的四聚物，最终相互作用形成网状的核纤层。

（二）核纤层的功能

核纤层为核膜与染色质提供了结构支架，并介导核膜及染色质之间的相互作用，调节细胞增殖、分化、衰老与死亡。

1. 维持核膜的形态　B 型核纤层蛋白与内核膜中的整合膜蛋白 lamin B 受体（lamin B receptor，LBR）相结合（图 11-7）。核纤层还是一种高度动态的结构，在细胞分裂前期核纤层蛋白被磷酸化解聚，导致核膜崩解为小泡，lamin A 以可溶性单体形式分散于细胞质中，lamin B 结

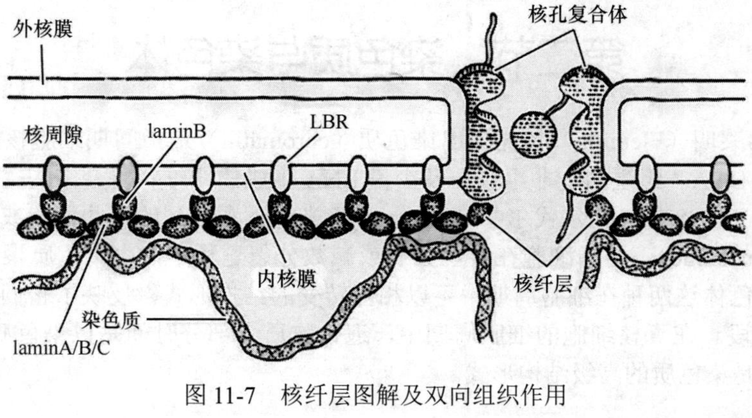

图 11-7　核纤层图解及双向组织作用

合在核膜小泡上，核孔复合体也解聚成不同的组分；细胞进入分裂末期时，核纤层蛋白去磷酸化后重新组装，核膜小泡重新融合形成新的核膜，核孔复合体也随之重新组装（图 11-8）。核纤层通过核骨架-胞质细胞骨架连接复合物与细胞骨架相连，在机械转导中调节细胞核的形态。

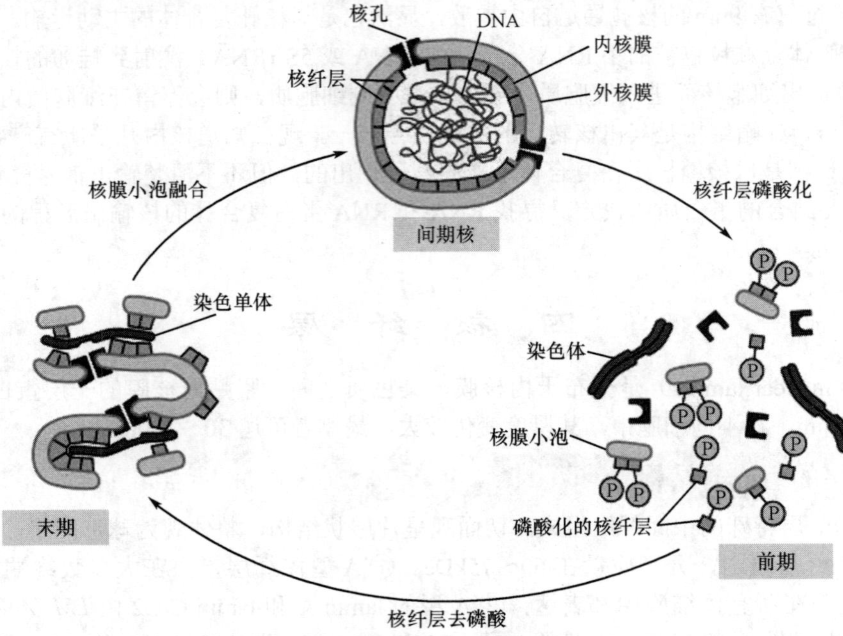

图 11-8　核纤层的周期性变化

2. 调节染色质结构与空间定位　A 型和 B 型核纤层蛋白均具有 DNA 结合位点，在细胞核内与染色质相互作用，调控染色质结构与复制转录活性。在细胞分裂过程中，染色质需要附着在核纤层上才能凝集或解聚。在细胞分化过程中，核纤层重新固定外周异染色质，调节基因表达。小鼠胚胎干细胞在细胞分化期间开始表达高水平 lamin A，伴随着染色质凝聚的增加，维持分化状态。在细胞衰老时，LBR 和 lamin B1 下调，释放与核纤层结合的异染色质，调节染色质结构和基因表达。

（三）核纤层蛋白病

核纤层蛋白基因缺失或突变，可破坏核纤层结构，影响核膜的稳定性和完整性，最终导致细胞损伤和衰老。如 A 型核纤层蛋白基因（lamin A）突变，是导致儿童早老症患者的组织细胞结构及功能逐渐退化的主要原因；lamin A/C 的 5 种突变（K97E、E111X、R190W、E317K 及 1713 位 4 个碱基对插入）与扩张型心肌病的发生发展有关。

第二节　染色质与染色体

1882 年，弗莱明（Fleming）首先提出染色质（chromatin）是指间期细胞核内能被碱性染料着色的物质，由 DNA、组蛋白、非组蛋白及少量 RNA 组成的纤维状复合结构，是间期细胞遗传物质存在的形式。1888 年，瓦尔代尔（Waldeyer）将光镜下观察到的那些棒状或点状小体，命名为染色体（chromosome），是指细胞在有丝分裂或减数分裂过程中，由染色质聚缩而成的棒状结构。染色质和染色体这两种在细胞周期中可以相互转变的结构形式，反映了它们在细胞周期中处于不同的功能阶段。在真核细胞的细胞周期中，遗传物质大部分时间是以染色质的形态存在的，染色体可被看作是染色质的高级结构形式。

一、染色质（染色体）的化学组成

已知染色质的主要化学成分是 DNA、组蛋白及非组蛋白和少量 RNA。DNA 与组蛋白是染色质的稳定成分，非组蛋白与 RNA 的含量则随着细胞生理状态的不同而变化。

1. DNA 是染色质的主要组成成分，储存遗传信息，也是 DNA 复制和 RNA 转录的模板，含量稳定。在真核细胞中，每条染色体只含一个 DNA 分子，有多少条染色体，就会有多少个 DNA 分子。同一个体的不同细胞之间的 DNA 分子相同，含量一致，生殖细胞是体细胞含量的一半。一种生物储存在生殖细胞里的总遗传信息被称为该生物的基因组（genome）。真核生物的基因组 DNA 含量比原核生物高很多。大肠埃希菌的基因组含 4×10^6 个碱基对（base pair，bp），真核生物酵母的基因组 DNA 含量为 2×10^7bp，是大肠埃希菌 DNA 的 5 倍；果蝇基因组约为大肠埃希菌的 40 倍（1.5×10^8bp）；而人类的基因组是大肠埃希菌基因组的 800 倍，为 3×10^9bp。

遗传信息蕴藏在 DNA 分子的核苷酸序列之中，不同的核苷酸序列组成不同的信号，具有不同的功能。真核细胞的 DNA 序列根据其在基因组中出现的次数不同可分为三类，各具不同的特性和功能。

（1）高度重复序列（highly repetitive sequence）：在基因组中重复出现次数可达 10^6 以上，通常由简单的核苷酸序列组成，长度为 2～300bp。分布在染色体的着丝粒区、端粒区和 Y 染色体长臂的异染色质部分。大多数高等真核生物的 DNA 中都含有约 10% 的高度重复序列。这类 DNA 序列构成结构异染色质，一般是不转录的，可能与基因表达调控及染色体结构维持有关。

（2）中度重复序列（moderately repetitive sequence）：在基因组中出现次数为 10^2～10^5。序列长度由几百到几千个碱基对不等，平均长度为 300bp。中度重复序列多数是不编码的序列，构成基因内和基因间的间隔序列，被认为在基因调控中起重要作用。但也有一些具有编码功能的基因，如编码各种 rRNA、tRNA 和组蛋白的基因。

（3）单一序列（unique sequence）：又称非重复序列。其序列在基因组中只出现一次或几次。真核生物的绝大多数结构基因（有编码功能的基因）属于单一序列。

真核生物的 DNA 含量高，除含有比原核生物多的遗传信息外，还含有许多的重复序列，原核生物的 DNA 中没有重复序列。所以人的基因组 DNA 是大肠埃希菌 DNA 的 800 倍，但遗传信息并没有高出 800 倍。

2. 组蛋白（histone） 是真核细胞特有的蛋白质，也是构成染色质的主要蛋白质成分。组蛋白富含带正电荷的精氨酸和赖氨酸等碱性氨基酸，属碱性蛋白质，可以和酸性的 DNA 紧密结合，对维持染色质结构的稳定性起关键作用。组蛋白与 DNA 结合可抑制 DNA 的复制与转录，但当组蛋白被进行化学修饰（如乙酰化、磷酸化等）后，则可改变组蛋白的电荷性质，导致组蛋白与 DNA 结合力减弱，从而有利于复制和转录的进行。组蛋白只存在于染色质或染色体中，在细胞周期的 DNA 合成期与 DNA 同时合成，组蛋白在胞质中合成后即转移到核内，与 DNA 紧密结合形成 DNA-组蛋白复合体。

染色质中的组蛋白依其赖氨酸的含量比例不同可分为 5 种，其分类和性质见表 11-1。

表 11-1　组蛋白的分类

种类	残基数	分子质量（kDa）	保守性	存在部位及结构作用
H2A	129	14	高	存在于核心颗粒上包装 DNA 形成核小体
H2B	125	13.8	高	存在于核心颗粒上包装 DNA 形成核小体
H3	135	15.3	极高	存在于核心颗粒上包装 DNA 形成核小体
H4	102	11.3	极高	存在于核心颗粒上包装 DNA 形成核小体
H1	215	23	低	存在于连接线上，锁定核小体及参与高一层次的染色质包装

3. 非组蛋白 染色质中，除组蛋白外，其他所有蛋白质统称为非组蛋白（nonhistone protein），富含天冬氨酸、谷氨酸等酸性氨基酸，属于酸性蛋白质（acidic protein）。非组蛋白的含量比组蛋白少得多，但种类却多达 500 多种。分子质量一般为 15～100kDa。非组蛋白与组蛋白不同，它有种属与组织特异性。在整个细胞周期都能合成。组蛋白与 DNA 的结合是非特异性的，而非组蛋白只与 DNA 上特异的核苷酸序列相结合。非组蛋白的功能：①能帮助 DNA 分子折叠，以形成不同的结构域，从而有利于 DNA 的复制和基因的转录；②协助启动 DNA 的复制；③控制基因转录，调节基因表达。

4. RNA 染色质中含有少量的 RNA，其含量有较大变化。这些 RNA 是染色质中的正常组分还是转录出来的各种 RNA 的残存，尚在探讨。

二、染色质的结构与染色体的构建

染色质与染色体是同一种物质的不同存在形式。然而，关于染色质如何包装成染色体至今尚有争议。染色质的基本结构单位是核小体，在此基础上，进一步折叠、压缩形成高级结构。目前普遍接受的是染色体构建的多级螺旋结构模型（multiple coiling model）和染色体的支架-放射环结构模型（scaffold-radial loops structure model）。

（一）染色质的基本结构单位——核小体

1974 年，科恩伯格（Kornberg）等根据染色质的酶切降解和电镜观察，发现了染色质基本结构单位核小体（nucleosome）。20 世纪 70 年代以来的一些研究结果表明，染色质的基本结构并不是均匀划一的，而是由若干重复的亚单位所组成。如果用温和的方法裂解细胞核，将染色质铺展在电镜铜网上，通过电镜观察发现未经处理的染色质自然结构为 30nm 的细纤丝，经盐液处理后解聚的染色质呈现一系列核小体相互连接的串珠状结构，每个珠粒的直径为 10nm（图 11-9）。

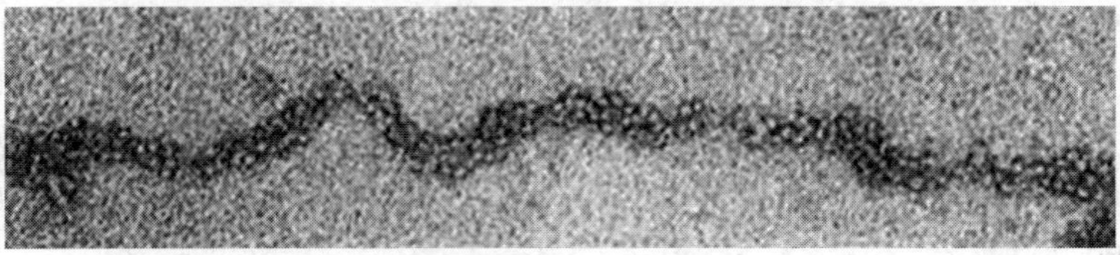
A

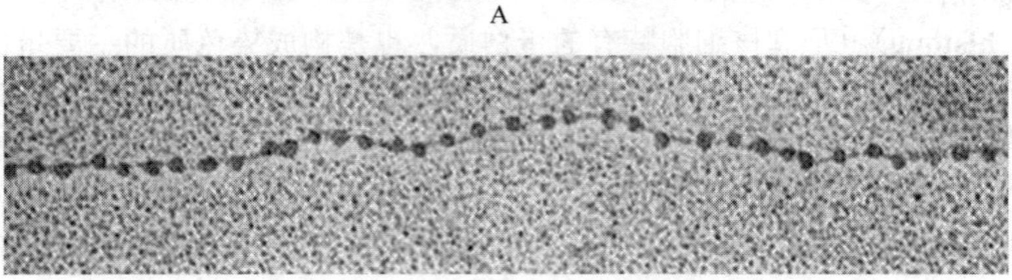
B

图 11-9　处理前后的染色质丝的电镜照片

A. 自然结构：30nm 的纤丝；B. 解聚的串珠状结构

核小体是染色质的基本结构单位，每个核小体单位包括 200bp 左右的 DNA、1 个组蛋白八聚体及 1 分子的组蛋白 H1。组蛋白八聚体构成核小体的核心结构，分子质量约 100kDa，由 4 种组蛋白（H2A、H2B、H3 和 H4）各 2 个分子组成。140bp 的 DNA 在组蛋白八聚体外表缠绕 1.75 圈，形成核小体核心颗粒（nucleosome core particle）；在相邻两个核心颗粒之间约 60bp（0～80bp）的 DNA 连线（linker），组蛋白 H1 位于连线上。组蛋白 H1 与 DNA 结合，锁住核小体 DNA 的进出口，稳定了核小体的结构。此外，组蛋白对 DNA 的活性具有一定程度的封闭式保护作用，紧密缠绕在组蛋白八聚体核心结构上的 DNA 不易被核酸酶水解，而不与组蛋白紧密结合的连线 DNA 容易被核酸酶所降解。用微球菌核酸酶（micrococcal nuclease）水解，可得到不含组

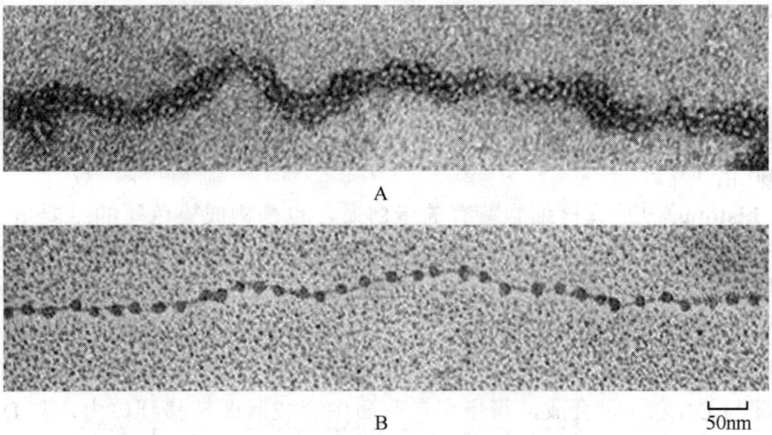

蛋白 H1 的 140bp 的 DNA 片段。实验表明核小体核心颗粒上的 DNA 长度是有一定稳定性的，并不因为生物种类或组织不同而变化（表 11-2）。不同生物组织来源的核小体 DNA 长度的变化，完全是由于核小体核心颗粒间的 DNA 连线长度的差异而导致的。现在一般认为，核小体核心颗粒与含 1 分子 H1 的连线共同组成一个完整的核小体。若干个核小体重复排列，便形成直径约 10nm 的串珠状纤维，即是染色质的基本结构（图 11-10）。

表 11-2　不同生物器官组织的核小体 DNA 长度之比较

染色质材料来源	核小体 DNA 长度（bp）	染色质材料来源	核小体 DNA 长度（bp）
红色面包霉	170	鸡红细胞	212
构巢曲霉	154	鸡肝	200
多头绒孢霉	150～170	小鼠（肝）	200
面包酵母	165	大鼠（肝）	205
海胆精子	260	兔大脑皮质神经元	160
海胆孵化囊胚	200	兔大脑非星形胶质细胞	200
海胆长腕幼虫	200	兔小脑神经元	200
非洲爪蟾胚胎培养细胞	200	兔肝	200

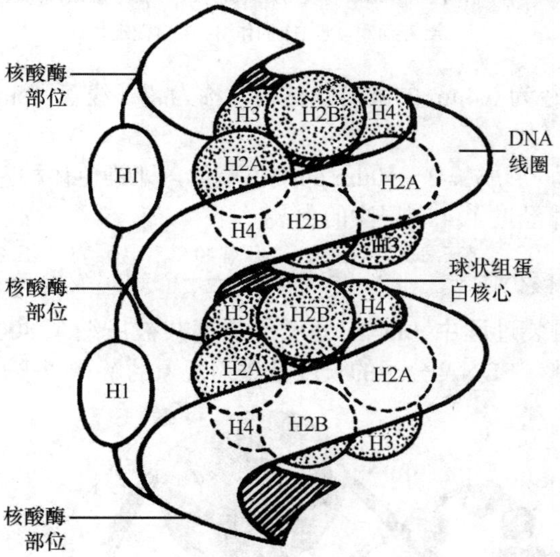

图 11-10　核小体结构模型示意图

（二）染色体构建的多级螺旋化结构（四级结构）模型

由 DNA 与组蛋白包装成核小体，在组蛋白 H1 的介导下核小体彼此连接形成直径约 10nm 的核小体串珠结构，这是染色体构建的一级结构。不过，在活细胞中，染色质很少以这种伸展的串珠状形式存在。当细胞核经温和处理后，在电镜下往往会看到直径为 30nm 的染色质纤维。核小体如何包装成 30nm 的染色质纤维，其模型之一如图 11-11 所示。组蛋白 H1 具有成群地与 DNA 结合的特性，30nm 的螺线管是因 H1 分子聚集而导致的一种结构。在有组蛋白 H1 存在的情况下，由直径 10nm 的核小体串珠结构螺旋盘绕，每圈 6 个核小体，形成外径 30nm、内径 11nm 的螺线管（solenoid）。组蛋白 H1 位于中空的螺线管内部，是螺线管形成和稳定的关键因素。螺线管是染色体构建的二级结构。

1977 年 P.Bak 等从人胎儿离体培养的分裂细胞中分离出染色体，经温和处理后，在电镜下看到直径 0.4μm，长 11～60μm 的染色线，称为单位线（unit fiber）；在电镜下观察，判明单位线是

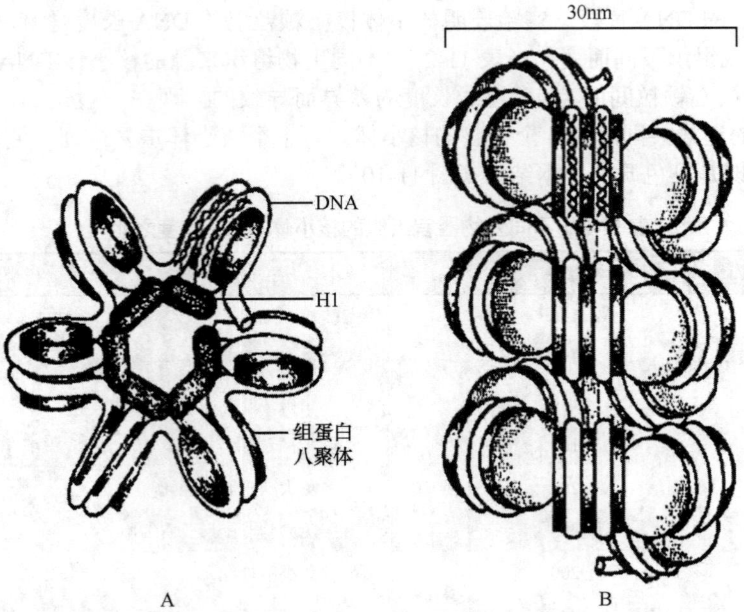

图 11-11　30nm 染色质纤维——螺线管模型

A. 正面观，示 H1 的作用；B. 侧面观

由螺线管螺旋化形成的直径为 0.4μm 的圆筒状结构，称为超螺线管（super solenoid），这是染色体构建的三级结构。

超螺线管进一步螺旋，形成长 2～10μm 的染色单体，即染色体构建的四级结构。根据四级结构模型，从 DNA 到染色体经过了 4 个层次的包装。

$$\text{DNA} \xrightarrow{\text{压缩 7 倍}} \text{核小体} \xrightarrow{\text{压缩 6 倍}} \text{螺线管} \xrightarrow{\text{压缩 40 倍}} \text{超螺线管} \xrightarrow{\text{压缩 5 倍}} \text{染色单体}$$

因此，在染色体的组装过程中，DNA 分子的长度共被压缩了 8000～10 000 倍（图 11-12）。多级螺旋化模型对于细胞核中 DNA 分子的长度被压缩现象的解释似乎是合理的。

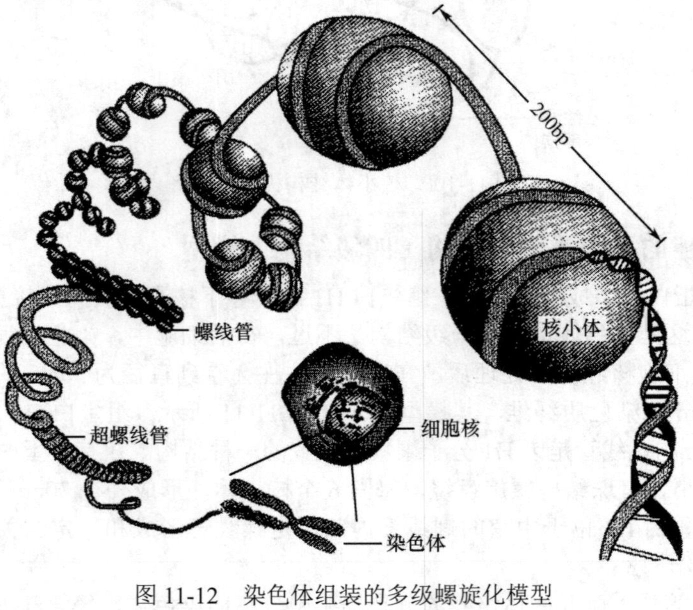

图 11-12　染色体组装的多级螺旋化模型

（三）染色体的支架——放射环结构模型

目前对染色质的包装，在一级和二级结构上有一致的认识，但从直径 30nm 的螺线管如何进一步包装成染色体尚存有不同的看法。

1977 年 Laemmli 等用 2mol/L NaCl 或硫酸葡聚糖加肝素处理 HeLa 细胞中期染色体，除去组蛋白和大部分非组蛋白后，在电镜下观察到了由非组蛋白密集的纤维网构成的染色体支架（chromosome scaffold）。两条染色单体的非组蛋白支架，在着丝粒区域相连接，呈现出中期染色体的形态框架。电镜观察显示，除去组蛋白的散开的 DNA 分子，围绕在骨架周围形成众多密集的连续的环。此后，1979 年 Laemmli 等又做了一系列实验，并在此基础上提出了染色质包装的放射环结构模型。该模型认为，30nm 的染色线折叠成环，沿染色体纵轴，由中央向四周伸出，构成放射环（radial loop）。

1984 年 Painta 和 Coffey 对该模型进行了较详细的描述。首先是直径 2nm 的双螺旋 DNA 与组蛋白八聚体构成连续重复的核小体，其直径为 10nm。然后以 6 个核小体为单位盘绕成直径 30nm 的螺线管。由螺线管形成 DNA 放射环，据推测，高等真核生物染色质的放射环可能相当于独立的功能单位，即 DNA 复制和转录的单位，故又称复制环（replication loop）。每 18 个复制环呈放射状平面排列，结合在核骨架（非组蛋白）上形成微带（miniband），微带是染色体的高级结构单位，约 10^6 个微带沿纵轴构建成染色体（图 11-13）。应该指出的是，对于放射环结构的染色质如何进一步组装成染色单体的细节，目前了解较少。

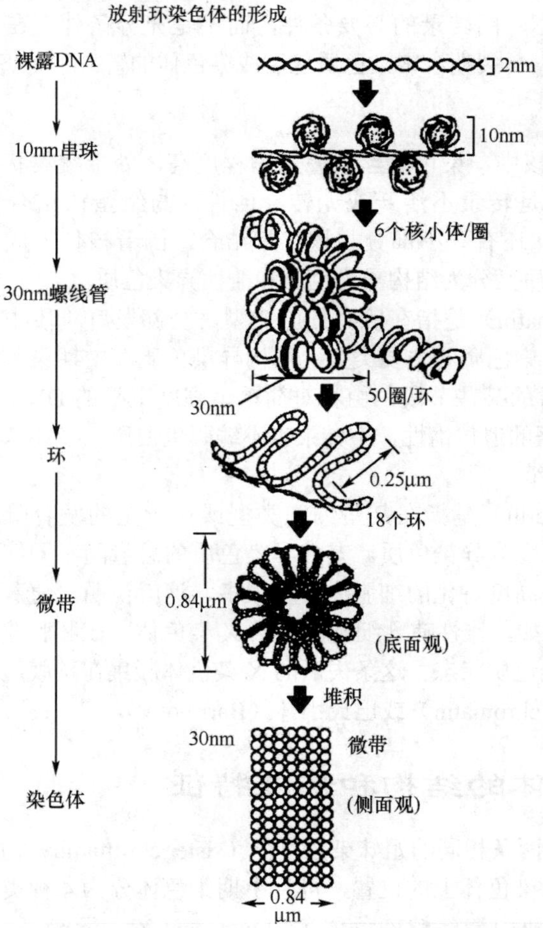

每圈碱基对	包装比
10bp	1
80bp	6~7
1200bp	40±
60 000bp	680
1.1×10^6bp±	1.2×10^4
18环/微带	1.2×10^4

图 11-13　染色体包装的支架——放射环结构模型图

三、常染色质与异染色质

间期染色质可以按其形态表现和染色性能区分为两种类型：常染色质和异染色质。

（一）常染色质

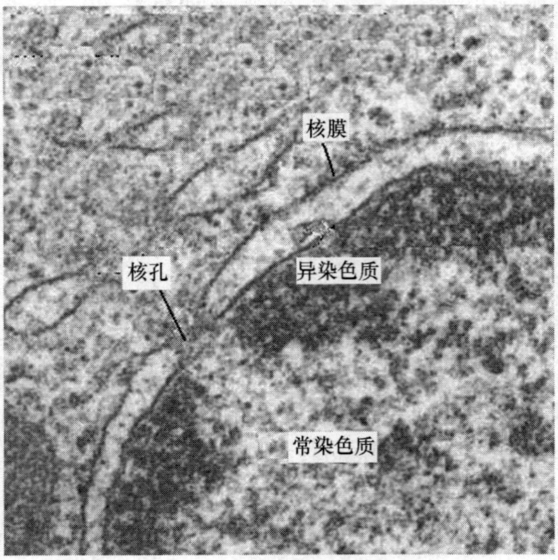

图 11-14 常染色质与异染色质

常染色质（euchromatin）是指间期核中处于伸展状态，染色质丝（chromatin fiber）折叠压缩程度低，用碱性染料染色时着色浅的染色质。构成常染色质的 DNA 主要是单一序列 DNA 和中度重复序列 DNA（如组蛋白基因和酵母 tRNA 基因）。常染色质具有转录活性，是正常情况下经常处于功能活性状态的染色质，多于 S 期的早、中期复制，大部分位于间期核的中部（图 11-14），一部分介于异染色质之间，如在浆细胞中，常、异染色质相间排列形成典型的车轮状图形。在核仁相随染色质中也有一部分常染色质，往往以袢环（loop）的形式伸入核仁内。常染色质并非所有基因都具有转录活性，处于常染色质状态只是基因转录的必要条件，而不是充分条件。在细胞分裂期，常染色质包装成染色体的臂。

（二）异染色质

异染色质（heterochromatin）是指间期核中，染色质丝折叠压缩程度高，处于凝集状态，碱性染料染色时着色深的染色质。异染色质是转录不活跃或无转录活性，与组蛋白结合紧密的 DNA，常分布于间期核的周边（图 11-14），还有一小部分与核仁相结合，围着核仁形成一层外壳，构成核仁相随染色质的一部分；异染色质又分为结构异染色质和兼性异染色质。

结构异染色质（constitutive heterochromatin）是指在所有细胞类型，全部发育阶段中（除复制期以外）都处于聚缩状态的染色质，是异染色质的主要类型。结构异染色质在中期染色体上多定位于着丝粒区、端粒、次缢痕及染色体臂的某些节段；由相对简单、高度重复的 DNA 序列构成，如卫星 DNA（satellite DNA）；具有显著的遗传惰性，不转录也不编码蛋白质；多在 S 期晚期复制，与常染色质相比表现为晚复制、早聚缩。

兼性异染色质（facultative heterochromatin）是指在某些细胞类型或在一定的发育阶段，原来的常染色质凝缩，并丧失基因转录活性，变为异染色质。兼性异染色质的总量随不同细胞类型而变化，一般在胚胎细胞中含量很少，而在高度特化的细胞内含量很多，这就说明，随着细胞分化，较多的基因依次以凝聚状态而关闭。例如，雌性哺乳细胞的两条 X 染色体，在胚胎发育早期（16～18 天），有一条随机失活，凝集为异染色质状态。这条失活的 X 染色体凝集在核膜边缘形成可被碱性染料深染的小体，称 X 染色质（X chromatin）或巴氏小体（Barr body）。

四、人类染色体的结构和形态特征

中期染色体具有比较稳定的形态，它由两条相同的姐妹染色单体（sister chromatid）构成，彼此以着丝粒相连（图 11-15）。根据着丝粒在染色体上的位置，可将中期染色体分为 4 种类型：中着丝粒染色体（metacentric chromosome）、亚中着丝粒染色体（submetacentric chromosome）、近端着丝粒染色体（acrocentric chromosome）、端着丝粒染色体（telocentric chromosome）。人类染色体仅有前三种类型。

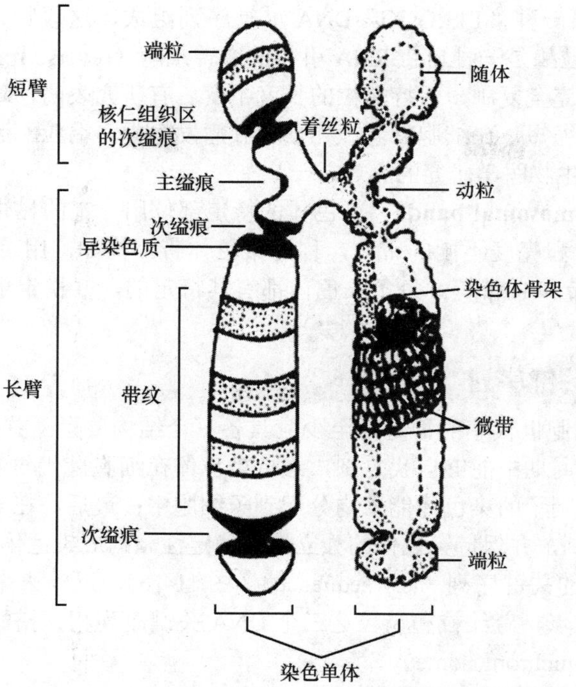

图 11-15　中期染色体结构模式图

（一）染色体各部的主要结构

1. 着丝粒（centromere）与动粒（kinetochore） 在两条染色单体相连处，染色体上出现的一个向内凹陷的缢痕，称为主缢痕（primary constriction）。着丝粒是指主缢痕处两条染色单体相连的中心部位，即主缢痕的内部结构。在着丝粒区的染色质为结构异染色质，由高度重复序列 DNA 构成。

动粒是指在主缢痕处位于两条染色单体外侧表层部位的特殊结构。它是微管蛋白的聚合中心之一，与纺锤丝微管接触。在哺乳动物细胞中，动粒的超微结构一般可分为三层：内板、中间间隙和外板。内板与着丝粒相联系，中间间隙电子密度低呈半透明状，动粒微管与内、外板相连。

2. 染色体臂（chromosome arm） 着丝粒处将每条染色体（或染色单体）明显区分开的两段，称为染色体的臂，稍长些的称为长臂（q），另一个即为短臂（p）。长臂与短臂之比称臂率，是区分染色体的一个参数。

3. 次缢痕（secondary constriction） 除主缢痕外，在染色体上的浅染缢缩部位。它的数目、位置和大小是某些染色体所特有的形态特征，因此也可以作为鉴定染色体的标记。

4. 核仁组织区（nucleolar organizing region，NOR） 位于染色体的次缢痕部位，但并非所有次缢痕都是核仁组织区。人类的核仁组织区位于 13、14、15、21 和 22 号染色体的短臂次缢痕上。染色体核仁组织区是 rRNA 基因所在部位（5S rRNA 基因除外），在细胞周期的间期，由这些部位组织形成核仁。

5. 随体（satellite） 是指位于某些染色体末端的球形或棒形染色体节段，通过次缢痕区与染色体主体部分相连。它是识别染色体的重要形态特征之一，带有随体的染色体称为随体染色体（satellite chromosome）。

6. 端粒（telomere） 是真核生物染色体末端的特殊结构。人类染色体末端普遍存在端粒结构。各类细胞端粒长度互有差异。体细胞端粒比生殖细胞短。端粒缩短，可能是人类细胞丧失复制能力的原因之一。端粒的生物学作用在于维持染色体结构的稳定性，防止染色体降解或端间融合，保证染色体 DNA 完全复制及参与其在核内的空间排布。

人类染色体端粒由一种“TTAGGG”DNA重复序列组成，这段特殊的DNA序列由端粒酶（telomerase）合成。端粒酶是一种自带RNA引物的逆转录酶（reverse transcriptase）。端粒酶的存在可使染色体末端得以完全复制，保持端粒的长度不变。有研究表明，随着个体年龄的增长，人类体细胞的端粒会逐渐缩短。在细胞衰老、死亡和肿瘤发生中，端粒酶起着重要的作用，对端粒酶的研究已成为近年来生物医学研究的热点之一。

7. 染色体带（chromosomal band） 染色体的特定部位用一定的显带技术处理后，各条染色体沿其长轴显示出宽窄和亮度不同的带纹，称为染色体带。例如，用荧光染料显示的Q带，用Giemsa染色显示的G带和R带等。每条染色体都有其特定的，并稳定出现的带纹，它们是鉴别每条染色体的依据之一。

（二）染色体DNA关键序列

染色体要确保在细胞世代中的稳定性至少应具备三个结构要素。首先就是一个DNA复制起点，确保染色体在细胞周期中能够自我复制，维持染色体在细胞世代传递中的连续性；其次是着丝粒，使细胞分裂时复制了的染色体能平均分配到子细胞中；最后，在染色体的两个末端必须有端粒，使DNA完成复制，并保持染色体的独立性和稳定性。构成染色体DNA分子的这三个结构序列称为染色体DNA的关键序列（key sequence）（图11-16）。近年来采用分子克隆技术把真核细胞染色体的复制起始点、着丝粒和端粒这三个DNA关键序列相互搭配或改造而构成“人造微小染色体”（artificial minichromosome）。

在基因工程中常用到的酵母人工染色体（yeast artificial chromosome，YAC），就是成功地将四膜虫的端粒与酵母的部分染色体（包括着丝粒DNA序列和自主复制DNA序列）拼接起来再导入酵母细胞。YAC载体具有克隆大片段外源DNA的能力，主要用于构建基因组文库及基因组测序和基因克隆。

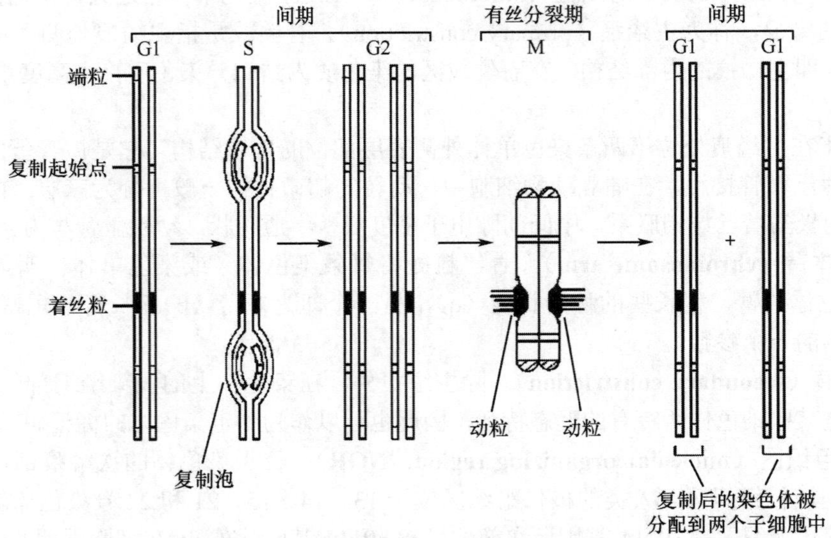

图11-16 真核细胞染色体DNA的三个关键序列

（三）人类的正常核型

核型（karyotype）是体细胞中染色体形态结构的总称，指染色体组在有丝分裂中期的表型，包括染色体数目、大小、形态特征。核型分析是在对染色体进行测量计算的基础上，根据各染色体相对恒定的形态特征，进行分组、排列、配对并进行形态分析的过程。核型分析对于探讨人类遗传病的机制有重要意义。将一个染色体组的全部染色体逐个按其特征绘制下来，再按大小、形态等特征排列起来的图像称为核型模式图（karyogram），它代表一个物种的核型模式。

第三节　核　仁

核仁（nucleolus）是真核细胞间期核中最明显的结构。在光镜下的染色细胞、相差显微镜下的活细胞或分离出的细胞核中都容易看到核仁，它们通常表现为单一或多个球形小体。核仁的大小、形状和数目随生物的种类、细胞类型和细胞代谢状态而变化。蛋白质合成旺盛、生长活跃的细胞如分泌细胞、卵母细胞及恶性肿瘤细胞的核仁大，可占核体积的25%，不具有蛋白质合成能力的细胞如肌肉细胞、淋巴细胞和精子，其核仁很小，甚至没有核仁。

在细胞周期过程中，核仁又是一个高度动态的结构，在有丝分裂期间表现出周期性的消失与重建。真核细胞的核仁具有重要功能，它是 rRNA 合成、加工和核糖体亚基的装配场所。

核仁的化学成分中，蛋白质约占核仁干重的 80%，包括核糖体蛋白、组蛋白、非组蛋白、DNA 聚合酶、RNA 聚合酶、ATP 酶等。RNA 约占 10%，DNA 占 8%，2% 为脂类等其他成分。RNA 多与蛋白质结合，组成核糖核蛋白（RNP），DNA 在核仁染色质中。

一、核仁的超微结构

电镜下，核仁的超微结构与胞质中的大多数细胞器不同，它是裸露无膜的一种类似海绵的结构。核仁由 4 个特征性的基本结构部分组成，即核仁染色质、纤维结构、颗粒结构和核仁基质（图 11-17）。

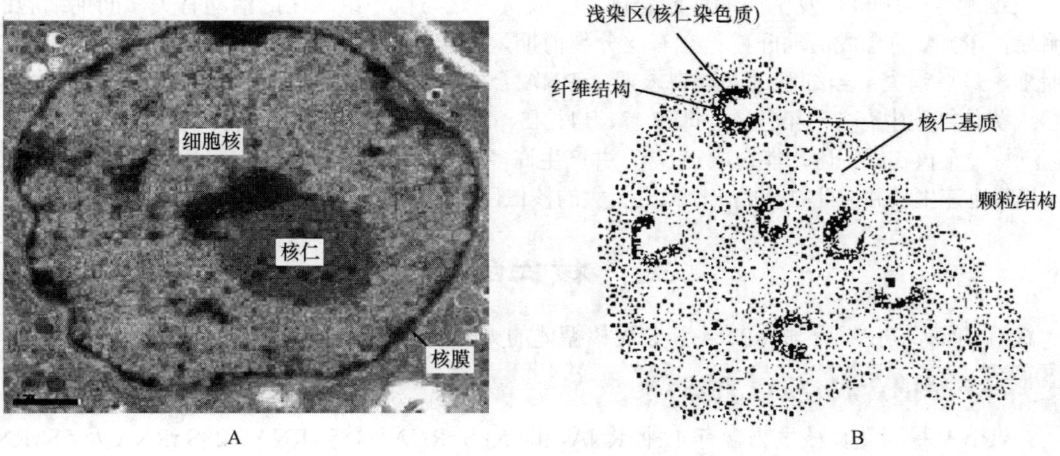

图 11-17　人成纤维细胞核和核仁

A. 电镜下的细胞核和核仁；B. 核仁结构模式图

（一）核仁染色质（nucleolar chromatin）

电镜下表现为低电子密度的斑状浅染区，包埋在颗粒组分的内部。当用 RNA 酶除去核仁中的 RNA 时，可见到直径 10nm 左右的线状结构，它能被 DNA 酶与蛋白酶消化，说明它们是 DNA 和蛋白质的复合物，即染色质成分。实际上它们是伸入核仁内的核仁组织区染色质，即 rRNA 基因（rDNA），是组成核仁的关键结构成分。通常认为核仁染色质是染色体 NOR 在间期核的表现，NOR 中所含有的染色质称核仁相随染色质（nucleolar associated chromatin），可分为两部分：一部分围绕在核仁周围，称核仁周边染色质（perinucleolar chromatin），主要由异染色质组成；另一部分伸入核仁内，称核仁内染色质（intranucleolar chromatin），这部分主要是常染色质，其中 DNA 分子以袢环形式伸展到核仁的纤维结构部分，为合成 rRNA 提供模板。

（二）纤维结构（fibrillar structure）

在电镜下观察，纤维结构是核仁超微结构中电子密度最高的部分。呈环形或半月形包围浅染区的核仁内染色质，通常由致密的纤维构成。这些纤维的主要成分是RNA和蛋白质，构成了核仁的海绵状网架。一般认为纤维结构是载有rDNA进行活跃转录、合成rRNA的区域，包括18S rRNA、5.8S rRNA、28S rRNA。

（三）颗粒结构（granular structure）

在代谢活跃细胞的核仁中，颗粒组分是核仁的主要结构，由直径15～20nm的核糖核蛋白颗粒构成，可被蛋白酶和RNA酶消化，这些颗粒是正在加工、成熟的核糖体亚基的前体颗粒，间期核中核仁的大小差异主要由颗粒结构的数量差异造成。

（四）核仁基质（nucleolar matrix）

核仁基质或称核仁骨架，是指将核仁用RNA酶和DNA酶处理过后，在电镜下看到的核仁的残余结构。核仁内染色质、纤维结构和颗粒结构这三种组分都淹没在这种无定形的核仁基质中。当用蛋白酶处理核仁时，染色质、纤维结构和颗粒结构均不被消化，但基质中的蛋白质被消化而使背景变得清晰。核仁基质与核基质相通，所以有人认为核仁基质与核基质是同一类物质。

二、核仁的形成

在细胞周期中核仁发生周期性的变化，一般认为这与核仁组织区的活动有关。间期细胞的核仁明显，rRNA的合成活动旺盛；在有丝分裂前期，随着染色体的包装，rRNA合成停止，核仁逐渐缩小，最后消失；当细胞进入分裂末期，rRNA合成又重新开始，核仁又重新出现。

人类体细胞中有5对染色体，即在13、14、15、21和22号染色体的短臂次缢痕上，具有核仁组织区，每一个核仁组织区均能合成rRNA，并产生许多核糖体颗粒。这样，它们开始形成10个小的核仁，然后迅速生长并彼此融合成一个或几个大的核仁，但其中仍含有10个核仁组织区的DNA环。

三、核仁的功能

核仁的主要功能是合成rRNA和装配核糖体的大、小亚基。

（一）rRNA的合成、加工和成熟

1. rRNA基因 真核生物含有4种rRNA，即5.8S rRNA、18S rRNA、28S rRNA及5S rRNA，人类基因组中前三者的基因组成一个转录单位，成簇分布在5对不同的染色体上。染色体原位分子杂交（in situ hybrization）证实染色体的核仁组织区具有编码rRNA的基因，当用微束紫外线抑制核仁的活动时，即可阻止细胞质中rRNA数量的增加。

rRNA基因在核仁组织区是重复排列的，以便在细胞生长旺盛时，核糖体数量可达10^7个，产生足够数量的rRNA来确保蛋白质合成机制的正常运转。人类基因组中含200～250个rRNA基因，每个具有转录活性的rDNA（约13kb）与不具转录活性的间隔DNA片段（约30kb）共同组成一个重复单位，若干个重复单位串联在一起组成核仁组织区的长轴DNA分子。

2. rRNA的合成 1969年Miller等提出的染色质铺展技术，在电镜下观察了rRNA基因转录成rRNA的形态学过程。发现它们具有如下共同的形态特征：①染色质轴与转录产物呈紧密包装，表现很高的转录活性；②沿转录方向，新生的rRNA链逐渐增长，形似“圣诞树”状结构；③转录产物的纤维游离端（5′端）首先形成RNP（rRNA与蛋白质复合体）颗粒（图11-18）。

rRNA基因是由专一性的RNA聚合酶Ⅰ进行转录的，在rDNA长轴纤维与rRNA细丝相连接的部位，可以分辨出有直径为12.5nm的颗粒附着，此即RNA聚合酶Ⅰ，它们一边读码一边沿着DNA分子由转录起点向转录终点移动，致使转录合成的rRNA分子逐渐加长。每个转录单位由

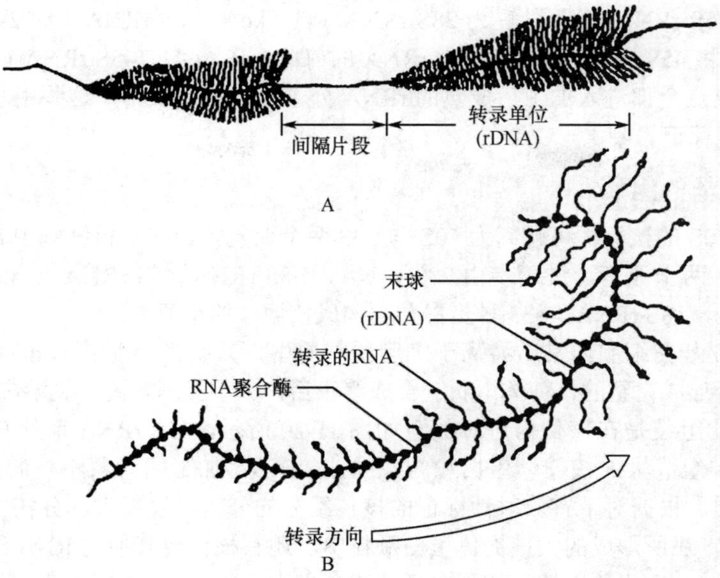

图 11-18　rDNA 转录 rRNA 电镜照片图解

A. rDNA 重复排列；B. 放大的转录单位

RNA 聚合酶Ⅰ转录产生相同的初始转录产物——rRNA 前体，不同生物的 rRNA 前体大小不同，哺乳动物为 45S rRNA，酵母为 37S rRNA。

人的 5S rRNA 基因位于 1 号染色体长臂，也是成簇串联排列的，约 2000kb，中间同样间隔以不被转录的片段。5S rRNA 基因由 RNA 聚合酶Ⅲ转录，转录后运送至核仁即参与核糖体大亚基的装配。

3. rRNA 的加工和成熟　前体 rRNA 需经过一系列加工才能成为成熟的 rRNA。由于哺乳动物的 rRNA 加工过程比较缓慢，其中间产物可从各种细胞中分离出来，因此哺乳动物的 rRNA 加工过程比较清楚，其具体步骤如图 11-19 所示。

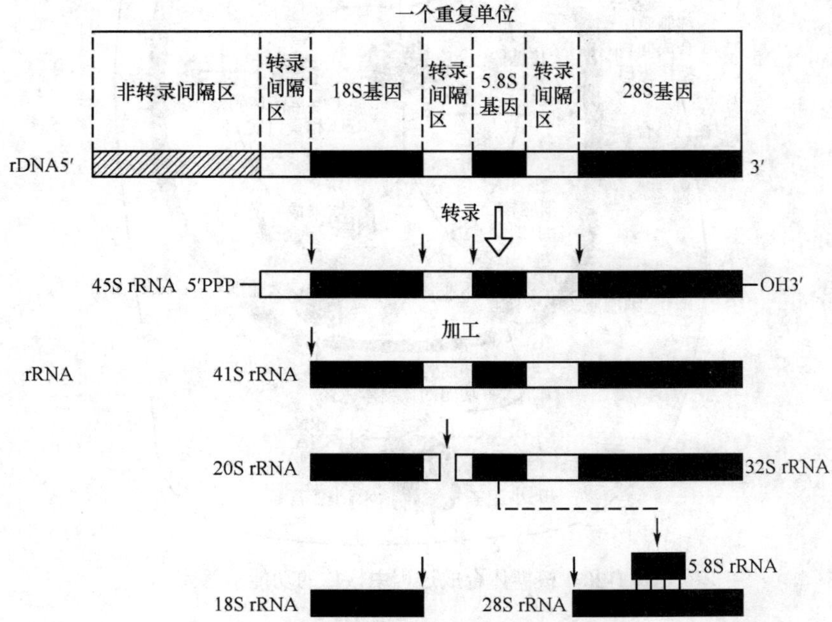

图 11-19　45S rRNA 前体加工过程示意图

45S rRNA（约 13kb）以自身剪接的方式进行加工，即 45S rRNA 分子（核酶）有催化活性。经过加工，45S rRNA 最终裂解为 28S rRNA（约 5kb）、18S rRNA（约 2kb）和 5.8S rRNA（0.16kb）。因此，将 45S rRNA 称为这三种 rRNA 的前体。在人类的 45S rRNA 前体（约 13kb）上有多个甲基化的位点全部进入加工后成熟的 rRNA 分子中，据此认为，这些甲基化位点可能是加工过程中酶的识别标记。

（二）核糖体亚基的组装

原核细胞的 70S 的核糖体可解离为 50S 与 30S 两个亚基。而在真核细胞中 80S 的核糖体则可解离为 60S 与 40S 两个亚基，进一步由 28S rRNA、5.8S rRNA、5S rRNA 与 49 种蛋白质一起组成核糖体的大亚基，18S rRNA 与 33 种蛋白共同构成核糖体的小亚基。

核糖体大小亚基在细胞内常常游离于细胞质基质中，只有当小亚基与 mRNA 结合后，大亚基才与小亚基结合形成完整的核糖体。肽链合成终止后，大小亚基解离，又游离于细胞质基质中。核糖体大小亚基的组装是在核仁内进行的。如图 11-20 所示，45S rRNA 前体转录完成以后，很快与蛋白质结合，组成大的核糖体蛋白颗粒。因此，rRNA 加工的对象不是游离的 rRNA，而是一种核糖体蛋白质。根据对带有放射性标记的核仁组分的分析，发现大部分核糖体蛋白质参与了 45S rRNA 的包装，在所形成的大核糖体蛋白颗粒中，还有核仁内其他的 RNA 结合蛋白质。在加工过程中，45S rRNA 组成的大核糖体蛋白颗粒逐渐失去一些 RNA 和蛋白质。然后剪切形成两种大小不同的核糖体亚基前体。通过放射性脉冲标记和示踪实验表明，在 30min 内，核糖体小亚基（含有 18S rRNA）在核仁中首先成熟，并很快出现在细胞质中，而 28S rRNA、5.8S rRNA 和 5S rRNA 组装成核糖体大亚基需 1h 左右，所以核仁含有的核糖体大亚基比小亚基多得多。加工下来的蛋白质和小的 RNA 存留在核仁中，可能起着催化核糖体构建的作用。

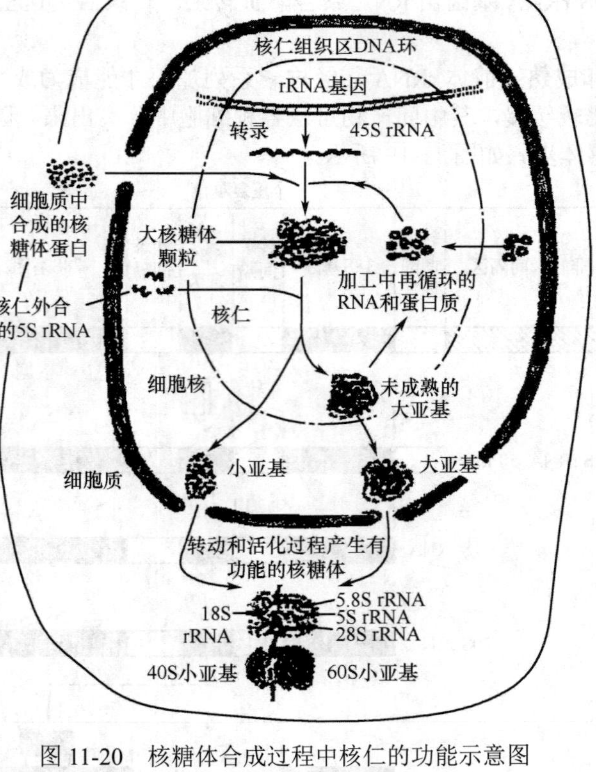

图 11-20　核糖体合成过程中核仁的功能示意图

一般认为，核糖体的成熟过程只发生在它们的亚基被转移到细胞质以后，这样便可以阻止有功能的核糖体与核内 mRNA 前体分子（hnRNA）接近，避免蛋白质合成过早发生。

（三）核仁应激

核仁可以作为细胞损伤应激感受器，当细胞损伤时核仁中 rRNA 合成减少，游离的核糖体蛋白质增加，进入核基质中，与 MDM2 结合，抑制 MDM2 对 p53 的降解，p53 量增加并活化，阻止细胞周期的进行或启动细胞凋亡途径。因此核仁功能损伤的细胞不再增殖，当核仁蛋白功能紊乱时，核仁受损的细胞继续增殖，引发肿瘤。

四、核仁周期

随着细胞周期的进行，核仁在形态和功能上发生周期性变化，称为核仁周期（nucleolar cycle）。当细胞进入有丝分裂时，核仁组织区染色质 DNA 凝集，开始组装染色体、核仁变形、变小，RNA 合成停止，核膜破裂，核仁消失。有丝分裂末期，染色体上的核仁组织区 DNA 解螺旋，rRNA 合成重新进行、小核仁出现在核仁组织区周围。核仁组建过程中，需有 rRNA 基因的表达调控，以及原有的核仁成分起协助作用。

第四节　核基质

核基质（nuclear matrix）或核骨架（nuclear skeleton）是指间期核除核膜、核孔复合体、核纤层、染色质及核仁以外的由纤维蛋白构成的网架结构。1974 年 Coffey 和 Berezney 等用核酸酶（DNA 酶和 RNA 酶）与高盐溶液对大鼠肝细胞核进行处理，将 DNA、组蛋白和 RNA 抽提后发现核内仍残留有纤维蛋白的网架结构，并将其称为核基质。基本形态与胞质细胞骨架很相似，因此称为核骨架。

一、核基质的形态结构与基本组分

电镜观察表明，核基质是由一些直径 3～30nm 粗细不等的蛋白纤维和一些颗粒状结构相互联系构成的复杂的纤维网状结构，它与细胞质中的中间纤维有结构上的联系。

核基质的成分较为复杂。现已鉴定出 10 余种蛋白质，分子质量是在 40～60kDa，主要是非组蛋白性质的纤维蛋白质，其中相当部分是含硫蛋白。例如，核基质蛋白，结合 DNA 袢环；核内肌动蛋白，参与 RNA 合成；DNA 拓扑异构酶Ⅱ，为染色体骨架的重要成分；附着区结合蛋白，特异性地与基质锚定区域序列（matrix-attached region，MAR）结合，它们与其他核基质蛋白一起，共同完成核基质的生物学功能。

核基质还含有少量的 RNA 和 DNA。一般认为 RNA 和蛋白质结合成核糖核蛋白复合物，是保持核基质的三维结构所必需的，而 DNA 则可能是染色质结构中的残余部分。

二、核基质的功能

目前的研究表明核基质除维持细胞核的形态结构外，还可能参与染色体 DNA 的有序包装和构建、真核细胞中 DNA 复制、基因表达、RNA 的加工及核内的一系列生命活动。

1. 维持细胞核的形态结构　核基质遍布于核内空间，它与核孔复合体、核纤层相联系，为核内染色质提供了一个支架系统，并将核仁网络其中，为核内物质有序化分布提供了结构基础，同时与细胞骨架的中间纤维相联系，起到维持细胞核形态结构的作用。

2. 参与 DNA 包装和染色体构建　1984 年 Painta 等观察到间期核染色质以放射环的形式结合在核基质上构成微带。可见核基质对间期核内 DNA 的空间构型起着维系和支架作用，它们参与 DNA 超螺旋化的过程和稳定。

3. 参与 DNA 复制和转录 核基质是 DNA 复制的基本位点和空间支架。20 世纪 80 年代初，有人用大鼠再生肝细胞与体外培养的 3T3 成纤维细胞为材料，以 ^{3}H-TdR 进行脉冲标记，然后分离核基质，观察到与核基质紧密结合的 DNA 中含有大量新合成的 DNA。电镜放射自显影进一步表明，与 DNA 复制有关的酶，如 DNA 聚合酶 α 和拓扑异构酶Ⅱ等遍布于核基质上，同时 DNA 新生链从链的起始到链的终止，整个过程在核基质中进行。

核基质也是 RNA 转录的位置。杰克逊（Jackson）等（1981 年和 1984 年）在 HeLa 细胞脉冲标记实验中证明，核基质上结合着具有转录活性的基因，RNA 聚合酶在核基质上有结合位点，同时也只有与核基质结合的基因才能被转录，而新合成的 RNA 也是结合在核基质上的。核基质可能是前体 mRNA 或核不均一 RNA（hnRNA）加工的场所。

本章小结

细胞核主要由核膜、染色质、核仁及核基质构成，是细胞遗传与代谢的调控中心。核膜与核孔复合体是真核细胞所特有的结构。核膜分为外核膜、核周隙、内核膜三部分。核孔复合体主要由胞质环、核质环、辐和中央栓 4 种结构亚单位组成，构成核质间双向选择性运输通道，呈八重辐射对称的捕鱼笼状。核纤层是内核膜上由核纤层蛋白组成的纤维网架，维持细胞核的形态、染色质的排序，参与细胞的增殖、分化、衰老及死亡。

染色质是间期细胞核内由 DNA、组蛋白、非组蛋白及少量 RNA 组成的纤维状复合结构。间期染色质分为常染色质和异染色质两类。核小体是构成染色质的基本结构单位，每个核小体由组蛋白八聚体核心颗粒及 200bp 左右的 DNA 和 1 分子组蛋白 H1 组成。DNA 进一步压缩形成 30nm 的螺线管，再进一步螺旋化形成超螺旋管，或围绕染色体支架形成放射环，最终包装形成四级结构染色单体。染色体是细胞在有丝分裂时遗传物质存在的特定形式。中期染色体具有比较稳定的形态，主要结构包括染色体臂、着丝粒与动粒、次缢痕、核仁组织区、随体和端粒。细胞染色体组在有丝分裂中期的表型称为核型，核型具有物种特异性。构成染色体 DNA 的三种关键序列是自主复制 DNA 序列、着丝粒 DNA 序列和端粒 DNA 序列。

核仁是真核细胞间期核中最显著的结构。由核仁染色质、纤维结构、颗粒结构和基质四部分组成。核仁的主要功能是合成除 5S rRNA 之外的所有 rRNA 及装配核糖体亚基。核基质是核内一个以蛋白质成分为主的网架结构体系，与 DNA 复制、基因表达及染色体构建有着密切的关系。

复习思考题

1. 细胞核膜的出现在细胞进化过程中有什么重要意义？
2. 简述核孔复合体的结构与功能。
3. 常染色质与异染色质在结构与功能上有什么差别？相互之间有什么联系？
4. 试述核小体的结构要点及主要实验证据。
5. 比较染色体四级结构模型与染色体支架-放射环模型的异同。
6. 解释染色体的关键序列及其主要作用。
7. 简述核仁的超微结构和功能。
8. 核基质的结构如何？有何功能？

（宋少娟）

第 12 章 细胞信号转导

生物体对细胞外信号的反应是生命的基本特征之一，对于多细胞的生物个体而言，细胞每时每刻都在与其他细胞及周围环境进行着交流，以协调身体各部分细胞的活动，并保持生物体本身与周围世界的平衡和统一，这种交流是通过信号转导完成的。所谓信号转导（signal transduction），是指细胞外信号与细胞受体相互作用，使其转变为细胞内信号，并发生胞内信号传递级联反应的过程，从而调节细胞的生理和遗传过程。细胞信号转导过程涉及细胞外信号分子、受体等多个组分的参与，强调信号的接收与接收后信号转换的途径和结果。对细胞信号转导过程的深入研究，有助于进一步阐明生命活动的本质，亦有助于探讨相关疾病的发生机制及药物的作用机制。

第一节 细胞外信号分子

一、细胞外信号分子的概念

细胞外信号包括物理信号（光、热、电流等）及化学信号。其中，化学信号分子是信号转导过程中最广泛、最重要的细胞外信号分子，是指位于细胞外参与细胞信号转导的化学分子，包括激素、神经递质、生长因子等。

当细胞外信号分子能与受体蛋白质分子专一部位结合，引起细胞反应时，这些细胞外信号分子称为配体（ligand），也可称为第一信使（primary messenger）。当配体与细胞膜上受体结合后，通过细胞膜发生信号转导，诱导胞内产生小分子物质，即第二信使（second messenger），进而使细胞产生对细胞外信号（第一信使）的相应反应。

二、细胞外信号分子的类型及特点

（一）细胞外信号分子的类型

根据溶解度，细胞外信号分子（以化学信号为主）可分为亲水性和亲脂性两类。①亲脂性信号分子包括类固醇激素、甲状腺素等。该类信号由于分子小，疏水性强，可穿过靶细胞膜进入细胞，与细胞内受体结合，引起细胞的应答反应。②亲水性信号分子包括神经递质、局部化学介质和大多数肽类激素等，这类信号分子不能穿过靶细胞膜，只能与靶细胞表面的细胞表面受体结合，从而引起细胞的应答反应（图 12-1）。

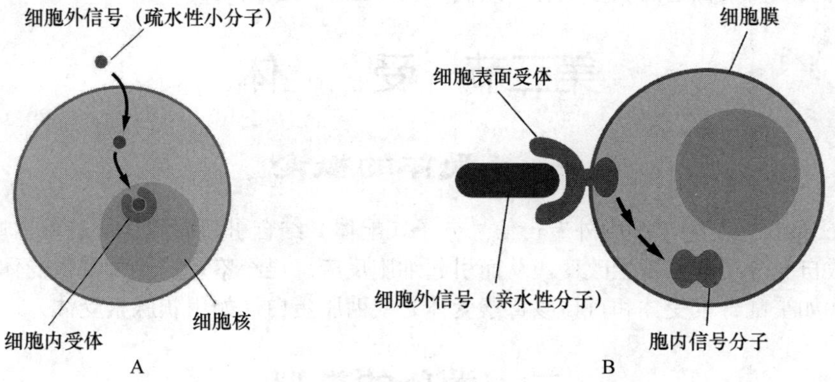

图 12-1 不同类型细胞外信号分子作用示意图

A. 细胞内受体；B. 细胞表面受体

根据作用方式及作用特点，细胞外信号分子可分为以下 3 种类型。①内分泌激素：由内分泌细胞合成，经血液或淋巴循环到达机体各部位的靶细胞。具有作用距离远、范围大和持续时间长的特点。②神经递质：由突触前膜终端释放，作用于突触后膜上的特殊受体，具有作用时间短和距离短等特点。③局部化学介质：由某些细胞产生并分泌至周围的细胞外液中，从而作用于细胞本身或邻近的靶细胞。其中，作用于分泌细胞本身的称为自分泌信号，作用于周围靶细胞的称为旁分泌信号。表 12-1 列举了部分细胞外信号分子。

表 12-1　部分细胞外信号分子示例

信号分子	合成或分泌位点	受体	生理功能
内分泌激素			
甲状腺素	甲状腺	细胞内受体	刺激多种类型细胞的代谢
肾上腺素	肾上腺	细胞表面受体	升高血压、加快心率及增加代谢
胰高血糖素	胰岛 A 细胞	细胞表面受体	刺激葡萄糖合成、糖原降解及脂肪分解
胰岛素	胰岛 B 细胞	细胞表面受体	刺激多种细胞葡萄糖摄取、蛋白质合成和脂质合成
神经递质			
乙酰胆碱	神经末梢	细胞表面受体	许多神经肌肉突触和中枢神经系统中存在的兴奋性神经递质
γ-氨基丁酸（GABA）	神经末梢	细胞表面受体	中枢神经系统中存在的抑制性神经递质
局部化学介质			
表皮生长因子（EGF）	多种细胞	细胞表面受体	刺激上皮细胞和多种细胞的增殖
神经生长因子（NGF）	各种神经支配的组织	细胞表面受体	促进某类神经细胞的存活；促进神经细胞轴突的生长
一氧化氮（NO）	神经细胞、血管内皮细胞	细胞内受体	调节神经细胞活性，引起平滑肌细胞松弛

（二）细胞外信号分子的特点

1. 特异性　一种信号分子只能通过与靶细胞上的特异性受体结合，作用于一种或几种细胞。

2. 复杂性　同一信号可对不同的细胞产生不同的效应。例如，乙酰胆碱作用于骨骼肌细胞可刺激细胞收缩；作用于心肌细胞可降低细胞的收缩速率和收缩力。

3. 时间效应　有的信号分子引起的反应快但效应短暂，如神经肌肉连接处，神经终端释放乙酰胆碱于几毫秒内就引起骨骼肌细胞收缩和随后的再松弛。有的信号分子引起的反应慢但效应长久，如细胞反应涉及细胞生长和细胞分裂，常常需要数小时来完成。这是因为细胞对于这些细胞外信号分子的响应需要在基因表达上有所改变，并产生新的蛋白质。

第二节　受　　体

一、受体的概念

受体（receptor）是能与细胞外专一信号分子（配体）结合引起细胞反应的蛋白质。受体与配体结合会导致自身分子构象发生改变，从而引起细胞反应。已经鉴定的绝大多数受体多为糖蛋白，少数为糖脂（如霍乱毒素受体和百日咳毒素受体）或糖脂蛋白（如甲状腺素受体）。

二、受体的类型

根据靶细胞上受体的存在部位，受体可分为细胞表面受体（cell surface receptor）和细胞内受体（intracellular receptor）。

（一）细胞表面受体

细胞表面受体主要为镶嵌在细胞膜上的跨膜糖蛋白，蛋白可一次跨膜或多次跨膜。该受体主要识别和结合亲水性信号分子，如神经递质、多肽类激素、生长因子等。

从结构上而言，细胞表面受体包括 3 个结构域，即细胞外域（亲水部分）、跨膜域（疏水部分）及细胞内域（亲水部分）。细胞外域与配体相互作用，通过跨膜域将信号传递给细胞内域。

从功能上而言，具有完整功能的细胞表面受体应包括以下三部分结构。①识别部位（调节亚单位）：受体朝向细胞外的部分，可与配体识别结合。②效应部位（催化亚单位）：受体朝向胞质侧的部分，具有酶活性，通过配体与受体的结合而被激活，引发细胞内的生物学效应。③转换部位：偶联识别部位和效应部位，将识别部位接收的信号经过转换传递给效应部位。

从构成受体的蛋白质亚基数目而言，由一条多肽链组成的受体称为单体型受体，如大多数生长因子受体等。由 2 条以上多肽链组成的受体称为聚合型受体，如胰岛素受体和乙酰胆碱受体等。

已知的细胞表面受体约有 20 个家族，根据与受体直接偶联的信号转导蛋白的不同，将其分为离子通道型受体（ionotropic receptor）、G 蛋白偶联受体（G-protein coupled receptor，GPCR）和酶联受体（enzyme-linked receptor）三种类型。

1. 离子通道型受体 又称为配体门控受体（ligand-gated receptor）或配体门控离子通道（ligand-gated ion channel）。该受体是贯穿细胞膜、具有离子通道功能的亲水性蛋白质，与相应的配体结合后可通过构象改变介导速度很快的信号转导过程，使特定的离子如 Na^+、K^+、Ca^{2+} 等通过，改变细胞膜对特定离子的通透性，从而改变膜的势能并在合适的条件下产生电流（图 12-2）。

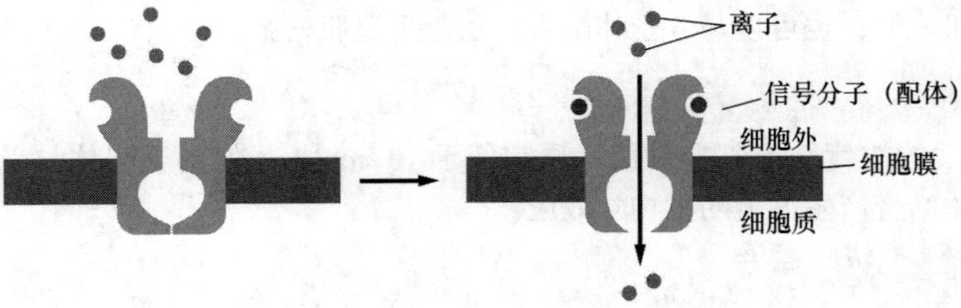

图 12-2 离子通道型受体作用模式图

2. G 蛋白偶联受体 是一种与三聚体 G 蛋白偶联的细胞表面受体，与配体结合后通过激活所偶联的 G 蛋白，启动不同的信号转导途径并导致各种生物效应（图 12-3）。

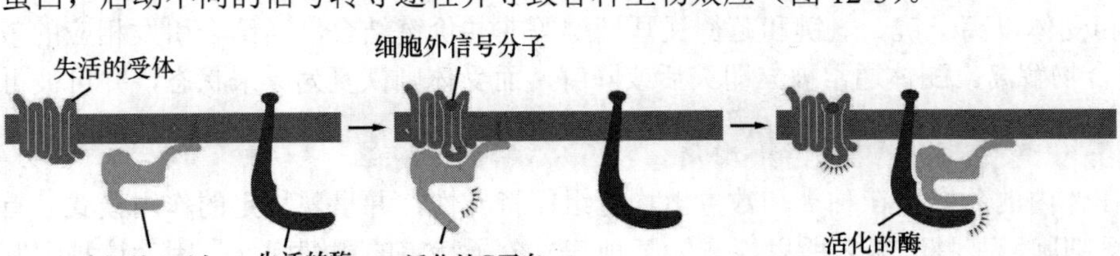

图 12-3 G 蛋白偶联受体作用模式图

3. 酶联受体 又称为催化型受体（catalytic receptor），通常为单次跨膜蛋白，其胞内结构域有的具有潜在酶活性，有的虽本身不具备酶活性，但能与酶相联系。由于跨膜区段往往由单个 α 螺旋构成，几乎无法传递一个跨膜双层的构象改变。因此，与配体结合后会引起两个受体分子在质膜上聚集形成一个二聚体来介导信号转导，通过激活受体胞质区的酶活性，或与细胞质中的酶结合来活化大量的胞内信号转导途径（图 12-4）。

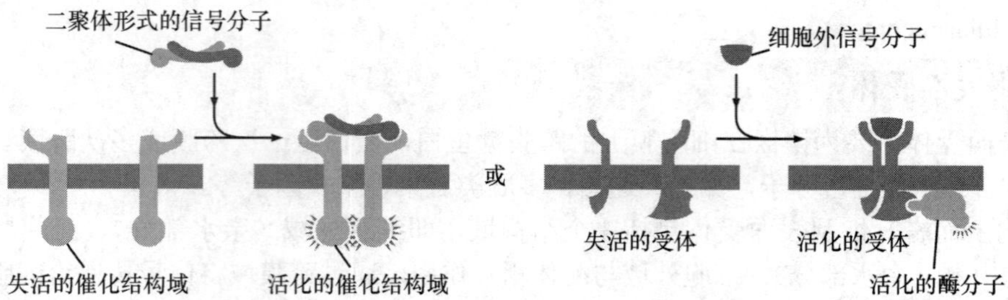

图 12-4 酶联受体作用模式图

（二）细胞内受体

细胞内受体是指位于细胞质或细胞核内能够与特异性配体结合的受体，主要识别亲脂性信号分子。根据其所在位置的不同又分为胞质受体和核受体，两者结构类似，具有高度同源性。

三、受体的作用特点

受体与配体的结合具有以下特点。

（一）特异性及其非绝对性

受体可以通过与配体分子空间结构的立体互补与配体特异性识别结合，但这种特异性并非绝对严格。只要细胞外信号分子与受体之间存在立体构象的互补关系，该信号分子就可以和一种以上的受体结合，从而使细胞产生不同的效应。例如，肾上腺素既可以与平滑肌细胞膜上的 α 受体结合，引起平滑肌收缩；也可以与 β 受体结合，引起平滑肌松弛。

（二）高亲和力

体内信息物质的浓度一般都非常低，通常低于 10^{-8}mol/L，但由于配体与受体间的亲和力极强，能与相应受体结合产生显著的生物学效应。

（三）可饱和性

由于细胞中的受体数量有限，因此，增加配体的数量可使受体饱和。即当受体被配体完全结合后，就不再结合更多的配体，不再表现出生物学效应的增强。

（四）可逆性

配体和受体以离子键、氢键和范德瓦耳斯键等非共价键结合，当结合引发相应的效应后，配体-受体复合物解离。配体通常被立即灭活或降解，而受体则恢复为原来状态，并可被再次利用。

（五）特定的组织定位和作用模式

受体在体内的分布，在种类和数量上均有组织特异性，并呈现特定的作用模式。首先，受体只存在于靶细胞，某种细胞之所以能成为某种信号分子特定的靶细胞，是因为这种细胞上具有接收该信号分子特定的受体。其次，配体与受体结合后在不同组织、不同细胞可以引起特定的生物学效应。

第三节 细胞表面受体介导的信号转导途径

细胞表面受体所介导的信号转导途径始于细胞外信号分子和细胞表面受体的相互作用，根据细胞表面受体的不同，分为离子通道型受体介导的信号转导途径、G 蛋白偶联受体介导的信号转导途径及酶联受体介导的信号转导途径三种主要类型。

一、离子通道型受体介导的信号转导途径

离子通道型受体主要存在于神经元、肌肉细胞等可兴奋细胞的细胞膜上，常常由几个亚基构成，每个亚单位又带有 4 个疏水的跨膜区域，其羧基端和氨基端均朝向细胞外基质。*N*-乙酰胆碱受体就是一个典型的离子通道型受体，由 5 个亚单位组成（α×2、β、γ、δ），它们在细胞膜上共同构成一个亲水型通道。每个亚单位的肽链都包含 4 个 α 螺旋跨膜域，分别称为 M1、M2、M3、M4。配体（乙酰胆碱）的结合位点在 α 亚单位上（图 12-5）。

离子通道型受体介导的信号转导是一种快速的反应，为神经细胞和其他可兴奋细胞如肌细胞所特有，主要在神经系统的突触反应中起控制作用。

乙酰胆碱是胆碱和乙酰辅酶 A 在胆碱乙酰化酶的催化下合成的一种神经递质，主要存在于突触前的胆碱能神经末梢。乙酰胆碱没有和受体结合时，受体通道处于关闭状态。当乙酰胆碱和受体的两个 α 亚单位结合，受体构象发生改变，从而开启靶细胞膜上的通道，使 Na^+ 在几个毫秒内顺离子梯度通过细胞膜进入细胞质，从而快速改变突触后细胞的膜电位，将化学信号转变为电信号，产生肌肉收缩等生物学效应。

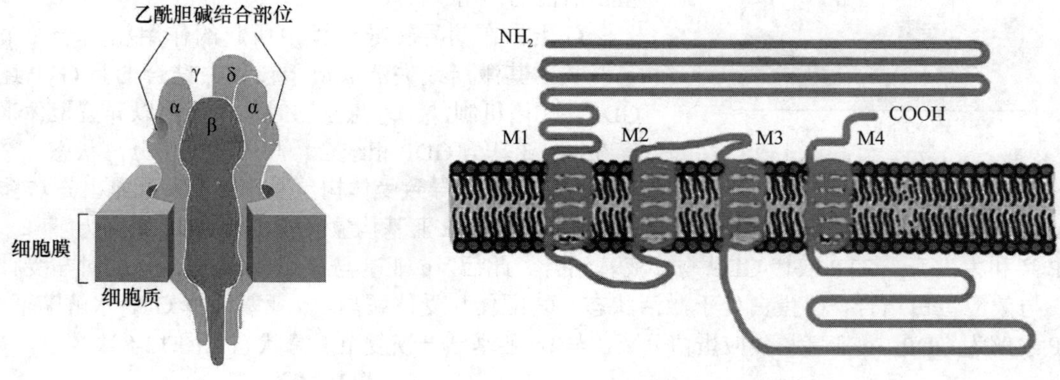

图 12-5　*N*-乙酰胆碱受体结构模式图

A. *N*-乙酰胆碱受体结构模式图；B. *N*-乙酰胆碱受体的一个亚单位结构模式图

二、G 蛋白偶联受体介导的信号转导途径

G 蛋白偶联受体是细胞表面受体中的最大家族，人体中存在 900 多种 G 蛋白偶联受体，其中有一半的受体为嗅觉受体。无论何种类型的 G 蛋白偶联受体都具有相似的结构特征：①由一条多肽链构成，含有 7 个跨膜 α 螺旋区域。②多肽链的氨基端朝向细胞外，有 4 个胞外区；羧基端朝向细胞内，有 4 个胞内区。③受体的胞质部分在细胞内结合 G 蛋白（图 12-6）。

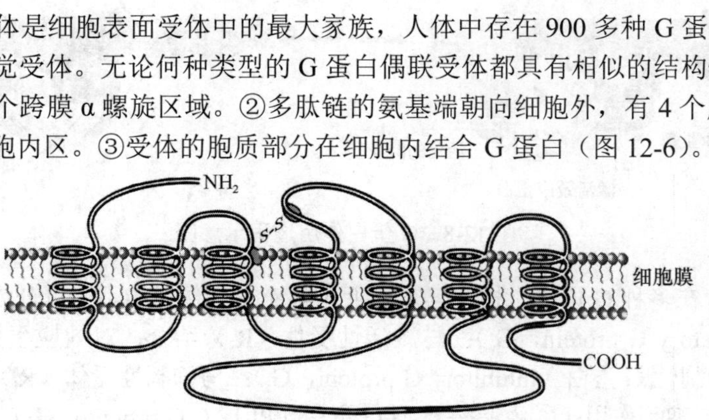

图 12-6　G 蛋白偶联受体结构模式图

G 蛋白偶联受体分为激活性受体（stimulatory receptor，R_s）和抑制性受体（inhibitory receptor，R_i）两类。其中，激活性受体包括 β 肾上腺素受体、胰高血糖素受体、促黄体生成素受体、促甲

状腺素受体和后叶加压素受体等。抑制性受体则包括 α 肾上腺素受体、乙酰胆碱 M 型受体和生长素释放抑制因子受体等。

G 蛋白偶联受体介导的信号转导过程较为复杂。配体包括激素、局部化学介质、神经递质等。配体与 G 蛋白偶联受体结合使受体活化后，后续将涉及 G 蛋白、G 蛋白效应蛋白、细胞内的第二信使、蛋白激酶及多个引起细胞反应的功能蛋白的参与。

（一）G 蛋白

G 蛋白（G protein）的全称为 GTP 结合蛋白（GTP binding protein），是指具有 GTP 酶活性，在细胞信号转导途径中起信号转换器或分子开关作用的蛋白质。三聚体 G 蛋白是最为典型的 G 蛋白，由 α、β 和 γ 三种亚基构成，α 亚基和 βγ 二聚体分别通过共价结合细胞膜磷脂分子而锚定于细胞膜上。其中，α 亚基具有 GDP/GTP 结合能力，并具有 GTP 酶活性，β 亚基和 γ 亚基以异二聚体形式存在，紧密结合形成一个功能单位，起调节 G 蛋白活性的作用（图 12-7）。

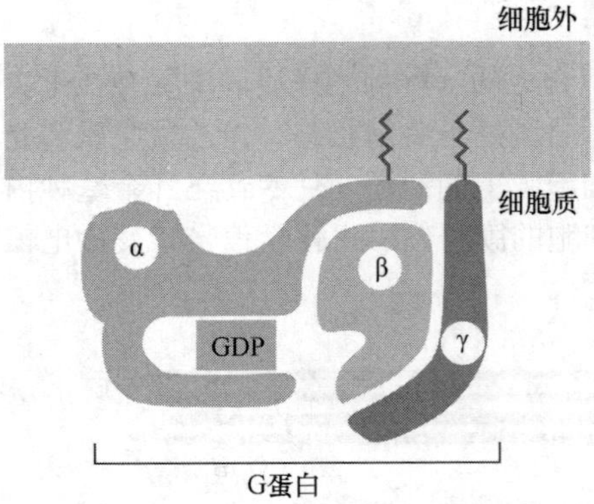

图 12-7 G 蛋白结构模式图

G 蛋白在信号转导过程中所起的作用相当于一个分子开关，其激活或失活取决于该蛋白结合的是 GTP 还是 GDP。作用机制：①静息状态时，G 蛋白以异三聚体形式存在，α 亚基与 GDP 相结合，与受体处于分离状态。②配体与受体结合，导致受体构象发生改变，暴露出与 G 蛋白的 α 亚基结合部位，受体与 α 亚基结合，激活 α 亚基，α 亚基构象改变，与 GDP 亲和力下降，与 GTP 亲和力上升，GTP 取代 GDP 与 α 亚基结合。此后，α 亚基与 βγ 二聚体分离，同时与受体分离，与效应蛋白结合，G 蛋白处于激活状态。③配体与受体解离，α 亚基发挥 GTP 水解酶活性，GTP 水解为 GDP，α 亚基与效应蛋白分离，与 βγ 亚基结合恢复至静息状态（图 12-8）。

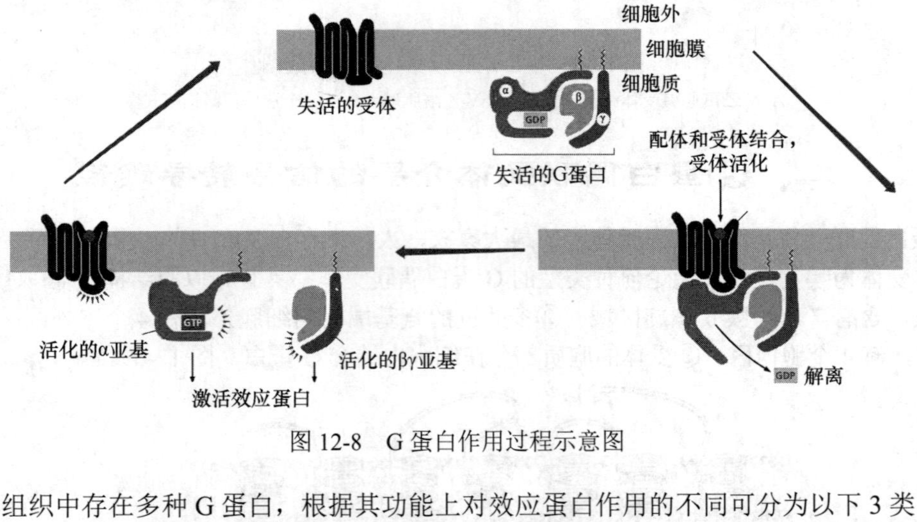

图 12-8 G 蛋白作用过程示意图

人体组织中存在多种 G 蛋白，根据其功能上对效应蛋白作用的不同可分为以下 3 类。①刺激性 G 蛋白（stimulatory G protein，G_s）：与激活性受体（R_s）结合，对效应蛋白（腺苷酸环化酶）起激活作用。②抑制性 G 蛋白（inhibitory G protein，G_i）：与抑制性受体（R_i）结合，对效应蛋白（腺苷酸环化酶）起抑制作用；③磷脂酶 C 型 G 蛋白（PI-PLC G protein，G_p）：对效应蛋白（磷脂酶 C）起激活作用。

（二）G 蛋白的效应蛋白

活化的 G 蛋白激活的下游效应蛋白可以是腺苷酸环化酶、磷脂酶 C 等，不同 G 蛋白激活不同的效应蛋白。

其中，腺苷酸环化酶（adenylate cyclase，AC）是 G 蛋白的效应蛋白之一。AC 位于细胞膜上，分子质量为 150kDa，是一个由 1100 个氨基酸组成的糖蛋白，由两个大的疏水区域（M1、M2）及两个胞质区域（C1、C2）组成，每个疏水区域均跨膜 6 次。胞质区域是 ATP 结合部位，具有 ATP 酶活性，可催化腺苷三磷酸（ATP）生成很重要的第二信使——环腺苷酸（cyclic adenylic acid，cAMP）（图 12-9）。

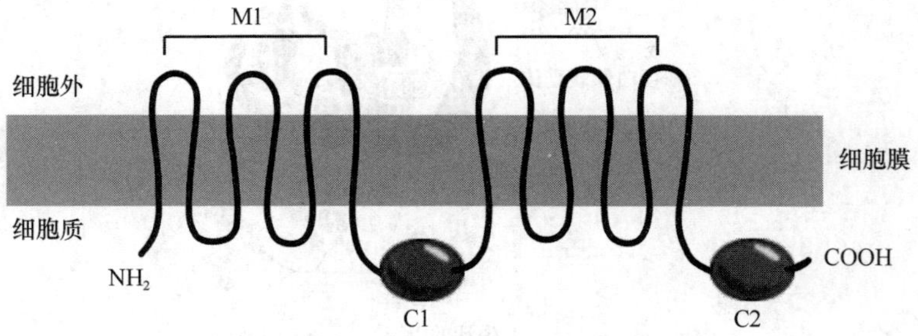

图 12-9 腺苷酸环化酶结构示意图

磷脂酶 C（phospholipase C，PLC）也是 G 蛋白的效应蛋白，其功能为催化磷脂酰肌醇 4, 5- 双磷酸（phosphatidylinositol 4, 5-bisphosphate，PIP_2）分解形成两种第二信使：肌醇三磷酸（inositol triphosphate，IP_3）、甘油二酯（diacylglycerol，DAG）。肌醇三磷酸继而促进另一种第二信使 Ca^{2+} 在胞质溶胶中累积。

所谓第二信使，是指受细胞外信号的作用，在胞质溶胶内形成或向胞质溶胶释放的细胞内小分子，如 cAMP、IP_3、DAG 及 Ca^{2+} 等。第二信使通过作用于靶酶或细胞内受体，将信号向下传递。根据产生的第二信使的名称，G 蛋白偶联受体介导的信号转导途径分为 cAMP 信号途径和磷脂酰肌醇信号途径。

（三）cAMP 信号途径

cAMP 是一种重要的第二信使，是由被 G 蛋白激活的 AC 催化 ATP 形成的产物，在细胞内的浓度可迅速提高，从而使靶细胞产生快速应答。cAMP 可被特异的 cAMP 磷酸二酯酶（cAMP phosphodiesterase）迅速水解为 5′-AMP，失去其作为细胞内信号的功能。因此，cAMP 浓度在细胞内的迅速调节是细胞应答胞外信号分子的重要基础。

cAMP 在细胞内产生后，通过激活 cAMP 依赖性蛋白激酶 A（cAMP-dependent protein kinase，PKA）来行使其生理功能。PKA 属于 Ser/Thr 蛋白激酶类，是由 2 个催化亚基和 2 个调节亚基组成的四聚体，在每个调节亚基上有 2 个 cAMP 的结合位点。cAMP 与 PKA 调节亚基的结合可导致调节亚基与催化亚基分离。游离的催化亚基表现出激酶活性，引起多种靶蛋白 Ser/Thr 残基磷酸化，改变靶蛋白活性，进而产生多种生物学效应。

cAMP 信号途径是通过胰高血糖素、肾上腺素及去甲肾上腺素这样的激素，与 R_s、R_i、G_s、G_i 和 AC 这五种组分是相互协作完成的。

激动剂信号（配体）与激活性受体（R_s）结合，导致 R_s 构象发生变化，暴露出与 G_s 的 α 亚基结合部位，α 亚基与 R_s 结合后被激活，α 亚基构象改变，与 GDP 亲和力下降，与 GTP 亲和力上升，GTP 取代 GDP 与 α 亚基结合。此后，α 亚基与 βγ 二聚体分离，同时与受体分离，G_s 进入活化状态。活化 G_s 的 α 亚基与 AC 结合，激活 AC，活化的 AC 催化 ATP 分解形成 cAMP，cAMP 在细胞质中的浓度增加，与 PKA 的调节亚基结合，激活 PKA（图 12-10）。不同组织细胞中，PKA 的靶蛋白大不相同，因而可以产生不同的效应。

例如，PKA 活化后，其催化亚基进入细胞核，可磷酸化 cAMP 反应元件结合蛋白（cAMP response element binding protein，CREB），磷酸化的 CREB 被核内的 CBP/P300 蛋白特异性识别结合，CREB 活化。活化的 CREB 和 CBP/P300 共同激活 DNA 调控序列中受 cAMP 反应元件（cAMP-response element，CRE）调节的各种靶基因的转录，产生相应的生物学效应（图 12-10）。

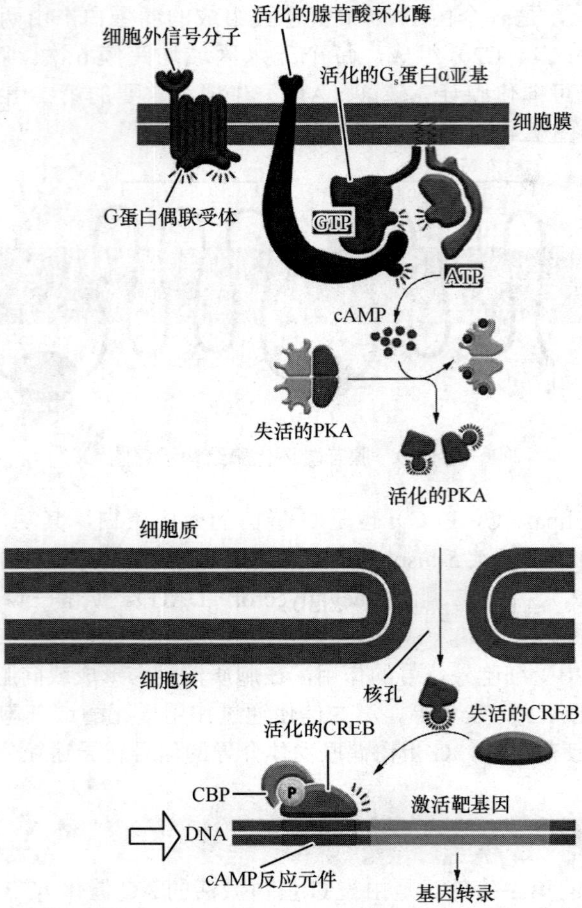

图 12-10　cAMP 信号途径对基因转录的激活

又如，在肝细胞对胰高血糖素或肾上腺素的反应中，一方面，活化的 PKA 磷酸化糖原磷酸化酶激酶，使其活化，活化的糖原磷酸化酶激酶继而使糖原磷酸化酶被磷酸化而活化，活化的糖原磷酸化酶使糖原磷酸化而被分解，生成葡萄糖-1-磷酸，最后生成葡萄糖进入血液循环，使血糖升高。另一方面，活化的 PKA 使糖原合成酶磷酸化，抑制糖原的合成。

在这一复杂过程中，蛋白激酶的激活使靶蛋白磷酸化，产生各种生物学变化；磷酸酶可使靶蛋白去磷酸化。靶蛋白的磷酸化和去磷酸化的切换方式可视为分子开关，是一个可逆的过程，构成了一个平衡、共同调控细胞的生物学效应。

与 G_s 的作用相反，抑制剂信号与抑制性受体（R_i）结合，导致 R_i 构象发生改变，R_i 与 G_i 蛋白 α 亚基结合，α 亚基被激活，构象改变，GTP 取代 GDP 与 α 亚基结合。此后，α 亚基与 βγ 二聚体分离，同时与受体分离。一方面，活化 G_i 蛋白的 α 亚基直接抑制 AC 的活性。另一方面，游离状态的 βγ 二聚体在膜上可以和 G_s 的 α 亚基结合，形成非活性的 G_s 蛋白，从而间接抑制 AC 的活性。AC 活性的抑制将导致细胞内 cAMP 水平下降，从而产生与激活性途径不同的生物学效应。例如，肾上腺素作用于平滑肌细胞膜上的 α 肾上腺素受体，激活 $G_{\alpha i}$，将抑制 cAMP 生成，导致平滑肌舒张。而肾上腺素作用于心肌细胞膜上的 β 肾上腺素受体，激活 $G_{\alpha s}$，将促进心肌细胞 cAMP 生成，导致心率加快，收缩增强。

案例链接

先天性肾性尿崩症

患儿，男，10 岁。因多饮、多尿伴生长迟缓 6 年余收入院。患儿入院前 6 年无明显诱因出现多饮、多尿，伴有烦渴，当时饮水量每天 3～4L/d，夜尿 1～2 次，同时伴有身高增长缓慢，身高较同龄、同性别正常儿童低。随年龄增长，患儿饮水量及尿量逐渐增多，近三年饮水量为 6～7L/d，尿量与饮水量相当；身高明显低于同龄、同性别正常儿童。入院后经禁水-加压素试验诊断为先天性肾性尿崩症（congenital nephrogenic diabetes insipidus，CNDI），进一步的基因检测显示该患儿抗利尿激素受体 2（arginine vasopressin receptor 2，AVPR2）基因发生突变。AVPR2 属于 G 蛋白偶联受体家族成员，患儿 *AVPR2* 基因的突变导致 AVPR2 受体的结构发生改变，影响了下丘脑垂体后叶素分泌的抗利尿激素与 AVPR2 受体的结合，从而导致该受体介导的 cAMP 信号转导途径出现异常，肾远端小管及集合管对抗利尿激素反应不敏感或无反应，尿液浓缩功能障碍。

（四）磷脂酰肌醇信号途径

磷脂酰肌醇信号途径可以产生三种第二信使：肌醇三磷酸（IP_3）、甘油二酯（DAG）和 Ca^{2+}，进而使细胞产生对细胞外信号（第一信使）的相应反应，故又称为 IP_3-DAG 和 Ca^{2+} 信使体系。

磷脂酰肌醇信号途径的配体（第一信使）主要有神经递质（如 α_1 肾上腺素、5-羟色胺）、多肽激素（如血管升压素、血管紧张素）及生长因子（如血小板衍生生长因子、T 细胞有丝分裂原）等，它们与相应的 G 蛋白偶联受体结合后，活化磷脂酶 C 型 G 蛋白，从而激活细胞膜上的磷脂酶 C（PLC），使细胞膜上的磷脂酰肌醇 4,5-双磷酸（PIP_2）水解，产生 IP_3 和 DAG 两种胞内重要的第二信使，这两个第二信使又分别调节两个不同的通路（图 12-11）。

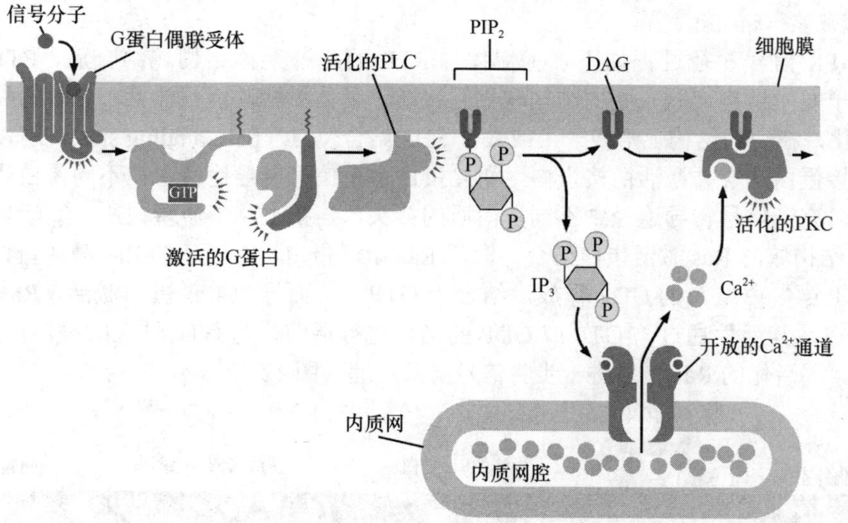

图 12-11　磷脂酰肌醇信号途径示意图

IP_3 生成后通过细胞内扩散，可与内质网上的 IP_3 受体结合，开启 Ca^{2+} 通道，使 Ca^{2+} 顺电化学梯度从内质网释放入细胞质中，导致胞质中正常情况下很低的 Ca^{2+} 浓度瞬时升高（可由 10^{-7}mol/L 升至 10^{-5}mol/L）。Ca^{2+} 与无活性的钙调蛋白（calmodulin，CaM）结合，形成有活性的 Ca^{2+}-CaM 复合物，激活蛋白激酶或磷酸酶，再磷酸化有关的靶蛋白，引起细胞内的生物学效应，调节细胞代谢活动。这一过程呈 Ca^{2+} 浓度依赖的特点，即 Ca^{2+} 浓度高时与 CaM 结合，引起细胞反应；Ca^{2+} 浓度低时则与 CaM 解离，终止细胞反应。

DAG 生成后停留在细胞膜上，Ca^{2+} 在细胞质中的浓度升高可以使原本以非活性形式分布于细胞质中的蛋白激酶 C（protein kinase C，PKC）转位到细胞膜内表面，被 DAG 活化。PKC 是具有单一肽链的蛋白质，在未受细胞外信号刺激的细胞中，PKC 主要分布于细胞质中，呈非活性结构。细胞质中 Ca^{2+} 浓度升高时，PKC 被 DAG 活化。活化的 PKC 再作用于不同类型细胞中的不同靶蛋白，通过磷酸化靶蛋白的丝氨酸/苏氨酸残基，使细胞产生相应的生物学效应，如细胞分泌、肌肉收缩、血小板颗粒的释放、细胞的增殖和分化等。

IP_3 动员细胞内 Ca^{2+} 释放与 DAG 活化 PKC 既是各自独立又是相互协调的，二者的协调作用对跨膜控制细胞内的反应非常重要。

三、酶联受体介导的信号转导途径

酶联受体通过和细胞外信号分子结合介导信号转导，调节细胞的生长、增殖和分化等生命活动。根据其作用性质，酶联受体可分为多种类型：受体酪氨酸激酶（receptor tyrosine kinase，RTK）、酪氨酸激酶偶联受体（tyrosine kinase-linked receptor）、受体鸟苷酸环化酶、受体丝氨酸/苏氨酸激酶等。

（一）受体酪氨酸激酶介导的 Ras-MAPK 信号途径

1. 受体酪氨酸激酶 是具有细胞内酪氨酸激酶活性的酶联受体，由一条多肽链构成的单次跨膜糖蛋白，N 端位于胞外区，具有细胞外受体结构域，是配体结合部位；C 端位于胞质内，含酪氨酸激酶活性域，具有酪氨酸激酶活性。细胞外信号分子与 RTK 的胞外受体结构域结合后会激活其细胞内的激酶活性域，从而使受体激酶区及下游底物蛋白的特定酪氨酸残基磷酸化。

2. Ras-MAPK 信号途径 该信号途径中，配体通常为一些生长因子和分化因子，如表皮生长因子（epidermal growth factor，EGF）、血小板衍生生长因子（platelet-derived growth factor，PDGF）和胰岛素（insulin）等。

Ras-MAPK 信号途径过程如下：①配体与 RTK 的胞外受体结构域结合后，RTK 二聚体化，两个受体分子发生结构交联，胞内结构域相互接触，受体激酶功能被激活，C 端的酪氨酸残基彼此相互磷酸化，在空间结构上形成一个或数个 SH2 结合位点（SH2 binding site），可以和具有 SH2 结构域的衔接蛋白结合并激活衔接蛋白。衔接蛋白是指信号转导途径中在不同蛋白质间起连接作用的蛋白质，充当信号转导途径中不同蛋白质的接头，连接上、下游蛋白质。②活化的衔接蛋白通过其 SH3 结构域与 Ras 激活蛋白结合，激活 Ras 激活蛋白。③活化的 Ras 激活蛋白与 Ras 蛋白结合，促使 Ras 蛋白结合的 GDP 释放，结合上 GTP，从而导致 Ras 蛋白激活。Ras 蛋白是一类 GTP 结合蛋白，其活性通过与 GTP 或 GDP 的结合进行调节，与 GTP 结合时被激活，与 GDP 结合时则失活。④活化的 Ras 蛋白进一步将信号向前传递（图 12-12）。

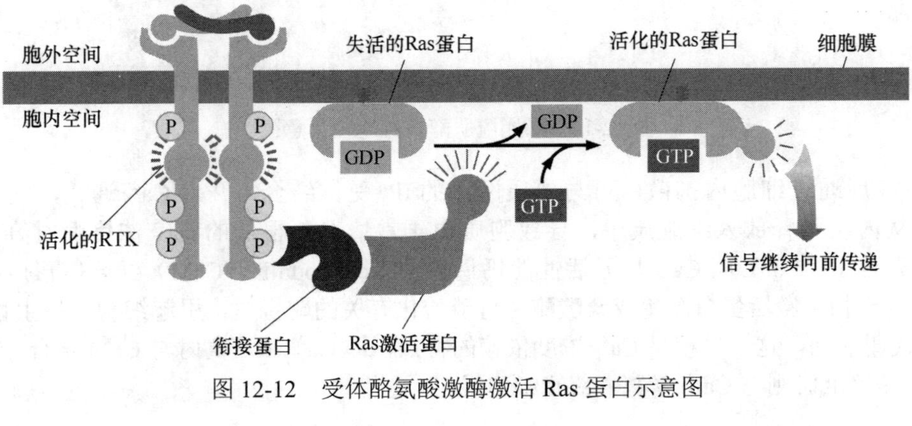

图 12-12 受体酪氨酸激酶激活 Ras 蛋白示意图

活化的 Ras 蛋白将进一步激活丝氨酸/苏氨酸蛋白激酶家族，从而触发三种蛋白激酶的系列磷酸化级联反应：①活化的 Ras 蛋白与 Raf 蛋白结合，使其激活，Raf 是丝氨酸/苏氨酸蛋白激酶，又称为 MAP 激酶激酶激酶（mitogen-activated protein kinase kinase kinase，MAPKKK）；②活化的 Raf 结合并磷酸化另一种蛋白激酶 MEK，又称为 MAP 激酶激酶（mitogen-activated protein kinase kinase，MAPKK），使之激活；③活化的 MEK 磷酸化 MAP 激酶（mitogen-activated protein kinase，MAPK），使其激活；④活化的 MAPK 可以进入细胞核，通过磷酸化多种效应蛋白，包括一些调控基因表达的转录调节蛋白，从而改变特定蛋白质的活性，改变特定基因的表达，继而影响细胞的增殖、分化及代谢等生命活动（图 12-13）。

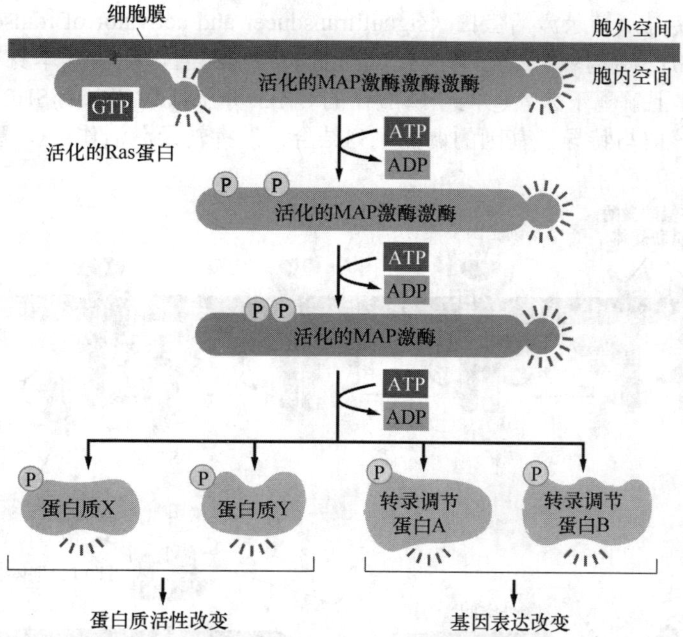

图 12-13　活化的 Ras 蛋白激活一系列 MAP 激酶信号组件示意图

知识拓展

Ras 基因与肿瘤

Ras 基因是一种原癌基因，其编码产物 Ras 蛋白为小 G 蛋白的一种，因首先发现于大鼠肉瘤病毒（rat sarcoma，Ras）而得名。*Ras* 基因包括 3 种主要类型：*N-Ras*、*H-Ras* 和 *K-Ras*，它们分别定位于 1 号、11 号及 12 号染色体。*Ras* 基因与细胞的生长、分化密切相关，该基因被激活后就变成有致癌活性的癌基因，其中最常见的激活方式为点突变，约 30% 的恶性肿瘤患者体内 *Ras* 基因发生了激活突变。激活的 *Ras* 基因会表达构型改变的 Ras 蛋白，与 GTP 处于持续结合的状态，造成 Ras-MAPK 级联信号途径的持续活化，导致细胞不断增殖，发生恶性转化。

（二）酪氨酸激酶偶联受体介导的 JAK-STAT 信号途径

1. 酪氨酸激酶偶联受体　是缺少细胞内催化活性的酶联受体。与酪氨酸激酶偶联受体结合的配体多为细胞因子，是由细胞分泌并作用于其他细胞的一类小分子蛋白，能调控细胞的增殖和分化等活动，包括干扰素（interferon，IFN）、白介素（interleukin，IL）等，故该受体又称为细胞因子受体（cytokine receptor）。配体和酪氨酸激酶偶联受体结合后，该受体的胞内结构域没有蛋白激酶活性，是通过偶联方式激活胞质内酪氨酸激酶的活性，随之通过信号级联反应调节相关基因的表达。能与该受体稳定结合的胞质内酪氨酸激酶通常为 Janus 激酶（Janus kinase，JAK），是非受体型蛋白酪氨酸激酶家族，包括 JAK1、JAK2、JAK3、Tyk2 四个成员，在细胞因子受体超家族成员的信号转导中发挥重要作用。

2. JAK-STAT 信号途径 该信号途径中，配体多为干扰素、白介素等细胞因子。

JAK-STAT 信号途径过程如下：①细胞因子类配体与酪氨酸激酶偶联受体特异性识别结合，由于受体的胞内结构域与细胞质中的 JAK 稳定结合，因此，配体与酪氨酸激酶偶联受体的结合会引发受体构象及与受体紧密结合的 JAK 构象改变并形成同源二聚体，受体的二聚体化有助于各自结合的 JAK 相互靠近，使彼此的酪氨酸残基发生交叉磷酸化，JAK 活化。②活化的 JAK 进而使受体胞内段特异性酪氨酸残基磷酸化，在空间结构上形成 SH2 结合位点，可以和细胞质中具有 SH2 结构域的信号转导及转录激活蛋白（signal transducer and activator of transcription，STAT）结合。③ STAT 通过 SH2 结构域与受体磷酸化的酪氨酸残基结合，随后其本身被 JAK 磷酸化，磷酸化的 STAT 从受体上解离下来。④两个磷酸化的 STAT 分子依靠各自的 SH2 结构域结合形成二聚体，转位到细胞核内与特异性基因的调控序列结合，发挥转录激活作用，调节相关基因的表达（图 12-14）。

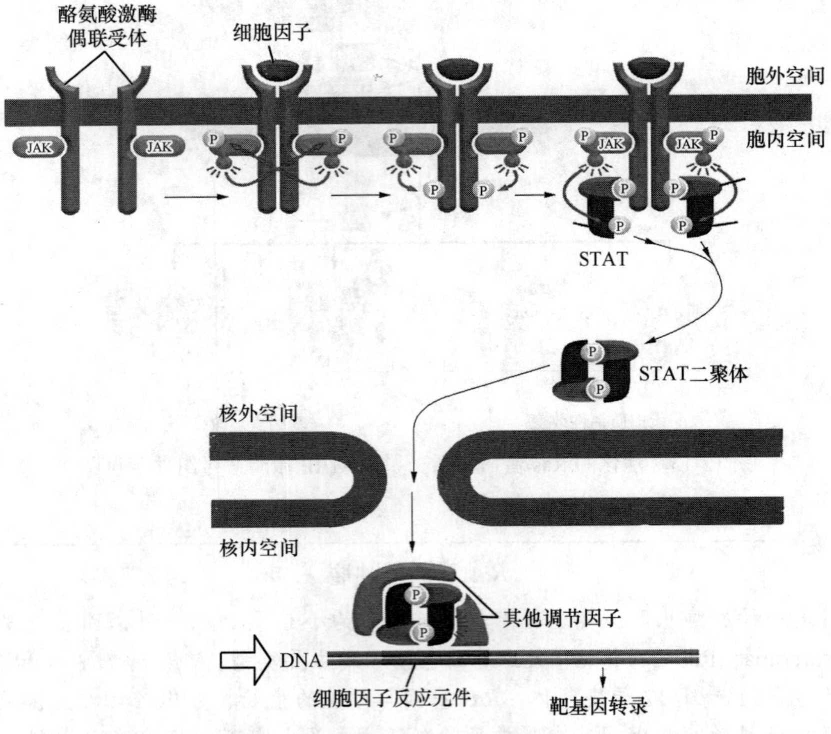

图 12-14 酪氨酸激酶偶联受体介导的 JAK-STAT 信号途径示意图

（三）受体鸟苷酸环化酶介导的 cGMP 信号途径

鸟苷酸环化酶（guanylate cyclase，GC）在细胞中以膜结合型和胞质溶解型两种形式存在，它们都可以调节细胞中的 cGMP 含量。其中，胞质溶解型 GC 主要存在于脑、肺、肝等组织的细胞质中，其活性需要一氧化氮（NO）的激活。膜结合型 GC 主要存在于心血管、小肠、视网膜等处的细胞膜上，是一种跨膜蛋白，其朝向细胞外的结构域起着受体的作用，能与神经肽为主的细胞外信号结合；其朝向细胞质的结构域具有催化鸟苷三磷酸（guanosine triphosphate，GTP）转变为环鸟苷酸（cyclic guanosine monophosphate，cGMP）的活性。cGMP 是细胞内一种重要的第二信使，广泛存在于哺乳动物组织。

cGMP 信号途径过程如下：①配体与 GC 的受体部位结合，导致 GC 构象改变，激活 GC。②活化的 GC 催化 GTP 转变为第二信使 cGMP。③ cGMP 生成后，通过与 cGMP 依赖性蛋白激酶 G （cGMP dependent protein kinase G，PKG）结合，激活 PKG。④活化的 PKG 使不同的靶蛋白磷酸化，进而引起相应的生物学效应。PKG 的靶蛋白主要涉及组蛋白、磷酸化酶激酶、丙酮酸激酶及糖原合成酶等，不同组织中 PKG 的靶蛋白大不相同，cGMP 通过作用于不同的酶系统，使细胞产生不同的生物学效应。

cGMP 在细胞中的浓度较低，仅为 cAMP 的 1/100～1/10。在其作用上，cGMP 呈现出与 cAMP 相拮抗的特点。cAMP 浓度升高，细胞内特异性蛋白质合成的进程加快，促进细胞分化；cGMP 浓度升高，加速细胞 DNA 复制，促进细胞分裂。

知识拓展

细胞表面受体介导的其他信号途径

细胞生物学最活跃的研究领域之一就是信号转导的研究，人类对于信号途径的研究尚处于逐步深入的过程中。现有研究表明，生物体内存在多种信号途径。例如，一系列可控性的蛋白质水解相关信号途径，包括蛋白切割介导的信号途径（如 Notch 信号途径等）和泛素化降解介导的信号途径（如 Hedgehog 信号途径等）。

在 Notch 信号途径中，配体 Delta 与细胞表面受体 Notch 结合后，激活 Notch，其胞外部分被结合在膜上的蛋白酶 ADAM 切割，受体胞外段释放。其胞质片段被跨膜复合物 γ 分泌酶切割，受体胞质片段释放。该胞质片段是 Notch 的活性形式，将进入细胞核内与其他转录因子协同作用，调节靶基因的表达，从而影响发育过程中细胞命运的决定。

第四节　细胞内受体介导的信号转导途径

细胞内受体实际上都是配体依赖性的转录因子，其配体包括脂溶性信号分子（如类固醇激素、甲状腺素及 NO 等）、活化的蛋白激酶 C 等。配体进入细胞内，与不同位置的细胞内受体结合而引发信号转导过程。

细胞内受体通常包含 3 个结构域：C 端结构域为配体结合域；中间结构域为 DNA 结合域及抑制蛋白结合域；N 端结构域为转录激活域，可激活靶基因转录。静息状态下，细胞内受体与抑制蛋白结合，处于非活性状态。当配体与细胞内受体结合后，将导致抑制蛋白与受体解离，使受体暴露出 DNA 结合位点而被活化。

根据受体的不同，细胞内受体介导的信号转导可分为核受体介导的信号转导和胞质受体介导的信号转导。

一、核受体介导的信号转导途径

核受体的配体通常为类固醇激素、甲状腺激素、视黄酸和维生素 D_3 等疏水性小信号分子，这些信号分子以简单扩散或易化扩散的方式进入细胞内，与特异性的核受体结合，改变其构象从而激活核受体。活化的核受体与靶 DNA 上的受体结合元件结合，通过稳定或干扰转录因子对 DNA 序列的结合，选择性促进或抑制基因转录，从而调节基因表达，继而影响细胞的物质代谢和生理活动。由核受体介导的信号转导过程较为缓慢，细胞产生效应一般需要数小时甚至数天。

二、NO 与信号转导

NO 是一种脂溶性气体小分子，其作为胞质受体介导的信号转导的配体是生物医学领域的一个重要发现，Furchgott 等因发现 NO 作为心血管系统的细胞内信号分子，获得了 1998 年诺贝尔生理学或医学奖。

NO可以快速通过细胞膜，实现细胞与细胞间的弥散，从而作用于邻近靶细胞。NO半衰期很短，在细胞外极不稳定，其生成需要一氧化氮合酶（nitric oxide synthase，NOS）的催化。血管内皮细胞和神经细胞中的*L*-精氨酸在NOS的催化下能转化形成NO和*L*-瓜氨酸。NOS对Ca^{2+}/CaM敏感，细胞内Ca^{2+}浓度的升高可增强NOS的活性。例如，乙酰胆碱与血管内皮细胞上的受体结合后可引起血管内皮细胞内Ca^{2+}的短暂升高，通过激活NOS释放NO。NO生成后进入细胞，可以和胞质溶解型的鸟苷酸环化酶（GC）结合，从而激活GC，活化的GC将催化GTP生成cGMP，cGMP通过激活PKG，从而使血管平滑肌舒张，血管扩张，血流畅通。临床上用硝酸甘油治疗缺血性心脏病，就是通过硝酸甘油在体内转化为NO而舒张血管平滑肌，从而扩张血管。

第五节　细胞信号转导的特点与网络调控

一、细胞信号转导的特点

1. 信号转导的一过性与记忆性　一过性（transience）是指在信号转导途径中的每一个节点，接收到上游一次信号并把信号传递至下游后，该节点的信号会及时终止，并恢复到接收信号前的初始状态，以便下一次的信号转导。一过性的意义在于保证细胞对多次信号的灵敏应答；限制信号在每一节点的持续时间，保证信号的适度强度。但某些情况下，上游信号已经终止后，某些信号转导蛋白仍保持一定时间的持续活化状态，即表现出记忆性（memorability），这种记忆性受到严格的调控。

2. 信号转导过程的级联效应　信号转导过程中的各个反应相互衔接，形成一个级联反应过程，即催化某一步反应的蛋白质由上一步反应的产物激活或抑制。这使得一系列酶促反应可以通过单一种类的化学分子进行调节。

3. 信号转导过程的放大效应　信号转导过程中，从细胞外信号到细胞最终产生特定的生物学效应，信号将经历多次的信号转换得以放大和强化。例如，肾上腺素在血液中的浓度约为10^{-10}mol/L，与G蛋白偶联受体结合后，激活G蛋白，G蛋白激活AC产生第二信使cAMP，其浓度可以快速升高10 000倍，达到10^{-6}mol/L。cAMP与下游靶酶或靶蛋白结合，可继续引发细胞内信号放大的级联效应，从而使细胞外的微弱信号分子激起显著的生物学效应。

4. 信号转导过程的反馈效应　信号转导过程中，可以通过调控信号途径上游组分的活性来调节细胞对信号的响应。在正反馈中，位于信号转导途径下游的组分作用于该途径上游的组分来增强对初始信号的响应；在负反馈中，下游组分作用于上游组分来减弱对初始信号的响应。

二、细胞信号转导的网络调控

细胞内各种不同的信号途径之间不是彼此孤立的，每一个细胞都处于错综复杂的信号途径中，细胞需要对多种信号途径进行整合和精确调控，形成复杂的信号网络系统，从而共同协调机体的生命活动，对外界刺激做出准确的应答。在这一复杂的信号网络系统中，不同上游信号共同作用于下游同一底物的行为称为“收敛”（convergence），同一上游信号作用于不同下游底物的行为称为“发散”（divergence），各个信号途径之间的交叉关系则称为“交叉对话”（cross-talk）。在“交叉对话”中：①一条信号转导途径的成员可激活或抑制另一条信号转导途径。例如，去甲肾上腺素与其受体结合后，不仅可以通过IP_3-DAG和Ca^{2+}信使体系激活PKC，还可以通过Ca^{2+}浓度的升高，激活AC，促进cAMP的生成，继而激活PKA。②不同的信号转导途径可通过同一种效应蛋白或同一基因调控区，彼此协调地发挥作用。例如，cAMP信号途径与磷脂酰肌醇信号途径均能导致胞内的转录因子CREB磷酸化后与DNA序列结合，影响多种基因的转录。

第六节 细胞信号转导异常与医学

细胞信号转导是细胞对外界刺激做出反应的过程，对维持细胞的正常功能和代谢起着重要作用。从受体接收信号到细胞对信号做出反应这一复杂的过程中，任何一个环节的异常都可能导致或促进疾病的发生。对信号转导机制的研究可深入认识疾病的发生机制，为信号转导相关药物的研发提供靶点。

一、信号分子异常与医学

细胞外信号分子异常表现为信号分子过量或不足，从而导致由该信号分子引发的信号转导异常。例如，胰岛素生成减少将导致胰岛素引发的信号转导过程不能正常进行，细胞糖代谢出现障碍，从而导致胰岛素依赖性糖尿病（1 型糖尿病）。

二、受体异常与医学

受体数量、结构或功能的异常都可能导致疾病。例如，遗传因素导致胰岛素受体数量减少或功能异常，使细胞对胰岛素的敏感性降低，耐受力增强，胰岛素引发的信号转导过程不能正常进行，从而导致非胰岛素依赖性糖尿病（2 型糖尿病）。又如重症肌无力患者体内存在抗乙酰胆碱受体的抗体，当该抗体与乙酰胆碱受体结合后，一方面降低了受体与乙酰胆碱的结合能力，另一方面促使受体发生分解，从而使乙酰胆碱受体的数量明显减少，乙酰胆碱受体介导的信号转导过程无法正常进行，从而导致骨骼肌的易疲乏。

三、G 蛋白异常与医学

G 蛋白在细菌毒素的作用下发生化学修饰可以引起功能异常而导致疾病的发生，这就是霍乱、百日咳等疾病的发病原因。

霍乱是由霍乱弧菌引起的烈性肠道传染病，霍乱弧菌在肠道中产生的霍乱毒素由 A、B 两个亚基组成，A 亚基具有 ADP 核酸转移酶活性。当霍乱毒素与肠上皮细胞表面受体结合后，A 亚基穿过细胞膜，进入胞内催化 NAD^+ 中的 ADP 转移至 G_s 的 α 亚基上，使 G_s 蛋白核糖化，抑制了 α 亚基的 GTP 酶活性，使之无法水解 GTP 为 GDP。这导致 α 亚基处于持续活化状态，继而使 AC 持续活化，细胞中 cAMP 合成显著增加，Cl^-和 HCO_3^- 持续转运入肠腔，细胞内外渗透压失衡，水大量溢入肠腔，导致急性腹泻和脱水。若不及时补充水分和电解质，可能导致死亡。

百日咳是由百日咳鲍特菌引起的急性呼吸道传染病，百日咳鲍特菌产生的百日咳毒素可使 G_i 蛋白的 α 亚基 ADP 核糖化，阻止了 $G_{\alpha i}$ 上的 GDP 被 GTP 所取代，使其丧失对 AC 的抑制作用，导致感染细胞中 cAMP 浓度增加，促使大量体液分泌入肺，引起严重咳嗽。

四、蛋白激酶异常与医学

蛋白激酶异常与机体的免疫缺陷及肿瘤的发生相关。例如，X 染色体关联免疫不全症是由于患者 B 细胞中的布鲁顿酪氨酸激酶（Bruton’s tyrosine kinase，BTK）的基因转录受阻或氨基酸被置换，发生先天性数量减少或组成异常，从而使幼稚 B 细胞不能分化成产生免疫球蛋白的浆细胞而致病。又如佛波酯具有促进细胞癌变的作用，是因为当其作用于细胞时，其分子结构与 DAG 相似但难以降解，易在细胞内蓄积且取代 DAG 与 PKC 结合，引起 PKC 长期不可逆地激活，从而刺激细胞持续增殖而形成肿瘤。

五、信号转导与药物研发

信号转导机制的明晰可为药物的筛选和研发提供理论基础。信号转导各组分的激动剂和抑制剂是信号转导药物研发的方向，越来越多针对信号转导途径不同靶点的药物被开发和应用，取得了良好的效果。例如，表皮生长因子受体酪氨酸激酶选择性抑制剂吉非替尼、埃克替尼等已用于肺癌患者的个体化治疗。托法替尼作为JAK抑制剂，可用于治疗对甲氨蝶呤反应不佳或不耐受的中重度活动性类风湿关节炎。

本章小结

细胞信号转导是指细胞外信号与细胞受体相互作用，使其转变为细胞内信号，并发生胞内信号传递级联反应的过程。

细胞信号转导过程中的细胞外信号主要为化学信号，包括内分泌激素、神经递质及局部化学介质等类型。这些细胞外信号能作为配体与细胞受体识别结合并传递信息，又称为第一信使。

受体是能与细胞外专一信号分子结合引起细胞反应的蛋白质，其作用具有特异性、高亲和力、可饱和性、可逆性、特定的组织定位和作用模式等特点。根据靶细胞上受体存在的部位，可将受体分为细胞表面受体和细胞内受体。细胞表面受体主要识别结合亲水性信号分子，分为离子通道型受体、G蛋白偶联受体和酶联受体三大类型。细胞内受体主要识别结合脂溶性信号分子，分为核受体和胞质受体两大类型。

离子通道型受体本身为离子通道，与相应配体结合后可通过构象改变使特定的离子通过，改变细胞膜对特定离子的通透性，从而改变膜的势能并在合适的条件下产生电流。G蛋白偶联受体与配体结合后通过激活所偶联的G蛋白，启动不同的信号转导途径并导致各种生物学效应，主要包括cAMP信号途径和磷脂酰肌醇信号途径。酶联受体本身既是受体，又是酶或能与酶相关联，与配体结合后通过激活受体胞质区的酶活性，或与细胞质中的酶结合来活化大量的胞内信号转导途径，包括受体酪氨酸激酶介导的Ras-MAPK信号途径、酪氨酸激酶偶联受体介导的JAK-STAT信号途径、受体鸟苷酸环化酶介导的cGMP信号途径等。脂溶性信号分子可进入细胞内，识别结合核受体或胞质受体而引发信号转导过程。

细胞信号转导过程具有一过性与记忆性、级联效应、放大效应、反馈效应等特点，并形成一个多通路、多环节、多层次和复杂的信号网络系统，共同调控机体的生命活动，在细胞的正常功能和代谢中起着重要的作用。

细胞信号转导任何环节发生异常均可能导致疾病的发生，常见的异常包括信号分子异常、受体异常、G蛋白异常或蛋白激酶异常等。对信号转导机制的研究可深入认识疾病的发生机制，为药物的研发提供靶点。

复习思考题

1. 细胞表面受体从信号转导机制上可分为哪几种类型？各有何特点？
2. 以配体与R_s型受体结合为例，试述cAMP信号途径的过程。
3. 试述G蛋白在磷脂酰肌醇信号途径中的作用。
4. 试述受体酪氨酸激酶介导的Ras-MAPK信号途径。

（罗　兰）

第 13 章　细胞增殖与细胞周期

细胞增殖（cell proliferation）指细胞通过生长和分裂使细胞数目增加、子细胞获得和母细胞相同遗传特性的过程，是细胞生命活动的重要体现。细胞增殖是以细胞周期的方式实现的。从亲代细胞分裂而来的新生细胞，继承了亲代细胞的全套遗传信息，但子细胞的蛋白质、RNA、脂类、糖类等大分子物质仅为亲代细胞的一半，需经历一个生长阶段，进行 RNA、蛋白质的合成，补充细胞的结构，完善细胞生理功能。在细胞周期过程中，存在着严格的细胞周期调控机制，以保证细胞增殖周期有序进行。尽管如此，由于外界环境因素及细胞自身某些原因的影响，有可能阻碍细胞正常周期调控系统，进而引发细胞增殖异常，导致肿瘤等疾病的发生。

第一节　细胞增殖与细胞分裂

一、细胞增殖的意义

细胞通过分裂进行增殖，细胞分裂呈周期性进行，是细胞生命活动的重要体现，为保证生命的延续、机体的稳态提供了重要的生物学基础。其主要生物学意义如下。

1. 细胞增殖是生命繁衍并不断延续的基础。

2. 生物机体的生长发育依赖细胞增殖。有机体的生长主要依靠细胞数目的增多，而不是细胞体积的增大。

3. 补充生命活动过程中衰老损伤和死亡的细胞。生物有机体发育成熟以后，仍然要通过细胞增殖不断产生新的细胞，以补充衰老、损伤和死亡的细胞。

4. 有机体创伤的修复依靠细胞增殖实现。有机体受到意外损伤、外科手术治疗、器官移植、创面的修复及有机体的免疫过程都必须有大量新生细胞产生，才能适应机体需要，恢复机体功能。

二、无丝分裂

无丝分裂（amitosis），也称直接分裂（direct division），是在分裂过程中，间期细胞核经复制后直接分裂成大小基本相等的两部分，其间不形成染色体和纺锤体，核膜也不消失，由亲代细胞直接断裂形成子代细胞的过程。无丝分裂是 1841 年由雷马克（Remak）在鸡胚血细胞中发现的，由于是直接分裂，无法保证两个子细胞获得与亲代细胞完全相同的遗传物质。因此，在无丝分裂过程中无法观察到染色体组装，没有纺锤体的形成，无核膜、核仁的消失重建及细胞核的变化，直接进行细胞核与细胞质的分裂，分裂过程简单，时间短、消耗能量少。无丝分裂中细胞维持其遗传稳定性的机制目前仍不清楚。

无丝分裂是低等生物的主要增殖方式，但在高等动物细胞，如动物上皮组织、疏松结缔组织、肌组织以及衰老、创伤、癌变等组织细胞中同样存在该种分裂方式。无丝分裂的基本过程如图 13-1 所示。

1. 染色质复制　细胞核及核仁疏松、体积明显增大，核仁及周围染色质分为大致均等的两部分，核仁分裂，并移向细胞核的两极。

2. 染色质移位　细胞核变为椭圆形，以复制后的两套核仁组织者为制动中心，分别牵引对侧已复制好的核内染色质向子细胞的中心部位移动。

3. 子细胞形成　对应于细胞赤道部位的细胞膜向内凹陷形成分裂沟。聚集在细胞中央的染色质移向两极，核呈哑铃形，细胞中部缢缩、拉长、变细、断裂，最终形成两个细胞。

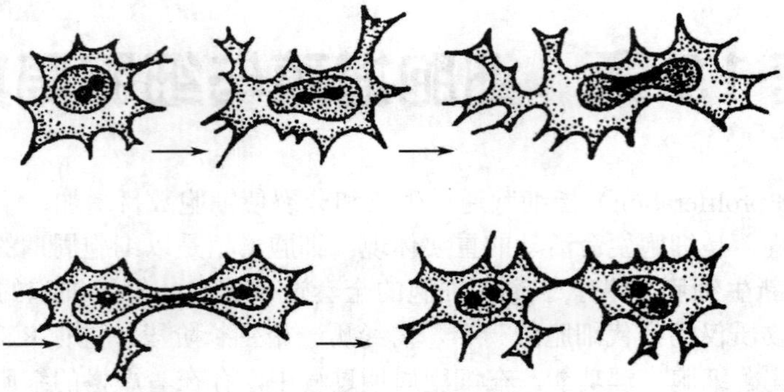

图 13-1 无丝分裂基本过程示意图

三、有丝分裂

有丝分裂（mitosis），也称间接分裂（indirect division），是真核细胞的主要增殖方式。分别由 Strasburger 于 1880 年、Fleming 于 1882 年首次在植物细胞和动物细胞中发现该过程。有丝分裂包括核分裂（karyokinesis）和胞质分裂（cytokinesis）两个过程，一般持续时间为 0.5～2h，是一个连续动态变化的过程。细胞分裂过程中细胞核的形态发生变化，有纺锤体、染色体的出现，同时有完善的分裂程序和有丝分裂器的形成以确保把已复制好的两套遗传物质平均分配给子细胞，并诱导细胞质进行分裂，确保遗传的连续性与稳定性。根据有丝分裂中出现的形态学特征，人为地将此过程分为分裂间期和分裂期，分裂期可划分为前期、中期、后期和末期 4 个主要阶段（图 13-2、图 13-3）。

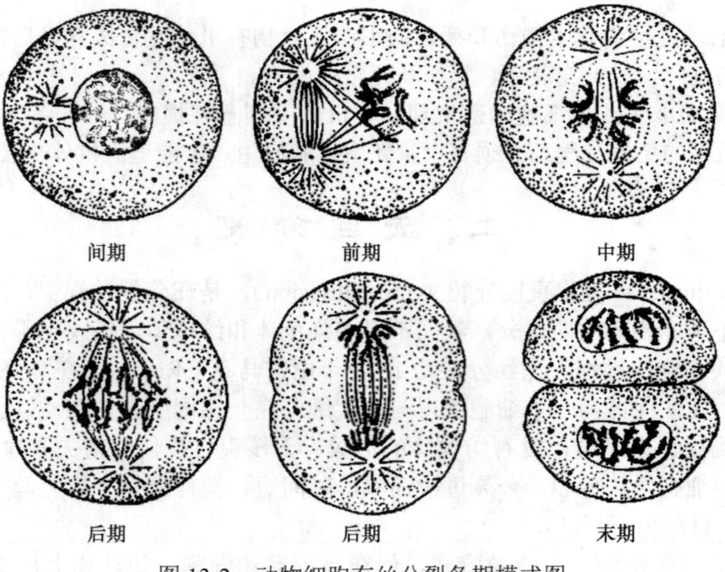

图 13-2 动物细胞有丝分裂各期模式图

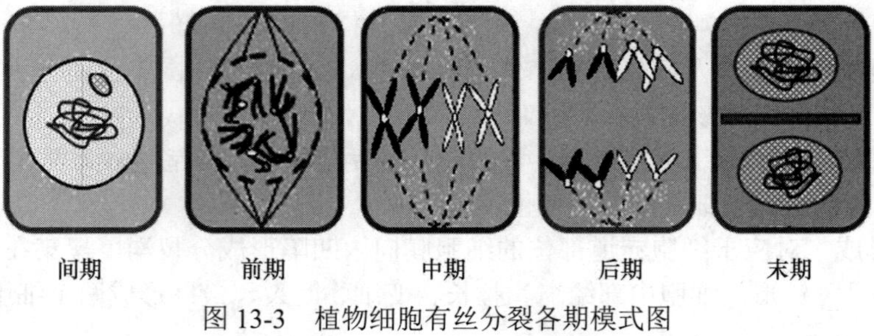

图 13-3 植物细胞有丝分裂各期模式图

（一）前期（prophase）

前期是指从染色质螺旋化凝缩成染色体开始，至核膜崩解的一段时间。其主要活动特征如下。

1. 染色质凝缩成染色体　细胞内成熟促进因子（maturation promoting factor，MPF）浓度上升。MPF 直接作用于染色体凝缩蛋白使核内染色质螺旋化，进一步凝聚、缩短、变粗，形成早期染色体。此时，主缢痕（primary constriction）在染色体上出现，主缢痕处有一特化部位称着丝粒（centromere），连接两姐妹染色单体。

2. 着丝粒-动粒复合体装配　着丝粒是染色体主缢痕处的染色质，而在主缢痕的着丝粒外侧有成熟的动粒（kinetochore）形成，每条染色体包含两个动粒，是纺锤丝和染色体连接的部位。动粒在电镜下呈板状或杯状，为三层结构，主要成分是蛋白质。着丝粒-动粒复合体的装配为纺锤丝与染色体的连接、染色体在细胞分裂过程中的运动提供保障。

3. 分裂极的确定　细胞分裂极的确定与中心体的活动有关。以中心体为核心的微管向四周发射形成星体（aster），由于中心体是微管组织中心，星体移动的方向决定了细胞分裂的方向。在前期，星体分别向两极移动，为形成纺锤体做准备。

4. 核仁解体　间期核中的核仁由 rDNA 及其转录产物（rRNA）与蛋白质组成。在染色质凝缩过程中，构成核仁组织区的染色质组装到了所属染色体上，rRNA 转录停止，核仁开始逐渐分解，并最终消失。

5. 核膜解体　高等真核生物细胞常以细胞核膜消失作为有丝分前期结束的标志。核膜解体与核纤层（nuclear lamina）蛋白磷酸化有关。核纤层是由核纤层蛋白（lamin A、B、C）构成的网状结构。核纤层蛋白磷酸化成为可溶状态，完整的核膜裂解成数个小膜泡，lamin A 和 lamin C 分散于胞质中而 lamin B 则结合于核膜囊泡上。

6. 纺锤体装配形成　纺锤体（spindle）由两极星体之间的纺锤丝组成。中心体周围贯穿在两个星体之间的微管称极微管（polar microtubule）。一端由中心体出发，另一端连接到染色体的动粒上的微管称为动粒微管（kinetochore microtubule）。在两端还存在星体微管（astral microtubule）。由两端星体、星体微管、极微管、动粒微管组合形成纺锤体，是形状为中部宽阔、两端缩小的纺锤状结构，在两个星体之间开始寻找并连接染色体（图 13-4）。有丝分裂器（mitotic apparatus）于此期开始形成，由染色体、纺锤体、中心体和星体等构成。

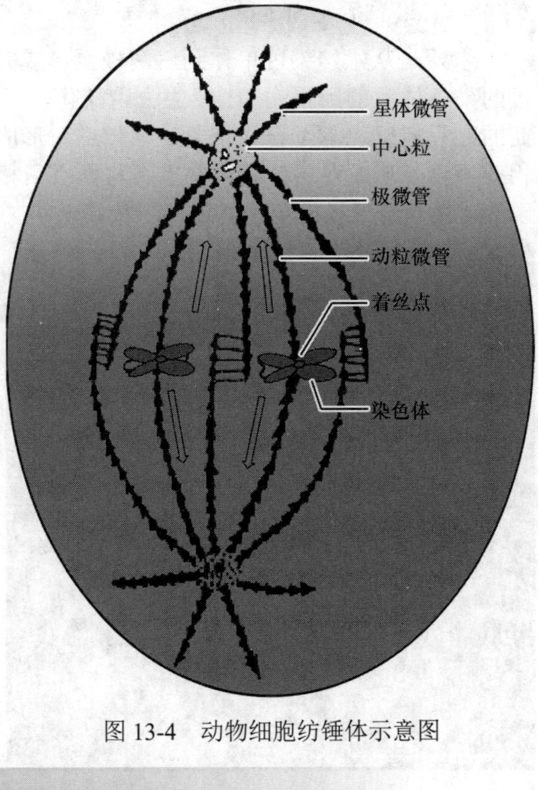

图 13-4　动物细胞纺锤体示意图

（二）中期（metaphase）

中期是指染色体达到最大程度的凝缩，并排列在细胞中央的赤道面上形成赤道板（equatorial plate）。从细胞侧面观察，所有染色体的着丝粒均位于同一平面，排列成线状，着丝粒两侧的动粒均面朝纺锤体两极，每个动粒上结合数十根微管，每条染色体两个动粒上的微管长度相等；从细胞极面观察，染色体集中排列成放射状，着丝粒位于中心（图 13-5），两臂伸向外周。哺乳动物细胞染色体排列在赤道面上持续的时间很短，为 10～20min，有丝分裂器于此期成熟。

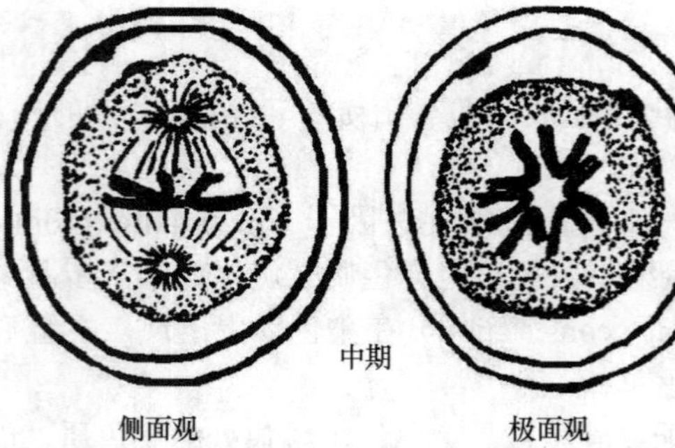

图 13-5 马蛔虫受精卵有丝分裂中期染色体位置示意图

（三）后期（anaphase）

后期是指从染色体两姐妹染色单体分离到移至两极的过程，子代染色体移向两级的速度基本一致。排列在中期赤道面上的染色体，其姐妹染色单体连在一起。动粒受到不断缩短的染色体微管牵引而产生染色体向两极移动，将姐妹染色单体从着丝粒纵裂面分离，染色体分成均等的两组。之后极微管聚合长度增加，通过增加重叠部分微管的长度及滑动，纺锤体变长，将染色体推拉至两极。分裂后期一般持续 10min 左右。

（四）末期（telophase）

末期是从姐妹染色单体到达两极至形成完整子细胞核的过程，其主要活动特征如下：到达两极的染色体上的组蛋白 H1 发生去磷酸化，迅速解螺旋恢复到间期染色质状态，此过程与分裂前期的过程相反；RNA 合成恢复，核仁重新形成；分散在胞质中的核膜小泡与染色体表面相连，并相互融合，形成双层核膜，并重新与内质网相连，核孔复合体在核膜上重新组装；核纤层蛋白去磷酸化结合形成核纤层，并连接于核膜上。

（五）细胞质分裂

细胞质分裂是有丝分裂的最后一个环节，也可以看成一个单独的阶段，从有丝分裂后期开始，直至分裂末期结束。动物细胞的胞质分裂是通过形成特殊的临时性结构——收缩环（contractile ring）来实现的。后期时，通过不断增加微丝数量形成微丝束（microfilament bundle），垂直于纺锤体长轴，彼此重叠排成环状，并通过肌动蛋白结合蛋白与细胞膜发生连接，形成具有收缩功能的收缩环（图 13-6）。微丝束不断收缩，收缩环逐渐缩小，细胞膜在赤道处内陷形成分裂沟，分裂沟逐渐加深直到收缩环处细胞膜融合，最终将细胞一分为二，细胞质中的细胞器、细胞骨架、可溶性蛋白等也大致分到两个子细胞中去。对于高等植物细胞而言，由于细胞壁的存在，无法像动物细胞一样产生收缩环，胞质分裂依赖于在细胞内形成新细胞壁而将细胞质一分为二。有丝分裂是高等动、植物细胞生长发育的基本方式，同时也是细胞生命延续的主要保证。由于某些因素的影响，一些细胞只发生核物质的复制，而没有细胞核和细胞质的分裂，最终形成多倍体细胞。

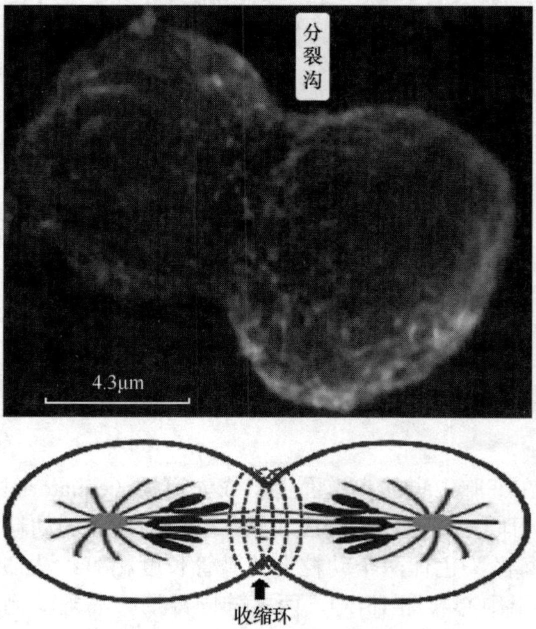

图 13-6 胞质分裂扫描电镜图

知识拓展

肿瘤细胞的有丝分裂

肿瘤细胞最基本的特征之一是细胞失去正常分裂的调控，发生异常增殖。不同肿瘤细胞的细胞周期时间、细胞生长速度不同，但其分裂速度均比相应的正常细胞快得多。同时，与正常细胞相比肿瘤细胞的核质比明显增大。肿瘤细胞有丝分裂时，常呈现多极分裂，因此其增殖速度远高于正常细胞。肿瘤细胞在有丝分裂时，常发生染色体变异，染色体数目异常主要是由多极分裂、姐妹染色单体不分离、核内复制或核内有丝分裂、胞质分裂未完成等造成的。通过对肿瘤细胞异常有丝分裂的机制进行研究，并开发对应的靶向药物，可以有效抑制肿瘤的增殖。

四、减数分裂

减数分裂（meiosis），又称成熟分裂（maturation division），是有性生殖个体在生殖细胞成熟过程中发生的特殊分裂方式。整个分裂过程包括两次连续的分裂，而DNA只复制一次，结果一个二倍体的母细胞（2*n*）形成了四个单倍体（*n*）的子细胞，染色体数目只有母细胞的一半，故称为减数分裂（图 13-7）。该现象分别在 1883 年由 van Beneden 和 1886 年由 Strasburger 在动物和植物中最先发现。减数分裂产生的精、卵细胞受精后，受精卵的染色体数又恢复为 2*n*。保证了有性生殖中染色体数目的恒定。同时，在减数分裂过程中，通过非同源染色体的自由组合、同源染色体的交换和重组，可产生多种多样的配子，物种基因组得到丰富，为产生广泛的生物多样性奠定了基础。根据减数分裂过程中细胞核分裂的特征，把减数分裂过程主要分为减数第一次分裂（减数分裂Ⅰ）和减数第二次分裂（减数分裂Ⅱ）（图 13-8）。

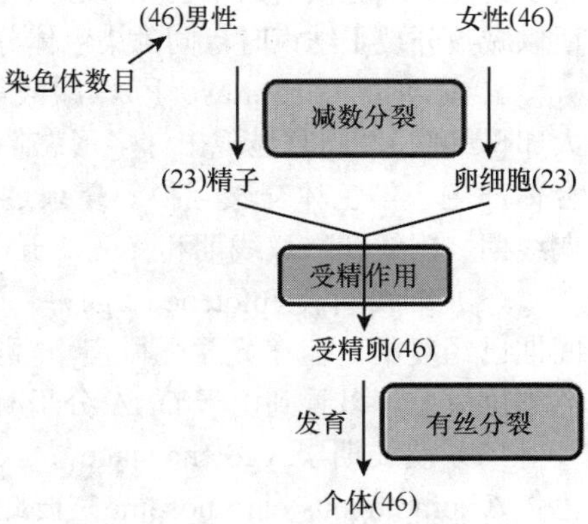

图 13-7　人类减数分裂精、卵染色体数目变化示意图

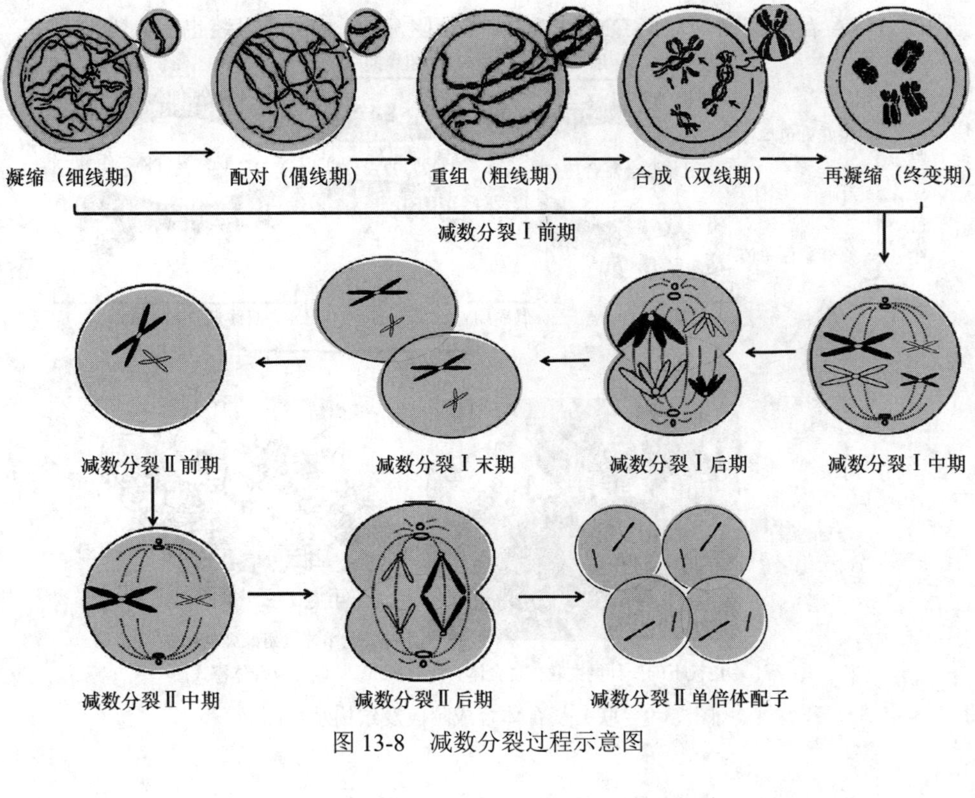

图 13-8　减数分裂过程示意图

（一）减数分裂前间期（premeiotic interphase）

减数分裂前间期与有丝分裂非常类似，分为 G_1 期、S 期、G_2 期，但 DNA 合成速度明显减慢，S 期持续时间增长。例如，蝾螈体细胞有丝分裂时的 S 期约为 12h，而其减数分裂的 S 期则延长至 10 天左右。普通有丝分裂转变为减数分裂的关键在减数分裂前间期的 G_2 期。减数分裂前间期的 S 期合成全部 DNA 的 99.7%～99.9%，其余的 DNA 如果在 G_2 期完成复制则发生有丝分裂；如果其余的 DNA 进入减数分裂前期之后才完成复制，细胞则进行减数分裂，此现象称为延迟复制。

（二）减数分裂 I

减数第一次分裂可分为前期 I 、中期 I 、后期 I 和末期 I 四个阶段，与有丝分裂相比，减数分裂 I 的前期细胞核内的染色体形态变化差异最大。由于减数分裂前间期染色体的两个动粒位于同侧，所以减数分裂 I 结束时，同源染色体分离，姐妹染色单体不分离而共同进入同一子细胞（图 13-8）。

1. 前期 I（prophase I） 减数第一次分裂的前期很长，可达几周，几个月甚至几十年（如人卵母细胞），同时显现出许多形态特征变化，如染色质组装成染色体、同源染色体配对、联会复合体产生、染色体交叉互换等复杂过程。根据细胞核内遗传物质的形态变化，又可分为细线期、偶线期、粗线期、双线期和终变期五个阶段性时期，这五个阶段本身是连续的，并没有明确界限。

（1）细线期（leptotene stage）：又称凝缩期（condensation stage），染色质凝缩，即使 DNA 在间期已经复制，但在光学显微镜下观察染色体仍是细线状，看不到成双结构。在一些物种如玉米的染色体上可以看到由于 DNA 分子凝缩膨大而呈颗粒状结构，称为染色粒（chromomere）。

（2）偶线期（zygotene stage）：又称配对期（pairing stage），可在光学显微镜下观察到同源染色体（homologous chromosome）彼此配对。一对同源染色体配对形成二价体（bivalent）的过程称联会（synapsis）。偶线期时，在同源染色体联会的部位形成一种特殊的蛋白质复合结构，称为联会复合体（synaptonemal complex，SC）（图 13-9）。SC 沿同源染色体纵轴分布，是由核蛋白组成的一个扁平发夹式三分区结构，对同源染色体配对起识别及稳定作用，是染色体发生交叉交换的结构基础和必要条件。减数分裂前间期的 S 期合成染色体 DNA 的 99.7%，剩余 0.3% 的 DNA 合成在偶线期完成，这一部分 DNA 称偶线 DNA（Z-DNA）。Z-DNA 的合成与同源染色体的配对有关，当加入 DNA 合成抑制剂对 Z-DNA 的合成进行阻滞时，SC 的组装也受到抑制。

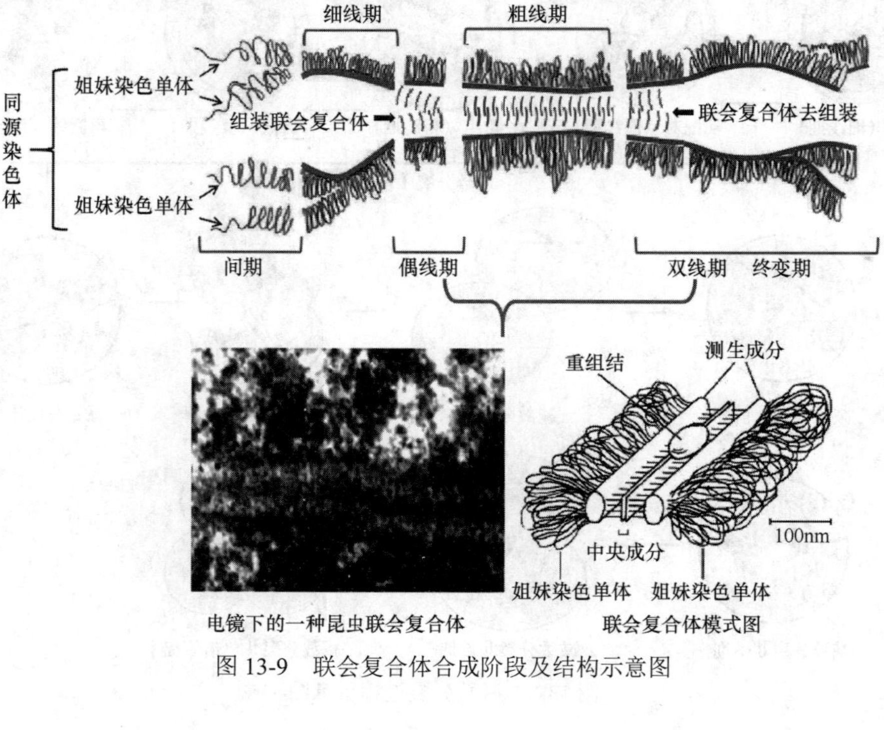

图 13-9 联会复合体合成阶段及结构示意图

（3）粗线期（pachytene stage）：又称重组期（recombination stage），同源染色体配对完成之后，染色体继续变短变粗，染色质螺旋化程度不断提高，配对的同源染色体包含 4 条染色单体，称四分体（tetrad）。此时，联会复合体中间出现重组结（recombination nodule），同源染色体的非姐妹染色单体之间出现交叉（chiasma），同源片段之间交换重组（图 13-10）。粗线期会合成少量 DNA，称为粗线期 DNA（pachytene DNA，P-DNA），主要编码一些与 DNA 修复有关的酶类。同时，本时期合成减数分裂特有的组蛋白（组蛋白变体 H2A.Z），将体细胞类型的组蛋白替换下来。

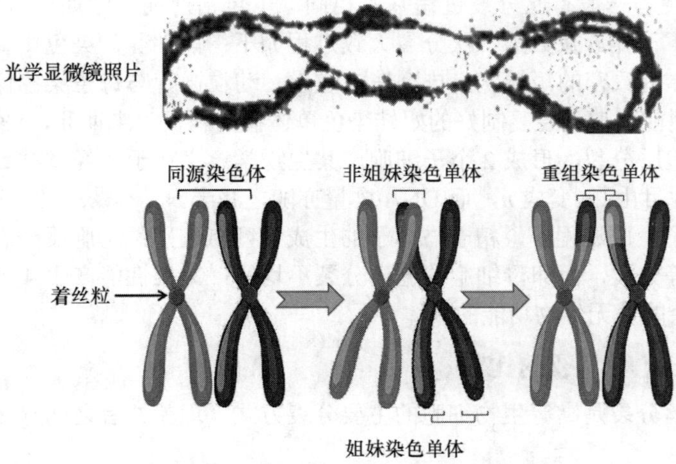

图 13-10　同源染色体非姐妹染色单体间交换重组

（4）双线期（diplotene stage）：联会复合体解体，同源染色体之间相互排斥而彼此逐渐分离，但在某些部位相互间仍有接触点，存在多处交叉（crossover），并且在光学显微镜下清晰可见（图 13-10）。随着同源染色体逐渐分离，非姐妹染色单体间的交叉点开始向染色体末端移动。动物卵母细胞可长时间处于双线期，短则几周、几个月，最长可达几十年，如人卵细胞在出生前即到达双线期，一直保持到性成熟后的排卵期，最长可达 50 年，每个月一般仅有一个卵泡成熟并排放，其中的次级卵母细胞停留在减数分裂Ⅱ的中期，直到受精后，才迅速完成减数第二次分裂，形成单倍体的卵子。如未受精，次级卵母细胞则不能完成减数第二次分裂。

（5）终变期（diakinesis stage）：双线期结束，染色体成紧密凝缩棒状，变得短粗。四分体靠端部交叉而结合在一起，非姐妹染色单体间的交叉点向染色体末端移动，最后消失，这种现象称为交叉端化（chiasma terminalization）。交叉端化的过程就是同源染色体完成重组和交换的过程。核膜及核仁消失，纺锤体逐渐形成。终变期结束标志着减数分裂前期Ⅰ的结束，此时与有丝分裂相似，已复制的中心体移向两极。

2. 中期Ⅰ（metaphase Ⅰ） 核膜破裂标志着进入中期Ⅰ，原分散于核中的四分体被纺锤体微管捕获，移向中部。从纺锤体一极发出的微管只能与同侧的动粒相连，在染色体动粒的作用下，最后染色体排列在赤道面上。

3. 后期Ⅰ（anaphase Ⅰ） 在纺锤丝的牵引下，同源染色体彼此分离，向两极开始运动。由于染色体分向两极时相互独立，非同源染色体在移向两极时随机组合分成两组。从染色体数目和 DNA 含量来看，虽然移向每极的染色体数目由 $2n$ 变为 n，比亲代细胞减少了一半，但由于每条染色体仍含有 2 条姐妹染色单体，因此每个子细胞此时 DNA 含量不变。由于同源染色体中的非姐妹染色单体交叉互换以及非同源染色体之间随机组合，使得产生的子细胞基因组具有广泛的多样性。例如，人类细胞中含有 23 对染色体，除去非姐妹染色单体交叉互换的因素，仅在后期Ⅰ过程中所产生的染色体组合类型就可达 2^{23} 种。

4. 末期Ⅰ（telophase Ⅰ）和减数分裂间期（interkinesis） 细胞在此时的变化主要有两种类

型：第一种是染色体到达两极并开始解螺旋、去凝缩、逐渐变成分散的染色质，核膜、核仁重新出现，细胞质也分裂最终形成两个独立的子细胞，此时每个子细胞中含有染色体数目为母细胞的一半，即完全逆转到间期核的状态；第二种是没有恢复到间期的过程，没有明显可见的染色体去凝缩，立即进行减数第二次分裂。末期Ⅰ和减数分裂间期是减数第一次和减数第二次分裂期之间的短暂停留，这个过程未见有 DNA 合成。

（三）减数分裂Ⅱ

减数第二次分裂与一般有丝分裂过程基本相同，也包括前期、中期、后期、末期四个时期，但生物学意义上却不一样。减数第二次分裂大致过程如下：前期Ⅱ，染色质重新凝缩，纺锤体形成。中期Ⅱ，染色体为致密的短棒状，排列在赤道上，动粒微管与每条染色体上的动粒相连。后期Ⅱ，把在减数分裂前间期已经复制好的姐妹染色单体拉向两极。末期Ⅱ，染色体去凝缩，核膜、核仁重新出现，细胞质分裂，形成 2 个子细胞。其生物学意义在于，经过减数第二次分裂，真正使子细胞的染色体数目由 $2n$ 变成 n，而 DNA 含量亦随之减半。

在哺乳动物配子生成过程中，精子与卵子的生成有几点区别：①胞质分裂均一性不同，精母细胞的胞质基本均等分裂，而卵母细胞的胞质分裂不均等；②雄性能产生 4 个精子，而雌性只能产生 1 个卵子，其余的是无生物功能的极体。

（四）减数分裂与有丝分裂的比较

减数分裂与有丝分裂是高等生物细胞的主要分裂方式，现就二者之间存在的异同进行简要比较（表 13-1）。

表 13-1　减数分裂与有丝分裂简要比较

鉴别点	减数分裂	有丝分裂
发生细胞	仅发生在生殖细胞形成过程中	为体细胞的分裂方式
分裂次数	DNA 复制 1 次，细胞连续分裂 2 次	DNA 复制 1 次，细胞分裂 1 次
发生过程	过程比较复杂，有同源染色体联会配对，非姐妹染色单体间交叉互换，产生了遗传物质多样性	过程比较简单，无同源染色体联会配对，非姐妹染色单体间无交叉互换，遗传物质不变
分裂结果	结果形成 4 个单倍体细胞，子细胞与母细胞不同，子细胞之间也有差异	结果形成 2 个与母细胞相同的子细胞
DNA 含量	DNA 含量减半，染色体数减半	DNA 含量不变，染色体数不变
持续时间	进行的时间长，数小时或数年	进行的时间短，一般为 1～2h

第二节　细胞增殖周期

一、细胞周期概述

20 世纪 50 年代，人们通过在光学显微镜下观察细胞中染色体形态的变化，认为细胞增殖活动主要分为分裂和静止两个阶段。因而将细胞增殖活动分为有丝分裂期（mitotic phase）和分裂间期（interphase），分裂期简称 M 期。但所谓的“静止”阶段，事实上并不静止，而是进行着 DNA 复制，该阶段对细胞分裂有决定意义，是细胞增殖过程中极为重要的一个阶段。1953 年，霍华德（Howard）和佩尔克（Pelc）利用 ^{32}P 作为标记物对蚕豆根尖 DNA 合成变化进行了研究，发现 DNA 的复制并非发生在分裂期，而是发生在相邻有丝分裂之间的间期（interphase），由此提出了细胞周期（cell cycle）的概念。通常将细胞从上次分裂结束到下次分裂结束所经历的规律性变化过程称为一个细胞周期。

二、细胞周期各时相的特点

细胞是经过生长和分裂而完成增殖的，每一次细胞增殖时，必先进行 DNA 复制，建立保证细胞分裂的相关结构和调控机制，合成相关结构和功能所需的物质（RNA，蛋白质，细胞器组分等），最后进行细胞核和细胞质分裂。在显微镜下观察可明显地看到细胞周期有包括间期和分裂期两个阶段。其中，G_1 期、S 期、G_2 期属于间期，因此，细胞周期共包括 G_1 期、S 期、G_2 期和 M 期（分裂期）四个连续的时段，那些不在周期之内或暂时没有进入细胞周期的细胞称为 G_0 期细胞，人体内绝大多数细胞都处于 G_0 期（图 13-11）。

（一）G_1 期（Gap-1 phase）

G_1 期又称 DNA 合成前期，从有丝分裂结束到 DNA 开始合成之前的时间段，此时 DNA 的含量为 2C，与母细胞 DNA 含量相同。G_1 期主要为 S 期 DNA 复制做准备。在 G_1 期初期，合成 RNA、cAMP、cGMP，氨基酸及糖的转运迅速进行；在 G_1 期后期，与 DNA 合成有关的酶如 DNA 聚合酶等快速合成。由于 DNA 合成需要大量的相关物质诸如触发蛋白、钙调蛋白、细胞周期蛋白、抑素、核苷酸、葡萄糖等，因此这一阶段细胞活跃异常，细胞体积显著增加。

G_1 期是细胞周期中最长的时期，不同种类的细胞其周期时间长短由 G_1 期的长短决定。G_1 早期与 G_1 晚期之间，细胞代谢的情况明显不同，早期的细胞 RNA 含量低于晚期细胞。当物质合成与准备充分后，细胞将通过 G_1 晚期阶段的一个特定时相位点，即 RNA 合成阈值（threshold value），在哺乳动物细胞中称为限制点（restriction point，R 点）。当物质合成满足细胞分裂要求时，处于静止（quiescence）状态的 G_0 期细胞得以从静息状态越过 R 点，最终进入 S 期（图 13-11）。

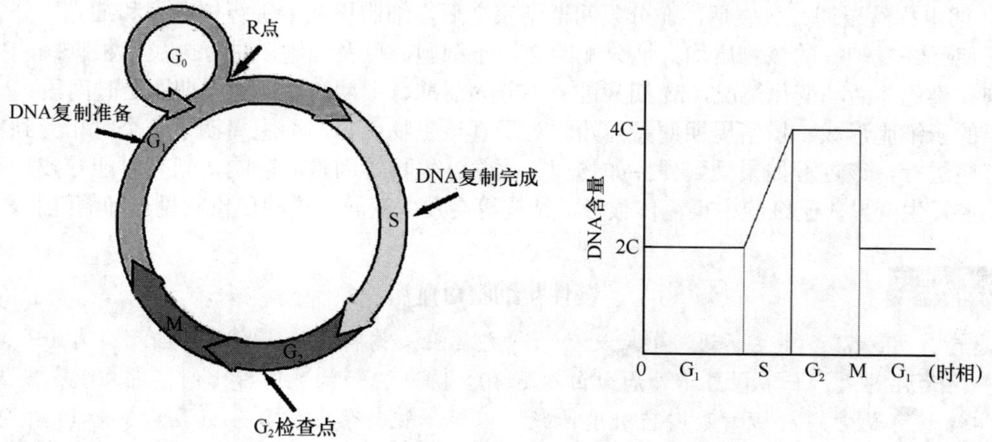

图 13-11 真核生物细胞周期分布及 DNA 含量变化模式图

（二）S 期（synthesis phase）

S 期又称为 DNA 合成期，从 DNA 开始复制到 DNA 复制结束的时间。S 期结束时 DNA 含量为 4C，是母细胞 DNA 含量的 2 倍。除了合成 DNA 外，中心粒的复制也开始于 S 期，此外还合成组蛋白和 DNA 复制所需的酶类。S 期所进行的 DNA 精确复制，受到严格程序性控制（图 13-12），为 M 期遗传物质的平均分配打下了基础。

（三）G_2 期（Gap-2 phase）

G_2 期又称为 DNA 合成后期，从 DNA 复制结束之后到分裂期开始之前的持续时间。该期细胞核内的 DNA 含量已经增加 1 倍，主要特点是为进入分裂期（M 期）后在物质和能量上做准备，同时活化 MPF，重新组装细胞骨架系统的蛋白质如微管蛋白，并为分裂期组装纺锤丝（spindle fiber）准备材料。在 G_2 期同样存在细胞周期限制点，主要作用是对未经过 DNA 复制和 DNA 受

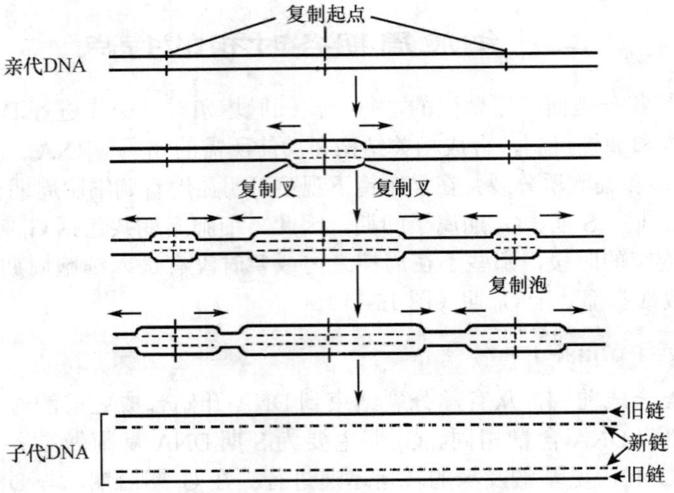

图 13-12 真核生物染色体 DNA 复制模式图

到损伤的细胞进行限制，通过限制点检测的细胞可进入 M 期完成分裂，而 DNA 受到损伤的细胞则需要在 G_2 期完成修复以后才能进入 M 期以避免出现染色体结构和数目畸变。对于有丝分裂而言，细胞 DNA 剩余 0.3% 的部分，在此时期完成复制，之后中心粒体积逐渐变大，并开始移向细胞两极，最终进入 M 期。

（四）M 期（mitotic phase）

M 期也称丝裂期、分裂期，在分裂间期结束之后，细胞周期中进行核分裂和细胞质分裂的过程。它使已经复制好的核物质均等地分配给 2 个子细胞，以及细胞质进行分裂。根据细胞核的形态不同和染色体活动变化情况，M 期又进一步分为前期、中期、后期和末期四个时间段。M 期结束，新的子细胞形成，增殖周期便又开始。对于真核生物而言，细胞周期中各个时相受到精确调控、有序进行，该过程如果受到外界如物理、化学、生物等因素的影响，则有可能导致细胞内部周期调控发生变异，子细胞中染色体数目、结构等会发生变异，这种现象常见于肿瘤细胞。

案例链接

慢性粒细胞白血病

患者，男，62 岁。主诉近期疲乏无力、精神萎靡、胸闷气短、嗜睡、盗汗、消瘦等，经彩超检查显示脾肿大，血常规显示外周血白细胞 30×10^9/L，粒细胞所占比例接近 90%，患者骨髓细胞学检查可见骨髓有核细胞增殖极度活跃，以粒细胞为主。核型分析显示患者 Ph 染色体阳性，临床诊断为慢性粒细胞白血病（chronic myelocytic leukemia，CML）。Ph 染色体是由于 9 号和 22 号染色体发生相互易位形成的，该易位形成了 *BCR-ABL1* 融合基因，提高了酪氨酸激酶 ABL1 的活性，促进粒细胞的异常增殖，这是 CML 发生的分子机制。针对这一分子机制，研究者研发了酪氨酸激酶抑制剂——伊马替尼或达沙替尼，通过抑制蛋白的自身磷酸化和底物磷酸化，阻滞肿瘤细胞周期进程，抑制细胞增殖，是目前治疗 CML 的靶向药物。

三、细胞周期时间及组织细胞状态

人体中有 200 多种不同的细胞，细胞分裂所经历的过程类似，但细胞周期时间（cell cycle time）各不相同，其主要差别就在于 G_1 期长短不一，整个细胞周期所经历的时间以 T_C 表示，各阶段所需要的时间分别以 T_{G_1}、T_S、T_{G_2}、T_M 表示，$T_C=T_{G_1}+T_S+T_{G_2}+T_M$。不同细胞周期持续时间如表 13-2 所示。

表 13-2　不同细胞周期持续时间

细胞种类	细胞周期各时相持续时间（h）			
	T_{G_1}	T_S	$T_{G_2}+T_M$	T_C
人宫颈癌细胞	10	7	5	22
人外周血淋巴细胞	11	10	3	24
人羊膜细胞	9.8	6.8	2.8	19.4
人结肠上皮细胞	9	14	2	25
人胚肺成纤维细胞	6	6	4.8	16.8
人胃上皮细胞	9	12	3	24
人骨髓细胞	25～30	12～25	3～4	40～45
人大肠黏膜细胞	10	11.5	2.5	24
人骨髓瘤细胞	2	12	4	18
小鼠食管上皮细胞	75	7.2	4.8	87
小鼠乳腺上皮细胞	37.7	21.7	4.6	64
小鼠小肠隐窝上皮细胞	4.6	6.9	1.7	13.2
小鼠腹壁皮肤细胞	139	6.2	5.8	151
小鼠结肠上皮细胞	9	8	2	19
大鼠精原细胞	18	24.5	17.5	60
大鼠肝细胞	28	16	3.5	47.5
中国仓鼠卵巢细胞	10	7	5	22

由于 G_1 期 R 点的限制，可将机体内组织细胞分为 3 种类型。①继续增殖细胞：也称周期性细胞、连续增殖细胞，这类细胞越过 R 点，顺序经过细胞周期的各时相并完成细胞分裂，始终保持旺盛的分裂活性。如胚胎发育早期细胞、小肠上皮细胞、消化道黏膜上皮细胞、生殖上皮细胞、骨髓干细胞、培养细胞、恶性肿瘤细胞等。②暂不增殖细胞：又称 G_0 期细胞、静息细胞，这类细胞一般情况下不进行细胞增殖，较长时间地停留在 G_1 期而不越过 R 点，但仍然保持着增殖能力。在适当条件下，可以恢复增殖状态。如淋巴细胞、唾液腺细胞、肝/肾/胰的实质性细胞、结缔组织中的成纤维细胞等。此类细胞的增殖特性对组织再生、机体创伤修复等意义重大。③不再增殖细胞：又称终端分化细胞、不育细胞，这类细胞无法越过 R 点，丧失了增殖能力，最后衰老和死亡。如成熟红细胞、多形性白细胞、角质细胞、骨骼肌细胞、神经元等。

四、细胞周期同步化

大多数细胞在自然条件下的分裂不同步，在同一时间，进行同样分裂的细胞所占比例较小。处于细胞周期不同时段的细胞形态、细胞内部骨架蛋白、细胞理化特性等均不尽相同，对外界因素的应答也不同。因此，只有将细胞周期同步化（synchronization），才可获得大量同周期阶段的细胞，才能较为准确地研究一定周期阶段的细胞状态和生化特点。细胞同步化是指自然发生的，或经人为选择或诱导使细胞处于同一细胞周期时相的过程。目前主要对体外培养细胞进行周期同步化处理。人工同步化大致可分为选择性细胞同步化和诱导性细胞同步化两类。

（一）选择性细胞同步化

选择性细胞同步化主要通过细胞物理特性的筛选达到细胞周期同步化。

1. 有丝分裂抖落法（mitotic shaking-off） 适用于贴壁培养细胞。当细胞单层培养时，处于生长期的细胞分裂活跃，多边形细胞变圆、隆起，其细胞黏附力下降，轻微振荡，M 期细胞即脱离器皿壁而悬浮于培养液中，反复操作，可获得一定数量的 M 期细胞。所收集细胞不受药物等伤害，但需多次连续操作才可获得足够的细胞。

2. 离心沉降分离法（centrifugal floatation method） 利用密度梯度离心方法，对处于不同细胞周期的细胞进行离心。由于不同阶段的细胞形态、沉降系数等物理特性不同，混合细胞悬液经密度梯度离心后，可收集处于同一细胞周期时相的细胞。该法操作简单、适用范围广，但同步化效率较低。

（二）诱导性细胞同步化

主要通过药物诱导实现细胞周期同步化。

1. DNA 合成阻断法 选用 DNA 合成抑制剂抑制 DNA 合成，阻断细胞在 S 期或 G_1/S 期交界处，如 5-氟脱氧尿嘧啶、羟基脲、阿糖胞苷、甲氨蝶呤、5-氨基尿嘧啶、高浓度的胸腺嘧啶核苷（TdR）等。

2. 分裂中期阻断法 使用抑制微管聚合的药物，如秋水仙碱、长春花碱等可抑制有丝分裂器的形成，阻断细胞于 M 期中期。

3. 饥饿法 体外培养细胞时，减少或去除培养基中某种细胞必需的营养成分，如血清、异亮氨酸等。在 24～48h 后，可将细胞阻断在 G_1 期，该法简单，但并非所有细胞都有显著反应。

第三节 细胞周期的调控

高等生物的细胞增殖活动受到精准调控。细胞周期的进展严格有序，目的是防止在细胞周期进程中基因组在复制和分裂时发生无法修复的错误。细胞周期的调控是一个复杂精密的过程，涉及多种因子在多层次上的作用，这些因子组成复杂的周期调控网络，大多为蛋白质或多肽。

一、M 期促进因子

M 期促进因子（M phase-promoting factor，MPF）也称为促成熟因子，形成于 G_2 期，是调控 M 期启动的关键因子。20 世纪 70 年代，拉奥（Rao）和约翰逊（Johnson）等通过 HeLa 细胞融合试验发现 M 期细胞中可能存在一种因子促进染色体凝聚；而 Masui 等科学家在孕酮诱导非洲爪蟾卵母细胞减数分裂试验中发现诱导卵母细胞成熟的是一种蛋白因子，之后命名为成熟促进因子。

MPF 能够加速染色体凝缩，通过促进靶蛋白的磷酸化而改变其生理活性，促进细胞由 G_2 期进入 M 期，是调节细胞有丝分裂的必需蛋白质激酶。当细胞周期进程开始后，MPF 活性亦随之发生周期性变化。MPF 在结构上由细胞周期蛋白及其依赖性激酶构成复合物，其中依赖性激酶是细胞分裂周期基因（cell division cycle，*cdc*）的编码产物。

二、细胞周期蛋白调控系统

（一）细胞周期蛋白

伊文思（Evans）和亨特（Hunt）等研究人员在 1983 年利用海胆作为研究材料，在其受精卵发生卵裂过程中，发现了能够周而复始地生成与降解的蛋白质。因为这些蛋白质的水平在细胞周期中发生着周期性变化，所以称为周期蛋白（cyclin）。周期蛋白普遍存在于真核细胞中，在细胞周期的不同阶段相继表达，与细胞中其他一些蛋白质结合后参与细胞周期相关活动的调节。真核生物中，根据蛋白质类型可将细胞周期蛋白分为 A、B、C、D、E、F、G、H 等几大类；根据出现时间和发挥功能的阶段不同，细胞周期蛋白又可分为四类（图 13-13）。

1. G_1 期周期蛋白　cyclin C、D 主要在 G_1 期开始表达，进入 S 期时开始降解。cyclin D 的作用与 G_1/S 期转变有关，这是一个限制点。

2. G_1/S 期周期蛋白　cyclin E 主要在此阶段合成并发挥功能，促进 DNA 合成，启动进入 S 期。

3. S 期周期蛋白　cyclin A 在 S 期开始前就有表达，到 M 期中期时开始消失。在 S 期 DNA 合成的启动过程中起作用，并且促进 G_2/M 期转换。

4. M 期周期蛋白　cyclin B 在 S 期开始表达，到 G_2/M 期时达到高峰，在 M 期结束时消失。cyclin B 与 G_2 期转换为 M 期相关。

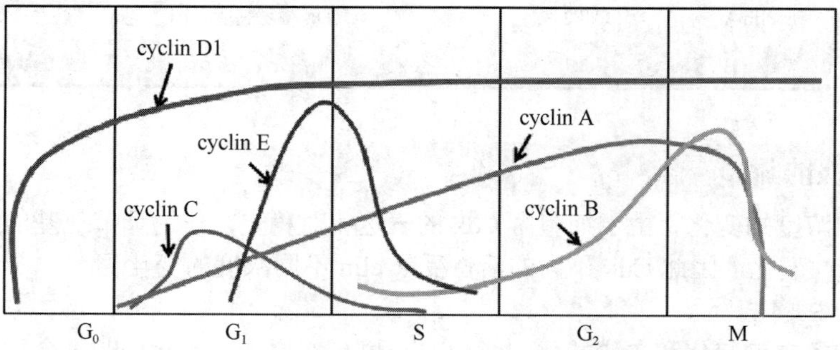

图 13-13　真核生物细胞周期蛋白周期性变化模式图

尽管不同的周期蛋白出现时间和发挥功能所处阶段不同，细胞周期蛋白在分子结构上仍含有相似的保守区——细胞周期蛋白框（cyclin box），该结构含有一段约 100 个氨基酸的保守序列，介导周期蛋白与其依赖性激酶结合。细胞周期蛋白结构：cyclin A、B 各具有一个破坏框（destruction box），用以介导 cyclin A 和 cyclin B 的快速降解；cyclin C、D、E 各有一个 PEST 序列，介导 cyclin C、D、E 发生降解（图 13-14）。

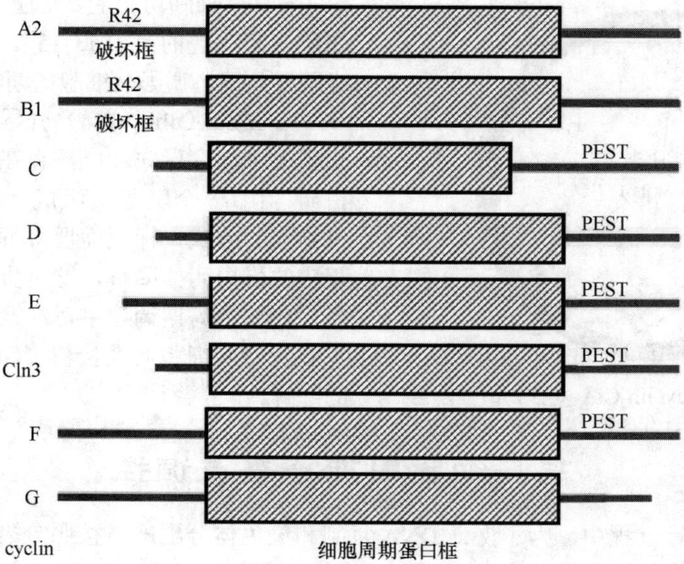

图 13-14　细胞周期蛋白分子结构示意图

（二）细胞周期蛋白依赖性激酶

细胞周期蛋白依赖性激酶（cyclin-dependent kinase，Cdk）是一类由细胞分裂周期基因编码的能被细胞周期蛋白激活、调节细胞周期活动的激酶。按其发现先后顺序命名为 Cdk1～Cdk8。Cdk

为催化亚基，cyclin 为全酶调节亚基，不同类型的 Cdk 与特定的 cyclin 结合，相关激酶活性才会被呈现出来（表 13-3），激活的 Cdk 可以磷酸化靶蛋白实现对细胞周期的调控。例如，激活的 Cdk1 可将核纤层蛋白磷酸化以降解核膜，而磷酸化的组蛋白会促进染色体凝缩，加速细胞周期进程。

表 13-3 Cdk 与 cyclin 结合的对应关系

细胞周期	cyclin 种类	Cdk 种类	复合物生物功能
G_1	cyclin D	Cdk4、6	使蛋白质 Rb 磷酸化，促进多种基因转录
G_1/S	cyclin E	Cdk2	促进细胞通过 G_1/S 限制点进入 S 期
S	cyclin A	Cdk2	DNA 复制所必需
M	cyclin B	Cdk1	使组蛋白 H_1 磷酸化，促进染色质凝缩等

（三）Cdk 活性的调节

1. 周期蛋白浓度的变化 由于细胞内 Cdk 的表达相对稳定，作为调节亚基的 cyclin 在细胞周期中发生着周期性变化，因此 Cdk 不同的活性受 cyclin 不同浓度的变化调节，二者组成的复合物活性也发生周期性变化。

2. 调控中的多重磷酸化和去磷酸化 当 cyclin 和 Cdk 组成 cyclin-Cdk 复合物后，需要对 Cdk 进行多重磷酸化/去磷酸化才能完全活化 cyclin-Cdk，使细胞进入 M 期。

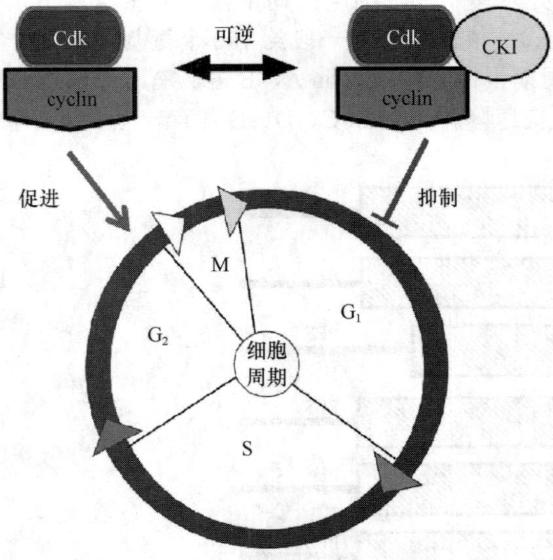

图 13-15 CKI 调节 cyclin-Cdk 复合物活性示意图

3. Cdk 抑制蛋白（Cdk inhibitor，CKI） 是指负向调控 Cdk 活性的蛋白质。目前，已有多种 CKI 被发现，主要分为两大类：① Kip 家族，该家族蛋白能抑制大多数 Cdk 的活性，如 P27、P57 等；② Ink4 家族，如 P15、P16、P18、P19 等。CKI 发挥其抑制功能主要是通过与 cyclin-Cdk 复合物结合来实现的（图 13-15）。CKI 与细胞周期促进因素共同协调影响细胞周期的进程。

4. 泛素（ubiquitin）介导蛋白质的降解 泛素是一种高度保守、广泛存在于真核生物中的蛋白质，由 76 个氨基酸组成。其主要功能是用共价结合的方式，标记需要降解的蛋白质，然后被相应的蛋白酶体降解，这是蛋白质降解的重要途径。在细胞周期调控中，泛素介导的蛋白质降解主要包括对细胞周期蛋白、CKI 及其他周期蛋白的降解。

三、细胞周期检查点调控

细胞周期在进行过程中，为了保证 DNA 复制和染色体分配严格按照分裂程序进行，该过程受到特异的监控。这些细胞周期检查点（checkpoint）可以检查细胞周期中的错误，当发生 DNA 损伤或 DNA 复制错误，检查点就被激活，及时地中断细胞周期的运行，待损伤修复或错误改正并检验无误后，细胞周期进程才能恢复。

细胞周期检查点由感受器、信号转导通路和效应器三部分组成，包括 G_1 期检查点、G_2 期检查点、M 期检查点三类。

1. G_1期检查点　又称G_1/S检查点、R点。G_1期主要为DNA复制做准备，所以该检查点主要检测物质合成是否可以满足细胞分裂要求、细胞外环境是否利于细胞分裂等。当所需条件均适宜，细胞则从静止状态越过R点，最终进入S期，进行DNA复制。

2. G_2期检查点　又称G_2/M检查点，G_2期检查点是决定细胞是否可以进入分裂期（M期）的关键控制点，主要检测DNA是否完成复制、DNA损伤是否修复、合成的物质是否满足分裂期要求。对未经过DNA复制和DNA受到损伤的细胞进行限制，通过限制点检测的细胞可进入M期完成分裂，而DNA受到损伤的细胞则需要在G_2期完成修复以后才能进入M期。

3. M期检查点　又称纺锤体组装检查点和染色体分离检查点，出现在有丝分裂中/后期。该检查点主要检测纺锤体组装是否完成、姐妹染色单体是否正确地附着在纺锤体微管上，并且控制分裂后期的启动。细胞周期中分裂后期是不可逆的，所以M期检查点非常重要，可确保纺锤体微管与动粒正确连接。如果任意一个动粒没有正确连接到纺锤体微管上，都会抑制后期促进复合物（anaphase-promoting complex，APC）的活性，导致细胞周期中断。

细胞周期检查点是由众多蛋白质分子构成的复杂系统，是一种负反馈调节细胞周期的机制。在细胞内物质合成不足、DNA损伤未修复、DNA复制或纺锤体组装未完成时，细胞周期检测系统首先启动细胞周期阻滞，进而启动修复系统，如DNA损伤引发细胞周期阻滞时，DNA修复系统将进行DNA的修复，DNA修复后，细胞周期继续进行；如果DNA损伤无法修复，细胞周期终止而细胞发生凋亡。细胞通过严格的细胞周期检测系统，可最大限度地保证遗传稳定性，相反，在失去检测点机制的细胞中，基因组高度不稳定，DNA发生突变概率增高，可导致肿瘤发生。

四、其他调控

细胞周期调控是一个复杂、精准的过程，参与调控的物质在不同的调控程序下严格地发挥其作用。除了M期促进因子、细胞周期蛋白调控系统、细胞周期检查点调控机制外，还有其他因素参与细胞周期调控。

（一）生长因子

生长因子（growth factor）是一类可与特异的、高亲和性的细胞膜受体结合并调节细胞周期、细胞生长和其他细胞功能的多肽类物质。生长因子由多种细胞分泌，作用于特定的靶细胞，通过与其受体结合，经过细胞信号转换及传递，激活细胞内多种蛋白激酶（protein kinase），进而影响细胞周期中相关的蛋白表达，最终达到调节细胞周期的目的。依其组织来源的不同，可分为表皮生长因子（epidermal growth factor，EGF）、成纤维细胞生长因子（fibroblast growth factor，FGF）、血小板衍生生长因子（platelet-derived growth factor，PDGF）、转化生长因子（transforming growth factor，TGF）等。

（二）原癌基因与抑癌基因

原癌基因（proto-oncogene）又称细胞癌基因，是指正常细胞基因组中，调控细胞生长、增殖的基因，一旦发生突变或被异常激活后变成癌基因可使细胞发生恶性转化。肿瘤抑制基因（tumor suppressor gene，TSG）也称为抑癌基因，是指正常细胞中存在的一类抑制细胞过度生长、繁殖从而抑制肿瘤发生的负调节基因。一般情况下，原癌基因与抑癌基因二者共同调控细胞的正常生理活动。但当原癌基因发生突变被异常激活或抑癌基因功能失活后，其产物可通过不同的途径参与细胞周期调节，导致细胞发生异常增殖。一些癌基因或抑癌基因可编码某些生长因子的受体，通过与生长因子结合，参与生长因子对细胞周期的调节。许多癌基因或原癌基因的产物，还可在生长因子相关细胞内信号转导过程中起作用。

（三）抑素

20 世纪 60 年代，布洛（Bullough）和劳伦斯（Laurence）在研究皮肤创伤愈合机制时，发现了一种天然的内源性细胞增殖抑制因子，具有抑制细胞分裂作用，命名为抑素（chalone）。抑素是一类细胞自身产生的、终止细胞增殖的生理抑制因子，属分泌性糖蛋白。抑素没有种属特异性，但具有组织或细胞特异性，有多种类型，如表皮细胞抑素、肝细胞抑素、血细胞抑素等。抑素主要作用于 G_1 期末和 G_2 期，分别抑制细胞进入 S 期和 M 期，对细胞本身无毒，其作用可逆。抑素与起正调节作用的生长因子相互拮抗与协调。肿瘤细胞自身产生抑素的能力比正常细胞显著下降，而且对抑素的敏感性也大大下降，如髓细胞性白血病粒细胞的抑素量只有正常粒细胞的 1/40～1/10，这是肿瘤细胞失去正常增殖调控的重要原因之一。

（四）钙调蛋白

钙调蛋白又称钙调素，为多功能钙受体，广泛存在于真核生物的细胞质基质、线粒体、溶酶体、内质网及细胞核中，其位置分布与细胞周期进程相关，G_1 期 CaM 主要分布于细胞质，G_2 期 CaM 集中于细胞核，M 期则聚集于纺锤体。在细胞增殖和细胞周期的过程中，CaM 具有重要的调节作用。CaM 在细胞增殖中的调控作用主要包括：①启动 DNA 合成，促进 G_1/S 期过渡；②诱导核膜解体，促进 G_2/M 期转变；③参与微管的组装与染色体移动，促进细胞进入有丝分裂后期。

第四节　细胞周期与医学

一、细胞周期与组织再生

组织再生是指在生物体损伤或衰老过程中，通过细胞分裂和分化，使损伤的组织恢复正常结构和功能的过程。细胞增殖是组织再生的基础，生理性再生是指正常人体的皮肤表皮、骨髓和消化道上皮等组织中的干细胞不断进行细胞分裂增殖，以补充逐渐进入衰老、死亡的细胞，维持组织细胞数量的基本恒定，同时使组织处于不断更新的状态。如果细胞增殖受到抑制，会导致相关疾病，如造血干细胞增殖障碍会导致再生障碍性贫血等。

在病理状态下，如肝、肾等组织损伤后，可刺激原来处于 G_0 期细胞，使其重新进入了细胞周期进程，恢复细胞分裂，同时加快细胞周期的进程，在短时期内可产生大量的新生细胞，以修复创伤组织。因此，在临床治疗中，如角膜移植、外科手术后，常使用促使细胞重新分裂、增殖的细胞因子、生长因子等以促进伤口的修复、愈合，常见有表皮生长因子（epidermal growth factor，EGF）、白细胞介素 2（interleukin-2，IL-2）、成纤维细胞生长因子（fibroblast growth factor，FGF）等。

二、肿瘤发生与细胞周期异常

肿瘤作为一种常见的严重威胁人类健康的疾病，其发生与发展机制一直是医学研究的热点。细胞周期及其调控机制异常会导致细胞异常增殖，促进肿瘤发生。

（一）细胞周期调控机制在肿瘤发生中的作用

细胞周期调控是细胞分裂的关键环节，其中最为重要的两个调控系统为细胞周期蛋白依赖性激酶（Cdk）和细胞周期检查点激酶（checkpoint kinase，CPK）。在正常情况下，Cdk 和 CPK 通过磷酸化作用调控细胞周期的进程，使细胞能够有序地完成 G_1 期、S 期、G_2 期和 M 期。然而，在肿瘤细胞中，这两个调控系统的失衡会导致细胞周期失控，使细胞无限制地分裂增殖，从而促进肿瘤的发生发展。

（二）细胞周期相关信号通路在肿瘤发生中的作用

细胞周期相关信号通路主要包括 Ras-MAPK 通路、PI3K/Akt 通路和 Wnt 通路等。这些信号通路在正常情况下，调控细胞周期正常进行。然而，在肿瘤发生过程中，信号通路异常激活或失活，会导致细胞周期失控，促进细胞异常增殖，进而促进肿瘤的发生与发展。

（三）细胞周期调控与肿瘤防治策略

鉴于细胞周期调控在肿瘤发生中的关键作用，许多肿瘤防治策略均围绕调控细胞周期展开。例如，一些抗肿瘤药物通过干扰细胞周期进程，诱导肿瘤细胞凋亡，从而达到抑制肿瘤生长的目的，如周期非特异性药物环磷酰胺、多柔比星、柔红霉素等；周期特异性药物氟尿嘧啶、秋水仙碱、长春花碱、紫杉醇等。此外，针对细胞周期相关信号通路的研究，也为肿瘤治疗提供了新的靶点。

三、细胞周期异常与其他医学问题

艾滋病（acquired immune deficiency syndrome，AIDS）是一种由人类免疫缺陷病毒（human immunodeficiency virus，HIV）引起的严重免疫系统缺陷病。当 HIV 感染宿主 T 细胞后，病毒蛋白与细胞周期调控蛋白相互作用，细胞周期不能正常进行，导致 T 细胞发生凋亡，患者抵抗力下降，引起严重感染性疾病及各种肿瘤等并发症。

细胞衰老（cell aging）是一个复杂的过程，涉及多个方面的变化，细胞周期异常是衰老过程中最显著的特征之一。随着年龄的增长，细胞周期延长，导致细胞分裂速度减慢，与正常细胞相比，衰老细胞中 G_1 期可持续更长的时间。

本章小结

细胞增殖是细胞生命活动的重要体现。细胞只有通过分裂增殖才得以维持机体的生长、发育、繁衍后代，并且通过该过程得以补充机体细胞的损耗及生理活动需要。

细胞的增殖方式包括无丝分裂、有丝分裂和减数分裂三类。无丝分裂简单直接，但无法保证遗传物质可以平均传给子细胞。有丝分裂发生在体细胞形成过程中，包括核分裂和胞质分裂两个过程。有丝分裂器的形成是有丝分裂方式的特征，可以保证遗传物质精准地均分到子细胞中。有丝分裂过程中，细胞内 DNA 复制 1 次，细胞分裂 1 次，分裂结果形成了与母细胞完全相同的 2 个子细胞。减数分裂是一种特殊的有丝分裂，发生在生殖细胞的形成过程中。细胞内 DNA 复制 1 次，细胞连续分裂 2 次，子细胞 DNA 含量减半，最后形成 4 个精子或 1 个卵子。减数分裂中同源染色体分离、非同源染色体自由组合、非姐妹染色单体间片段交换/重组，构成了生物有机体遗传变异的细胞学基础。

细胞周期是细胞由前一次分裂结束开始到下一次分裂结束所经历的过程。细胞周期可分为 G_1 期、S 期、G_2 期和 M 期 4 个阶段，其中前三个阶段组成了细胞分裂间期。细胞周期进程中，DNA 含量发生周期性变化，RNA 和蛋白质等大分子物质的代谢过程对细胞周期的运转也起着重要的作用。细胞周期的时间由于细胞种类、生理条件等不同而有差异，决定细胞周期时间长短的是 G_1 期。使用细胞周期同步化技术可以了解周期阶段的细胞状态和生化特点。

细胞增殖通过细胞周期而实现，其运转秩序靠细胞内一系列复杂的机制监视与调控。重要的调控因子有 MPF、细胞周期蛋白、生长因子、抑素、钙调蛋白、癌基因和抑癌基因等。细胞正常周期调控系统有可能会受到阻碍，进而引发细胞增殖异常现象，引起增殖失控，导致肿瘤等疾病的发生。

复习思考题

1. 细胞增殖有何生物学意义？
2. 细胞增殖有哪几种方式？比较它们的特点及过程。
3. 何谓细胞周期？何谓细胞周期同步化？
4. 细胞周期有哪几个分期？各分期特点如何？
5. 从细胞增殖的角度来看，细胞可分为几类？每一类的特点是什么？
6. 简述联会复合体的结构与功能。
7. 比较区别动粒与着丝粒的结构与功能。
8. 简述细胞周期的调控。
9. 比较有丝分裂和减数分裂过程的异同，并说明其意义。

（师如意）

第14章 细胞分化

多细胞生物是由多种组织器官构成的复杂有机体，每种组织和器官又是由多种形态、功能各异的细胞构成的，而这些细胞来自共同的祖先——受精卵。细胞分化不仅是多细胞有机体发育的基础，同时对于肿瘤的发生与防治、器官的移植与再生等都有着极其重要的意义。

第一节 细胞分化的概念和基本特征

一、细胞分化的概念

在个体发育中，由受精卵经细胞分裂后，产生的在形态结构、生化组成和功能上具有稳定性差异的细胞类群，这一过程称为细胞分化（cell differentiation）。细胞分化的关键在于决定细胞命运和功能的基因在特定因素作用下选择性开放和关闭，或者说是不同类型细胞中特异性基因表达网络的建立。从根本上讲，细胞分化是多细胞生物个体发育的必要条件。

二、发育与细胞的分化潜能

人和哺乳动物胚胎发育经过大致相同的分化发育过程。受精后胚胎的早期发育主要包括卵裂、胚泡形成和宫内植入3个阶段。受精卵在向子宫内移动的同时经过数次快速的卵裂，形成8～16个细胞的卵裂球，称为桑葚胚（morula）。随着分裂和分化的不断进行，卵裂球细胞数目越来越多，细胞之间的分化差异也越来越大。其后几天，早胚成为一个中间充满液体的单层细胞的薄壁泡状结构，称为胚泡（blastocyst）。胚泡的壁为滋养层（trophoblast），最后形成胚胎外组织；胚泡腔一端的一群形态不规则的细胞称为内细胞群（inner cell mass），将来形成胚胎本身。受精后第6～8天，胚泡一端的滋养层细胞分泌蛋白酶，溶解子宫内膜，胚泡开始植入（implantation）子宫内膜，此时滋养层细胞迅速分裂分化形成细胞滋养层和合体滋养层两层，并和母体的血管建立联系，为胚胎的进一步发育提供营养；内细胞群细胞分化，先出现内胚层（endoderm）和原始外胚层（ectoderm），后者再分化出中胚层（mesoderm）。中胚层的发生和分化对整个胚胎的发育起着关键性作用。此后内、中、外三胚层形成（图14-1）。三胚层分别代表三种不同的组织类型。

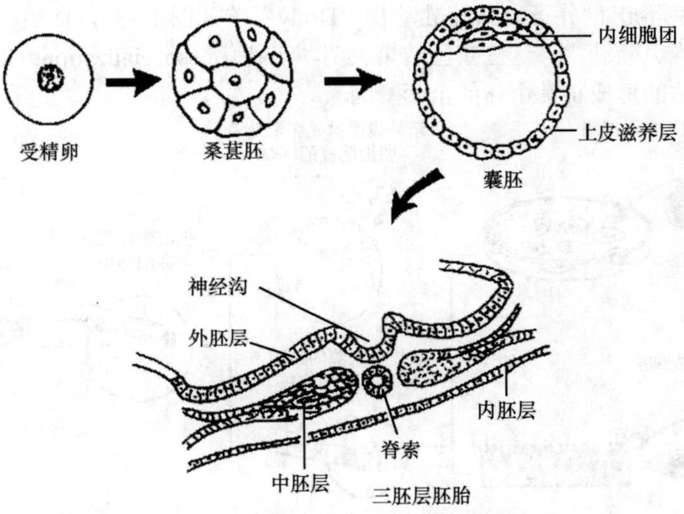

图14-1 哺乳动物早期发育期间细胞分化的主要阶段

在原肠形成过程中，细胞迁移到特定部位，建立躯体雏形，形成未来器官的区域（细胞群）已基本确定。能形成未来器官的细胞群，谓之器官原基（primordium）。器官原基在三胚层中的分布不同，以致各胚层形成不同的组织、器官和系统。内胚层将发育为消化道及其附属器官、唾液腺、胰腺、肝及肺等的上皮成分；中胚层将发育成骨骼、肌肉、纤维组织和真皮，以及心血管系统和泌尿系统；外胚层则形成神经系统、表皮及其附属物（表 14-1）。

表 14-1 哺乳动物三胚层发育的组织器官

外胚层	内胚层	中胚层
皮肤的表皮、毛发、爪甲、汗腺、脑、脊髓、神经节、神经感官的接收器细胞、眼的晶状体、口、鼻腔、肛门上皮、牙釉质	肠上皮、气管、支气管、肺上皮、肝、胰、胆囊上皮、甲状腺、副甲状腺、胸腺、膀胱、尿道上皮	平滑肌、骨骼肌、心肌、皮肤的真皮、结缔组织、硬骨、软骨、牙齿的牙质、血液、血管、肠系膜、肾、睾丸、卵巢

细胞的分化潜能指的是一个细胞分化成多种成熟细胞的能力。一般可以分为全能性、多能性和单能性 3 种。

1. 全能性 单个细胞在一定条件下具有分化发育成为完整个体的能力，称为细胞全能性（cell totipotency）。全能细胞（totipotent cell）具有完整的基因组，可以分化形成该个体任何种类细胞。生殖细胞，尤其是卵细胞是潜在的全能性细胞，可以进行孤雌生殖（female parthenogenesis）；哺乳动物和人类的受精卵及 8 细胞期以前卵裂球的每个细胞均具有全能性。

2. 多能性 随着个体发育，细胞的分化潜能逐渐受限。在胚胎发育的三胚层形成后，由于细胞所处的微环境和空间位置关系发生了变动，原则上各胚层细胞只能向发育为本胚层组织和器官的方向分化，这一时期的细胞为多能细胞（pluripotent cell）。

3. 单能性 经过器官发生（organogenesis），各种组织细胞的命运最终被确定，此时的细胞只能向某一特定的方向分化，发育成一种特定的细胞，这时的细胞为单能细胞（unipotent cell）。

4. 细胞核的全能性及体细胞重编程 在胚胎发育过程中，细胞的分化潜能逐渐由“全能”到“多能”，最后向“单能”发展的趋势，是动物细胞分化的一个共同规律，长期以来被认为是一个不可逆的过程。然而，在 20 世纪 60 年代初期，格登（Gurdon）将爪蟾蝌蚪皮肤的表皮细胞核植入去核的卵中，结果，接受皮肤表皮细胞核的去核卵可以发育成为正常的爪蟾（图 14-2）。同一时期，我国学者朱洗利用类似手段培育出了一只雌蟾蜍，并与正常雄体抱对受精，实现了世界上第一只无父的母蟾蜍产卵传种，证明了脊椎动物人工单性生殖的子裔能够正常繁育后代。1997 年，英国爱丁堡 Roslin 研究所 Wilmut 等，将成年绵羊乳腺上皮细胞的核移植到另一只羊的去核卵细胞中，成功地克隆出世界第一只哺乳动物“Dolly”羊（图 14-3），而后，世界上有多个实验室培育出多种体细胞克隆动物，这些实验结果表明，已特化（specialization）的体细胞核仍保留在一定条件下可以表达的形成正常个体的全套基因。

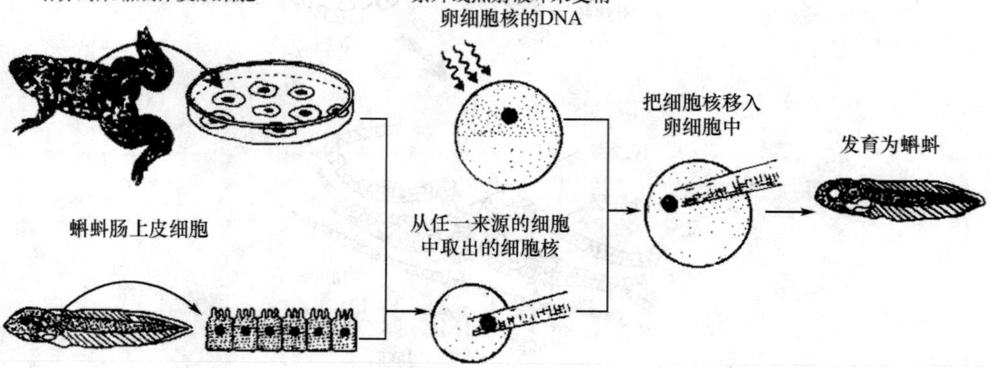

图 14-2 体细胞核移植试验

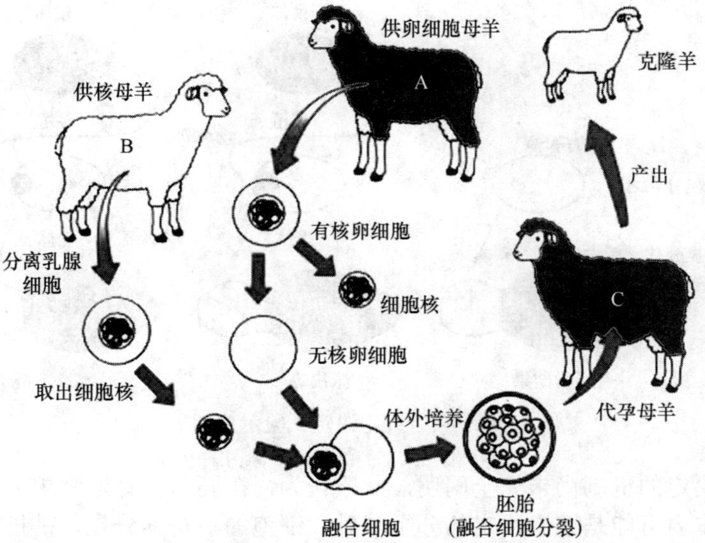

图 14-3 克隆羊“Dolly”的诞生过程

然而，对一个分化成熟的细胞来说，其细胞核全能性的实现是建立在与卵细胞胞质融合基础上的。或者说，卵细胞胞质含有使终末分化的体细胞转变为全能细胞所需的条件。这种由体细胞向全能细胞的转变称为体细胞重编程（somatic reprogramming）。当然，体细胞核移植并不是实现体细胞重编程的唯一手段，还可以通过向体细胞内导入特定的转录因子实现体细胞重编程，这种方式产生的细胞称为诱导多能干细胞。

知识拓展

诱导性多能干细胞

日本京都大学山中伸弥（Shinya Yamanaka）实验室选取了 24 个对胚胎干细胞维持重要的基因，在小鼠的成纤维细胞中分组表达，结果发现，利用逆转录病毒同时转入 4 种基因（*Oct4*、*Sox2*、*c-Myc* 和 *Klf4*）就可以诱导成纤维细胞变成多能干细胞，称“诱导性多能干细胞”（iPS 细胞）。由于这一开创性的工作，山中伸弥获得 2012 年诺贝尔生理学或医学奖。iPS 细胞与胚胎干细胞均属多能干细胞，二者有着极大的相似性。如特异性基因的表达、DNA 甲基化模式、增殖时间、体内畸胎瘤（teratoma）的形成、可发育成嵌合体，以及体外定向分化能力等。

三、细胞决定

胚胎三胚层期，在细胞之间出现可识别的分化特征之前，细胞已经具备按特定的方向分化，最终形成一定表型的细胞的能力。在个体发育过程中，细胞这种在发生可识别的分化特征之前就已经确定了未来的发育命运，只能向特定方向分化的状态，称为细胞决定（cell determination）。细胞决定先于细胞分化，并制约着分化的方向，是细胞潜能逐渐受限的过程，也是有关分化基因选择性表达前的过渡阶段，具有高度的遗传稳定性。决定之后，分化的方向一般不会在中途发生改变。例如，在两栖类胚胎，如果将原肠胚早期预定发育为表皮的细胞（供体），移植到另一个胚胎（受体）预定发育为脑组织区域，供体表皮细胞在受体胚胎中将发育成脑组织，而到原肠胚晚期阶段移植时仍将发育成表皮。这表明，在两栖类的早期原肠胚和晚期原肠胚之间的某个时期便开始了细胞决定，一旦决定之后，即使外界因素不复存在，仍然按照已经决定的命运进行分化（图 14-4）。

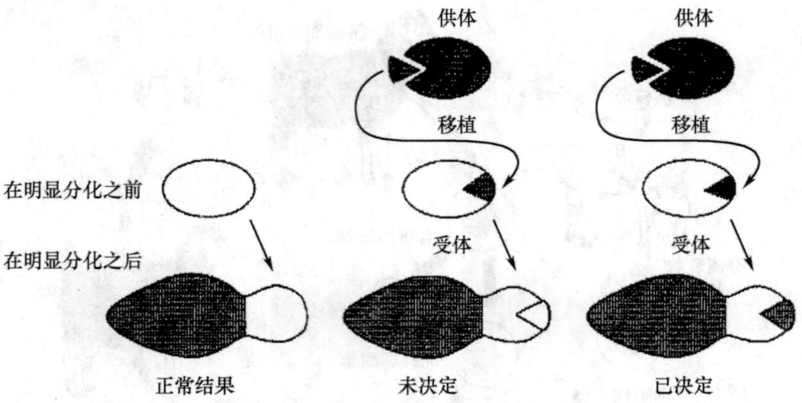

图 14-4　细胞决定试验示意图

目前，细胞决定的机制尚未完全阐明，一般认为，在胚胎发育过程中，细胞的不对称分裂及细胞间的相互作用可能是细胞决定的分子基础。细胞的不对称分裂，是指作为转录因子含有mRNA的核酸蛋白颗粒，在细胞质中的分布是不均等的，当细胞分裂时，这些决定因素被不均匀地分配到子细胞中，结果造成两种子细胞命运的差别。例如，高等脊椎动物受精卵中的生殖质（germ plasm），在卵裂开始时就不均等地分到不同的卵裂球中，结果有生殖质的卵裂球将来发育成原生殖细胞，无生殖质的卵裂球则发育为成体细胞。此外，细胞间的相互作用说明，一种细胞的命运可以由相邻细胞来决定。如囊胚中的内细胞团可以分化为胚体，而在外表面的滋养层则只能分化为胎膜成分。可以认为细胞的不对称分裂及细胞间的相互作用构成了细胞决定信号，这些信号导致了细胞中某些基因的永久性关闭和开放。

四、细胞分化的可塑性

细胞分化具有高度稳定性（stability），即在正常生理条件下，已经分化为某种特定类型的细胞不会逆转回未分化状态或再分化成为其他类型的细胞。例如，神经元、骨骼肌细胞在整个生命过程中都保持特定的分化状态。在多细胞生物个体中，终末分化细胞占大多数，这些细胞保持其形态结构与功能的稳定是个体生命活动的基础。细胞分化的稳定性还表现在其离体培养的后代仍能保持该细胞的分化特征。如一个离体培养的皮肤上皮细胞仍保持为上皮细胞，而不转变为其他类型的细胞；黑色素细胞在体外培养30代后仍能合成黑色素。然而，在特定条件下细胞分化又表现出一定的可塑性。细胞分化的可塑性（plasticity）是指已分化的细胞在特殊条件下重新进入未分化状态或转分化为另一种类型细胞的现象。

1. 去分化　细胞分化是胚胎发育过程中细胞原有的高度可塑性潜能逐渐减少和消失的过程。在一般情况下，已经分化为某种特异的，稳定类型的细胞不可能逆转到未分化状态，或者成为其他类型的分化细胞。但在某些特殊条件下，具有特定结构与功能的细胞可能失去现有特征，重新回到原先的未分化状态，表现出分化前的结构或功能特点，这一变化过程称为去分化（dedifferentiation）。如高度分化的植物细胞在实验室培养条件下可失去分化特性，重新进入未分化状态，成为全能性细胞，重新进行分裂、分化，发育成完整植株。其他生物包括蝾螈、扁形虫和斑马鱼可将已经“分化”的成熟细胞逆转形成干细胞（stem cell）。

过去认为，去分化常见于植物及某些低等动物细胞，但近来发现，在哺乳动物体内，也可见去分化事件。体外培养的取自人体的外周血淋巴细胞，在特定条件下可发生去分化，进行分裂增殖。糖尿病模型小鼠的胰岛B细胞可能发生了去分化，因为这些细胞失去了B细胞的标志，不产生胰岛素，但却表达高水平的胚胎细胞标志蛋白如Ngn3、L-Myc、Nanog和Oct4。

肿瘤细胞则在不同程度上缺乏分化成熟细胞的形态和功能，丧失了终末分化细胞的某些行为特征，并对正常的分化调节机制缺乏反应。

2. 转分化 在高度分化的动物细胞中还可见到另一种现象，即从一种类型分化细胞转变成为另一种类型分化细胞的现象，称为转分化（transdifferentiation）。例如，水母横纹肌细胞经转分化可形成神经细胞、平滑肌细胞、上皮细胞，甚至可形成刺细胞。分化程度低的神经干细胞也可形成骨髓细胞或淋巴样细胞。

3. 时空性 在多细胞生物的个体发育过程中，细胞在生物体中所处的位置及特定的环境影响细胞的分化命运。同时，多细胞生物的细胞分化还表现在时间上。在个体发育的不同阶段，一个细胞可以有不同的形态和功能，这种现象称为分化的时空性。如人β-珠蛋白基因簇在胚胎、胎儿和成体不同阶段表达生成了不同的血红蛋白。

细胞分化的时空性体现了多细胞生物个体发育的复杂性。在发育过程中，随着细胞数目的不断增加，细胞分化程度更加复杂，同一个体的细胞由于所处的空间位置不同，决定了细胞的分化命运，出现头、尾、背与腹等不同部位，这些时空差异为形成功能各异的多种组织和器官提供了基础。

第二节 细胞分化与基因表达

一、基因时序性表达

早期人们推测细胞分化是由细胞在发育过程中遗传物质的选择性丢失所致，现代分子生物学的证据表明，细胞分化的本质是细胞的特化过程，分化细胞表达的特定蛋白质导致了细胞形态、结构与功能的差异。如鸡的输卵管细胞合成卵清蛋白，成红细胞合成β-珠蛋白，胰岛细胞合成胰岛素，这些细胞都是在个体发育过程中逐渐产生的。在个体发育过程中，特定基因的表达严格按照一定的时间顺序发生，称为基因表达的时序特异性（temporal specificity），指从受精卵到组织、器官形成的各个不同发育阶段，不同基因的表达严格按照特定的时间顺序开启或关闭。目前了解较多的是发育过程中珠蛋白的表达过程。

二、管家基因和组织特异性基因

正常情况下，同一个体的所有组织器官的细胞拥有同样的基因组信息，但同一基因在不同的组织或器官中是否表达、表达高低差异较大。可将分化细胞基因组中所表达的基因大致分为两种基本类型：一类是管家基因（house-keeping gene）；另一类称为组织特异性基因（tissue-specific gene），或称奢侈基因（luxury gene）。管家基因是指所有细胞中均要表达的一类基因，其产物是对维持细胞基本生命活动所必需的，如微管蛋白基因、糖酵解酶系基因与核糖体蛋白基因等。而组织特异性基因，是指不同的细胞类型进行特异性表达的基因，其产物赋予各种类型细胞特异的形态结构特征与生理功能，如卵清蛋白基因、角蛋白基因和胰岛素基因等。此外，有人还进一步分出一类调节基因（regulatory gene），其产物用于调节组织特异性基因的表达，起激活或阻抑作用。

三、基因表达的调控

细胞分化的实质是组织特异性基因在时间与空间上的差次表达（differential express），这是通过严格而精密的调控实现的。这种差次表达不仅涉及基因转录水平和转录后加工水平上的调控，而且还涉及染色体和DNA水平、翻译和翻译后加工与修饰水平上的调控过程。

（一）组织特异性转录调节因子与组织细胞特异性基因表达

细胞分化过程中组织细胞特异性基因最重要的调控是转录因子（transcription factor）介导的

转录水平调控。一个转录因子是否影响特定基因的活动取决于许多因素：①在个体发育或细胞分化期间被激活的基因，通常有复杂的调控区域（control region），包括启动子区和其他能调节基因表达的DNA位点，这些区域中含有转录调节因子（转录因子和转录因子调节蛋白）的结合位点，在调控区上不同转录调节因子的相互作用决定了基因是否被激活（图14-5）。例如，在小鼠中，只有在胰腺才能合成弹性蛋白酶（elastase），而生长激素仅在垂体中才能被合成，将分离的鼠弹性蛋白酶基因的调控区与人生长激素基因的编码区重组，把重组的DNA注射到鼠受精卵的细胞核（将重组DNA整合到鼠基因组）中，在由该受精卵发育而来的鼠胚胎胰腺中可以检测到人生长激素，这表明人生长激素基因是在鼠弹性蛋白酶启动子的调控下表达（图14-6）。②与细胞分化调控区相互作用的转录调节因子，可分为通用转录调节因子和特定转录调节因子两大类。前者是指为大量基因转录所需要并在许多细胞类型中都存在的因子；后者则是为特定基因或一系列组织特异性基因表达所需要，并在一种或几种细胞类型中存在的因子。通常情况下，细胞特异性基因表达是由于仅存于特定类型细胞中的组织细胞特异性调节因子间的相互作用，并与基因调控区正确结合所致。

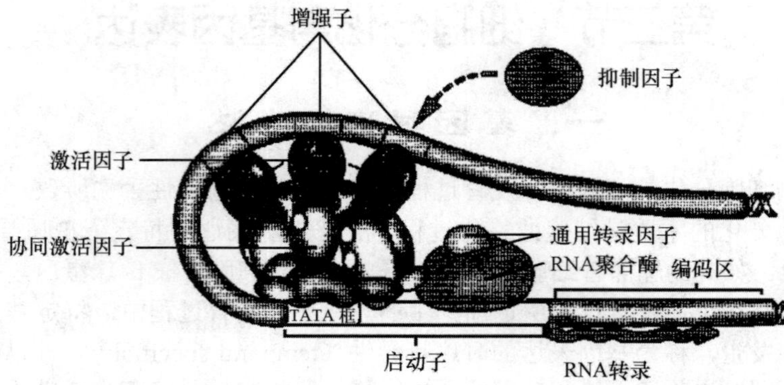

图 14-5 转录调节因子与基因表达调控区结合模式图

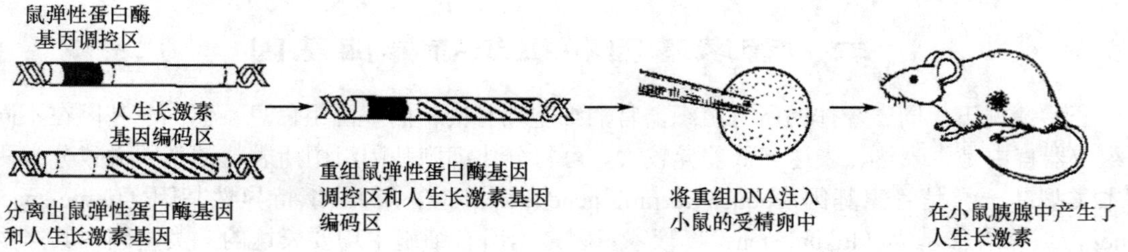

图 14-6 调控区控制的组织特异性基因表达

以红细胞分化为例来说明细胞特异性基因的表达调控特点。红细胞分化的主要特征是合成大量能够运输氧的蛋白质——血红蛋白，这其中包括两套不同的珠蛋白基因的协作调控。脊椎动物的血红蛋白是由两个完全相同的α-珠蛋白链和两个完全相同的β-珠蛋白链组成的四聚体。α-珠蛋白和β-珠蛋白基因定位于不同的染色体上，分别形成α和β基因簇。人α-珠蛋白基因簇包括3个功能基因，其中ζ基因在胚胎期表达，α_2和α_1基因在胎儿和成人期表达。人β-珠蛋白基因簇包括5个基因：ε、$^{G}\gamma$、$^{A}\gamma$、δ和β。这些基因在发育的不同时期表达：ε在早期胚胎的卵黄囊中表达；γ基因在胎肝中表达；δ和β基因在成人骨髓红细胞前体细胞中表达。所有这些β-珠蛋白基因编码的蛋白质产物都与由α-珠蛋白基因编码的珠蛋白结合，从而在胚胎、胎儿和成体三个发育的时期中分别形成有不同生理特性的血红蛋白（图14-7）。

β-珠蛋白基因家族表达的调控区比较复杂，其基因簇中每个基因的有效表达，除受到各自基因5′端上游启动子和调控位点及基因下游（3′端）增强子的控制之外，还受到远离β-珠蛋白基因簇上游的基因座控制区（locus control region，LCR）的严格制约（图14-7）。LCR位于β-珠蛋白

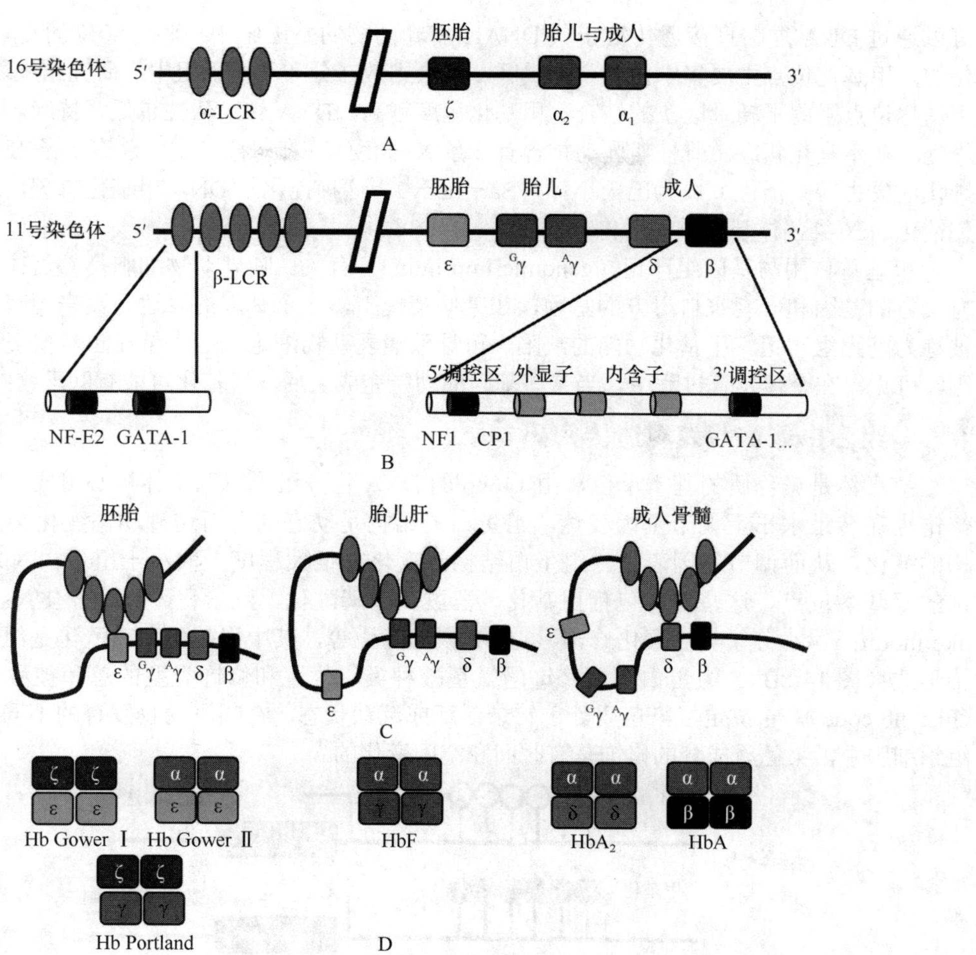

图 14-7　人珠蛋白基因结构及其调控表达

A. 人 α-珠蛋白基因结构；B. β-珠蛋白基因的调控区；C. LCR（基因座控制区）控制的珠蛋白基因活化的可能机制；D. 人体发育不同时期血红蛋白的名称及组成

基因簇上游，距离 ε 基因的 5′ 端 10 000bp 以上。研究发现，LCR 可使任何与它相连的 β-家族基因呈高水平表达，即使 β-珠蛋白基因本身距离 LCR 约 50 000bp，LCR 也能指导转基因鼠中整个 β-珠蛋白基因簇的顺序表达。同样，人们也已经在 α-珠蛋白基因簇上游发现了类似的调控区。

在 LCR 区域中含有分别为 300 个碱基对左右的 5 个“核心”控制区，其中每个区都具有与少数几个特异性转录因子的结合位点，如转录因子 NF-E2 和在红细胞中高水平表达的 GATA-1。此外，每个 β-珠蛋白基因的调控区中有些位点可以和一些转录因子结合，如红细胞相对特异性转录因子 GATA-1，以及其他一些组织非特异性转录因子，如 NF1 和 CP1（图 14-7B）。

在 β-珠蛋白家族基因的表达上，与连续的珠蛋白基因启动子结合的蛋白质同 LCR 结合蛋白质的相互作用，决定了在发育过程中依次有不同珠蛋白基因的表达。有研究者认为，LCR 区和珠蛋白基因启动子之间的 DNA 呈环状，这样，结合到 LCR 上的蛋白质能够与结合到珠蛋白基因启动子上的蛋白质相互作用。例如，在胚胎的卵黄囊细胞中，LCR 与 ε 基因的启动子相互作用，在胎肝中则与两个 γ 启动子相互作用，最后在骨髓来源的红细胞中与 β 基因启动子相互作用（图 14-7C）。

（二）DNA 甲基化与调控细胞分化基因

在甲基转移酶催化下，DNA 分子中的胞嘧啶可转变成 5-甲基胞嘧啶，这种甲基化（methylation）常见于富含 CG 二核苷酸的 CpG 岛（图 14-8A）。甲基化是脊椎动物基因组的重要特征之一，它可以通过 DNA 复制直接遗传给子代 DNA。哺乳动物的基因组中 70%～80% 的 CpG 位点是甲基化的。甲基化位点主要集中在异染色质区，其余则散在分布于基因组中。研究结果表明，DNA 的甲基化位点阻碍了转录因子的结合，甲基化程度越高，DNA 转录活性越低，持续表达的管家基因均处于非甲基化状态。雌性哺乳动物含有 2 条 X 染色体，在每个细胞中总有 1 条 X 染色体被随机钝化（失去转录活性）成为巴氏小体（Barr body），这种钝化与 DNA 甲基化有关，去甲基化可以使钝化的 X 染色体基因重新活化。

甲基化作用与基因组印记（genomic imprinting）有关。哺乳动物细胞是二倍体，含有一套来自父方的基因和一套来自母方的基因，在某些情况下，一个基因的表达与其来源有关，这种现象被称为基因组印记。甲基化功能的缺陷，可导致哺乳动物细胞表达大量在正常情况下被关闭的基因，可见，在个体发育过程中，当某些基因的功能完成之后，甲基化可能有助于这些基因的关闭。

（三）组蛋白修饰与表观遗传密码

核小体是染色质的基本单位，由 146bp 的 DNA 包绕组蛋白八聚体核心组成。组蛋白的化学修饰也在转录水平上调节基因表达。组蛋白的结构是动态的，而这种动态变化会导致染色质结构的变化，从而调节基因表达。组蛋白结构的变化在很大程度上取决于组蛋白 N 端尾部中被修饰的氨基酸位点。这些修饰包括甲基化、乙酰化、磷酸化、泛素化、SUMO 化（small ubiquitin-like modifier，小分子类泛素化修饰）、ADP 核糖基化等，其中甲基化和乙酰化是组蛋白的常见修饰形式（图 14-8B）。组蛋白中被修饰的氨基酸种类、位置和修饰类型的总和被称为组蛋白密码（histone code），它决定了染色质处于转录活跃或沉默状态。在哺乳动物发育的不同阶段或不同的组织细胞中，染色质成分的修饰是有时间和空间变化的。

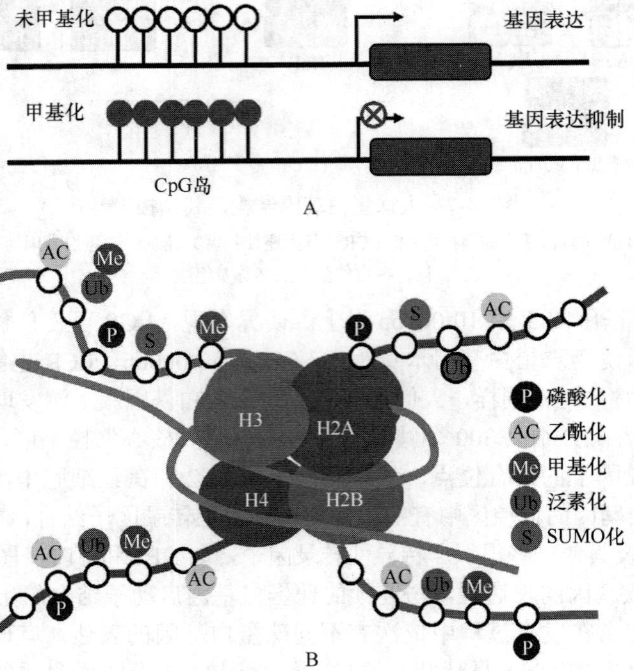

图 14-8　DNA 甲基化与组蛋白修饰

A. DNA 甲基化示意图；B. 组蛋白修饰类型

组蛋白修饰调节基因转录的机制与其对染色质结构的影响关系密切。例如，乙酰化是组蛋白常见的修饰形式，多发生在 H3 和 H4 的赖氨酸残基。在组蛋白乙酰转移酶（histone acetyltransferase，HAT）作用下，乙酰基被连接到组蛋白 N 端的赖氨酸上。乙酰化的组蛋白失去了正电荷（—NH 基团被乙酰基取代），与 DNA 的亲和力降低，因此，RNA 聚合酶和转录因子更容易进入启动子区。多数情况下，组蛋白乙酰化有利于基因转录，而组蛋白的去乙酰化（deacetylation）则抑制转录，后者由组蛋白去乙酰化酶（histone deacetylase，HDAC）催化完成。一些组蛋白可以在乙酰化和去乙酰化之间快速转换，从而精确调控与之结合的基因表达。此外，组蛋白的修饰可以招募一些能与这些修饰结合的蛋白质到染色质上，从而调控基因转录。

除了甲基化和组蛋白修饰外，影响染色质结构的因素还包括组蛋白组分的改变、染色质重建子（remodeler）和非编码 RNA（non-coding RNA）。由于这些改变通过影响与其相互作用的基因表达，进而引起细胞表型的改变，并且这种改变是可遗传的（可被子代细胞继承），因此称这种现象为表观遗传（epigenetic inheritance）。从分子机制的角度，可以将表观遗传定义为“在同一基因组建立的、能将不同基因转录和基因沉默模式传递下去的染色质模板变化的总和”。多细胞个体的发育，从单个受精卵开始到成为拥有 200 多种不同类型细胞的个体，每个类型的细胞都有其特定的“表观基因组”。在细胞分化过程中，这种“表观遗传密码”使得蕴藏在经典密码子的遗传信息得以充分扩展。分化与去分化的转变也需要表观遗传密码的重编程。

（四）细胞分化主导基因与特定细胞系的发育

在细胞分化过程中，基因活化的一种方式是基因产物本身作为转录因子，起正调节蛋白作用。维持一系列细胞分化基因的活动只需要激活基因表达的起始事件，即特异地参与某一特定发育途径的起始基因，该基因一旦打开，它就维持在活化状态，表现为能充分诱导细胞沿着某一途径分化，从而导致一个特定细胞系的发育。具有这种正调节作用的起始基因，称为细胞分化主导基因（master control gene）。例如，哺乳动物的 *MyoD* 基因就是肌肉细胞分化的主导基因，*MyoD* 基因的表达将引起某一级联反应，导致肌肉细胞的分化。有关细胞分化主导基因的研究，一直是细胞生物学和发育生物学研究的热点和前沿内容之一，但迄今为止，在绝大多数分化类型细胞中尚未找到细胞分化的主导基因。图 14-9 总结了对骨骼肌细胞分化机制的认识，外部信号通过激活 *MyoD* 和 *Myf-5* 基因来启动肌肉分化。这两个基因中的哪一个优先表达取决于物种的不同，且它们的基因活动形成交互抑制并维持自身状态，其编码的蛋白质进一步激活其他基因如 *myogenin* 和 *MrF4*，进而激活肌肉特异性基因的表达。

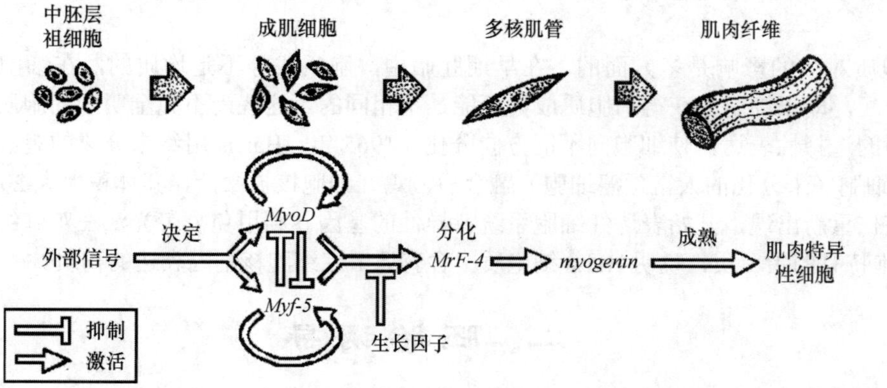

图 14-9 脊椎动物骨骼肌细胞分化机制

知识拓展

同源盒基因与机体前后体轴结构的分化和发育

1983 年，瑞士 Gehring 实验室的工作人员在研究绘制果蝇触角足复合体基因（antennapedia complex，*Antp*）外显子图谱的过程中发现，*Antp* cDNA 不仅与 *Antp* 基因编码区杂交，也与同一染色体上相邻的 *ftz*（fushi-tarazu）基因杂交，提示在 *Antp* 和 *ftz* 基因中都含有一个共同的 DNA 片段，随后利用这个 DNA 片段为探针，相继发现在果蝇的许多同源异形基因（homeotic gene）中都含有相同的 DNA 片段，序列分析显示这个共同的 DNA 片段为 180bp，具有相同的开放读码框架，编码高度同源的由60个氨基酸组成的结构单元。后来，这一DNA序列又相继在小鼠、人类甚至酵母的若干基因中被发现。这个共同的180bp DNA片段被称为同源盒（homeobox），含有同源盒的基因谓之同源盒基因（homeobox gene）。迄今为止，已发现的同源盒基因有300多种，它们广泛分布于从酵母到人类的各种真核生物中，常见的有：*HOM*或*Hox*基因家族（通常将果蝇的同源盒基因即同源异形基因称为*HOM*基因，而与*HOM*基因相对应的动物和人类的同源盒基因称为*Hox*基因），以及*Pax*、*LIM*（*Lin11*、*Isl-1*和*Mec-3*基因）、*POU*（*pit-1*、*oct-1*、*0cr2*和线虫*unc-86*基因）和*ZF*（C_2-H_2 zinc finger）基因家族等。由同源盒基因编码的蛋白称为同源域蛋白（homeodomain protein），同源域蛋白含有同源异形结构域（homeodomain）和特异结构域（specific domain），特异结构域通常位于同源结构域的上游，靠近蛋白的N端，而同源结构域则靠近蛋白的C端，这两个结构域在其蛋白作为转录因子发挥作用时均起决定性的作用。

果蝇的*HOM*基因位于第3号染色体上，由两个独立的复合体组成，即触角足复合体和双胸复合体（bithorax complex），含有这两个复合体的染色体区域通常称为同源异形复合体（homeotic complex，HOM-C），果蝇*HOM*基因在哺乳动物中出现了4次：*Hox-A*、*Hox-B*、*Hox-C*、*Hox-D*，分别定位于人的7、17、12和2号染色体；在小鼠则分别定位于6、11、15和2号染色体上。目前认为，*HOM*或*Hox*基因是一类非常重要的转录调节因子，其功能是将胚胎细胞沿前-后轴分为不同的区域，并决定各主要区域器官的形态建成。

第三节　影响细胞分化的因素

一、细胞核和细胞质的相互作用

细胞核和细胞质的相互作用是细胞生存和细胞分化正常进行的必要条件。发育分化过程中细胞遗传信息能均等地分配到子细胞中得以传递，细胞核基因提供生成特异性mRNA及其他RNA的转录模板，调控胞质中各种成分的种类和数量，影响整个细胞代谢活动，产生不同的生物性状。

细胞质对核的影响是多方面的。在早期胚胎中，胞质成分不是均质的，在细胞分裂时胞质呈不等分配，即子细胞中获得的胞质成分可能是不相同的。这些尚不完全明确的胞质成分可以调控核基因的选择性表达，使细胞向不同方向分化。1965年，Harris用终末分化的鸡红细胞核与去核HeLa细胞（未分化的人宫颈癌细胞）融合后，鸡红细胞核被激活，其体积增大20倍，染色质松散，核仁重新出现，开始表达红细胞系统特异性的基因。利用免疫荧光法在鸡红细胞中检测到HeLa细胞特有的蛋白质，说明HeLa细胞质中含有调节红细胞核基因表达的物质。

二、胚胎诱导

在胚胎学研究中，人们注意到一部分细胞对邻近的另一部分细胞产生影响，并决定其分化方向，这种作用称为胚胎诱导（embryonic induction）或分化诱导。胚胎诱导现象也见于生长发育的其他阶段中，如成体动物中胚层来源的间充质细胞对外胚层来源的许多组织细胞的诱导作用，这种诱导对这些细胞的维持、生长和分化是必不可少的。

细胞间的相互诱导作用是有层次的，在三个胚层中，中胚层首先独立分化，该过程对相邻胚层有很强的分化诱导作用，促进内胚层、外胚层向着各自相应的组织器官分化，如中胚层脊索诱导其表面覆盖的外胚层形成神经板，此为初级诱导；神经板卷成神经管后，其前端进一步膨大形成原脑，原脑两侧突出的视杯诱导其上方的外胚层形成晶状体，此为二级诱导；晶状体又诱导覆盖在其上方的外胚层形成角膜，此为三级诱导。不同胚层细胞通过这种进行性的相互作用，实现组织细胞分化（图 14-10）。

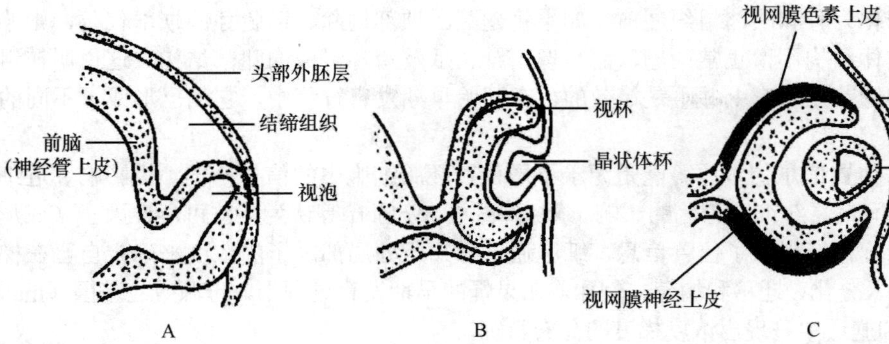

图 14-10　眼球发育过程的多级诱导作用

A. 初级诱导；B. 二级诱导；C. 三级诱导

皮肤主要由表皮和真皮两种组织构成，表皮为来源于外胚层的上皮组织，真皮由来源于中胚层的间充质组织组成。皮肤一些区域一般可鉴别的特征，如羽毛、鳞片、毛发等衍生物，是表皮细胞分裂及合成特异性蛋白质的结果，而这些衍生物的形成受位于下面的真皮（间充质组织）所控制，研究者们分离出胚胎上皮和间充质，不同的方式结合在一起进行研究（图 14-11），发现同样类型的上皮，其所表现出的皮肤结构由来源于间充质的不同区域所决定，从而启动表皮细胞中不同基因的表达。内胚层细胞分化为特定器官的原基，也必须在中胚层的诱导下进行，如中胚层可诱导内胚层细胞生成胰腺腺泡细胞的前体，最后形成具有分泌消化酶功能的胰腺。

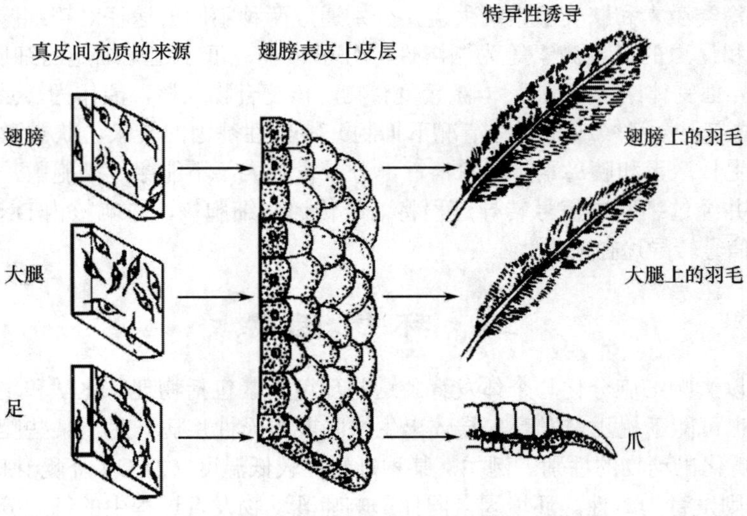

图 14-11　胚胎诱导的组织区域特异性

把来自鸡不同部位的真皮（间充质）和表皮（上皮）重新组合在一起后，由表皮上皮层形成的皮肤结构取决于间充质的原始来源

另外，胚层之间也存在相互诱导作用，如来自外胚层的神经细胞及其支配区域的肢芽会相互诱导，在胚胎早期去除躯体颈腰区神经细胞，肢体发育会受阻，相反，如果切除肢芽，则相应区域的神经细胞数量也会大大减少。

三、位置信息

在胚胎细胞采取特定的分化模式以前，细胞通常发生区域特化，获得独特的位置信息，细胞所处的位置不同对细胞分化的命运有明显影响，改变细胞所处的位置可导致细胞分化方向的改变。在鸡胚发育过程中，其胚胎长轴两侧形成凸起状肢芽，肢芽将发育成腿和翅。肢芽由外层的外胚层细胞和被外胚层细胞所包围的间充质细胞组成，间充质细胞将分化为腿和翅的骨骼及肌肉组织，在间充质细胞分化为骨和肌肉组织之前，如果将翅芽的顶部切除、以腿芽的顶部代替，则移植胚芽细胞形成的肢体结构不像正常的翅，而是像由趾、爪及鳞片组成的腿部结构，这说明在组织学上相同的腿芽和翅芽在发育上并不是等效的，在胚胎早期发育过程中，它们已形成了不同的位置信息。

目前认为，位置信息的本质可能是源于不同位置胚胎细胞中的信号分子，可影响邻近细胞的分化方向，但空间信息对细胞分化的影响了解仍较少。Wolpert 等认为某些可溶性因子（成形素等信号分子）的浓度梯度提供了位置信息，细胞通过感知所处局部因子的浓度来确定自己在梯度中的位置，从而进入分化、迁移和增殖。例如，在果蝇的早期发育过程中，母源效应基因（maternal-effect gene）在细胞质中呈现出浓度梯度的分布特征。

四、激　　素

在胚胎发育早期，邻近细胞间的相互作用可诱导细胞分化，随着机体的发育，细胞数目增加，机体体积增大，结构逐渐复杂，细胞的相互作用就不仅限于近邻之间，对远距离细胞的分化调节出现了一种新方式，即激素作用方式，激素是某些细胞分泌的多种信息分子的总称，它们通常经过血液或淋巴的运输，到达一定距离外的靶细胞，经过一系列的信号传递过程，影响靶细胞的分化。如两栖类动物幼体临近变态时，垂体分泌促甲状腺激素，促进甲状腺的生长和分化。甲状腺激素能启动其靶细胞分化，合成包括多种酶在内的新蛋白质，细胞的结构和功能发生变化，导致变态发生。

激素可分为甾类激素和肽类激素两大类，分别通过两种不同的途径对靶细胞发生作用。甾类激素，如性激素和昆虫的蜕皮激素等为脂溶性，分子量小，可穿过靶细胞的细胞膜进入细胞质，与细胞质内的特异性受体结合形成受体-激素复合物，该复合物入核，能作为转录调控物，直接结合到 DNA 调控位点上激活（或在一些情况下抑制）特异性基因的转录。肽类激素如促甲状腺激素、肾上腺素、生长激素和胰岛素等为水溶性，分子量较大，不能穿过细胞膜，而是通过与质膜上的受体结合，并经过细胞内信号转导过程将信号传递到细胞核，影响核内 DNA 的转录，如同许多其他细胞内信号转导途径一样。

五、环境因素

环境因素可以影响细胞分化与个体发育。这些环境因素包括物理、化学和生物因素，对个体发育至关重要，也可能干扰正常发育，导致出生缺陷或先天性疾病。对于某些爬行动物而言，环境温度可以决定孵化出动物的性别。例如，某种蜥蜴在较低温度（24℃）下孵化时产生雌性后代，而在 32℃孵化时则发育为雄性。环境因素同样影响哺乳动物发育过程中的细胞分化。例如，碘缺乏会引起甲状腺肿、生长发育迟缓；妊娠早期感染风疹病毒易引起发育畸形。研究环境因素调控细胞分化与发育的机制，将有望为出生缺陷及发育畸形的干预提供新的思路。

案例链接

17α-羟化酶缺乏引起的性发育障碍

患者，女，14 岁。系足月顺产，出生时外生殖器为女性，因无月经来潮就诊。查体：无乳房发育，无阴毛、腋毛。妇科 B 超显示子宫体大小约 22mm×8mm×4mm，双侧卵巢未检出。雌二醇 18.3pmol/L（正常参考值：45.4～852.8pmol/L）；17α-羟孕酮＜0.15nmol/L（正常参考值：＜5.15nmol/L）。染色体核型分析：46，XX。基因检测发现患者无 *SRY* 基因，存在细胞色素 P450 *c17* 基因（*CYP17A1*）突变。患者被诊断为 17α-羟化酶缺乏症合并性发育障碍（disorder of sex development，DSD）。

性发育障碍是染色体核型、性腺功能异常及性腺解剖结构不一致的一大类遗传异质性疾病的总称。正常性发育依赖于各种激活和抑制因子的精确和协调的作用，需要经历两个不同的过程。第一种是性别决定，即诱导双潜能性腺形成雄性睾丸或雌性卵巢。其次，新形成的性腺分泌激素来调节内生殖器和外生殖器的形成。本案例中，患者因*CYP17A1*基因突变导致P450 17α-羟化酶活性部分或完全丧失，性腺内缺乏17α-羟化酶时，性激素合成缺乏，导致第二性征不发育。

第四节 细胞分化与疾病

一、细胞分化与肿瘤

个体正常发育过程中，细胞有控制地增殖分化，执行特定的功能，一些组织中，新生细胞的增殖和衰老细胞的死亡维持动态平衡。正常机体细胞或处于生长与分裂状态，或处于静止状态，执行其特定的生理功能（如肝细胞和神经细胞）。可是有些细胞由于受到某种因素（致癌因子）的作用不再进行终末分化，转化成不受调节的恶性增殖细胞，它们的形态、功能、代谢和增殖都显著改变，这种细胞即为癌细胞（cancer cell）。一般认为癌细胞是正常细胞去分化的结果，它仍具有来源细胞的某些特性（如上皮癌仍可合成角蛋白），却不再发生正常的分化和衰亡，表现出低分化和高增殖的特性。绝大多数恶性肿瘤呈单克隆形式生长，即肿瘤中的全部细胞来源于同一个恶变细胞。据统计，目前人类肿瘤的90%以上是上皮源性的，这是因为上皮包含许多分裂中的干细胞，易受到致癌因素的侵袭，发生突变，转为癌细胞。癌细胞间的黏着性降低，故癌细胞在体内容易分散和转移。癌细胞的纤连蛋白显著减少或缺失，钙黏着蛋白（cadherin）合成发生障碍，从而破坏了细胞与基质之间和细胞与细胞之间的黏着，因此癌细胞具有易于浸润组织和转移的属性。体外培养中，癌细胞丧失接触抑制能力。正常细胞在培养瓶中贴壁生长汇合成单层后即停止生长，癌细胞则可堆聚成细胞群。肿瘤细胞本身能合成、分泌自身生长所需的生长因子，因此其生长对生长因子或血清的依赖性降低，甚至在缺乏生长因子或低血清（2%）状态下也可生长、分裂。人类正常细胞在体外培养传代一般超不过50～60次，而恶性肿瘤细胞则可以无限传代成为“永生性”（immortality）的细胞系，如HeLa细胞。

在一定条件下，恶性细胞有可能分化为正常的细胞。目前已发现有些肿瘤细胞可以被某些药物（如维甲酸、二甲基亚砜、环六亚甲基双乙酰胺等）诱导分化，失去恶性表型特征。例如，全反式维甲酸（retinoic acid）和小剂量砒霜（As_2O_3）可以诱导分化受阻的幼稚粒细胞分化成熟，其效果明显优于放疗和化疗，同时也避免了杀伤正常分裂细胞的副作用，已被应用于治疗急性早幼粒细胞白血病。同时肝癌、胃癌、结肠癌和膀胱癌等的诱导分化治疗也在研究中，相信会有更多的肿瘤可通过诱导分化得到治疗。

二、细胞分化与再生医学

生物界普遍存在再生现象（regeneration），广义的再生可包括分子水平、细胞水平、组织与器官水平及整体水平的再生。但一般再生是指生物体缺失一部分后发生重建的过程，如幼体蟾蜍肢体切除后，伤口处部分细胞凋亡，多数细胞（包括皮肤、肌肉、软骨和其他结缔组织的细胞）经去分化形成间充质或纤维细胞样的细胞团——再生芽基（regeneration blastema），芽基细胞再分化形成以有序方式排列的从肱骨直至指骨的完整附肢，这一过程由同源异型基因的表达模式所调控。另一典型的例子是晶状体的再生。若将发育中的蝾螈晶状体摘除，其背面的虹膜上含黑色素的平滑肌细胞就会去分化，失去黑色素和肌纤维，然后再转变成为产生晶状体蛋白的晶状体细胞。

再生现象又从另一个侧面反映了细胞的全能性，DNA的复制有利于重新编程和获得新的分化状态，当然，在再生过程中，有些细胞并不涉及转分化，如肝细胞只是从 G_0 期进入细胞周期，此外，再生过程也不能完全排除储备的多能干细胞的参与。

不同的多细胞有机体，其再生能力有明显的差异。一般来说，植物比动物再生能力强，低等动物比高等动物再生能力强，人和其他高等动物只有组织水平（除肝脏外）的再生能力，再生能力通常随个体年龄增长而下降。

1997 年，“再生医学”（regeneration medicine）这一概念被提出，1999 年，Haseltine 将治疗性克隆技术与人胚胎干细胞的制备相结合，通过体外培养患者自身来源的干细胞，并将其诱导分化为无免疫排斥反应的组织和器官用于疾病治疗，为生物医学领域开辟了新的纪元，推动了再生医学的快速发展。

本章小结

细胞分化是生物界中普遍存在的一种生命现象，在个体发育中，由受精卵经细胞分裂后逐渐在形态、结构和功能上形成稳定性差异，产生不同的细胞类型的过程称为细胞分化。在个体发育过程中，细胞在发生可识别的分化特征之前就已经确定了未来的发育命运，只能向特定方向分化的状态，称为细胞决定。

细胞分化是基因选择性表达的结果，不同类型的细胞在分化过程中表达特异性基因，其产物不仅决定细胞的形态结构，而且执行各自的生理功能。分化细胞所表达的基因，一类是管家基因，另一类是组织特异性基因。每种类型细胞分化的基本机制是多种调控蛋白通过组合调控的方式共同调控，启动组织特异性基因表达。多细胞有机体在其分化程序与调节机制方面比单细胞生物更为复杂，如细胞核和细胞质的相互作用对分化的影响；细胞间相互作用对细胞分化的影响；位置信息对细胞分化的影响；激素对细胞分化的影响；外界环境对细胞分化的影响。

在正常情况下，细胞按一定程序达到终末分化状态，执行特定的功能直至衰亡。有的细胞由于受到某种因素（致癌因子）的作用脱离了正常分化程序而发生转化，转变为生长不受调节的癌细胞。癌细胞虽然具有胚胎细胞的某些属性，但却不再发生正常的分化和衰亡。因此可把癌细胞看成是分化程序异常的细胞，正常细胞一旦恶性变，它们的许多生物学行为，包括形态、功能、代谢和增殖都发生了非常显著的变化。利用治疗性克隆技术获得患者自身来源的干细胞，经诱导后分化产生无免疫排斥的组织和器官，可用于疾病的治疗。

复习思考题

1. 什么是细胞分化？为什么说细胞分化是基因选择性表达的结果？
2. 怎样理解细胞的全能性？
3. 试述细胞分化基因的表达调控。
4. 影响细胞分化的因素有哪些？
5. 为什么说癌细胞是分化程序异常的细胞？

（郑晓东）

第15章 细胞衰老与死亡

生命延续、种族繁衍的过程中，生长、发育、衰老和死亡是生命的基本现象。机体内各种细胞也在经历自身的生长、发育、成熟、衰老和死亡过程，一些组织细胞不断发生衰老、退变和死亡，同时新生细胞不断出现。人体存在整体寿命的长期性与功能细胞寿命短期性的矛盾，细胞衰老退变与人体衰老死亡及多种疾病的发生有什么联系？对细胞衰老和死亡机制的研究以及探索延缓衰老的措施已成为当今生命科学领域的重要课题。

第一节 细胞衰老

细胞衰老（cell senescence）是指细胞在执行生命活动过程中，随着时间的推移，细胞增殖能力和生理功能逐渐发生衰退的变化过程。衰老细胞不可逆地处于增殖停滞状态，最终走向死亡。人体衰老又称老化，通常是生物体发育成熟后，随着年龄的增长，体内各种器官、组织和细胞在结构和生理功能方面逐步发生退化的过程。对多细胞生物而言，机体的衰老与细胞衰老是两个不同的概念，个别细胞甚至机体局部许多细胞的衰老死亡并不直接影响机体的寿命；机体的衰老并不代表所有细胞的衰老，如造血干细胞或生精细胞等在老年时期仍能活跃地增殖分化，两者既有联系又有区别。但个体的衰老是建立在总体细胞衰老的基础上，阐明机体衰老机制必须从细胞衰老机制研究入手。

一、体内各类细胞的寿命不同

人体内不同器官和组织中总有细胞不断地衰老，不同类型细胞的寿命很不相同。除成体干细胞外，根据寿命情况将体内细胞分为三类：第一类是不能更新的组织细胞，这类细胞增殖分化成熟后，一般情况下是不能再分裂分化，细胞的寿命接近于动物的整体寿命，如神经细胞、脂肪细胞、肌细胞等。第二类是相对稳定的组织细胞，这些细胞分化程度较高、功能专一，少见细胞分裂。正常情况下没有明显的衰老现象，一般在同类细胞受到损伤导致数量减少时，才能进行分裂增殖以补充失去的细胞，如肝细胞、肾细胞等。第三类是快速更新的组织细胞，在自身生命活动过程中会发生自然衰老死亡，同时有新生细胞不断再生。如红细胞寿命约为4个月，人小肠黏膜上皮细胞2～5天更新1次，胰腺上皮细胞约需50天，皮肤表皮细胞需要1～2个月。

二、细胞在体外的寿命及有限增殖

20世纪60年代以前，细胞“不死性”的观点在衰老研究领域中占据统治地位。卡雷尔（Carrel）宣称他们培养的鸡胚心脏成纤维细胞可以无限制地生长和分裂（连续培养了34年，实则更换培养基时混入了活细胞），认为细胞本身不会衰老，多细胞生物体内的细胞衰老是由于环境的影响。这一观点在20世纪60年代初，被海弗利克（Hayflick）等的工作彻底动摇了。1961年，Hayflick和穆尔黑德（Moorhead）报告了体外培养的人二倍体细胞表现出明显的衰老、退化和死亡的过程，在体外平均只能传代40～60次，此后细胞就逐渐死亡解体。Hayflick等提出：体外培养的正常二倍体细胞的增殖能力和寿命不是无限的，而是有一定的限度，即海弗利克极限（Hayflick limit）。他们还发现，从胎儿肺得到的成纤维细胞可在体外传代50次，而从成年人肺组织得到的成纤维细胞只能传代20次，说明细胞的增殖能力与供体年龄有关。儿童早老症（Hutchinson-Gilford综合征）及沃纳综合征（Werner syndrome）的患者表现出极明显的早衰特征，对从这两种患者身上得到的成纤维细胞进行培养，发现细胞在体外只能传代 2～4 次。这些研究有力地说明，体外培养的二倍体细胞的增殖能力反映了它们在体内的衰老状况，而且其分裂次数与供体年龄呈负相关。海弗利克极限关于细胞增殖能力和寿命是有限的观点已为广大研究者所接受，并推动了细胞衰老机制研究的发展。

三、衰老细胞的形态和代谢功能改变

Hayflick 及其后续研究者们对培养细胞在衰老过程中的变化进行了详细研究，发现细胞衰老将会导致细胞在形态结构、生理功能、生化反应及衰老生物学标志等方面的特征性变化，表现出对环境变化的适应能力及维持细胞内环境稳定能力的降低，最终出现功能紊乱。

（一）衰老细胞出现各种结构的退行性改变

体外培养的细胞发生衰老时，表现为形态扁平伸展增大，各结构出现明显改变。

1. 细胞膜 在细胞衰老过程中，膜流动性降低、黏度增高，膜受体及信号转导功能受到影响。细胞膜选择性通透能力降低，物质进出膜的速度下降，因而对内、外源性刺激的反应随之降低。细胞膜中的饱和脂肪酸与不饱和脂肪酸的比例改变，胆固醇与磷脂的比例随年龄增长而增大。

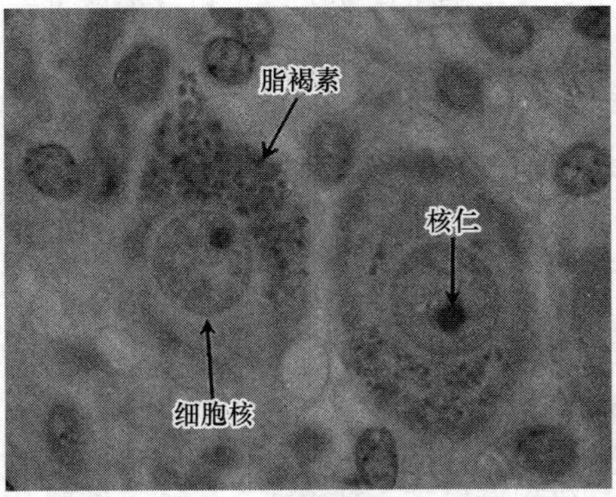

图 15-1 神经细胞中的脂褐素

2. 细胞核 衰老细胞核最明显的变化是核膜凹陷内褶，在培养细胞和体内细胞中均可以观察到。染色质出现凝聚、固缩、碎裂及溶解。核内可出现包含物、核仁不规则等。随着细胞衰老的不断发展，在肝、肾、胰腺、心、前列腺等器官组织中可出现超二倍体细胞的数目增加。

3. 细胞质 细胞质成分伴随细胞衰老而逐渐减少，衰老细胞脱水皱缩，体积变小，细胞硬度增加。还出现脂肪聚集、糖原减少、透明小滴或空泡等。在衰老细胞中常见脂褐素（lipofuscin）这种特殊结构（图 15-1），已成为评价衰老的重要指标。目前认为脂褐素主要由溶酶体转化而来。

4. 细胞器 细胞衰老时，线粒体数目减少，体积增大，出现结构改变，如嵴排列紊乱，有菱形嵴、纵嵴和嵴溶解等现象，偶尔可见线粒体形成多囊泡体；糙面内质网总量减少，核糖体脱失。内质网膜电子密度增高，膜结构增厚，某些区域出现内质网膜“致密化”。内质网排列不规则出现肿胀空泡；溶酶体活性下降，清除异物能力降低，细胞内出现较多色素颗粒和残余体，β-半乳糖苷酶的活性增强；细胞骨架数量减少、结构和成分发生改变，微管和微丝排列紊乱。

（二）细胞衰老过程中生物大分子的改变

随着细胞的衰老，细胞内一系列化学组成及各种生化反应也发生变化。首先是氨基酸与蛋白质合成速率下降，细胞内酶的含量及活性降低。蛋白质发生糖基化、氨甲酰化、脱氨基等修饰反应，导致蛋白质的稳定性、抗原性和可降解性下降。自由基使肽键断裂、发生交联和变性导致无功能蛋白残留增多，细胞整体代谢功能下降。DNA 复制与转录受到抑制，出现 DNA 断裂、缺失，甲基化程度降低，但也有个别基因会异常激活。端粒 DNA 丢失，线粒体 DNA 特异性缺失；mRNA 和 tRNA 含量降低，蛋白质含量下降。不饱和脂肪酸被氧化，引起膜脂之间或与膜蛋白之间交联，膜的流动性降低。

（三）细胞衰老的特征性改变

1. 细胞不可逆地停止分裂 未修复的 DNA 损伤或其他细胞应激可诱发细胞不可逆地停止分

裂并进入永久性生长停滞状态而不经历细胞死亡的过程。

2. 端粒缩短 衰老细胞的端粒（telomere）长度缩短，目前应用定量荧光原位杂交技术可以便捷准确地测定端粒长度。正常情况下，体细胞的端粒酶活性受到抑制，使端粒长度随着细胞分裂次数的增加而逐渐缩短。

3. 细胞周期的负调节因子表达上调 衰老细胞最明显的特征是增殖缓慢，细胞周期延长。主要是 G_1 到 S 期刹车分子如 p21、p16、p53 等表达上调或活性增强。

4. β-半乳糖苷酶活化 β-半乳糖苷酶（β-galactosidase）是溶酶体内的水解酶，通常在 pH 4.0 条件下表现出活性，而 pH 6.0 条件下只在衰老细胞中表达，可用组织化学方法进行检测，是目前公认的一种衰老细胞生物标志物。如随着培养细胞传代次数的增加，细胞群体中表达 SABG 的细胞数量逐渐增多。体内衰老细胞同样具有这一特征，年老小鼠肝有 17% 的细胞显示 SABG 阳性，而年轻小鼠仅有 8%。

5. 衰老相关异染色质灶形成 衰老相关异染色质灶（senescence-associated heterochromatic foci，SAHF）是衰老细胞内含有的特殊 DNA 荧光染色灶，在核内呈现荧光点状聚集。这些聚集的染色质中包含有细胞周期正向调控蛋白的编码基因，但这些基因被多种蛋白质包裹，处于转录失活状态，而不利于细胞分裂增殖。目前认为 SAHF 是衰老的重要诱因。

6. 衰老相关分泌表型出现 衰老相关分泌表型（senescence-associated secretory phenotype，SASP）是指衰老细胞在面对不同的环境压力时会增加分泌多种细胞因子、金属蛋白酶或其他生物活性分子等，它们共同组成 SASP。这些因子能够招募免疫细胞清除衰老细胞，阻止衰老细胞向肿瘤细胞发展，但 SASP 大量增加时反而会对组织结构和功能产生损伤及改变周围细胞的微环境。

四、细胞衰老的学说

衰老是一个复杂的生命现象，受多种因素包括环境因素和体内因素的影响。人们对衰老的机制提出了很多假说和理论，至今未形成一致的观点。以下介绍的这些学说都是从某个侧面或者在一定程度上揭示了衰老的机制，对我们认识细胞衰老有着重要的启发。

（一）自由基学说认为衰老来源于自由基对细胞的损伤

自由基（free radical）是指那些在原子核外层轨道上具有不成对电子的分子或原子基团。在机体内绝大多数分子是由氢原子（H）和其他基团（以 R 代表）组成，二者之间以共价键结合，而每一化学键均有一对电子组成，它们进行方向相反的自旋运动，如果共价键均裂，则生成各带一个不成对电子的 H· 和 R· 即自由基也称游离基。生物体内常见的自由基有氢自由基（H·）、有机自由基（R·）、脂质自由基（L·）和氧自由基等。其中氧自由基为氧原子上含有不对称电子的自由基，占人体内自由基总量的 95% 以上。人体内自由基的产生有两个方面：一是环境中的高温、辐射、光解、化学物质等引起的外源性自由基；二是体内各种代谢反应产生的内源性自由基。内源性自由基是人体自由基的主要来源，其产生的主要途径有：①由线粒体呼吸链电子泄漏产生；②由过氧化物酶体的多功能氧化酶等催化底物羟化产生。此外，机体血红蛋白、肌红蛋白中还可通过非酶促反应产生自由基。自由基含有未配对电子，具有高度反应活性，当这种分子与其他物质反应时，力图得到电子，过多的自由基会对许多细胞组分造成损伤。

衰老的自由基学说是哈曼（Harman）于 1956 年提出的。此学说认为，机体通过生物氧化反应为组织细胞提供能量，同时在此过程中会产生大量活性氧自由基，如超氧自由基（$\cdot O_2^-$）、羟自由基（·OH）和过氧化氢（H_2O_2）等。这些氧自由基有很高的氧化活性，能够使质膜中的不饱和脂肪酸氧化，导致膜流动性降低、脆性增加和脂双层断裂，这种膜结构的改变，会导致膜的运输功能紊乱和各种膜性细胞器损伤。氧自由基还能够使蛋白质出现交联、变性，引起多肽链断裂产生某些异性蛋白，从而破坏细胞内的蛋白质结构和功能。氧自由基还可以导致嘧啶自由基、嘌呤自由基形成，抑制聚合酶活性，引起DNA与RNA的主键断裂和交联、碱基降解、氢键破坏等致使核酸变性，干扰遗传物质的正常复制、转录与修复，甚至发生基因突变。随着对细胞脂质、蛋白质和核酸损伤的积累，细胞结构和功能就逐渐发生退变衰老。因此，氧自由基损伤是导致细胞衰老的重要原因之一。

（二）代谢废物累积可引起细胞衰老

代谢废物积累学说是指由于细胞生理功能下降，细胞一方面不能将代谢废物完全降解消化，另一方面不能将其及时排出胞外，在细胞中积累阻碍了细胞正常生理功能，最终引起细胞的衰老。哺乳动物脂褐素的沉积是一个典型的例子。脂褐素是人类老化的标志产物，它是生物代谢过程中的某些无法清除的物质在溶酶体内的聚集物，其化学组成包括蛋白质或DNA与脂类共价缩合形成的巨大交联物，结构致密既不能被彻底水解，又不能排出细胞，在细胞中蓄积并占据很大空间，阻碍细胞的物质运输和信号传递。当脂褐素增加到一定数量时，造成细胞衰老，最终导致细胞死亡。多数脂褐素由单层膜包裹且有阳性的磷酸酶反应，这和溶酶体是一致的。脂褐质通常产生自发荧光，它是自由基诱发的脂质过氧化的产物。

（三）“端粒钟”学说提出细胞衰老源于端粒的缩短

端粒是真核细胞染色体末端的一种特殊结构，其DNA由简单的串联重复序列组成。人体细胞染色体端粒由TTAGGG/CCCTAA重复序列组成，端粒平均长度一般为5～15kb，端粒碱基序列重复1000次左右。它像帽子一样罩在染色体两臂的末端，具有维持染色体结构完整性，稳定染色体，防止染色体DNA降解、末端融合、重组和丢失的功能。在细胞分裂过程中，由于端粒不能为DNA聚合酶完全复制，细胞经历每一次复制都会丢失染色体末端的DNA序列。除非有端粒酶存在，端粒酶是一种由RNA和蛋白质组成的逆转录酶，含有特异性引物识别位点，它以自身RNA为模板合成端粒重复序列，并加到染色体末端以补偿端粒片段的丢失。在人体内端粒酶出现在大多数的胚胎组织细胞、生殖细胞、炎症细胞及肿瘤细胞中，而一般体细胞中则缺乏端粒酶或端粒酶活性很低。

1990年，哈利（Harley）等用人工合成的$(TTAGGG)_3$作为探针，测定了不同年龄段人成纤维细胞中的端粒长度，结果发现端粒长度随着年龄增长而下降。体外培养细胞的研究中发现，细胞每传代一次，端粒就会缩短50～200bp，当细胞增殖分裂到一定次数、端粒缩短到2000～4000bp时，正常人的二倍体细胞就不能再进行分裂，细胞逐渐衰老死亡。在这些研究的基础上，1973年，苏联理论生物学家Olovnikov首先提出了细胞衰老的“端粒钟”（telomere clock）学说，随后多位科学家对这一学说进行了发展和完善。该学说认为，正常情况下，随着细胞的不断分裂，染色体末端的端粒会逐渐缩短，当端粒缩短到一定程度时，细胞增殖停止，发生细胞衰老。

1998年，韦特（Weight）等提供了一个更令人信服的证据，他们将人的端粒逆转录酶亚基（hTRT）基因通过转染，引入正常的人二倍体细胞（人视网膜色素上皮细胞），发现表达端粒酶的转染细胞，其端粒长度明显增加，分裂旺盛，作为细胞衰老指标的β-半乳糖苷酶活性则明显降低，与对照细胞形成极鲜明的反差。同时，表达端粒酶的细胞寿命比正常细胞至少长20代，且其核型正常。此外，Shiels等对提前衰老的克隆羊“Dolly”的研究中发现，其细胞中端粒的长度较同龄羊缩短了近20%。由西北农林科技大学张涌教授克隆的我国首例克隆山羊，享年15周岁，这是羊界的老寿星，一般羊的平均寿命约为12岁。李光鹏团队进一步研究发现，发育正常的克隆胚胎中的端粒长度与受精胚胎具有同样的动态特征，而在发育阻滞的克隆胚胎中端粒没有得到有效的重编程。这些研究表明，端粒长度确实与衰老有着密切的关系。

2009年，诺贝尔生理学或医学奖授予美国加利福尼亚旧金山大学的布莱克本（Blackburn）、美国约翰·霍普金斯医学院的格雷德（Greider）和美国哈佛医学院的绍斯塔克（Szostak），以表彰他们发现了端粒和端粒酶保护染色体的机制。他们的研究成果对揭示人类衰老和癌症等疾病的发生机制又向前迈进了一步。

端粒缩短如何引发细胞衰老呢？目前认为，当端粒缩短到一定程度（可视作一种DNA损伤），会触发胞内p53信号通路介导的DNA损伤“报警”系统，p53作为转录因子其含量、磷酸化程度及稳定性明显增加，促进细胞周期抑制蛋白*p21*基因的表达，使细胞停留在G1检查点，分裂停滞，最终导致细胞衰老。

（四）遗传决定学说认为衰老受到衰老相关基因的控制

该学说认为衰老是遗传控制的主动过程，基因组内存在遗传“生物钟”，一切生理功能的启动和关闭，生物体的生长、发育、分化、衰老和死亡都是按照一定程序受特定基因控制。衰老在一定程度上是由遗传决定的，寿命受基因控制。迄今在人和动物体内发现了多个与衰老有关的基因，根据功能可分为衰老相关基因（scenscence-associated gene，SAG）和抗衰老相关基因（anti-scenscence-associated gene）。目前，人们发现了60多个衰老相关基因，在人的1、2、4、6、7、11、18和X染色体上都存在着这些相关基因，如超氧化物歧化酶基因、过氧化氢酶基因、*daf*基因家族、*clk*基因家族、*klotho*基因家族、*SIRT1*、*p16*、*p53*和*p21*等均与细胞衰老过程有关。这些衰老基因的表达产物可以抑制DNA和蛋白质正常合成、促进细胞衰老。目前，对于衰老细胞的鉴定，可通过*p16*或*p21*表达升高来确定。抗衰老相关基因又称“长寿基因”，其产物可阻碍衰老基因的表达。抗衰老基因有许多拷贝，但拷贝数会随细胞分裂次数的增多而逐渐丢失。如延伸因子-1α（EF-1α）、凋亡抑制基因等都与“长寿”有关。

细胞衰老并不是单一基因决定的，细胞通过衰老相关基因和抗衰老相关基因各种表达产物的相互作用，最终决定细胞的寿命。人的寿命除了受内在因素、外部环境的影响外，还受社会因素、精神压力等因素的影响，所以基因不能完全决定人类的衰老或长寿。从理论上推测人类寿命可以达120～150岁（一般是成熟期长度的5～7倍），但实际寿命却比这短得多。

（五）干细胞的衰老和耗竭是机体衰老的重要原因

研究表明，随着年龄的增长，组织中干细胞的衰老是机体衰老的重要原因之一，也与某些老年性疾病如神经退行性疾病、动脉粥样硬化、2型糖尿病及恶性肿瘤等的发生相关。干细胞的衰老将导致其自我更新和多向分化能力的衰退，甚至增殖分化失控，致使损伤组织难以修复，造成组织器官结构与功能的衰退，伴随相关疾病的发生。例如，造血干细胞的衰老后扩增能力下降，导致免疫系统的衰退，使老年机体对病原体的防御能力下降，出现反复感染，甚至老年性再生障碍性贫血、白血病等发生；免疫系统的衰退导致对损伤和突变细胞的识别能力下降，使老年个体易发生恶性肿瘤；间充质来源的前脂肪细胞（preadipocyte）的衰老，导致体内脂肪组织的生长、可塑性、功能和分布异常，使老年个体常伴发2型糖尿病、动脉粥样硬化、血脂代谢障碍等。尽管衰老和死亡是不可避免的生命规律，但随着衰老机制的阐明，对延缓衰老特别是对阐明各种老年性疾病发生机制具有重要意义。

第二节 细胞死亡

细胞生命活动的终结称为细胞死亡（cell death）。多细胞生物的发育及生存依赖于细胞分裂增殖和死亡之间的平衡，因而细胞死亡如同细胞的生长、增殖、分化一样是细胞的基本生命现象。基于功能方面的差异，细胞死亡可分为意外细胞死亡（accidental cell death，ACD）和调节性细胞死亡（regulated cell death，RCD）。ACD是由意外伤害刺激引起不受控制的细胞死亡过程，这些意外伤害超出了细胞的调节能力，从而导致细胞坏死。RCD涉及效应分子参与的信号级联反应，具有独特的生化特征、形态特征和免疫学后果，其中发生在生理条件下的RCD也被称为程序性细胞死亡（programmed cell death，PCD）。不同细胞存在不同的死亡方式，目前已知的RCD包括11种类型：细胞凋亡（apoptosis）、细胞败亡（necroptosis）、细胞焦亡（pyroptosis）、铁死亡（ferroptosis）、自噬依赖性细胞死亡（autophagy-dependent cell death）、溶酶体依赖性细胞死亡（lysosome-dependent cell death）、胞吞性细胞死亡（entotic cell death）、网状细胞死亡（netotic cell death）、PARP-1 依赖的细胞死亡（parthanatos）、细胞内碱化死亡（alkaliptosis）、氧化性细胞死亡（oxeiptosis）等。有研究显示细胞死亡在形式上不是固定不变的，如凋亡可以转变为坏死。另外，细胞死亡形式之间可能存在信号调控上的某些联系。因此，生物体内细胞采取何种死亡方式（或转换死亡方式）可能与细胞类型、生理状态及环境因子的强度、作用时间、作用方式以及细胞对环境因子如何应答有关。

一、细胞坏死

细胞坏死（necrosis）是指超过细胞可以承受的环境因子和严重的病理因素作用导致的细胞非正常死亡。环境因子可以是物理性的高温与超低温、高渗与低渗、射线等，也可以是化学毒素、细菌和病毒感染等。在剧烈的理化因素作用下，细胞死亡进程发生很快。坏死细胞的膜通透性增高，致使细胞肿胀，胞质内可发生内质网和线粒体肿胀破裂，线粒体嵴断裂消失；早期核无明显形态学变化，后期将出现核碎裂现象；最后细胞膜破裂释放出内含物，可引起周围组织炎症反应，在修复过程中常伴随组织纤维化形成瘢痕。细胞通过自身的死亡和炎症反应来消除病理因素对机体的影响，但也可诱发相关疾病。由于导致细胞坏死的原因多样，细胞坏死时形态改变的过程和程度不完全相同。

二、细胞凋亡

细胞凋亡是指细胞在一定的生理或病理条件下，遵循自身的程序，自己结束生命的过程。动物细胞的凋亡是研究最为深入的程序性细胞死亡。1965 年，澳大利亚病理学家克尔（Kerr）观察到结扎大鼠门静脉后，在局部缺血情况下，大鼠肝细胞连续不断地转化为小圆形的细胞质团，从周围组织中脱离。这些小细胞质团由质膜包裹，内含胞质、细胞器和染色质等。这些死亡细胞的质膜及溶酶体完整，没有细胞内含物释放，也不引起周围组织炎症反应。1972 年，Kerr 将这一现象命名为细胞凋亡（apoptosis），“apo”意为“分离”，“ptosis”指花瓣或树叶的脱落、凋零，源于古希腊语。这一命名意在强调这种细胞死亡是正常的生理过程。

在多细胞生物体个体发育中，某些细胞按特定的程序发生生理性死亡，这种细胞死亡具有严格的基因表达时空性和细胞选择性，被称为程序性细胞死亡（PCD），PCD 的最终结果是细胞凋亡。细胞凋亡与 PCD 有一定区别，PCD 是一个功能性概念，而凋亡是形态学概念，指与细胞坏死不同的、受基因调控的细胞死亡形式，但细胞凋亡并非都是生理性和程序化的，也可见于 PCD 之外的病理状态，如抗癌药物所致的癌细胞死亡、缺血缺氧所造成的组织细胞死亡等。

（一）细胞凋亡参与胚胎发育并维持机体内环境稳定

细胞凋亡现象普遍存在于人类及动植物中，是细胞的基本生命现象之一，贯穿于生物体的全部生命历程，在调控生长发育、维持成体组织结构和内环境稳定、免疫耐受形成、肿瘤细胞清除等方面发挥重要作用。

1. 清除发育过程中多余的细胞　哺乳动物在胚胎发育过程中会出现祖先进化过程中曾经出现过的结构，如鳃、尾、前肾、中肾等，当发育至某个阶段，这些区域的细胞通过自然凋亡被清除，这有利于器官的形态发生。例如，哺乳动物指（趾）间的蹼状结构通过细胞凋亡被清除，使单个指（趾）分开；蝌蚪发育成蛙的变态过程中，尾部的细胞要通过细胞凋亡来清除；在脊椎动物神经系统发育过程中，一般要先产生过量的原始神经细胞，只有那些与靶细胞（如神经细胞、肌细胞和腺上皮细胞等）建立良好突触联系并充分接受靶细胞分泌的生存因子（如神经生长因子）的神经细胞才保留下来，其他神经细胞则通过凋亡被清除，有 15%～85% 的神经细胞发生凋亡。这种方式有利于提高神经细胞与靶细胞联系的精确度，以建立正确的神经网络联系（图 15-2）。

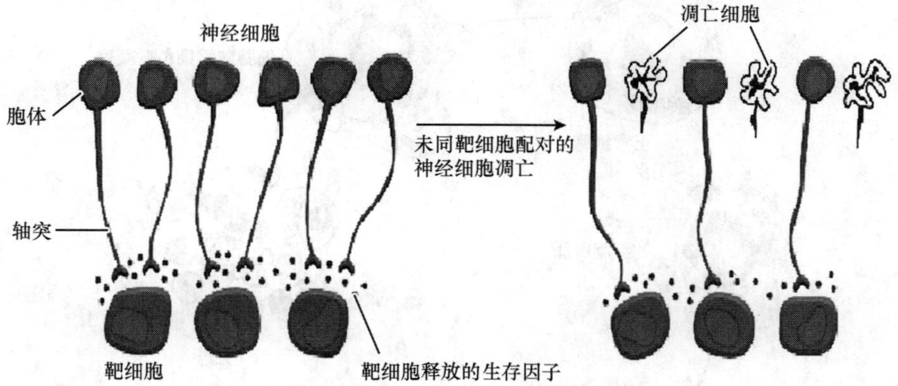

图 15-2　发育过程中神经细胞凋亡示意图

2. 清除生理活动中衰老或退化的细胞　人体内每天会有许多细胞发生凋亡，以维持细胞的正常新旧交替，如每天约有 5×10^{11} 个衰老的血细胞通过细胞凋亡而清除；人类免疫系统的 T 细胞、B 细胞分化过程中，95% 的前 T 细胞、前 B 细胞通过细胞凋亡清除，只保留既有免疫活性又对自身抗原免疫耐受的淋巴细胞。乳腺泌乳细胞在婴儿断乳后很快凋亡，代之以脂肪细胞。

3. 清除潜在危险的细胞　体内被病毒感染的细胞及 DNA 受到损伤又未得到修复、有癌变危险的细胞，可通过细胞凋亡途径被清除。

由此可见，通过细胞凋亡清除那些衰老或异常的细胞，维持机体生理功能及细胞数量稳定，这是保持内环境稳定的一种自我调节机制。细胞凋亡几乎参与和影响了胚胎发育的所有方面，一旦细胞凋亡异常或失控，将导致多种畸形的发生，如并指（趾）、肛门闭锁、两性畸形等。另外，一些神经退行性疾病，如阿尔茨海默病（Alzheimer disease，AD）、帕金森病（Parkinson disease，PD）等都与神经细胞凋亡过度有关。现已证实，细胞凋亡功能的异常是肿瘤及生长发育相关疾病的重要致病因素，已成为临床疾病治疗及药物研发的重要靶点。

（二）凋亡细胞呈现出特征性的形态学变化

当细胞发生凋亡时，细胞伴有特征性的形态改变。1980 年，怀利（Wyllie）等总结了细胞凋亡的共同形态学表现，主要包括细胞皱缩（cell shringkage）、染色质凝聚、凋亡小体形成等，其中以细胞核的变化最为显著。典型动物细胞凋亡过程，形态学上可分为 3 个阶段。

1. 凋亡的起始　细胞内脱水，细胞质浓缩，细胞体积缩小；细胞表面原有的微绒毛、细胞突起、皱褶和细胞连接消失，形成光滑的轮廓从周围细胞中分离出来，但细胞膜保持完整，细胞内容物不释放；线粒体基本完整，可观察到线粒体增大、嵴增多，线粒体出现空泡化；核糖体逐渐从内质网上脱离，内质网囊腔膨胀并逐渐与质膜融合；细胞骨架结构由原有的疏松有序变得致密和紊乱，便于细胞改变形态或形成凋亡小体；细胞核内染色质凝聚（chromatin condensation）形成新月形或帽状结构，沿着核膜分布，即出现染色质边聚现象，随后细胞核进行性浓缩和碎裂，形成核碎片。这一阶段历时数分钟后，然后进入第二阶段。

2. 凋亡小体形成　凝集的染色质断裂为大小不等的碎片与一些细胞器聚集，被反折的细胞膜所包围，形成凋亡小体（apoptotic body）。扫描电镜观察到，细胞表面产生许多芽状（budding）或泡状突起，逐渐在根部绞窄脱落，形成大小不等的单个凋亡小体（图 15-3）。有些细胞不形成上述的多个凋亡小体，仅发生核固缩和胞质浓缩，成为单个致密的结构，这也被称为凋亡小体。在病毒性肝炎中见到的嗜酸性小体就属于这种凋亡小体。

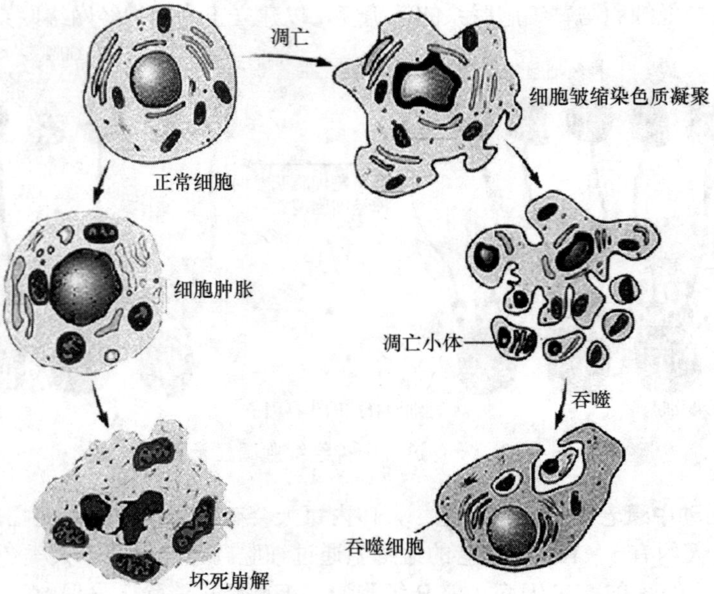

图 15-3 细胞凋亡与坏死形态变化示意图

3. 凋亡细胞的清除 脱落的凋亡小体逐渐被邻近细胞或巨噬细胞吞噬，经溶酶体消化分解。细胞凋亡最重要的特征是整个过程细胞膜保持相对完整，细胞内含物不外泄，所以不引起周围组织炎症反应。凋亡过程往往很迅速，从凋亡启动到凋亡小体的出现不过数分钟，一般经过半小时到几小时，整个凋亡细胞便被吞噬清除。

（三）凋亡细胞内出现复杂多样性的生化改变

细胞凋亡时，细胞发生一系列生化改变。主要表现为以下几个方面。

1. 细胞膜磷脂酰丝氨酸外翻 在凋亡发生早期，正常存在于质膜脂双层内层的磷脂酰丝氨酸（PS）翻转到脂双层外层，暴露于细胞外表面，向吞噬细胞发出信号，使吞噬细胞对凋亡细胞进行识别和吞噬，这一变化可作为早期凋亡细胞的特殊标志。细胞膜外表面的磷脂酰丝氨酸可以用荧光素标记的 Annexin V来检测。

2. 染色质裂解为特定的 DNA 片段 核小体是染色质的基本结构，它和连接区 DNA（linker）组成核心核小体亚单位（core nucleosomal subunit），总长度为 180～200bp。细胞凋亡时，细胞的内源性核酸内切酶（endonuclease）活化，特异性地在连接区切断 DNA 链。因此，形成长度为 180～200 整倍数的寡核苷酸片段。从凋亡细胞中提取的 DNA 在琼脂糖凝胶电泳中呈现出特征性的 DNA 梯状条带（DNA ladder）（图 15-4）。而细胞坏死时 DNA 被随机降解为任意长度的片段，琼脂糖凝胶电泳呈现弥散状（smear）。尽管不是所有细胞都出现 DNA 梯状条带，人们仍把它作为细胞凋亡最典型的生化特征之一。

3. 胞质内 Ca^{2+} 浓度升高 大量研究表明，很多细胞在凋亡早期会出现胞质中 Ca^{2+} 浓度迅速持续升高，这种浓度升高来源于细胞外 Ca^{2+} 内流及胞内钙库（内质网）的内 Ca^{2+} 释放。高浓度的 Ca^{2+} 可以使线粒体外膜通透性增高，进而促进细胞凋亡。

4. 胱天蛋白酶级联激活 细胞凋亡的起始、发生、发展，主要是通过多种蛋白酶控制的。如胱天蛋白酶、端粒酶、分裂素及钙蛋白酶（calpain）等，其中最重要的是胱天蛋白酶，它是一组存在于胞质溶胶中结构上相关的蛋白酶，活化后能特异性地水解靶蛋白多肽链上天冬氨酸残基后的肽键，凋亡过程中由这些蛋白酶构成一系列级联反应，使靶蛋白活化或失活从而介导细胞各种凋亡事件。

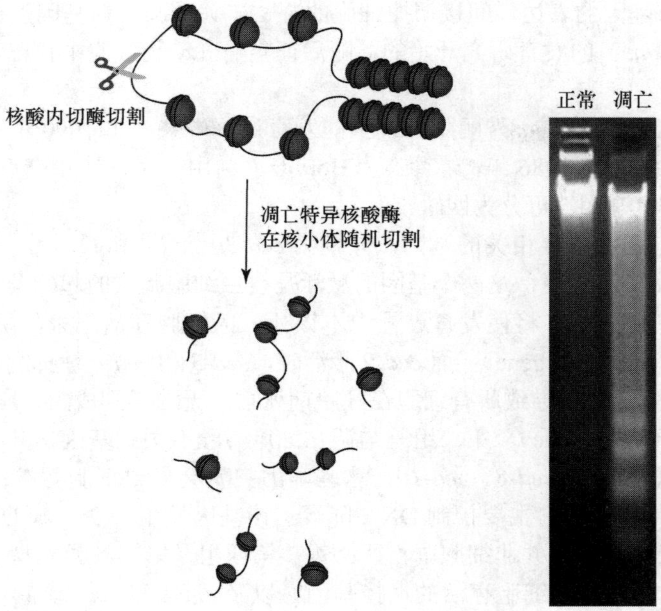

图 15-4　凋亡细胞的典型特征——DNA 梯状条带

A. 染色质 DNA 在核小体间被随意切割；B. 正常细胞与凋亡细胞的电泳照片

（四）细胞凋亡和坏死的区别

细胞凋亡与坏死是多细胞生物的两种不同死亡形式。它们在形态、代谢、分子机制、结局和意义等方面都有着本质的区别（表 15-1）。

表 15-1　细胞凋亡与细胞坏死的区别

特征	细胞凋亡	细胞坏死
诱导因子	特定凋亡诱导信号	缺血或剧烈损伤
范围	单个散在细胞	成群细胞
组织反应	吞噬清除	炎症反应
细胞	皱缩与邻近细胞连接丧失	肿胀
细胞膜	保持完整	破损
细胞核	染色质凝聚片段化	碎裂
溶酶体	完整	破裂
线粒体	肿胀通透性升高	肿胀破裂
基因活动	有基因调控	无基因调控
基因组 DNA	断裂为特异长度呈电泳梯状条带	随机降解电泳呈弥散状
酶	caspase 等酶激活	无 caspase 活性
能量需求	依赖 ATP	不依赖 ATP

（五）细胞凋亡是一系列凋亡蛋白参与的过程

细胞凋亡是单一性和多样性的统一。其单一性表现为几乎所有凋亡细胞的形态和生化特征变化都是一致的。多样性体现在凋亡的发生机制非常复杂并受到精确调控。大量研究表明，细胞凋亡与某些基因的调控作用密切相关，细胞内部的凋亡相关基因直接调控凋亡的发生和发展，外部因素通过影响细胞内基因的表达，间接调控细胞的凋亡。关于凋亡的基因调控机制最先是从对秀丽隐杆线虫（*C. elegans*）的发育研究开始的，随后证实哺乳动物细胞中存在多种高度保守与线虫同源的凋亡相关基因及产物。

1. 线虫细胞凋亡相关基因 秀丽隐杆线虫的发育过程中共产生 1090 个体细胞，其中 131 个体细胞在发生凋亡后消失。1986 年，霍维茨（Horvitz）利用一系列线虫突变体，发现了 15 个控制线虫细胞凋亡的关键基因。可分为四组：

第一组是与细胞凋亡直接相关的基因，分别为 *ced-3*、*ced-4* 和 *ced-9*。在线虫所有凋亡细胞中，均有 *ced-3* 和 *ced-4* 的表达，这两个基因的激活是线虫细胞凋亡的起始及继续所必需的。一旦 *ced-3* 或 *ced-4* 基因突变失活，将使发育过程中本该死亡的细胞存活下来，所以 *ced-3* 和 *ced-4* 被称为细胞死亡基因（cell death gene）；而 *ced-9* 激活时，*ced-3* 和 *ced-4* 被抑制，从而保护细胞免于凋亡，当 *ced-9* 突变失活时则导致所有细胞在胚胎期死亡，无法得到成虫，*ced-9* 被称为死亡抑制基因（cell death suppresser gene）。第二组是与凋亡细胞吞噬有关的基因，共 7 个基因，即 *ced-1*、*ced-2*、*ced-5*、*ced-6*、*ced-7*、*ced-8*、*ced-10*，这些基因突变会导致细胞吞噬作用的缺失。第三组是核酸酶基因-1，即 *nuc-1*，它主要控制 DNA 降解，该基因发生突变，则 DNA 降解受阻，但不能抑制细胞死亡，表明核酸酶并非细胞凋亡所必需。第四组是影响特异类型细胞凋亡的基因，包括 *ces-1*、*ces-2*（*ces* 表示线虫细胞存活的调控基因）以及 *egl-1* 和 *her-1*。它们与某些神经细胞和生殖系统体细胞的凋亡有关。

2. 人和哺乳动物细胞凋亡相关基因及产物 近年来在哺乳动物细胞内也发现与线虫主要死亡基因产物相对应的同源物。

（1）caspase 家族：是线虫 *ced-3* 的同源物，简称胱天蛋白酶（cysteine aspartic acid specific protease）家族，是一类天冬氨酸特异性的半胱氨酸蛋白酶，它们的活性位点均包含半胱氨酸残基。caspase 家族的共同特点是被激活后能特异性地切割靶蛋白的天冬氨酸残基后的肽键。已发现的 caspase 家族成员共有 10 余种（表 15-2），每种 caspase 作用底物不同，其中 caspase-1、4、5、11、12 参与白细胞介素 1（interleukin-1，IL-1）的前体活化，不直接参加凋亡信号的传递；其余的 caspase 根据在凋亡级联反应中的功能不同，可分为两类：一类是凋亡上游的起始者（initiator caspase），包括 caspase-2、8、9、10；另一类是凋亡下游的执行者（executioner caspase），包括 caspase-3、6、7。起始者主要负责对执行者前体进行切割，从而产生有活性的执行者（酶）；执行者负责切割细胞核内、细胞质中的多种结构蛋白和功能蛋白，引起凋亡。

表 15-2 哺乳动物细胞 caspase 家族成员及功能

名称及物种分布	功能
caspase-1（小鼠，人）	炎症因子前体的切割；参与炎症信号通路
caspase-2（小鼠，人）	起始 caspase 或执行 caspase（细胞核中）
caspase-3（小鼠，人）	执行 caspase
caspase-4（人）	炎症因子前体的切割
caspase-5（人）	炎症因子前体的切割
caspase-6（小鼠，人）	执行 caspase
caspase-7（小鼠，人）	执行 caspase
caspase-8（小鼠，人）	死亡受体途径的起始 caspase
caspase-9（小鼠，人）	线粒体途径的起始 caspase
caspase-10（人）	死亡受体途径的起始 caspase
caspase-11（小鼠）	IL 前体的切割，参与炎症信号通路
caspase-12（小鼠，人）	内质网凋亡途径的起始 caspase（ER 中）

续表

名称及物种分布	功能
caspase-13（牛）	未知
caspase-14（小鼠，人）	未知
caspase-16（小鼠，人）	未知

在正常细胞内，caspase 以无活性的酶原形式存在于胞质中，酶蛋白多肽链上包含 3 个结构域：原结构域（pro-domain）、大亚基（p20）和小亚基（p10）。细胞接收死亡信号（如 TNF-α、Fas、TRAIL、RIP 等）后，起始 caspase 酶原分子在其特异的天冬氨酸残基位点被其他酶（包括自身）切割，形成由 2 个大亚基和 2 个小亚基组成的有活性的异源四聚体（$\alpha_2\beta_2$）（图 15-5A），随后这些活化的起始 caspase 切割多量的执行 caspase 酶原，产生大量有活性的执行 caspase 异源四聚体（$\alpha_2\beta_2$），这种级联放大作用使凋亡信号在细胞内迅速放大并传递到整个细胞引起凋亡，这一过程是不可逆的（图 15-5B）。

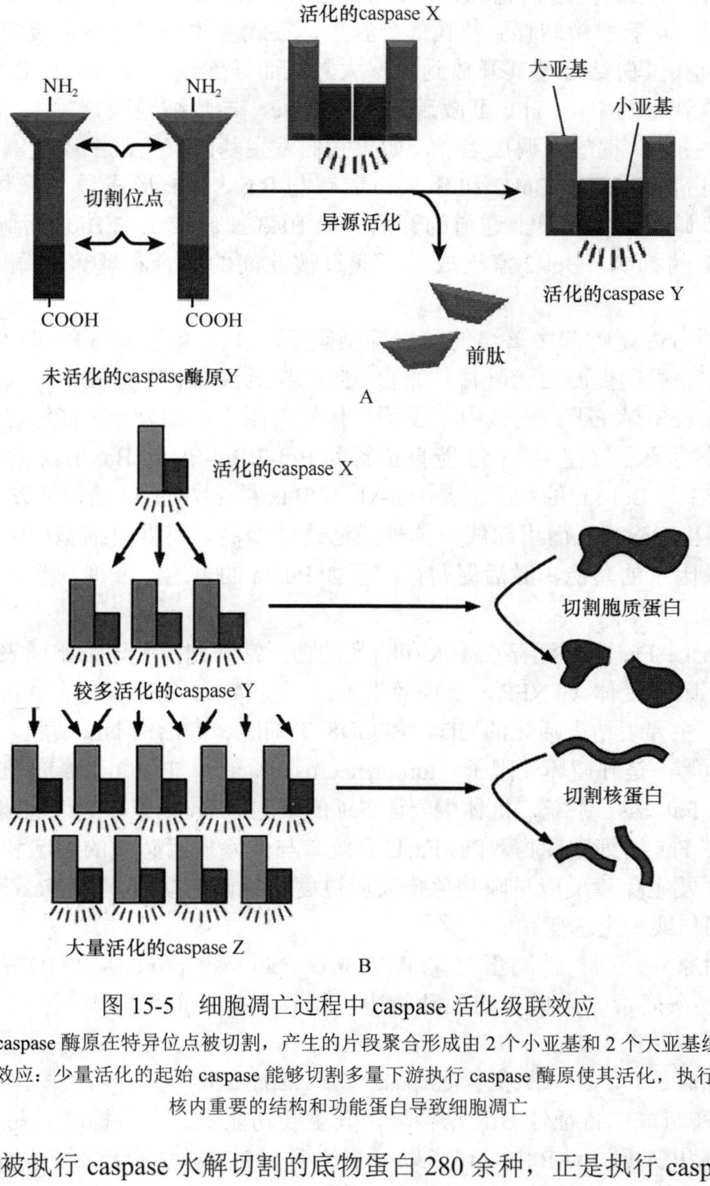

图 15-5　细胞凋亡过程中 caspase 活化级联效应

A. caspase 酶原的活化：caspase 酶原在特异位点被切割，产生的片段聚合形成由 2 个小亚基和 2 个大亚基组成的有活性的 caspase 四聚体；B. caspase 级联效应：少量活化的起始 caspase 能够切割多量下游执行 caspase 酶原使其活化，执行 caspase 再切割胞质及核内重要的结构和功能蛋白导致细胞凋亡

目前已知的能被执行 caspase 水解切割的底物蛋白 280 余种，正是执行 caspase 对这些重要蛋

白的切割使细胞出现一系列凋亡的形态和生化特征。如活化的 caspase-3 可降解 DNA 内切酶的抑制因子，使 DNA 内切酶活化后切割染色质 DNA 为 180～200bp 整倍数的片段；活化的 caspase-6 作用底物是 laminA、keratin18，导致核纤层和细胞骨架的崩解。由于 caspase 在细胞凋亡途径中发挥效应分子的关键作用，将其作为靶标分子研发治疗相关疾病的药物已引起人们极大的重视。

（2）Bcl-2 蛋白家族：*Bcl-2* 是人 B 细胞瘤/白血病基因-2（B cell lymphoma/leukemia gene 2，bcl-2）的缩写，为线虫死亡抑制基因 *ced-9* 的同源物，其编码的 Bcl-2 蛋白家族能调控线粒体外膜通透性改变，因而在线粒体参与的凋亡通路中居核心地位。

Bcl-2 家族蛋白在结构上相似，都含有 1～4 个 BH（Bcl-2 homology）结构域。根据其功能可以分为 3 个亚族：Bcl-2 亚族，这类蛋白具有 BH-4 结构域，都定位于线粒体外膜上，包括 Bcl-2、Bcl-xL、Bcl-w、Mcl-1 等，对细胞凋亡发挥抑制作用，能阻止线粒体外膜通透性的提高，保护细胞免于凋亡；Bax 亚族，包括 Bax、Bak、Bok，功能与 Bcl-2 亚族相反，促进细胞凋亡。BH3 亚族（BH3 only），包括 Bad、Bid、Bik、Bim、Puma、Noxa、Blk 等，它们的作用是细胞内凋亡信号的“感受器”，作用也是促进细胞凋亡。如细胞接收内源性凋亡信号后，单体形式存在的 Bax 和 Bak 发生寡聚化，从胞质中转移到线粒体外膜上，在线粒体外膜上聚合装配成跨膜通道，或与线粒体通透性转换孔蛋白结合使其开放到足够大，从而导致线粒体内的凋亡因子（如 Cyt c 等）经这两种通道释放到胞质中，Cyt c 可激活起始 caspase，导致细胞凋亡发生。实验证明，Bax 和 Bak 是凋亡信号途径中关键的正调控因子，如果它们发生基因突变，细胞能够抵抗大多数凋亡诱导因素的刺激。正常状态下，Bcl-2 和 Bcl-xL 能够与 Bax、Bak 形成异二聚体，通过抑制 Bax、Bak 的寡聚化来抑制线粒体外膜上通道的开启。而 BH3 亚族成员如 Bid 被活化后，又可以解除 Bcl2 对 Bax 或 Bak 的抑制。Bcl-2 家族成员可通过彼此间的聚合和解聚来调节线粒体外膜的通透性。

（3）*p53* 基因：p53 是细胞中著名的肿瘤抑制因子，在人类近 60% 肿瘤中发现存在 p53 的缺失和突变。线粒体获得的促凋亡信号往往来自 p53，甚至认为 p53 直接参与线粒体介导的细胞凋亡。正常时大部分 p53 存在于细胞核中，在凋亡信号刺激下，部分 p53 能够迅速从核内转移到线粒体。在 p53 依赖性凋亡过程中，p53 能直接解除 Bcl-2/Bcl-xL 对 Bax/Bak 的抑制作用而触发凋亡。研究表明，p53 与 Bcl-xL 的结合力是 Bcl-xL 与 Bax 结合力的 50 倍，所以 p53 能够从 Bcl-xL/Bax 复合物中置换出 Bax，从而引起线粒体外膜通透性增高。另外，细胞核中的 p53 在凋亡信号刺激下，发挥转录因子的功能，激活促凋亡因子如 Puma 的表达，或抑制凋亡负调节因子的表达来促进凋亡。

（4）Fas 和 FasL：Fas 是广泛存在于人和哺乳动物正常细胞及肿瘤细胞膜表面的凋亡信号受体蛋白，是肿瘤坏死因子受体（TNFR）及神经生长因子受体（NGFR）超家族成员。而 Fas 的配体 FasL（Fas ligand）主要表达于活化的 $CD4^+$ 和 $CD8^+$ T 细胞、激活的 NK 细胞、眼前房内部细胞及中枢神经系统细胞等，是肿瘤坏死因子（tumor necrosis factor，TNF）家族的细胞表面分子。FasL 与其受体 Fas 组成 Fas/FasL 系统，机体中表达 Fas 的细胞对 FasL 介导的细胞凋亡都非常敏感，两者结合将触发携带 Fas 的细胞凋亡。Fas/FasL 系统参与清除病毒感染的细胞和过度激活的淋巴细胞，使免疫系统既发生免疫反应又限制免疫反应过度对机体的损害。Fas/FasL 系统功能过强或缺失则可引起组织损伤或增生恶变。

（5）IAP 蛋白家族：凋亡抑制蛋白（inhibitor of apoptosis protein，IAP）是一类独立于 Bcl-2 的凋亡抑制因子，在病毒、果蝇和哺乳动物中广泛存在，目前已发现至少 8 种人源性 IAP，包括 cIAP1、cIAP2、NIAP、XIAP、ILP2、Survivin、Bruce 及 Livin。IAP 家族蛋白既可以抑制起始 caspase（如 caspase-9），又抑制执行 caspase（如 caspase-3、7）的活性，家族成员在 N 端都具有 70～80 个氨基酸组成的特征性 BIR 结构域，其主要功能是结合并抑制 caspase。近年来，在一些哺乳动物、果蝇和病毒的 IAP 中发现了以一个位于 IAPC 端的环状锌指结构域。含 RING 结构的蛋白通常可以作为E3泛素连接酶，如XIAP和cIAP的RING结构在受到凋亡诱导（TRAIL、紫杉醇等）刺激时，表现出泛素降解功能，可降解其自身，同时也可特异性降解caspase-3和caspase-7来抑制凋亡。这些含RING结构的IAP还可以泛素化降解一些促细胞凋亡因子如Smac/DIABLO和ARTS等，间接抑制细胞凋亡。

哺乳动物细胞中促凋亡和抗凋亡的调控因子多种多样，因此细胞的命运——生存或死亡，取决于细胞内这两类调控因子的相对含量及胞外信号对它们活性调节的综合效应。

知识拓展

PD-1/PD-L1

免疫系统能够识别清除体内的“异己”成分，如肿瘤细胞、病毒、细菌等。T细胞介导的细胞免疫是消灭肿瘤细胞的“主力军团”。T细胞需要活化才能发挥抗肿瘤效应，但T细胞的活化水平需保持在正常范围，避免过高伤害自身组织细胞，这取决于活化信号和抑制信号之间的平衡，其中表达在免疫细胞上能调节免疫激活程度的一系列分子，即“免疫检查点”发挥了重要抑制作用。PD-1/PD-L1和CTLA-4就是目前最重要的免疫检查点分子。PD-1即程序性死亡受体1，表达在活化的T细胞及B细胞表面。PD-L1是PD-1的配体，PD-1和PD-L1结合便会向T细胞传递负向调控信号，通过抑制T细胞炎症活动来降低自身免疫反应风险，预防自身免疫病的发生。而肿瘤细胞除了表达可被免疫系统识别的某些特殊抗原，还可表达多种免疫抑制性配体如PD-L1，两者一旦结合导致T细胞内的SHP-1和SHP-2募集到PD-1胞内结构域的C端，抑制下游PI3K/Akt信号通路，下调细胞凋亡抑制基因Bcl-xL的表达，导致肿瘤特异性T细胞凋亡。因此，PD-1/PD-L1信号通路在肿瘤免疫逃逸中起着至关重要的作用。近年来，针对PD-1和PD-L1设计的免疫检查点抑制剂（anti-PD-1/PD-L1）在肿瘤免疫治疗方面取得突破性进展，给患者带来生存获益。PD-1抑制剂大多为IgG4单抗，靶细胞为T细胞，PD-L1抑制剂大多为IgG1单抗，靶细胞为肿瘤细胞。两种抑制剂可抑制PD-1/PD-L1结合，从而解除对T细胞的活化和增殖抑制，使肿瘤特异性T细胞恢复杀伤功能。理论上讲anti-PD-1/PD-L1治疗对大部分肿瘤患者均会有明显的疗效，但目前的临床研究表明，anti-PD-1/PD-L1治疗在不同患者及不同肿瘤类型之间疗效差异显著，其中的机制尚不明确。

3. 诱导细胞凋亡的信号通路　细胞凋亡与细胞的分裂、增殖和分化等生命现象一样过程极其复杂，受到细胞内、外多种信号调控，这些凋亡信号在细胞间和细胞内的传递导致细胞凋亡。目前在哺乳动物细胞中了解比较清楚的主要是通过两条通路诱导caspase活化。一条是细胞表面死亡受体（death receptor）介导的外源性凋亡通路（extrinsic pathway），另一条是由线粒体引发的内源性凋亡通路（intrinsic pathway）（图15-6）。

（1）死亡受体介导的细胞凋亡通路：死亡受体引发的凋亡起始于死亡受体与死亡配体的结合（外源性途径）。死亡配体主要表达于活化的T细胞表面，包括TNF、Fas配体（FasL）、TRAIL等。死亡受体包括TNFR1、Fas/Apo-1/CD95、DR-3、DR-4、DR-5等，主要表达于正常细胞和肿瘤细胞表面。死亡受体的胞质区都含有死亡结构域（death domain，DD），负责招募接头蛋白FADD。当死亡受体Fas或TNFR与配体（CD95L或TNF）结合后，受体发生多聚化，诱导受体胞质区内的DD与接头蛋白FADD结合，使FADD的死亡效应结构域（DED）发生构象变化，变构后的DED与胞质中的caspase-8酶原N端的DED结构域结合，形成了由Fas-FADD-caspase-8酶原组成的死亡诱导信号复合物（death inducing signaling complex，DISC）。在DISC中聚集的caspase-8酶原通过彼此间自切割而发生同源活化，活化的caspase-8再进一步切割活化执行caspase-3，导致细胞凋亡。通过这种外源性途径，表达FasL的杀伤性T细胞可以诱导表达Fas的被病毒感染的靶细胞发生凋亡。

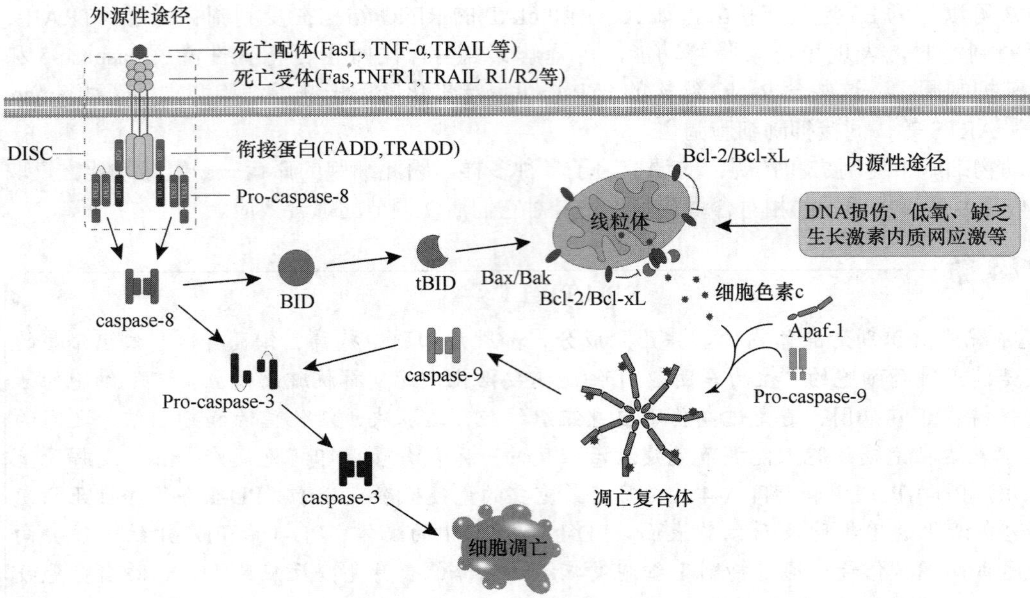

图 15-6　哺乳动物细胞凋亡的内源性和外源性通路

（2）线粒体介导的细胞凋亡通路：当细胞受到内部（如 DNA 损伤、Ca^{2+} 浓度过高）或外部的凋亡信号（如紫外线、γ 射线、药物、一氧化氮、ROS 等）刺激时，线粒体外膜通透性增高，使线粒体内的凋亡因子，如细胞色素 c（cytochrome c，Cyt c）等释放到细胞质中。进入胞质中的 Cyt c 与凋亡蛋白酶活化因子 1（apoptosis protease activating factor-1，Apaf-1）结合形成一个很大的复合物，Apaf-1 通过自身的 CARD 结构域招募多个 caspase-9 酶原分子，形成由 Cyt c-Apaf-1-caspase-9 酶原组成的凋亡复合体（apoptosome），在这个蛋白复合体中，caspase-9 酶原发生自切割同源活化，然后募集并切割 caspase-3、caspase-7，进而引发 caspase 级联对凋亡信号进行放大，导致凋亡发生。

caspase 依赖的内源性和外源性途径看似迥异，但也有相似之处，即起始 caspase-8 和 caspase-9 均是在蛋白复合体 DISC 和凋亡复合体中经同源自切割而活化。在蛋白复合体的形成过程中，接头蛋白 FADD 和 Apaf-1 发挥关键作用。

研究发现，活化的 caspase-8 一方面作用于 caspase-3 酶原，另一方面切割 Bid 使其裂解成 2 个片段，其中含 BH3 结构域的片段（tBid）从胞质转移到线粒体，能与抑制凋亡的 Bcl-2 家族蛋白如 Bcl-2、Bcl-xL、Mcl-1 等相互作用，释放出被束缚的 Bax/Bak，从而促进 Cyt c 释放。caspase-8 通过 tBid 促进内源性凋亡通路开放，放大了外源凋亡信号的效应。在多数情况下，死亡受体介导的凋亡信号需借助线粒体凋亡通路来放大。另外，凋亡内源性途径被激活后，线粒体释放的凋亡因子 Smac（DIABLO）能与 cIAP 结合，释放出被封闭的 caspase-8，从而与外源性途径交汇。

caspase 是细胞凋亡发生的核心蛋白，当使用 caspase 的抑制剂或者将 caspase 敲除之后，一些细胞仍然可以发生凋亡。研究发现除了 Cyt c，线粒体还能够向细胞质内释放多种凋亡相关因子，如凋亡诱导因子（apoptosis-inducing factor，AIF），限制性内切核酸酶 G（endonuclease G，Endo G），它们从线粒体释放出来进入细胞核，对核 DNA 进行切割，引发 caspase 非依赖性细胞凋亡。

综上所述，线粒体处于凋亡调控的中心地位，而 Bcl-2 家族蛋白通过调控线粒体外膜的通透性使线粒体感受凋亡信号，Bcl-2 家族成员的表达与功能发挥又主要通过 p53 来调节。

（3）其他凋亡信号通路：内质网和溶酶体在细胞凋亡中也有着重要作用。内质网与细胞凋亡的联系表现在两个方面：一是内质网对 Ca^{2+} 释放的调控；二是内质网 caspase-12 的激活。研究表明，在内质网应激时，由于细胞外 Ca^{2+} 内流及胞内钙库（内质网）Ca^{2+} 的释放，高浓度的 Ca^{2+} 可通过激活胞质中的钙依赖性蛋白酶（如 calpain）改变线粒体膜电位和通透性，促进细胞凋亡；另一方面 Ca^{2+} 可直接诱导线粒体膜孔开放，导致凋亡因子的释放。内质网应激时可以通过 TRAF-2 吸附并激活 caspase-12，同时 caspase-12 还能被 Ca^{2+} 激活的 m-calpain 切割并活化，然后被转运到胞质中直接激活 caspase-9 及 caspase-3，从而诱导由内质网途径介导的细胞凋亡。目前发现，Bcl-2 家族成员 Bcl-2、Bax 及 Bak 都可定位于内质网，Bcl-2 具有维持胞质内 Ca^{2+} 浓度稳定、抑制凋亡的作用。溶酶体在细胞凋亡中的研究越来越受到重视。在氧化应激中，溶酶体中的一类蛋白酶 cathepsins D 能切割 Bid，产生的 tBid 转移到线粒体，促进 Cyt c 的释放。有关溶酶体凋亡信号的激活和参与凋亡的具体途径还有待于深入研究。

（六）细胞凋亡异常可导致多种疾病发生

如前所述，细胞凋亡是多细胞生物正常生长发育、维持成体组织结构及内环境稳定的一种生理机制，贯穿于生物体全部的生命活动中。随着研究的深入，人们发现细胞凋亡增强或减弱与多种疾病的发生有密切关联。

1. 细胞凋亡与恶性肿瘤 细胞凋亡在肿瘤发病机制中占有重要地位，常可见到凋亡抑制基因和凋亡活化基因表达异常。细胞凋亡不足，使肿瘤细胞存活时间延长、细胞数目不断增多。在人乳腺、食管、肝、结肠等部位的恶性肿瘤中，发现 Fas 转录水平下调。在人 B 细胞淋巴瘤发生过程中，染色体发生 t（14；18）易位，导致 *Bcl-2* 基因高表达和肿瘤发生。Bcl-2 家族成员 Mcl-1 和 Bcl-xL 在多种白血病中也是高表达，使肿瘤细胞对凋亡信号变得不敏感，同时也是肿瘤细胞抵抗常规化疗药物和放疗的原因。与此相对应，一些肿瘤细胞中，Bcl-2 家族中促凋亡基因如 *Bax/Bak/Bim* 等发生突变失活，抑制了细胞凋亡，与肿瘤发生发展相关。

2. 细胞凋亡与自身免疫病 自身免疫病是一大类难治的、免疫功能紊乱性疾病。自身反应性 T 细胞及产生抗体的 B 细胞是引起自身免疫病的主要因素。在自身抗原的刺激下，识别自身抗原的免疫细胞被活化，它们主要通过细胞凋亡的机制得以清除。如果这一机制发生异常，清除自身免疫性淋巴细胞的功能出现障碍，将导致自身免疫病的发生。如系统性红斑狼疮（systemic lupus erythematosus，SLE），该病患者外周血单核细胞 *Fas* 基因表达缺陷，由其介导的凋亡机制也同时受阻，不能有效地消除自身免疫性 T 细胞克隆，造成淋巴细胞增殖性的多器官损害。

3. 细胞凋亡与神经退行性疾病 许多神经退行性疾病是以特定神经元的慢性进行性丧失为主要特征，如阿尔茨海默病（Alzheimer's disease，AD）、帕金森病（Parkinson's disease，PD）、肌萎缩侧索硬化（amyotrophic lateral sclerosis，ALS）等，这类疾病的患者中枢神经系统中特定神经元持续性减少。如阿尔茨海默病的发生是由于大脑海马及基底核的神经元大量丧失，其原因可能是神经元内 β-淀粉样蛋白过量表达沉积，促使神经元发生凋亡。目前已经在 ALS 患者体内发现有与神经元凋亡抑制蛋白有关的基因突变，这使神经元凋亡抑制蛋白缺乏，导致脊髓前角运动神经元凋亡，肌肉出现萎缩。

案例链接

系统性红斑狼疮

患者，女，36 岁，已婚。近 1 年感觉双手指关节和右侧髋关节疼痛，晨起指关节僵硬感，活动后好转。近 2 个月食欲减退，易于疲乏，劳累后关节疼痛加剧。2 周前，患者在海边度假日光浴后面颊出现大片红斑，越用美白化妆品越重。每晚发热，双手关节疼痛加剧。入院后检查：鼻翼两侧颜面蝶状红斑，双手背对称性不规则红斑，手关节未见肿胀。实验室检查：尿蛋白（++），红细胞 3～5 个/高倍视野，白细胞 3.8×10^{9}/L；血清补体 C3 和 C4 分别是 1.98g/L 和 0.65g/L；抗核抗体（ANA）血清滴度为 1∶160（正常＜1∶80），抗 dsDNA 抗体为 36%（＞20% 阳性）。Coombs 直接和间接试验均为阳性；类风湿因子阴性。

初步诊断：系统性红斑狼疮（SLE）。

SLE是一种病因和发病机制不清、临床表现为多器官功能损害的慢性自身免疫病。患者血清出现特异性的抗ds-DNA抗体及抗核抗体。这些自身抗体与体内相应的自身抗原结合形成免疫复合物，沉积在皮肤、关节、小血管、肾小球等部位，在补体的参与下，引起急、慢性炎症反应及组织坏死。那么SLE患者体内的自身抗原来自哪里呢？大量研究已证实，患者体内显著累积的自身抗原来源于凋亡细胞，包括淋巴细胞、中性粒细胞和单核巨噬细胞的凋亡。SLE患者体内细胞凋亡增加和凋亡细胞清除障碍是自身抗原释放的主要原因。一方面患者T细胞上的凋亡配体如FasL、TRAIL等表达增多，使中性粒细胞和T细胞凋亡加速，其中Fas/FasL途径起了主要作用。另一方面，SLE患者单核巨噬细胞本身凋亡增加、数量减少，减弱了机体对凋亡物质的清除力量。

凋亡细胞如果没有及时被清除，将失去膜完整性，从而释放出大量修饰过的核小体碎片、DNA、组蛋白等成分，成为维持自身免疫应答的反复性的刺激源，致使效应性T细胞及自身反应性B细胞异常活化、自身抗体大量产生，进而引发炎症和组织器官损伤，临床上可表现为多器官系统受累，病程缓慢进行或急性发作。

三、细胞焦亡

细胞焦亡（pyroptosis）是近年来在细菌感染的巨噬细胞中发现的一种细胞程序性死亡，又称为炎症细胞坏死。“pyro”为古希腊文词根，意为火或发热。其特征为依赖于caspase-1，并伴有大量促炎性细胞因子的释放。表现为细胞不断胀大直至细胞膜破裂，细胞内容物释放进而产生强烈的炎症反应。焦亡细胞的形态学特征与细胞坏死相似。

细胞焦亡通常是细胞对细胞内病原体所做出的一种重要天然免疫反应。细菌、病毒产生的多种信号分子与细胞内的模式识别受体结合，通过接头蛋白ASC与caspase-1的前体结合，形成炎症小体（inflammasome），caspase-1在炎症小体蛋白复合物中被激活。一方面，活化的caspase-1切割Gasdermin家族成员之一的GSDMD，使后者释放N端片段。GSDMD的N端片段整合到质膜上形成16元聚合体的孔道，内径为12～16nm。孔道的形成导致细胞渗透压改变、细胞肿胀致膜破裂，最终发生焦亡。另一方面，活化的caspase-1对IL-1β和IL-18的前体进行切割，形成有活性的IL-1β和IL-18并释放到胞外，募集炎症细胞聚集，扩大炎症反应。以上过程是依赖于caspase-1的经典途径，在巨噬细胞和树突状细胞中发生的细胞焦亡主要依赖此途径（图15-7）。

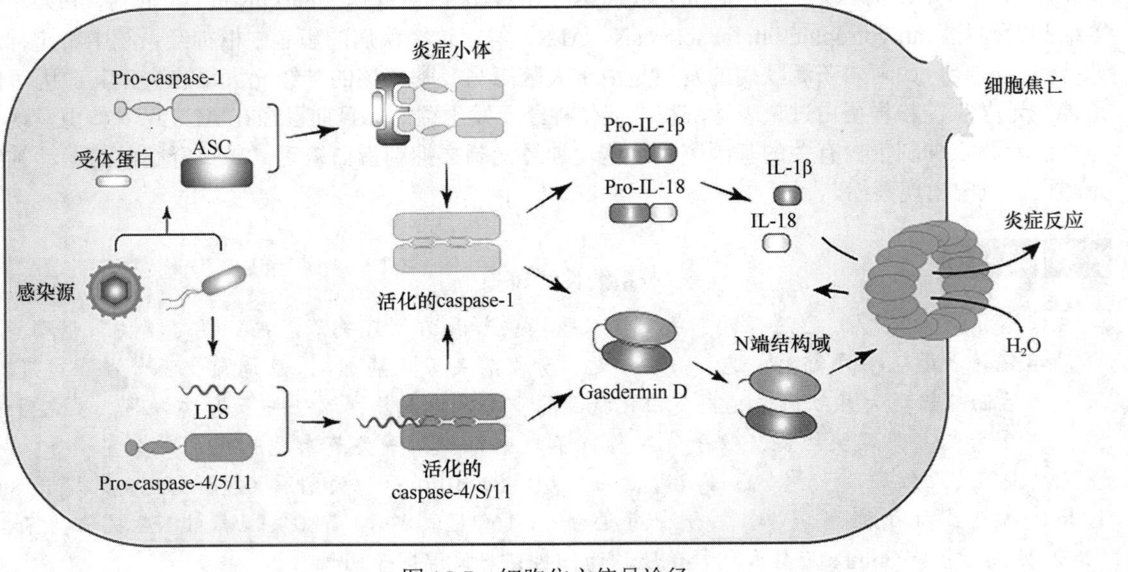

图15-7 细胞焦亡信号途径

另外，也存在依赖 caspase-4、5、11 的非经典途径。细胞焦亡也是 caspase-4/5/11 激活后的主要应答反应，在巨噬细胞和非巨噬细胞中均可发生。细菌脂多糖（lipopolysaccharide，LPS）是革兰氏阴性菌细菌壁的主要成分，研究发现，在小鼠细胞中 caspase-11 是 LPS 的胞内受体，caspase-11 能够识别结合胞质中的 LPS，进而发生寡聚化而被激活。人 caspase-4 和 caspase-5 是小鼠 caspase-11 的同源物，同样也能直接识别胞内 LPS，与之结合并被激活。活化的 caspase-4/5/11 与活化的 caspase-1 相似，能够切割 GSDMD 产生 N 端活性肽段，通过活化的 GSDMD 介导凋亡发生。与 caspase-1 不同，caspase-4/5/11 不能切割 IL-1β 和 IL-18 前体蛋白，而是在一些细胞中，通过激活炎症小体 NLRP3/ASC 使 caspase-1 活化，进而促进其切割前体 IL-1β 和 IL-18，生成有活性的 IL-1β 和 IL-18，释放到胞外激发炎症反应。

在病原体感染时，适度的细胞焦亡可清除致病微生物，而过度的细胞焦亡在导致细胞死亡的同时，释放炎症因子，扩大炎症反应，造成发热、低血压、败血症等症状。研究表明，细胞焦亡作为一种伴随炎症反应的死亡方式，广泛参与感染性疾病、神经系统相关疾病和动脉粥样硬化等的发生发展。对细胞焦亡的发生及调控机制的深入研究将为临床防治工作提供新的思路。

四、细胞铁死亡

铁死亡（ferroptosis）是一种铁依赖性和膜脂质过氧化物过度积累导致的调节性细胞死亡。2012 年由斯托克韦尔（Stockwell）等阐述并命名。铁死亡在形态学上与凋亡存在明显差异，表现为细胞膜肿胀；线粒体收缩膜密度增大、线粒体嵴消失、外膜破裂；核体积无明显皱缩、核膜完整；细胞肿胀、质膜破裂等。

膜磷脂的脂质过氧化（lipid peroxidation）是铁死亡发生过程中的关键事件，也是导致质膜破坏的根本原因。膜磷脂过氧化的始发环节是脂质过氧化氢（LOOH）的生成。定位于内质网膜上的 NADPH 细胞色素 P450 还原酶和 NADH 细胞色素 b5 还原酶，其将 NAD（P）H 的电子转移给 O_2 产生 H_2O_2，H_2O_2 与亚铁离子发生芬顿反应，生成大量氧化能力极强的羟自由基，由于多不饱和脂肪酸链中与碳碳双键相邻的碳氢键键能相对较低，羟自由基易于攻击这些位置，夺取 1 个氢原子，形成以碳原子为中心的自由基（L·）；不稳定的 L·随后与氧分子生成脂质过氧自由基（LOO·），最后夺获邻近脂质的氢原子生成 LOOH。LOOH 在亚铁离子催化下发生类芬顿反应，迅速生成烷氧基自由基（LO·），随后触发脂质自由基链式反应，生成大量脂质自由基，攻击更多膜磷脂，形成脂质氧化级联反应，导致脂质过氧化物的过度累积。

脂质过氧化是如何导致细胞死亡的？具体机制和因素仍不明确。目前认为，脂质过氧化物断裂产生的截短磷脂会导致膜结构破坏。膜磷脂过氧化物 LO·通过 β 位断裂生成含醛截短磷脂破坏了膜结构。膜结构的损伤累积会导致膜孔的形成，胞内高渗环境吸引大量水分子从膜孔进入细胞，导致细胞肿胀、变性和坏死。细胞膜孔形成是铁死亡的标志事件。但仅凭这些形态变化还不能将铁死亡同其他类型的调节性坏死相区别。

迄今为止，铁死亡的发生机制仍未完全阐明，许多代谢物或蛋白质参与了膜脂质过氧化的毒性积累调控，这些分子还参与了氧化还原反应、脂质代谢、信号转导、转录调控等，涉及的细胞器包括内质网、高尔基复合体、溶酶体和线粒体等。因此认为，不存在单一的普遍性的铁死亡途径，铁死亡的调控机制是一系列保护细胞免受铁死亡影响的内部防御机制和铁死亡执行系统的博弈。

细胞铁死亡与很多疾病的发生都有密切关系，在恶性肿瘤、缺血性器官损伤和退行性疾病等多种病理过程中发挥重要作用。因此，阐明铁死亡的分子机制对于基础医学和疾病治疗都具有重要意义。

本章小结

细胞衰老和死亡是有机体生命发展的必然阶段。细胞衰老是指随着时间的推移，细胞增殖能力和生理功能逐渐下降的变化过程。衰老细胞内水分减少，膜流动性、细胞间连接及细胞器数量减少，脂褐素逐渐增多，核膜内褶，染色质固缩等。细胞分裂增殖停止、代谢能力降低，最终出现细胞死亡。细胞衰老的机制有多种，如自由基学说、“端粒钟”学说、代谢废物累积和遗传程序学说等。细胞衰老受机体自身基因和环境因素的影响，组织中干细胞的衰老与机体衰老及老年病的发生密切相关。

细胞死亡是指细胞生命活动的终止。主要分为意外性细胞死亡（坏死）和调节性细胞死亡。细胞坏死是指超过细胞可以承受的环境因子和病理因素的作用，导致细胞非正常被动的死亡。主要表现为细胞肿胀、细胞膜破裂崩解、内容物释放等，导致周围组织炎症反应。细胞凋亡是指在一定的生理或病理条件下，细胞遵循自身程序主动结束生命过程，是细胞生理性死亡的普遍形式，具有严格的基因时空性和细胞选择性。凋亡细胞出现染色体凝聚，细胞皱缩并分解成凋亡小体被邻近细胞或巨噬细胞吞噬等特异性变化，但细胞膜完整、组织不发生炎症反应。细胞内主要通过 caspase 依赖性两条途径引发凋亡，即细胞表面死亡受体介导的外源性途径和由线粒体介导的内源性途径。细胞凋亡是多细胞生物正常生长发育、维持成体组织结构及内环境稳定的一种生理机制，凋亡异常与发育异常、神经退行性疾病、自身免疫病及肿瘤等的发生密切相关。

细胞焦亡是在病原体感染的巨噬细胞和非巨噬细胞中发生的一种调节性细胞死亡，又称炎症细胞坏死。其特征为依赖于 caspase-1 或 caspase-4、5、11，并伴有大量促炎性细胞因子 IL-1β 和 IL-18 的释放。表现为细胞不断胀大直至膜破裂，细胞内容物释放进而产生强烈的炎症反应。适度的细胞焦亡可清除致病微生物，过度的细胞焦亡因强烈的炎症反应造成发热、低血压、败血症等全身症状。

铁死亡是一种铁依赖性和膜脂质过氧化物过度积累导致的调节性细胞死亡。膜磷脂的脂质过氧化产生截短磷脂破坏了膜结构。膜结构的损伤累积导致膜孔的形成，胞内高渗环境吸引大量水分子从膜孔进入细胞，导致细胞肿胀、变性和坏死。铁死亡的调控机制是细胞内一系列铁死亡防御机制和铁死亡执行系统的博弈，不存在单一的普遍性的铁死亡途径。在恶性肿瘤、缺血性器官损伤和退行性疾病等多种病理过程中铁死亡都发挥着重要作用。

复习思考题

1. 什么是海弗利克极限？细胞衰老的主要机制是什么？
2. 简述细胞凋亡与细胞坏死的区别。
3. 细胞凋亡主要受哪些信号转导通路调控？
4. 怎样理解细胞凋亡与疾病的关系？举例说明。
5. caspase 是如何活化的？在细胞凋亡过程中有怎样的作用。
6. 简述细胞焦亡的形态学特征和分子机制。

（徐　晋）

第16章 细胞工程

细胞工程（cell engineering）是指应用现代细胞生物学、发育生物学、遗传学及分子生物学等学科的理论和方法，在细胞水平上，根据人们的需要和设计对细胞的遗传性状进行人为的修饰，进而获得具有产业化价值或其他应用价值的细胞或细胞相关产品的综合技术体系。细胞工程的应用范围很广，当今生命科学中的许多热点领域，如再生医学、组织工程、细胞治疗、克隆动物及转基因动物等的快速发展都是细胞工程技术的成功应用。根据操作对象不同，细胞工程可分为动物细胞工程、植物细胞工程和微生物细胞工程，本章仅介绍动物细胞工程。

第一节 细胞工程相关技术

总体来看，细胞工程就是对细胞不同层面上的拆合和重组。就细胞工程的技术体系来说，涉及的技术方法很多，至少需要应用基因操作、细胞的遗传修饰、细胞的表型分析及工程化细胞的应用等相关技术。本节就最为常用的细胞培养、细胞融合、细胞核移植和基因转移的基本技术展开介绍。

一、大规模细胞培养技术

细胞培养是细胞工程中最基本、最常用的技术之一。大规模细胞培养（large scale cell culture）是指在人为创造的无菌条件下，将离体的细胞或者组织置于培养基内，并放在适宜的环境中进行连续培养，使细胞高密度或者高浓度生长，目的是制备大量细胞或者以此生产更多的细胞产品。此技术已广泛应用于农业、医学和生物学领域的研究。一般来说，$1\times10^{9}\sim1\times10^{10}$ 个细胞可以在 1～10L 容积的简单搅拌瓶中培养获得；但是，$1\times10^{11}\sim1\times10^{12}$ 个细胞的更大规模培养则需要一系列设备如生物反应器，培养规模可以是 100L 的实验室规模，100～1000L 的中试规模，5000～20 000L 的产业化规模。大规模细胞培养的应用大大减少了用于疾病预防、治疗和诊断的实验动物，并为疫苗、细胞因子、蛋白质药物、生物产品乃至人造组织等产品的生产提供强有力的工具。目前可大规模培养的动物细胞有鸡胚、猪肾、猴肾、地鼠肾等多种组织的原代细胞及人二倍体细胞、CHO（中国仓鼠卵巢）细胞、BHK-21（仓鼠肾细胞）、Vero 细胞（非洲绿猴肾细胞）等细胞系，并已成功生产了包括狂犬病疫苗、口蹄疫疫苗、甲肝疫苗、乙肝疫苗、红细胞生成素、单克隆抗体等产品。

目前，大规模细胞培养的方法很多，大致可分为悬浮细胞培养和贴壁细胞培养两大体系。但在实际应用中，有三种应用广泛的培养方法，它们分别是悬浮培养、固定化培养和微载体培养，其基本流程如图 16-1 所示。

（一）悬浮培养

悬浮培养（suspension culture）是指细胞在培养液中呈悬浮状态生长和增殖的培养方法，它适用于培养细胞株、肿瘤细胞、血液细胞及淋巴组织细胞。悬浮培养多用于大量生产抗体、疫苗和细胞因子等重组蛋白类药物。但此方法不适用于少数转化细胞和人二倍体细胞（如 WI-38、MRC-5），这些细胞在这种条件下不能生存。随着规模化培养技术的不断发展，许多贴壁生长但具有悬浮培养潜能的细胞在体外经诱导和选择后，可以应用这种体系进行培养，如由 L929 细胞诱导出的 LS 细胞系，由 HeLa 细胞诱导出的 HeLa-S3 细胞等。

悬浮培养的技术关键在于不断搅拌培养液及连续通气供给 CO_2 和空气，从而达到细胞均匀有

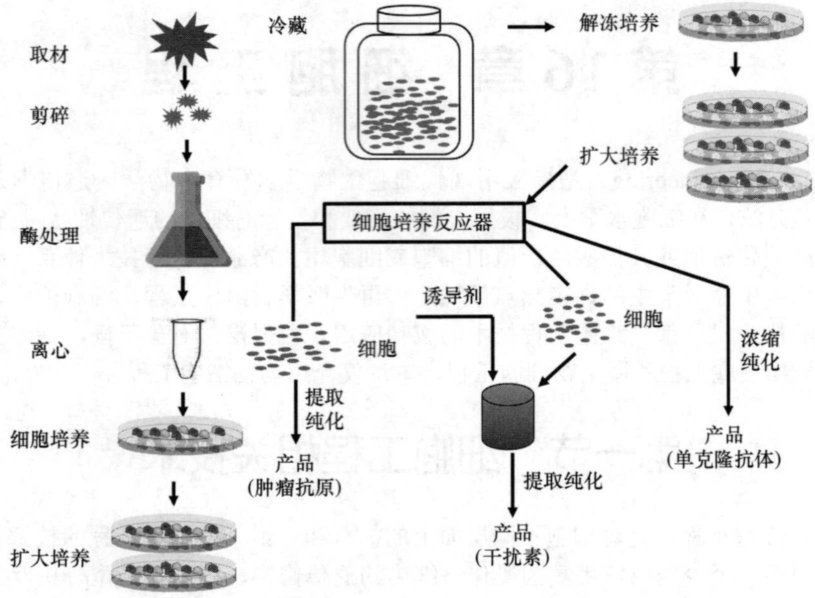

图 16-1　大规模细胞培养的工艺流程

效地进行营养物质和气体的交换，同时不会产生细胞沉降。总体而言，营养物质和氧气的传递效率高，培养条件均一。悬浮培养条件下，渗透压、剪切力、气泡破裂均可引起细胞损伤。而非离子表面活性剂 Pluronic 家族可有效保护细胞免受搅拌和通气反应器中的流体机械破坏作用。

悬浮培养的优点首先是培养体积大、成本低，可连续收集培养细胞或其产物进行分析，也可适时地传代，操作和控制简便；其次是传代时无须消化分散，细胞不会因为胰酶和乙二胺四乙酸（ethylenediamine tetraacetic acid，EDTA）的处理及激烈的机械力分散而受损伤，而且细胞回收率高。再者，由于细胞呈悬浮生长，而且处于不断搅动的动态生长过程中，细胞浓度均匀一致，可在线连续检测细胞生长情况，工艺可控性强，细胞的浓度可以得到及时而有效的控制，细胞的产量比较恒定，还有可能实现大规模直接克隆培养。

（二）固定化培养

固定化培养是指使细胞限制或定位于特定空间位置的培养技术。动物细胞几乎都可以采用固定化方法培养。固定化培养的方法有很多，包括吸附法、包埋法、共价贴附法、离子/共价交联法、微囊化等，最常用的是吸附法和包埋法两种。

吸附法是最简单的固定化培养方法。在适当的条件下，细胞贴附在载体（如陶瓷颗粒、玻璃珠或者硅胶颗粒）的表面，也可以附着于中空纤维膜或者培养容器表面。此方法缺点是负载能力不高，细胞会从载体表面脱落，达不到保护细胞的目的。包埋法是将细胞包埋于多聚物（如蛋白质、碳氢化合物）等海绵状基质中进行培养的方法。常用的蛋白质多聚物有明胶、胶原和纤维蛋白质。常用的碳氢化合物多聚物有海藻酸钠和琼脂糖。贴壁依赖性细胞通常采用胶原包埋，非贴壁依赖性细胞通常采用海藻酸钙包埋。

固定化培养的优点首先是细胞可维持在较小的体积培养液中生长，同时可以获得较高生长密度的细胞；其次，细胞损伤程度低、培养的寿命也比较长，而且容易更换培养液；再者是细胞和培养液易于分离，培养液中产物浓度高，从而简化了产品分离纯化的流程。

（三）微载体培养

微载体培养是让细胞吸附于微载体（microcarrier）表面或内部，在培养液中进行悬浮培养，使细胞在微载体上长成单层的培养方法，也称为微珠培养法。动物细胞贴附在微载体表面生长与细胞表面和微载体表面的物理化学性质有关，微载体表面带有正电荷，而细胞表面带有负电荷，这种静电吸引作用使细胞易于贴附在微载体表面。

用于制备微载体的材料首先要对细胞无毒且具有一定的亲水性，易于贴附细胞，密度要略大于培养液；其次，能够承受高压灭菌，并可以重复利用。微载体是直径在40～250μm的透明小颗粒，目前常用的材料有交联葡聚糖、塑料基质、玻璃介质、聚苯乙烯、生物玻璃、明胶、纤维素等。

微载体培养是目前公认的最有发展前途的一种动物细胞大规模培养技术，其兼具悬浮培养和贴壁培养的优点。首先是容易扩大培养规模，而且培养基的利用率高；其次是细胞产品容易收获；再者是所占空间小，减少厂房和设备投资，节约能源而又便于对反应系统进行检测和控制。

二、细胞融合

细胞融合（cell fusion）又称细胞杂交（cell hybridization），是指在自发或人工诱导下，两个或两个以上同种或异种细胞融合形成一个细胞的过程。融合形成的细胞称为杂交细胞（hybrid cell）。融合过程涉及质膜的连接与融合，胞质合并，染色质、细胞器以及各种胞质成分的混合。因此，杂交细胞含有参与融合细胞的细胞质和遗传物质。基因型相同的细胞融合后形成的杂交细胞称为同核体（homokaryon）；基因型不同的细胞融合后形成的杂交细胞称为异核体（heterokaryon）。

在自然生长过程中，细胞发生自发融合的概率很低。实际工作中，常采用各种人为手段诱导细胞融合，包括病毒类融合剂如仙台病毒、化学融合剂如聚乙二醇（polyethylene glycol，PEG）、电击融合法及激光融合法等。在细胞融合并经过适当时间的培养后，对杂交细胞的筛选是细胞融合成功最为关键的技术之一。筛选方法通常有3种，包括抗药性筛选、营养缺陷筛选和温度敏感性筛选。

（一）抗药性筛选

抗药性筛选常用的培养液是HAT培养液，HAT培养液是由次黄嘌呤（hypoxanthine，H）氨基蝶呤（aminopterin，A）和胸腺嘧啶脱氧核苷（thymidine，T）组成的培养基。筛选原理是，培养基中氨基蝶呤可阻碍起始合成途径合成核苷酸，细胞只能通过中间合成途径合成核苷酸；中间合成途径需要胸苷激酶（thymidine kinase，TK）和次黄嘌呤-鸟嘌呤磷酸核糖基转移酶（hypoxanthine guanine phosphoribosyl-transferase，HGPRT）参与，因此，TK缺陷（TK^-）细胞或HGPRT缺陷（$HGPRT^-$）细胞，只有与TK非缺陷细胞或者HGPRT非缺陷细胞融合，形成既含TK又含HGPRT的杂种细胞才具有在选择培养基（HAT）中存活的能力（图16-2）。

（二）营养缺陷筛选

某些细胞在缺乏某种营养成分的培养基中不能存活，称为营养缺陷型细胞，如5-溴脱氧尿嘧啶核苷（5-bromouridine deoxyribose，BUdR）缺陷（$BUdR^-$）细胞。因此可以利用分裂细胞DNA中因掺入有BUdR而对紫外线更敏感的特性，先用光照来杀伤未融合细胞，再将存活下来的缺陷型细胞培养于完全培养基中使其增殖生长。

（三）温度敏感性筛选

正常哺乳动物细胞可在32～40℃环境中存活，最适温度为37～38℃。利用化学诱变的方法可使细胞发生突变，然后用非允许温度即38～39℃进行筛选，让温度敏感突变型细胞存活下来，这样的细胞株称为热敏感突变株。反之，我们也可以用低温来筛选，所得到的细胞为冷敏感细胞株。温度敏感突变的机制在于温度依赖性基因的产物只有在一定的温度下才具有功能，非此温度没有活性。

细胞融合技术避免了分离、提纯、剪切、拼接等基因操作，在技术和仪器设备上的要求不像

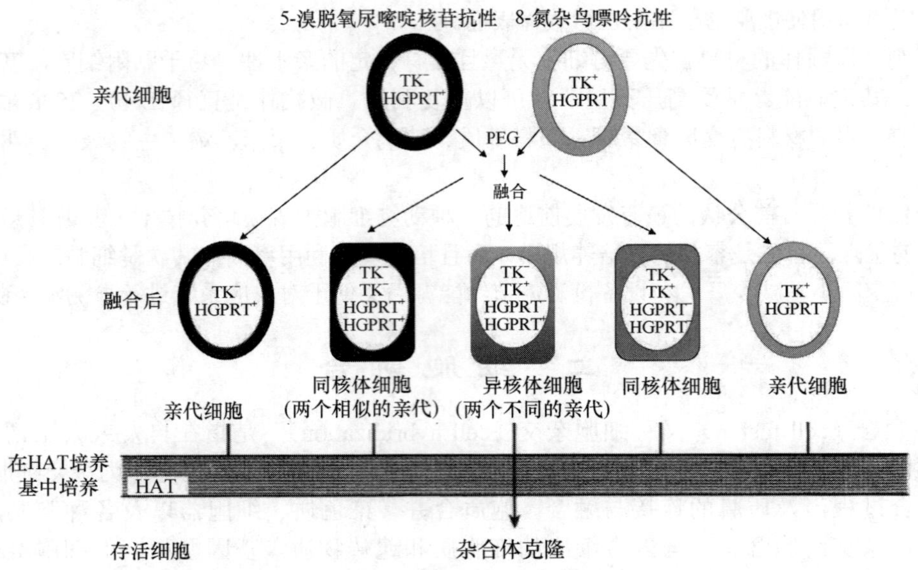

图 16-2　杂交细胞的抗药性筛选

基因工程那样复杂，投资少，有利于广泛开展研究和推广，有重要的实践意义。借此技术，人们可以在种内、种间甚至动植物间进行细胞融合，产生新品种，还可以借此生产单克隆抗体这样的生物制剂，用于临床实践。

三、细胞核移植

细胞核移植（nuclear transplantation）是指利用显微注射方法，将一个二倍体的细胞核植入另一个已经去核的细胞（受精卵或者处于第二次减数分裂后期即 MⅡ期的卵母细胞）中，以得到重组细胞，并使其在一定环境中生长发育，最后获得新个体的综合技术体系。

（一）细胞核移植的基本过程

自 1938 年德国发育生物学家斯佩曼（Spemann）最早提出了进行两栖类动物核移植试验的设想以来，核移植技术一直处于不断发展的过程中。首先是在 1952 年布里格斯（Briggs）和金（King）将一个已分化细胞的细胞核成功植入去细胞核的豹蛙（*Rana pipiens*）卵中并发育成豹蛙幼体；1962 年，格登（Gurdon）将蝌蚪肠上皮细胞的核移植入去核的非洲爪蟾（*Xenopus leavis*）卵中，得到了发育完全正常的成体爪蟾；1963 年我国科学家童第周将金鱼的囊胚细胞核植入去核的未受精卵内，首次得到了克隆鱼；在核移植的研究和实践中，最令人瞩目的是 1997 年 2 月 23 日克隆羊 Dolly 的出生，英国 Roslin 研究所宣布世界上第一头克隆绵羊诞生。核移植的技术路线在不同的实验室或对于不同的物种都有所不同，下面以哺乳动物核移植为例说明核移植的基本技术路线（图 16-3）。

1. 受体细胞的选择　在核移植技术发展的早期，多采用受精卵细胞作为受体细胞，后来发现处于 MⅡ期的卵母细胞更适合作受体细胞。大量的证据表明，受精卵及处于 MⅡ期的卵母细胞的细胞质，可以使植入的细胞核基因组的行为发生重编程（reprogramming），使处于不同分化程度的供核细胞（如胚胎细胞或成年体细胞）的核得以去分化，恢复到全能状态。由此获得的重构卵，能够进入到正常的发育程序，从而获得其遗传背景完全源于供核细胞的动物个体。

2. 供核细胞的选择　早期的核移植技术基本上采用胚胎细胞作为供核细胞，后来发现，除了胚胎细胞外，未分化的原始生殖细胞、胚胎干细胞、胎儿体细胞、成体细胞，甚至高度分化的神经元、淋巴细胞等均可作为供核细胞，均可获得相应的克隆个体。当然，克隆效率随供核细胞分化程度的提高而下降。

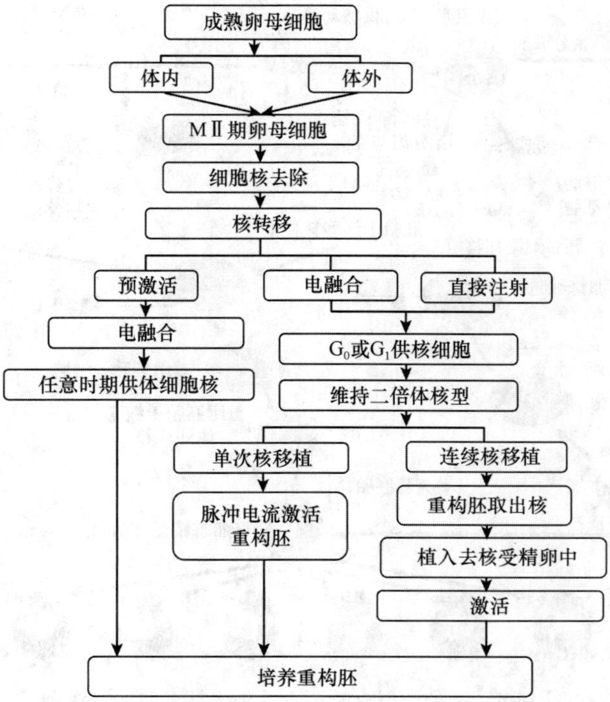

图 16-3　核移植基本技术路线

3. 受体细胞去核　去除受体细胞的核是细胞核移植成功的关键与前提，目前采用的去核方法主要有如下几种。①盲吸法去核：根据减数分裂 MⅡ期卵母细胞第一极体与细胞核的对位关系，在特定时间段内，通过去核针直接将第一极体及附近的细胞质吸除，进而达到去除细胞核的目的。该方法去核成功率达 80% 以上。②高渗蔗糖处理去核法：以 0.3～0.9mol/L 的高渗蔗糖液处理卵母细胞一段时间后，通过去核针去除卵母细胞中透亮、微凸部分约 30% 细胞质，此法去核成功率高达 90%。③透明带打孔去核法：操作时，先用显微针在卵母细胞外透明带上打孔，然后以细胞松弛素处理后去核。这种先打孔再去核的方法可大大提高去核后卵母细胞的存活率。

4. 重构胚的组建　目前组建重构胚有两种常见的方法。第一种，运用纤维操作技术，直接将供核细胞移植到去核的减数分裂 MⅡ期卵母细胞透明带下，然后经电融合或者仙台病毒介导的融合，使供核细胞和受体细胞融合，形成细胞核和细胞质重组的重构胚。第二种，以显微针反复抽吸供核细胞，分离出细胞核，然后将细胞核直接注入去核的减数分裂 MⅡ期卵母细胞中，组建重构胚。

5. 重构胚的激活　正常受精过程中，精子对卵母细胞有激活作用，因此，重构胚组建成功后，也必须模拟体内的自然受精过程，激活重构胚。通常采用化学激活或电激活的方法激活重构胚。

6. 重构胚的培养、移植与发育　激活的重构胚经过一定时间体外培养或者放入中间受体动物（家兔、山羊等）的输卵管内孵育培养数日，当重构胚发育至桑葚胚或囊胚时，将其移植到受体动物的子宫内发育至分娩，最终获得克隆个体。

（二）细胞核移植的类型

目前，细胞核移植技术主要在 3 个层面上进行，即胚胎细胞核移植、卵细胞核移植和成体细胞核移植（图 16-4）。

1. 胚胎细胞核移植　细胞核移植技术已有 80 多年的历史，核移植试验最先开始于两栖类动物，如青蛙细胞核移植、金鱼囊胚细胞核移植等；哺乳动物的细胞核移植也早已引起人们的关注，因哺乳动物受精卵极小，故体外培养和细胞核移植技术难度较大。1981 年，伊尔曼斯

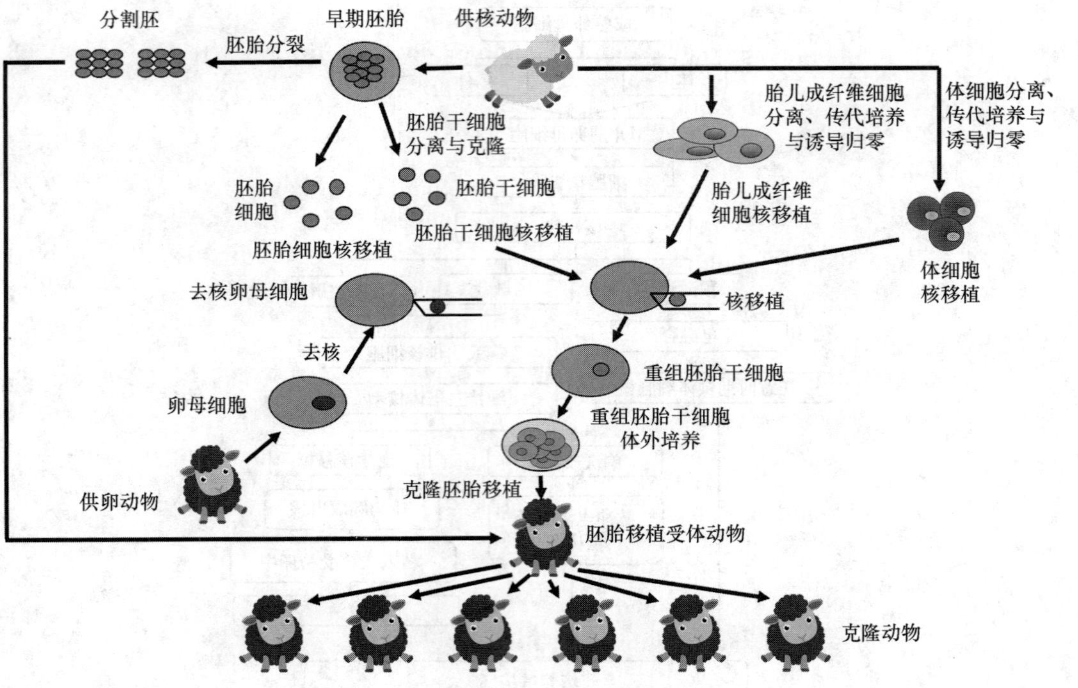

图 16-4　三种类型克隆动物的制作技术路线示意图

（Illmensee）和霍普（Hope）在小鼠上进行了哺乳动物细胞核移植试验，并取得了成功。他们将小鼠囊胚内细胞团细胞的细胞核移植到去核的受精卵内，最终产生了三只核移植小鼠。这是世界上首次利用细胞核移植技术成功获得哺乳类克隆动物的报道。这项研究不仅证实了孤雌胚内细胞团细胞含有个体发育所需要的全部基因，而且这些细胞具有发育的全能性。1983 年，麦格拉斯（McGrath）和索尔特（Solter）采用显微操作技术与细胞融合相结合的方法，以小鼠胚胎细胞为供核细胞进行了核移植试验。他们使用了去核的卵母细胞作为受体，并将供核细胞注入其中。这种技术的一个关键步骤是使供核细胞和受体卵母细胞的细胞质融合，从而形成一个新的胚胎。通过这种方法，他们成功地产生了核移植小鼠，这进一步证实了哺乳动物细胞核移植的可行性。这些研究为后来的克隆技术，如克隆羊“Dolly”的诞生，奠定了重要的基础。

1984 年，威拉德森（Willadsen）成功利用未分化的胚胎细胞克隆出一头绵羊，他将绵羊的 8 细胞胚胎的一个卵裂球分离出来，与一个去核卵母细胞进行电融合，形成了一个重构胚胎。这个重构胚胎在移植入受体子宫后，成功地产生了存活的羔羊。这一研究不仅证明了核移植技术在哺乳动物中的可行性，也为后来的克隆技术提供了重要的参考。迄今为止，胚胎细胞核移植技术已经在两栖类、昆虫和哺乳类获得成功，但是，鸟类、爬行类的胚胎细胞核移植试验尚未见报道。

2. 卵细胞核移植　也称为卵细胞胞质置换技术，是在老化卵子和健康卵子之间做卵核置换。将卵子老化的高龄女性卵细胞核（准确来讲，是极体分离后的纺锤体——染色体复合物），转移到拥有健康卵子的年轻女性的去核卵细胞中，重构一个充满活力的卵细胞，即老化卵细胞的细胞核加上健康卵细胞的细胞质；再通过体外受精、胚胎移植，使高龄女性妊娠、生育。由于卵细胞的线粒体中也含有基因，所以，由该技术孕育的孩子拥有两个母亲和一个父亲的遗传物质，称为“三亲婴儿”。在“三亲婴儿”体内，年轻女性的遗传物质（线粒体 DNA）的含量不超过 1%，此技术可以解决高龄女性卵细胞老化问题，提高大龄女性妊娠的概率，也可以解决母亲将线粒体遗传病传给后代的问题。

2016 年 4 月，美籍华人张进及其团队成员应用卵细胞核移植术，使一位患有线粒体病的母亲生下了一名健康婴儿，这是世界首例“三亲婴儿”。张进因此入选《自然》杂志 2016 年度全球科学界十大人物。

高龄女性的卵子老化，受精成功率低；有时即使受精也有可能发生胚胎发育异常，这是困扰高龄女性的难题。近年来新兴的第四代试管婴儿技术——卵细胞胞质置换技术，为卵子老化的高龄女性提高受孕概率带来了希望。

思考题：卵细胞胞质置换技术的原理是什么？

3. 成体细胞核移植 1962年，英国科学家Gurdon用紫外线照射方法，使一种非洲爪蟾的未受精卵细胞核失活，然后将来自同种爪蟾的小肠上皮细胞核植入其中，并使其在适当的环境中生长发育。结果，约有1%的重组卵发育成为成熟的爪蟾。这一结果标志着由体细胞核培育动物的技术体系在两栖类上获得了成功（图16-5）。1997年2月23日英国Roslin研究所正式宣布，由Wilmut等采用一个6岁绵羊的乳腺细胞作为供核细胞，成功地培育了克隆羊“Dolly”。体细胞核移植的成功，是20世纪生物学突破性成就之一，尤其是在理论上证明：即便是高度分化的成体动物细胞核在成熟卵母细胞中仍然能被重编程，表现出发育上的全能性。

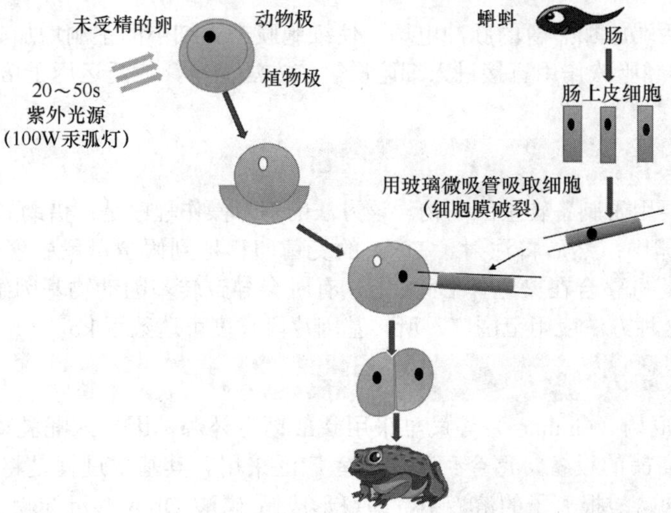

图16-5 非洲爪蟾上皮细胞的核移植过程

四、基因转移

基因转移是实现细胞表型定向改造的基本技术之一。它指的是将外源基因导入受体细胞并整合至受体细胞的基因组中，使受体细胞遗传性状及表型发生改变的技术。通过基因转移，可选择出所需要的新型细胞乃至新的个体。基因转移主要包括如下过程（图16-6）：①选择与提取外源目的基因；②用一定的方法把目的基因导入受体细胞；③对整合有目的基因的细胞进行筛选、扩增及鉴定；④若受体为受精卵，则进行体外培育，并植入合适的动物子宫内；⑤筛选并获得转基因动物及进行后续研究。在以上环节中，外源目的基因导入受体细胞是本技术的核心。

基因转移的方法很多，通常可以分为：①物理方法，包括电穿孔法、显微注射法、裸DNA直接注射法等；②化学方法，包括DEAE-葡聚糖法、磷酸钙共沉淀法、脂质体包埋法等；③生物学方法，包括逆转录病毒载体法、体细胞核移植法、精子载体法、胚胎干细胞转染法等。下面简述几种常用的外源基因导入受体细胞的技术，即细胞转染（cell transfection）技术。

（一）电穿孔法

这种方法利用脉冲电场提高细胞膜的通透性，在细胞膜上形成纳米大小的微孔，使外源DNA转移到细胞中。其基本操作程序如下：将受体细胞悬浮于含有待转化DNA的溶液中，在盛有上

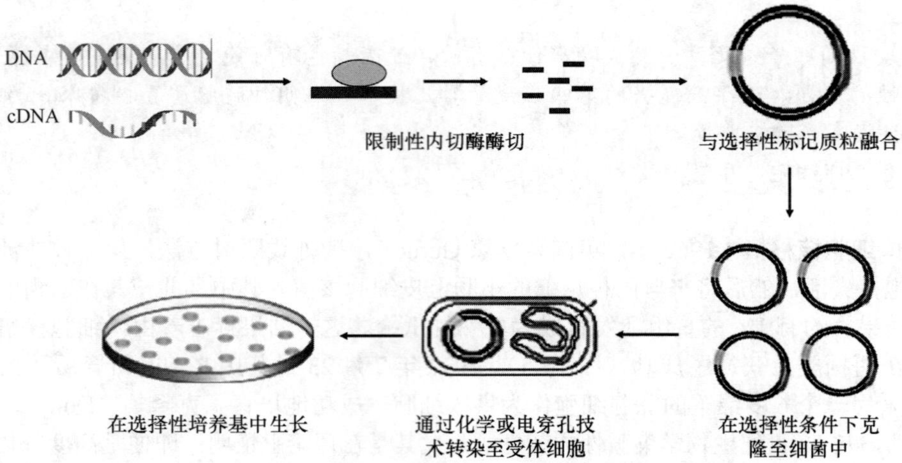

图 16-6　基因转移的基本步骤

述悬浮液的电击池两端施加短暂的脉冲电场，使细胞膜产生细小的空洞增加其通透性，此时，外源 DNA 片段便能不经胞饮作用直接进入细胞质。该方法简单，广泛运用于培养细胞的基因转移，基因转移效率高。

（二）显微注射法

显微注射法主要用于制备转基因动物。该方法的基本操作程序是：借助显微注射设备将 DNA 溶液迅速注入受精卵中；然后将注射了 DNA 的受精卵移植到假孕母鼠中繁殖产生转基因小鼠。该方法转入的基因随机整合在染色体 DNA 上，有时会导致转基因动物基因组的重排、易位、缺失或点突变，但是这种方法应用范围广，所转基因片段长度可达数百 kb。

（三）磷酸钙共沉淀法

1973 年，格雷厄姆（Graham）等最早采用磷酸钙将外源基因导入哺乳动物细胞，由于该方便操作简单，无须高昂的设备，迄今仍被实验室广泛采用。其基本过程是将氯化钙与外源 DNA 混合，然后加入到含磷酸根离子的溶液中，即可形成钙-磷酸-DNA 共沉淀物；接着，该沉淀物可被培养的细胞内吞摄取进入细胞质，随后进入细胞核，DNA 整合到细胞基因组中，并最终得到表达。多种因素会影响磷酸钙介导的转染效率，其中包括细胞的生长状态、外源质粒 DNA 的纯度、所形成的磷酸钙沉淀颗粒的大小及溶液 pH。

（四）脂质体包埋法

将待转化的 DNA 溶液与天然或者人工合成的磷脂混合，后者在表面活性剂存在的条件下形成包埋水相 DNA 的脂质体结构。当这种脂质体悬浮液加入到细胞培养皿中，便会与受体细胞膜发生融合，DNA 片段随机进入细胞质和细胞核内。该方法基因转移效率很高，据报道最高时，100% 离体细胞可以瞬时表达外源基因。

（五）病毒感染法

这是一种通过病毒感染途径将外源目的基因导入受体细胞的方法。根据受体细胞的类型不同可选择具有不同宿主范围和不同感染途径的病毒基因组作为转染载体。常用的病毒载体包括 DNA 病毒载体（腺病毒载体、腺相关病毒载体、牛痘病毒载体）和 RNA 病毒载体（逆转录病毒载体、慢病毒载体）。用作基因转染的病毒载体均为复制缺陷型病毒，感染细胞后仅能将基因组整合至细胞，但不能产生包装的病毒颗粒。在各类病毒载体中，比较常用的是逆转录病毒载体和腺病毒载体。

逆转录病毒是一种单链 RNA 病毒，它进入细胞后，在逆转录酶的作用下，RNA 逆转录为

DNA，由于逆转录病毒的长末端重复序列（LTR）具有转录启动子的活性，因此，将外源DNA链接到LTR下游可进行重组，再包装为高滴度的病毒颗粒；转染方法为病毒直接感染细胞，或者注射病毒至动物体内，携带外源基因的逆转录病毒DNA便可整合入受体的基因组内。诱导多能干细胞（iPSC）即利用逆转录病毒作为载体将*Oct3/4*、*Sox2*、*c-Myc*和*Rfl4*四个基因导入小鼠成体细胞而获得。

腺病毒（adenovirus）为线形双链DNA，无包膜，其优点是安全性好，不整合入人染色体，不会导致肿瘤发生。此外使用的受体细胞广泛，有多种血清型选择，外源基因在载体上容易高效表达。

第二节 细胞工程的应用

应用细胞工程技术对细胞的遗传表型进行定向改造可获得新型细胞或者细胞产品。因此，无论是细胞本身还是细胞的产物在医学实践中均具有广阔的应用前景，研究人员通过细胞工程技术生产大量的医药产品、医学材料，建立一些新的疗法。

一、单克隆抗体的制备

自1975年科勒（Kohler）和米尔斯坦（Milstein）创建杂交瘤（hybridoma）技术制备单克隆抗体（monoclonal antibody）以来，针对各种抗原的单克隆抗体已经广泛应用于科学研究和疾病诊疗中。单克隆抗体制备的基本方法如下：取经某种抗原免疫的小鼠脾，分离获得B细胞。B细胞能够产生特异性抗体，但是存活时间有限，不能无限增殖；骨髓瘤细胞有无限增殖的能力，但不能产生抗体。将从小鼠脾脏获得的B细胞与培养的HGPR-骨髓瘤细胞或者TK-骨髓瘤细胞，在聚乙二醇作用下融合杂交；将杂交后的细胞在HAT选择培养基上培养以去除未杂交的B细胞和骨髓瘤细胞。

从脾分离获得的B细胞在HAT培养液中只能存活数天；未杂交的骨髓瘤细胞缺乏DNA中间合成途径必需的HGPRT或胸苷激酶（TK），因此在HAT选择培养基中不能存活；只有两者相融合形成的杂交瘤细胞才能在HAT选择培养液中存活。杂交瘤细胞具有两亲本细胞的特性，既能产生特异性抗体，又能在体外无限增殖。这种杂交瘤细胞产生的抗体称为单克隆抗体。经筛选阳性克隆，进行克隆扩增，即可获得大量单克隆抗体（图16-7）。

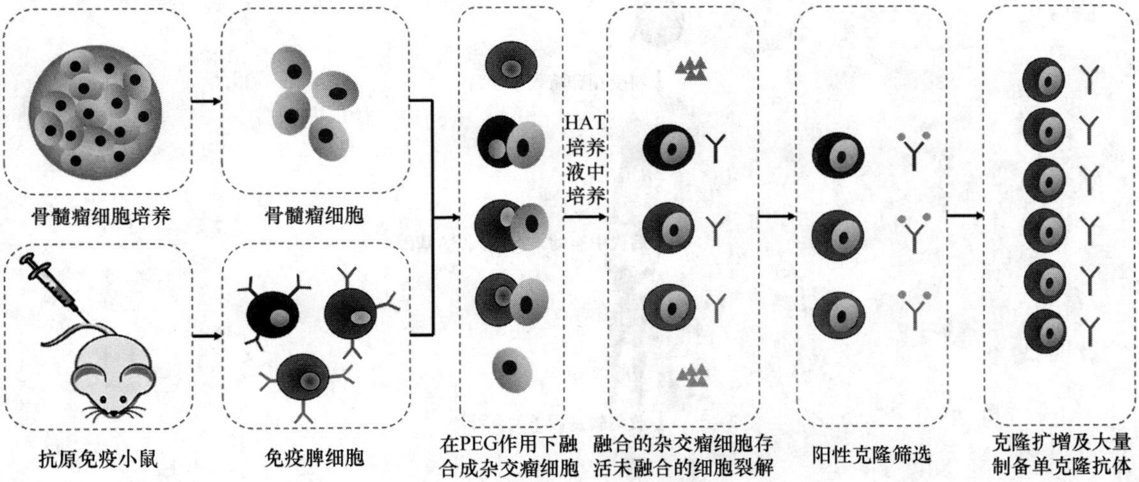

图16-7 单克隆抗体的制备流程

单克隆抗体优势在于具有专一性、均匀性、灵敏性及无限制备的可能性，其用途包括：①作为体外诊断试剂，这是单克隆抗体最主要的用途；②作为体内诊断试剂，即用放射性核素标记单抗，使其在特定组织中成像，用于肿瘤、心血管畸形诊断；③作为对病变部位特异性的导向药物载体；④作为治疗药物。

二、药用蛋白的生产

用生物工程技术生产的制剂称为生物制品。人体药用蛋白是最重要的一类生物制品，包括疫苗（如口蹄疫疫苗、狂犬病疫苗、脊髓灰质炎疫苗、乙型肝炎病毒疫苗等）、细胞因子（生长激素、IL-2、神经生长因子、凝血因子Ⅷ等）、免疫调节剂（α、β、γ 干扰素）等。这些生物制品通过哺乳动物细胞生物反应器和动物生物反应器来制备，其优点是投资少、污染少、工艺相对简单，而且产品的特异性较高。

哺乳动物细胞生物反应器是指在人工条件下，高密度大量培养动物细胞并生产有应用价值的细胞蛋白质产品的设备，即本章第一节所介绍的大规模细胞培养的设备。

动物生物反应器是指能够生产目标蛋白的转基因动物。利用遗传工程手段对动物基因组的结构或组成进行人为修饰或者改造，即在动物基因组中引入特定的外源基因，使外源基因与动物自身基因整合，培养出可将外源基因稳定传给下一代的转基因动物；然后，通过一定方式筛选出目的基因表达到具有产业化价值的转基因动物个体。这种可产生目标蛋白的动物个体相当于一个传统的发酵罐，因此也将其称为转基因动物生物反应器（transgenic animal bioreactor）。在这种动物中，目标蛋白可以在某些组织（如其乳汁、血液或尿液等）中高水平地或特异性表达，这些组织就可以作为分离目标蛋白的材料来源。如果目标蛋白在乳腺中特异性表达，这种转基因动物个体可称为乳腺生物反应器（mammary gland bioreactor）。第一个由转基因动物规模化生产的药用蛋白是以小鼠乳腺细胞表达组织型纤溶酶原激活物（tissue-type plasminogen activator，tPA），它是一种溶栓药物，可用于脑卒中、心肌梗死等血栓疾病的治疗（图 16-8）。另一个是 2009 年美国 GTC Biotherapeutics公司研制的世界上第一个利用转基因山羊奶液生产的药物——重组人抗凝血酶 Ⅲ

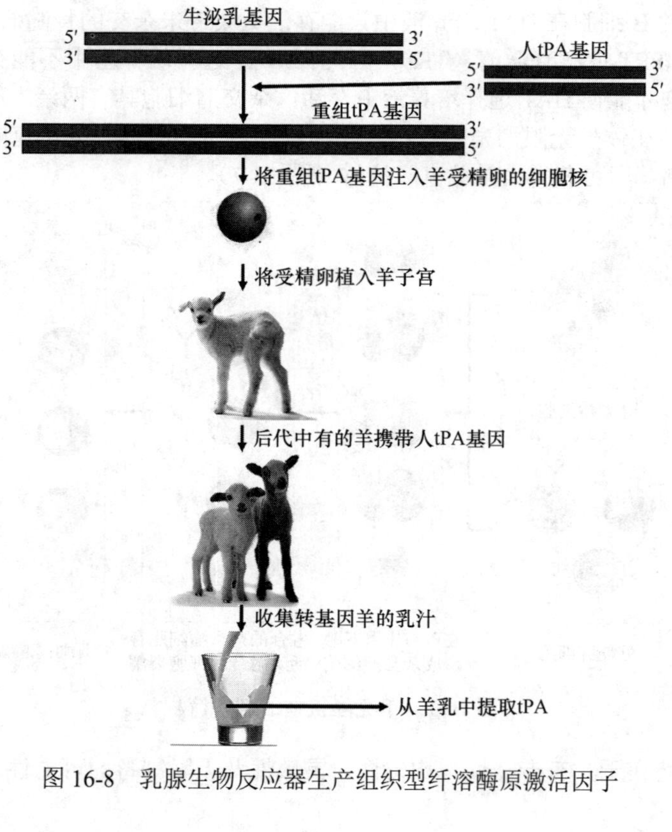

图 16-8　乳腺生物反应器生产组织型纤溶酶原激活因子

(Atryn)上市，标志着转基因动物药物真正迈入产业化时代。

三、细胞治疗在疾病中的应用

细胞治疗（cell therapy）是将体外培养的具有正常功能的细胞植入患者体内，或者直接导入病变部位，以补偿病变细胞或丢失细胞所丧失的功能；也可采用基因工程技术在体外对细胞的遗传物质先进行修饰，再把修饰后的细胞导入患者体内，达到治疗疾病的目的（图 16-9）。

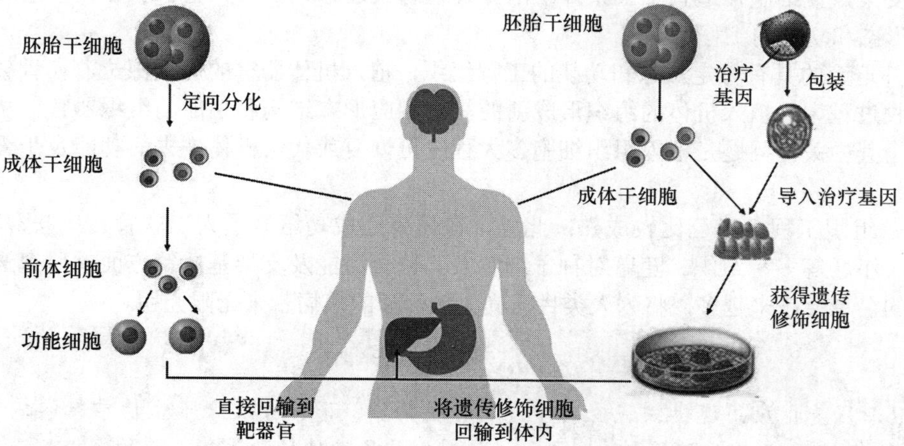

图 16-9 细胞治疗示意图

（一）干细胞工程

干细胞工程就是利用干细胞的增殖特性、多分化潜能及其增殖分化的高度有序性，通过对干细胞体外培养、诱导定向分化或利用转基因技术处理，改变干细胞特性，以替代机体内因细胞衰老、退化、死亡或丢失所导致的功能障碍，达到应用于疾病治疗的目的。

许多神经系统的疾病都涉及神经元的损伤或死亡，神经干细胞移植为此类神经系统疾病的治疗带来了希望。例如，帕金森病是大脑黑质多巴胺分泌性神经元退化所引起的。黑质区的神经元一旦退化、死亡便不能再生。黑质细胞释放神经递质多巴胺，多巴胺不足或者缺如，便会导致疾病的发生。神经干细胞具有被诱导分化成为多巴胺神经元的潜能，将体外扩增的人神经干细胞移植至帕金森病大鼠模型中，能在大鼠体内分化为成熟的多巴胺神经元，并可建立突触连接，改善大鼠模型的帕金森症状。帕金森病患者接受人胚中脑组织移植已有 10 余年的历史，这也为干细胞治疗提供了研究和实践基础。

心肌梗死是由于冠状动脉阻塞引起的心脏疾病，人胚胎干细胞可被诱导形成胚胎样体，然后自发或诱导生成心肌祖细胞，它们不但具有心肌特征，而且当这些细胞聚集在一起时，它们可起始有规律的搏动，这为心肌梗死的治疗提供了前提。2011 年 7 月，韩国 FDA 批准了 FCB-Pharmicell 公司的自体骨髓间充质干细胞上市，可被诱导分化为心肌细胞，用于急性心肌梗死治疗。

细胞治疗在其他疾病如糖尿病、骨骼和肌腱损伤、烧伤、肿瘤及血液遗传性疾病等领域同样有巨大的应用前景。例如，2001 年美国科学家 Nadya Lumelsky 及其同事首次在体外将小鼠胚胎干细胞诱导成为可分泌胰岛素的胰腺 B 细胞，这一研究成果为成千上万的糖尿病患者带来了根治疾病的希望。

（二）组织工程

1987 年，美国科学家 Langer 和 Vacanti 提出了组织工程（tissue engineering）的概念，它是指应用细胞生物学和工程学的原理和方法来研究正常或病理状况下哺乳动物组织的结构、功能和生长机制，进而开发能够修复、维持或者改善损伤组织的人工生物替代物，并将其填入机体，恢复失去或下降的功能的一门学科。

在近10年中，由于细胞大规模培养技术日渐完善，以及各种具有生物相容性和可降解材料的开发与利用，使得制造由活细胞和生物相容性材料组成的人造生物组织或器官的愿望成为可能。目前，组织工程的原理和方法是，首先分离自体或异体组织细胞，经体外扩增达到一定数量后，将这些细胞种植在一种生物相容性良好并可被机体吸收的聚合物骨架上，这种骨架提供了细胞三维生长的支架，使细胞在适宜生长条件下沿聚合物骨架迁移、铺展、生长和分化，最终发育形成具有特定形态和功能的工程组织。

将体外培育的具有特定形态和功能的工程组织，植入机体器官的病损部位，在骨架成分被机体逐渐吸收过程中，植入机体的组织形成新的具有相应形态结构和功能的组织器官，从而达到治疗的目的。其中关键问题是植入组织细胞多大程度可恢复或代偿机体失去的功能及是否有免疫排异等问题。

目前，组织工程角膜已比较成熟；此外，在体外还成功培养了人工软骨、皮肤、肾、血管、膀胱、肝、小肠等多种组织。随着对种子细胞及其分化潜能及支架基质等方面的研究进展，组织工程器官的名单会越来越多，将为人类目前尚无法治疗的疾病带来无限光明。

本章小结

细胞工程是指应用现代细胞生物学、发育生物学、遗传学及分子生物学等学科的理论和方法，在细胞水平上，根据人们的需要和设计对细胞的遗传性状进行人为的修饰，进而获得具有产业化价值或其他利用价值的细胞或细胞相关产品的综合技术体系。就细胞工程的技术体系来说，涉及的技术方法有很多，最为常用的包括细胞培养、细胞融合、细胞核移植和基因转移等技术。大规模细胞培养是指在人工条件下，使细胞高密度或者高浓度生长，目的是制备大量细胞或者以此生产更多的细胞产品。细胞融合是指在自发或者人工诱导下，两个或两个以上的同种或异种细胞融合形成一个细胞的过程。细胞核移植是指利用显微注射方法，将一个二倍体的细胞核植入于另一个已经去核的细胞（受精卵或者处于MⅡ期的卵母细胞）中，以得到重组细胞，并使其在一定环境中生长发育，最后获得新个体的综合技术体系，包括胚胎细胞核移植、卵细胞核移植和体细胞核移植。基因转移是指将外源基因导入受体细胞并整合至受体细胞的基因组中，使受体细胞遗传性状及表型发生改变的技术。通过基因转移，可选择出所需要的新型细胞乃至新的个体。

应用细胞工程技术对细胞的遗传表型进行定向改造获得新型细胞或细胞产品，如制备单克隆抗体、疫苗、细胞因子、免疫调节剂等；细胞治疗是将体外培养的具有正常功能的细胞植入患者体内，或者直接导入病变部位，以补偿病变细胞或死亡细胞所丧失的功能，达到治疗疾病的目的。干细胞治疗与组织工程研究将为人类目前尚无法治疗的多种疾病带来治愈的希望。

复习思考题

1. 什么是细胞工程？
2. 细胞工程主要的技术有哪些？
3. 简述克隆羊Dolly的产生过程。
4. 简述基因转移的方法。

（崔小华）

主要参考文献

安威, 2019. 医学细胞生物学. 第 4 版. 北京: 北京大学医学出版社.

蔡绍京, 霍正浩, 2019. 医学细胞生物学. 第 3 版. 北京: 科学出版社.

陈晔光, 2019. 分子细胞生物学. 第 3 版. 北京: 高等教育出版社.

陈誉华, 陈志南, 2018. 医学细胞生物学. 第 6 版. 北京: 人民卫生出版社.

陈元晓, 陈俊霞, 2017. 医学细胞生物学. 第 2 版. 北京: 科学出版社.

丁明孝, 王喜忠, 张传茂, 等, 2020. 细胞生物学. 第 5 版. 北京: 高等教育出版社.

丰慧根, 2023. 医学细胞生物学. 第 2 版. 北京: 中国医药科技出版社.

胡火珍, 税青林, 2019. 医学细胞生物学. 第 8 版. 北京: 科学出版社.

胡以平, 2019. 医学细胞生物学. 第 4 版. 北京: 高等教育出版社.

景晓红, 2021. 医学细胞生物学. 第 2 版. 西安: 世界图书出版公司.

李永芳, 罗兰, 2022. 医学遗传学. 第 2 版. 北京: 中国医药科技出版社.

刘佳, 2017. 医学细胞生物学 (英文版). 北京: 人民卫生出版社.

潘克俭, 2020. 医学细胞生物学. 北京: 人民卫生出版社.

王金发, 2020. 细胞生物学. 第 2 版. 北京: 科学出版社.

杨抚华, 2011. 医学细胞生物学. 第 6 版. 北京: 科学出版社.

杨建一, 2012. 医学细胞生物学. 第 3 版. 北京: 科学出版社.

杨恬, 2014. 医学细胞生物学. 第 3 版. 北京: 人民卫生出版社.

翟中和, 王喜忠, 丁明孝, 2011. 细胞生物学. 第 4 版. 北京: 高等教育出版社.

左伋, 刘艳萍, 2022. 细胞生物学. 第 3 版. 北京: 人民卫生出版社.

左伋, 周天华, 2023. 细胞生物学. 第 4 版. 北京: 人民卫生出版社.

Alberts B, Johnson A, Lewis J, et al, 2015. Molecular Biology of the Cell. 6th ed. New York: Garland Science.

Goodman S R, 2019. Medical Cell Biology. 北京: 清华大学出版社.

Gribaldo S, Poole A M, Daubin V, et al, 2010. The origin of eukaryotes and their relationship with the Archaea: are we at a phylogenomic impasse. Nat Rev Microbiol, 8(10): 743-752.

Guarente L P, 2009. 衰老分子生物学. 李电东译. 北京: 科学出版社.

Jarrous N, 2017. Roles of rNase P and its subunits. Trends Genet, 33(9): 594-603.

Karp G, 2013. Cell and Molecular Biology. 7th ed. New York: John Wiley and Sons, Inc.

La Morgia C, Maresca A, Caporali L, et al, 2020. Mitochondrial diseases in adults. J Intern Med, 287(6): 592-608.

Lodish H, Berk A, Kaiser C A, et al, 2016. Molecular Cell Biology. 8th ed. New York: W. H. Freeman&Company.

Nissen P, Hansen J, Ban N, et al, 2000. The structural basis of ribosome activity in peptide bond synthesis. Science, 289(5481): 920-930.

Ramakrishnan V, 2002. Ribosome structure and the mechanism of translation. Cell, 108(4): 557-572.

索 引

W

X